JN035326

2024
ポケット呼吸器診療

POCKET BOOK OF RESPIRATORY MEDICINE

倉原 優 著

国立病院機構近畿中央呼吸器センター
臨床研究センター感染予防研究室長

Signe

ご案内

「2024年版になってどこが変わったの？」がわかります。

2023年版から2024年版への改訂で追加・変更になった文章・図表は下地が青くなっています。

> ### **1** 肺 癌
>
> #### 💡 ポイント
>
> - 肺癌診療は診断をつけて治療を導入す？さんの社会生活や QOL、最期の場所ま？するよう心がける。
> - 早期に病期を決定し、手術が可能かど？
> - 非小細胞肺癌の初回診断時には、*EGFR*？融合遺伝子検査、*BRAF* V600E 変異遺伝グ検査、*RET* 融合遺伝子検査、*KRAS*（G1合遺伝子、PD-L1 発現の検索を念頭に？
> - 単一遺伝子を一つずつ検査すると大量の を同時検索するために次世代シークエ？解析不能のケースがあったり低感度で？

・表の場合、部分的な変更であっても、その割合によっては、表全体を青くしていることがあります。

・改訂で削除となった部分の履歴は残していません。

呼吸器内科医として大切な診療スタンス 10

1. 肺という窓を通して患者さんの全身を診る

2. 酸素療法は患者さんの人生を変える出来事であることを知っておく

3. 呼吸困難感は耐えがたい苦しみであることを常に意識する

4. 根治できる呼吸器疾患が少ないからこそ、患者さんと共に乗り越える気持ちをもつ

5. 肺を聴診することは患者さんと会話をすることである

6. 胸部 X 線写真をみたら、まず結核と癌を疑う

7. 呼吸不全を伴うすりガラス陰影をみたら、怖いと感じること

8. 人工呼吸器の装着の意思決定を患者さん側に丸投げしない

9. 呼吸器疾患の終末期には医師も悩み苦しむべきである

10. 決して死に麻痺しないこと

2023-2024 Trend View

■ COVID-19 が 5 類感染症に変更された。

■「成人肺非結核性抗酸菌症化学療法に関する見解— 2023 年改訂—」が発刊された。

■「成人肺炎診療ガイドライン 2024」が発刊された。

■ 喘息の抗体医薬 5 剤のうち 4 剤で自己注射が可能となっている。

■ 周術期抗癌薬治療がさらに大きく進歩した。

■ 特発性間質性肺炎の指定難病基準が改正された。

■ 自己免疫性肺胞蛋白症に対して、サルグマリン® 吸入用 250 μg の製造販売が承認された。

■ ARDS の新国際基準が発表された。

1 基礎知識

❶ 問 診

■ 問診することで想起できる疾患もある。**表**に記載したのはあくまで個人的見解であり、「教科書的にまず想起する疾患」である。各種検査によって確定診断をつける必要があることは言うまでもない。

表 呼吸器疾患を想起する問診内容

問診内容	想起する疾患例
階段を上る（動く）時に息切れする	COPD、肺高血圧症、慢性線維性間質性肺疾患（特発性肺線維症［IPF］など）
bendopnea（靴ひもを結ぶなど前かがみになったときに息苦しくなる）	心不全
突然の呼吸困難感	急性冠症候群、気胸、肺血栓塞栓症
初めての喫煙による呼吸困難感	特発性急性好酸球性肺炎（AEP）
胃癌（特に印環細胞癌）患者の進行性の呼吸困難感	PTTM（pulmonary tumor thrombotic microangiopathy）
移植後患者の呼吸困難感	閉塞性細気管支炎症候群
パニック障害患者の呼吸困難感	過換気症候群
咳が長く続く	感染後咳嗽、喘息、COPD、咳喘息、アトピー咳嗽、上気道咳症候群、肺癌、百日咳、肺結核、間質性肺疾患
夜～明け方の咳、喘鳴	喘息、肺水腫（心不全など）
痰がキレにくい咳	COPD
喀痰が多い	COPD、気管支拡張症、びまん性汎細気管支炎（DPB）、粘液性腺癌
血痰が出る	肺結核、気管支拡張症、非結核性抗酸菌症、DPB、肺胞出血、喫煙、肺癌、肺血栓塞栓症、抗凝固薬使用、肺吸虫症
黄色い痰が出る	呼吸器感染症全般、気管支拡張症
鉄さび色の痰が出る	肺炎球菌性肺炎
オレンジ色の痰が出る	レジオネラ肺炎、クレブシエラ肺炎
ピンク色の痰が出る	肺水腫、軽度の気道～肺胞出血
黒色の痰が出る	悪性黒色腫の転移、肺真菌症（特に Aspergillus niger）、じん肺
咳をすると水様の喀痰が出る	ブロンコレア（浸潤性粘液腺癌、肺胞蛋白症など）
喀痰が膿性＋悪臭	肺化膿症、誤嚥性肺炎、嫌気性菌感染症
吸気時の胸痛	気胸、縦隔気腫、precordial catch syndrome®、胸水貯留、胸膜炎、縦隔腫瘍
嗄声	喉頭炎、声帯ポリープ、ポリープ様声帯、喉頭腫瘍、甲状腺機能低下症、反回神経麻痺（肺癌、縦隔腫瘍、胸部大動脈瘤）、吸入ステロイド薬
鳥を飼育している、大量のハトが近くに飛来する（神社など）	鳥関連過敏性肺炎、オウム病、肺クリプトコッカス症
24時間風呂（循環式浴槽）、水回りが汚い（加湿器）、温泉	レジオネラ肺炎、hot tub lung、過敏性肺炎
木造建築、古い住宅、羽毛布団、梅雨の時期の呼吸器症状、引っ越し	過敏性肺炎
アスベスト曝露	石綿肺、良性石綿胸水、悪性胸膜中皮腫
建築関係の仕事に長年従事	じん肺
アーク溶接	溶接工肺、金属ヒューム熱
自動車塗装業、ポリウレタン製造	イソシアネート肺
酪農家、農場経営（特に枯草を扱う）	農夫肺

（つづく）

サワガニ・モズクガニ・イノシシ摂食	肺吸虫症
大酒家	クレブシエラ肺炎、誤嚥性肺炎
繰り返す女性の気胸	肺リンパ脈管筋腫症、月経随伴性気胸（異所性子宮内膜症）
家族性の気胸（まれ）	Birt-Hogg-Dubé 症候群、Ehlers-Danlos 症候群、α_1 アンチトリプシン欠損症、囊胞性線維症、Marfan 症候群、結節性硬化症、Langerhans 細胞組織球症
日中の眠気	閉塞性睡眠時無呼吸
特定の体位による肩こり・腕の痛み	胸郭出口症候群
ダイビング（潜水）＋呼吸困難感	減圧症、減圧性気胸

※ precordial catch syndrome：若年者、左前胸部に多い、呼吸で増悪する限局性の鋭い疼痛。疼痛は数秒～数十秒で消失する。肋間筋由来の疼痛とされている。

表　キーワードと呼吸器疾患

検査・臨床	想起する疾患例
肺内陰影＋尿所見異常（血尿）	ANCA 関連血管炎（神経症状、紫斑、ANCA 陽性）、Goodpasture 症候群（抗 GBM 抗体陽性）
肺内陰影＋眼症状＋皮膚症状	Sjögren 症候群（ドライアイ、紅斑）、サルコイドーシス（ぶどう膜炎、サルコイド結節）
肝硬変＋座位・立位での酸素化悪化	肝肺症候群
白子症（アルビノ）＋光線過敏症＋間質性肺炎像	Hermansky-Pudlak 症候群
近親婚＋びまん性粒状影	肺胞微石症
耳介の炎症＋気管・気管支軟化症、胸水貯留	再発性多発軟骨炎、VEXAS 症候群
黄色爪＋リンパ球優位胸水	黄色爪症候群
内臓逆位＋慢性副鼻腔炎＋気管支拡張症	Kartagener 症候群
若年の気腫肺（40 歳未満）＋女性	肺リンパ脈管筋腫症
気腫肺＋頭頸部多発性丘疹	Birt-Hogg-Dubé 症候群
若年の囊胞性病変＋喫煙	Langerhans 細胞組織球症
若年の気管支腫瘍様病変	肺カルチノイド
喘息症状＋好酸球増多＋肺内陰影	アレルギー性気管支肺アスペルギルス症（ABPA）、好酸球性多発血管炎性肉芽腫症（EGPA）
放射線照射後＋肺内陰影	放射線肺障害
COPD ＋ばち指合併	肺癌
中高年女性＋るいそう＋血痰	非結核性抗酸菌症、気管支拡張症
陳旧性肺結核＋慢性膿胸	慢性膿胸続発性悪性リンパ腫
胸膜直下の線状影＋気胸	寄生虫感染、肺クリプトコッカス症

② 聴　診

- 肺音は聴診器を皮膚にしっかりと押し付けて聴く。経験年数が多いほど聴診能力は衰えていくので、継続的な訓練が必要[1]。

▶ 2 分類法

- 医療従事者全体にシェアしやすい簡易的分類法。
  ① ウイーズ（wheezes）
  ② クラックル（crackles）
  - 健常者でも、14.0％に wheezes が、7.0％に crackles が、2.4％にその両方が聴取できる[2]。

▶ 4 分類法

- 主観による表現なので聴取する人によって多少差が出ることがある。

① wheezes：笛声音と呼ばれ「クークー」「ピーピー」と表現される高調性の連続性ラ音。特に呼気で強く聴取される。喘息や COPD 増悪で聴取される。

▫ 単音性（モノフォニック）wheezes：単一周波数の連続音。「ヒュー」「クー」という音。一部の気管支が攣縮していることがある。

▫ 多音性（ポリフォニック）wheezes：複数の肺野で聴取される単音性 wheezes がいくつも重なった、「ギュー」「グー」という音。全身性ステロイドを要することが多い。多音性 wheezes の持続時間が長いほど重症である。

② rhonchi：いびき音と呼ばれ「グーグー」と表現される低調性の連続性ラ音。呼気、吸気ともに聴取され、wheezes よりも太い気管支に由来する音。気道分泌物が多い喘息、COPD 増悪などで聴取される。

③ coarse crackles：水泡音と呼ばれ「ボコボコ」と表現される低調性の断続性ラ音。呼気、吸気ともに聴取され、気道分泌物が呼吸によって破裂することにより発生する。肺水腫、DPB、市中肺炎、気管支拡張症などで聴取される。

> early-inspiratory crackles：吸気早期に検知される crackles。coarse crackles は慢性気管支炎をよく予測するが、early-inspiratory crackles は COPD でより頻度が高い[3]。
>
> pan-inspiratory crackles：吸気全体的に coarse crackles を聴取すること。細菌性肺炎を感度 83.1％、特異度 85.7％で予測する[4]。
>
> late-inspiratory crackles：吸気終末にかけて coarse crackles を聴取すること。非定型肺炎を感度 80％、特異度 84.7％で予測する[4]。

④ fine crackles：捻髪音・ベルクロラ音と呼ばれ「パチパチ」「プツプツ」と表現される高調性の断続性ラ音。coarse crackles より crackles の幅が密。吸気終末に下肺野、特に肺底区で多く聴取される。線維化を伴う特発性間質性肺炎（IIPs）（IPF など）、じん肺、慢性過敏性肺炎（CHP）などで聴取される。crackle の数が多いほど線維化が強いとされる[5]。1 吸気当たりの crackles 13.2 回をカットオフ値にすると、蜂巣肺を予測するオッズ比は約 34[6]。fine crackles は、自覚症状よりも IPF スクリーニング能が高く早期発見に有用である[7]。

▶ 聴診 3 次元

■ 主観による表現だが、観察者間で差が出にくい。たとえば、以下の 3 パラメータを伝えればよい。「吸気時に聴取される高調性の連続性ラ音です」

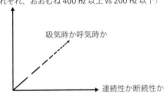

高調性か低調性か（それぞれ、おおむね 400 Hz 以上 vs 200 Hz 以下）

吸気時か呼気時か

連続か断続性か

（倉原優．「寄り道」呼吸器診療 ― 呼吸器科医が悩む疑問とそのエビデンス．シーニュ，2013. より引用）

▶肺音 (lung sounds)

■ 国際肺音学会 (ILSA) が推奨している三上らの案が現在の標準。

表　肺音 (lung sounds) の分類

1. 呼吸音 (breath sounds)
   A. 正常 (normal)
      a. 肺胞呼吸音 (vesicular sounds) (200 〜 400 Hz)
      b. 気管支肺胞呼吸音 (bronchovesicular sounds)
      c. 気管支呼吸音 (bronchial sounds) (400 〜 600 Hz)
      d. 気管呼吸音 (tracheal sounds)
   B. 異常 (abnormal)：減弱、消失、呼気延長、気管支呼吸音化、気管狭窄音など

2. 副雑音 (adventitious sounds)
   A. ラ音 (pulmonary adventitious sounds)
   ① 連続性ラ音 (continuous sounds) (80 msec 以上)
      a. 低調性連続性ラ音、類鼾音 (rhonchi) (およそ 150 Hz)
      b. 高調性連続性ラ音、笛声音 (wheezes) (基本的に 400 Hz 以上)
         polyphonic wheezes、monophonic wheezes
      c. スクウォーク (squawk) (およそ 200 msec、200 〜 300 Hz)
      d. ストライダー (stridor) (正確には肺胞由来の音ではない、500 Hz 以上)
   ② 断続性ラ音 (discontinuous sounds = crackles)
      a. 粗い断続性ラ音、水泡音 (coarse crackles) (350 〜 500 Hz)
         (crackle は 10 〜 25msec のことが多い、多くが低調性・pan-inspiratory crackles)
      b. 細かい断続性ラ音、捻髪音 (fine crackles) (650 〜 1000 Hz)
         (crackle は 5 msec 以下のことが多い、多くが高調性・late-inspiratory crackles)
   B. その他 (miscellaneous)
      胸膜摩擦音、Hamman 徴候、肺血管性雑音

(Mikami R, et al. International Symposium on Lung Sounds. Synopsis of proceedings. Chest. 1987 Aug；92 (2)：342-5. / Bohadana A, et al. Fundamentals of lung auscultation. N Engl J Med. 2014 Feb 20;370 (8)：744-51. より作成)

🖋 ちょっとした工夫

患者さんに聴診器をつけてもらい、自分の呼吸音を聴いてもらうことで疾患理解が深まることもある。IPF や喘息の患者さんに病気の説明をするうえで非常に有効と考える。

🔗 References

1) Moriki D, et al. Physicians' ability to recognize adventitious lung sounds. Pediatr Pulmonol. 2023 Mar;58 (3)：866-70.
2) Aviles-Solis JC, et al. Prevalence and clinical associations of wheezes and crackles in the general population: the Tromsø study. BMC Pulm Med. 2019 Sep 11;19 (1)：173.
3) Melbye H, et al. Inspiratory crackles‒early and late‒revisited: identifying COPD by crackle characteristics. BMJ Open Resp Res. 2021;8:e000852.
4) Norisue Y, et al. Phasic characteristics of inspiratory crackles of bacterial and atypical pneumonia. Postgrad Med J. 2008 Aug; 84 (994)：432-6.
5) Piirilä P, et al. Crackles in patients with fibrosing alveolitis, bronchiectasis, COPD, and heart failure. Chest. 1991 May; 99 (5)：1076- 83.
6) Fukumitsu T, et al. The acoustic characteristics of fine crackles predict honeycombing on high-resolution computed tomography. BMC Pulm Med. 2019 Aug 17;19 (1)：153.
7) Moran-Mendoza O, et al. Fine crackles on chest auscultation in the early diagnosis of idiopathic pulmonary fibrosis: a prospective cohort study. BMJ Open Respir Res. 2021 Jul;8 (1)：e000815.

❸ ばち指

- 呼吸器疾患では、低酸素血症が長引くとばち指が出現しやすい。
- ばち指は軟部組織の線維増生であり、通常炎症を伴わない。また、発赤や疼痛を伴わない。
  - ばち指は肥大性骨関節症 (HOA) の1症状のことが多い。
- ばち指は、変形性関節症との鑑別が重要である。手のX線写真で関節裂隙の狭小化や骨棘があれば、変形性関節症を疑う。
- 慢性腎臓病や全身性強皮症による末節骨の非対称性骨病変は、ばち指ではなく偽性ばち指である。この場合、Lovibond の報告した profile angle は 180° 未満になることが多い。

▶ Schamroth sign

- 人指し指同士を背面で合わせたときに正常なら爪母の部分に菱形の空間ができる。ばち指があると菱形の空間が消える[1]。ばち指の診断では、感度 80%、特異度 90% 程度。

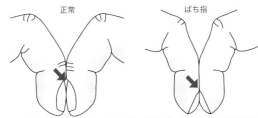

正常　　　　　　ばち指

(Myers KA, et al. The rational clinical examination. Does this patient have clubbing? JAMA. 2001 Jul 18; 286 (3) : 341-7. より引用改変)

▶ phalangeal depth ratio

- 爪母での厚さ/DIP (distal interpharangeal) 関節部での厚さ = DPD/IPD (distal phalangeal finger depth / interphalangeal finger depth) の比率で判定するもの。ばち指があると DPD/IPD 比が 1.0 を超える[2]。

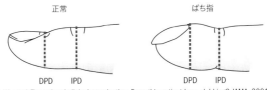

正常　　　　　　ばち指

DPD　IPD　　　　DPD　IPD

(Myers KA, et al. The rational clinical examination. Does this patient have clubbing? JAMA. 2001 Jul 18; 286 (3) : 341-7. より引用改変)

▶ nail-fold angles

- hyponychial angle（爪全体が指の軸に対して何度であるか：∠ABD）と profile angle（爪床が指の軸に対して何度であるか：∠ABC）の2種類がある。ばち指がある場合、∠ABD が200°、∠ABC が180° を超えることが多い。ばち指を判定するうえでは hyponychial angle のほうがより正確と考えられている[3]。

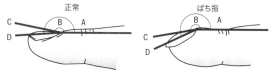

正常　　　　　　　　　　　　　　　　ばち指

(Myers KA, et al. The rational clinical examination. Does this patient have clubbing? JAMA. 2001 Jul 18; 286（3）：341-7. より引用改変)

▶ ばち指の頻度

- 種々の文献を参考にし、おおまかなばち指の頻度を記載した。

疾患	ばち指の頻度
原発性肺癌	20 ～ 30%
悪性リンパ腫	15%
悪性胸膜中皮腫	20 ～ 30%
石綿肺	10 ～ 40%
COPD	15 ～ 20%
IPF	30 ～ 60%（KL-6 高値例に多い）
間質性肺疾患	10 ～ 20%（KL-6 高値例に多い）
過敏性肺炎	40 ～ 60%
サルコイドーシス	10 ～ 15%
結核	15 ～ 20%
肺炎	20 ～ 25%
HIV 感染症	20 ～ 40%
炎症性腸疾患	5 ～ 20%（Crohn 病＞潰瘍性大腸炎）
慢性肝疾患	20 ～ 30%
甲状腺機能亢進症	10 ～ 20%
感染性心内膜炎	20 ～ 30%

References

1) Schamroth L. Personal experience. S Afr Med J. 1976 Feb 28; 50 (9)：297-300.
2) Mellins RB, et al. Digital casts for the study of clubbing of the fingers. Circulation. 1966 Jan; 33 (1)：143-5.
3) Lovibond JL. Diagnosis of clubbed fingers. Lancet. 1938;1:363-4.

４ 喀痰・去痰薬

- 喀痰という訴えの多くは後鼻漏が原因であるため、咽頭の観察を怠らないこと。
- 喀痰の色と性状によって疾患を類推できることもある。**上表**はあくまで参考程度であり、感度・特異度ともに高い知見ではないことに留意する[1,2]。色のついた喀痰をみたら、一般細菌・抗酸菌検査は必須である。**常に結核をどこかで意識するのが呼吸器内科医として重要なスタンス**である。
- 去痰薬は、COPD における増悪や入院をわずかに減らす作用がある[3]。最もエビデンスが豊富なのは、カルボシステインとアンブロキソールである。
- 小児におけるアンブロキソールは市中肺炎に一定の効果をもたらすとされている[4]。

表　喀痰の性状・色と想定する疾患

性状・色	想定する疾患
喀痰が多い	COPD、気管支拡張症、びまん性汎細気管支炎（DPB）、粘液性腺癌
白色	正常、COPD、喘息、非感染性、肺胞蛋白症
血痰	肺結核、気管支拡張症、非結核性抗酸菌症、肺真菌症、DPB、肺胞出血、喫煙、肺癌、肺血栓塞栓症、抗凝固薬使用、肺吸虫症
黄色膿性	呼吸器感染症全般、気管支拡張症
鉄さび様	肺炎球菌性肺炎※
緑色	呼吸器感染症全般（とりわけ膿性の高いもの：肺化膿症、DPBなど）
オレンジ色	レジオネラ肺炎、クレブシエラ肺炎
泡沫状ピンク	肺水腫、軽度の気道～肺胞出血
黒色	悪性黒色腫の転移、肺真菌症（特にAspergillus niger, Exophiala 属などの黒色酵母真菌[5]）、じん肺[6]
水様	ブロンコレア（浸潤性粘液腺癌、肺胞蛋白症など）
膿性＋悪臭	肺化膿症、誤嚥性肺炎、嫌気性菌感染症

※鉄さび様が有名だが、黄色・緑色のほうが圧倒的に多い。

表　去痰薬の分類と代表的薬剤

去痰薬の分類	作用	代表的薬剤	想定する使用状況
気道粘液潤滑薬	肺胞Ⅱ型細胞のサーファクタント分泌を促進	アンブロキソール（ムコソルバン®、ムコサール®）	・キレの悪い喀痰（ムコソルバン®Lは夜の内服で朝の排痰に有効）・COPD増悪の予防
気道粘液溶解薬	痰中の化学結合などを分解し、粘稠度を低下	・S-S結合分解：システイン系薬：アセチルシステイン（ムコフィリン®）、L-エチルシステイン（チスタニン®）、L-メチルシステイン（ペクタイト®）・多糖類分解：ブロムヘキシン（ビソルボン®）	・急性期のキレの悪い喀痰（ムコフィリン®ネブライザー）・その他はエビデンスは乏しい　□ビソルボン®吸入液はアスピリン喘息に禁忌
気道分泌促進薬	気道分泌液を増加させることで喀出しやすくする	ブロムヘキシン（ビソルボン®）	・喀痰が多少増えてもよいので、喀痰のキレをよくしたい
気道粘液修復薬	フコースとシアル酸のバランスを正常化	カルボシステイン（ムコダイン®）、フドステイン（スペリア®、クリアナール®）	・量の多い喀痰・キレの悪い喀痰
分泌細胞正常化薬（異常粘液生成抑制薬）	杯細胞の過形成を抑制、粘液産生を抑制		・COPD増悪の予防
			（つづく）

| 界面活性剤 | 痰の表面張力を低下させて排出を促進 | チロキサポール（アレベール®） | ・COPD 増悪（アレベール® ネブライザー：ただしエビデンスは乏しい） |
| 植物由来去痰薬 | ほとんどが薬理作用不明 | セネガ、車前草エキス末、桜皮エキス（サリパラ液®） | ・エビデンスは乏しい |

References

1) Daniels JM, et al. Sputum colour reported by patients is not a reliable marker of the presence of bacteria in acute exacerbations of chronic obstructive pulmonary disease. Clin Microbiol Infect. 2010 Jun;16（6）:583-8.
2) Miravitlles M, et al. Sputum colour and bacteria in chronic bronchitis exacerbations: a pooled analysis. Eur Respir J. 2012 Jun;39（6）:1354-60.
3) Poole P, et al. Cochrane Database Syst Rev. 2019 May 20;5（5）:CD001287.
4) Ni Y, et al. Effect of azithromycin combined with ambroxol in children with Mycoplasma pneumoniae pneumonia. Am J Transl Res. 2023 Jan 15;15（1）:202-12.
5) Kurahara Y, et al. Melanoptysis. QJM. 2023 Jul 28;116（7）:540-1.
6) Mena MJ, et al. Melanoptysis as a complication of fibreoptic bronchoscopy. Eur Respir J. 1998 Oct;12（4）:993-5.

5 喀 血

- 喀血と血痰はまったく違う。鮮紅色の血液を喀出している場合は喀血であるが、喀痰に線状の血液を混じているものは血痰である。当然、喀血のほうが緊急性は高い。
- 明らかに大量の喀血を呈していて窒息のおそれがあるときは、速やかに挿管・人工呼吸管理の準備を行う。喀血側が片肺挿管や気管支ブロッカーを併用してもよい。応急処置として、準備ができるまでの間、喀血側を下にする（明らかに右肺の病変なら右側臥位）。
- 喀血の原因として多いのは、**気管支拡張症、非結核性抗酸菌症、肺アスペルギルス症、特発性喀血症**の 4 つである。これら 4 つで喀血の原因の 8 〜 9 割を占め[1,2]、気管支拡張症が最多である[3]。
  □ 肺 NTM 症の罹患率が上昇し、今後喀血例が増えることが懸念されている[4]。
- 特発性喀血症の原因に喫煙が挙げられている[5]が、真偽は不明である。
- 原因不明の喀血では、収縮期血圧が有意に高いことが示されている[3]。
- 糖尿病と複数葉にわたる病変は大量喀血のリスク因子である[6]。
- 肺血栓塞栓症で血痰がみられる頻度は約 2 割であり、プライマリケアレベルでは上記 4 つ以外に同症も押さえておきたい[7]。
- 原因不明の喀血の中に気管支 Dieulafoy 病（気管支粘膜直下に蛇行した拡張気管支動脈がみられる）[8]が隠れていることがあるので、事前に気管支鏡で隆起性病変がないか確認しておくのも一つの方法である。特徴的な白色隆起性病変があった場合、生検は禁忌である。
- *Mycobacterium avium* complex（MAC）抗体が高値の肺 MAC 症は喀血リスクが高い[9]。
- 原因が判然としない場合、喀痰の抗酸菌検査を行う。活動性肺結核は否定しておきたい。
- アドナ®、トランサミン® などの点滴で「しのぐ」ことはできるが、根本的な解決に至らなさそうなときは気管支動脈塞栓術の適応と考えてよい（できる施設は限られるが、止血率は約 90％と高い）。
- トラネキサム酸の投与は、喀血量、入院期間、喀血死のリスクを低下させるとされ

ている[10), 11)]。
- □ リスクが高い人へのトラネキサム酸は深部静脈血栓のリスクに注意する必要がある[12)]。
- ■ 入院喀血患者の院内死亡率は 9.4%である[10)]。

表 喀血の定義（石川らの基準）[4)]

重症度	定義[※]	付記	入院適応	BAE 適応
大量	≧ 200 mL／日かつ／または SpO$_2$ < 90%	コップ 1 杯以上	絶対適応	絶対適応
中等量	15 ~ 200 mL／日	ティッシュで対応しきれない	相対適応	相対適応
少量	< 15 mL／回	大さじ 1 杯未満、ティッシュで対応可能	外来フォローアップ	慎重に適応

※ガイドラインごとに喀血量の定義は異なる。
・BAE：気管支動脈塞栓術

References

1) Ishikawa H, et al. Efficacy and safety of super selective bronchial artery coil embolisation for haemoptysis: a single-centre retrospective observational study. BMJ Open. 2017 Feb 17;7（2）: e014805.
2) Ando T, et al. Clinical and Angiographic Characteristics of 35 Patients with Cryptogenic Hemoptysis. Chest. 2017. Nov;152（5）:1008-14.
3) Park J, et al. Association between High Blood Pressure in the Emergency Department and Cryptogenic Hemoptysis. J Clin Med. 2022 Sep 8;11（18）:5302.
4) Ishikawa H, et al. A Technical Manual of Bronchial Artery Embolization by Coil for Pulmonologists: An Expert's Opinion. Respir Endosc. 2023;1（2）:28-41.
5) Menchini L, et al. Cryptogenic haemoptysis in smokers: angiography and results of embolisation in 35 patients. Eur Respir J. 2009 Nov;34（5）:1031-9.
6) Luo L, et al. A retrospective analysis of risk factors for massive hemoptysis in patients with bronchiectasis. BMC Pulm Med. 2022 Jun 2;22（1）:214.
7) Zou Y, et al. Clinical Characteristics and Etiological Analysis of 133 Patients for Pulmonary Embolism Combined with Hemoptysis. Clin Respir J. 2020 Sep 25. doi: 10.1111/crj.13281.
8) Qian X, et al. Bronchial Dieulafoy's disease: a retrospective analysis of 73 cases. BMC Pulm Med. 2019 Jun 6;19（1）:104.
9) Ogata H, et al. Association of serum antibodies against the *Mycobacterium avium* complex and hemoptysis: a cross-sectional study. BMC Infect Dis. 2021 May 26;21（1）:480.
10) Kinoshita T, et al. Effect of tranexamic acid on mortality in patients with haemoptysis: a nationwide study. Critical Care. 2019 Nov 6; 23（1）:347.
11) Tsai YS, et al. Effects of Tranexamic Acid on Hemoptysis: A Systematic Review and Meta-Analysis of Randomized Controlled Trials. Clin Drug Investig. 2020 Sep;40（9）:789-97.
12) Zhang JL, et al. Does the use of tranexamic acid increase the risk of VTE in patients with hemoptysis? Eur Rev Med Pharmacol Sci. 2023;27（15）:7031-6.

▶気管支の分岐

- 研修医は気管支の名前は覚えられなくてもよいが、**検査中は常にどちらが腹側・背側なのか把握しておく**。
- 分岐の方向と末梢の支配領域からみて、上方、後方、外側方を先に、下方、前方、内側方を後の順で命名の番号を振るのが原則である。

▶右気管支

右上葉気管支

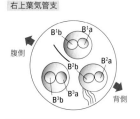

中葉支

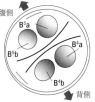

右下葉気管支

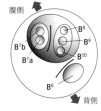

右底区支

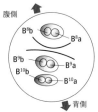

▶左気管支

左上区支

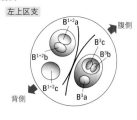

左舌区支

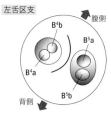

左下葉気管支

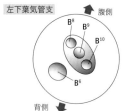

左底区支

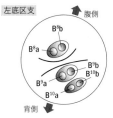

- 気管支の入口部の名前を記憶して気管支鏡検査に臨むよりも、標的病変が肺のおおよそどの位置にあるか、前後関係をイメージしておくほうが有事の際に対応しやすい。「もう少し椎骨に近いところ」に行きたい場合、今カメラの画面で見えている部位から椎骨の方向（背側）に行くにはどうすればよいかを考える。
- 気管支鏡中、患者さんは目隠しされて周りの音に集中しているため、ネガティブな発言は避けること。静脈麻酔を用いることが多いものの、「順調に検査できていますよ」「大丈夫ですよ」などと声かけを頻繁に。上級医は患者さんの前で術者に対してあからさまに指導しないよう配慮する。

▶気管支鏡前の抗血栓薬の中止

- 気管支鏡における抗血栓薬の中止基準はなく、服用している薬剤の種類・数や肺高血圧の有無によってそのリスクは呼吸器科医で一致をみていない[1]。もし休薬する場合、投与目的を把握し、血栓塞栓症の合併が起こりうるリスク（**下表**、p.12 **表**）を説明する[2]。

表 抗血栓薬中止時の血栓症リスクの評価

STEP1	抗血小板薬（アスピリン・クロピドグレル・シロスタゾール）の投与目的を確認し中止時の血栓症リスクを評価する		
	低リスク：短期間中止可	中リスク：1剤に減量し原則継続	高リスク：抗血小板薬中止不可
	・短期間であれば、中止可 ・原則として、術後 48 時間以内に再開	・1剤（アスピリンまたはシロスタゾール）に減量し、原則として継続 ・中止する場合は、できるだけ短期間とし、術後 48 時間以内に再開	・完全中止でリスクが倍増するため、可能な限り手術延期 ・手術延期不可の場合は、ヘパリン置換を検討し、少なくとも1剤（アスピリンまたはシロスタゾール）は継続
冠動脈	冠動脈治療歴なし 心筋梗塞の既往なし	・ベアメタルステント留置後 1 ヶ月以降（BMS） ・薬剤溶出ステント留置後 6 ヶ月以降（DES） ・冠動脈バルーン形成術後 14 日以降（POBA） ・薬剤コーティングバルーン形成術後 3 ヶ月以降（DCB） ・冠動脈バイパス術後	・ベアメタルステント留置後 1 ヶ月以内（BMS） ・薬剤溶出ステント留置後 6 ヶ月以内（DES） ・冠動脈バルーン形成術後 14 日以内（POBA） ・薬剤コーティングバルーン形成術後 3 ヶ月以内（DCB）
脳血管	脳血管治療歴なし 脳梗塞の既往なし	・無症候性頸動脈・頭蓋内動脈狭窄 ・脳梗塞の既往 ・頸動脈・頭蓋内ステント留置後 3 ヶ月以降	・症候性頸動脈・頭蓋内動脈狭窄 ・脳梗塞 6 ヶ月以内 ・頸動脈・頭蓋内ステント留置後 3 ヶ月以内
大動脈 末梢血管	・PTA 後（腸骨動脈） ・ステント留置後 3 ヶ月以降（腸骨動脈・浅大腿動脈） ・大動脈–鼠径部までの bypass ・大動脈術後（TEVAR、EVAR）	・PTA 3 ヶ月以降（下腿） ・ステント留置後 3 ヶ月以内（腸骨動脈・浅大腿動脈） ・薬剤溶出ステント留置後 3 ヶ月以降（浅大腿動脈） ・大腿・膝窩動脈バイパス後	・PTA 後 3 ヶ月以内（下腿） ・薬剤溶出ステント留置後 3 ヶ月以内（浅大腿動脈） ・下腿・足部動脈バイパス後

・PTA：経皮的血管形成術、TEVAR・EVAR：グラフト内挿術
（日本呼吸器内視鏡学会 安全対策委員会編．手引き書 ― 呼吸器内視鏡診療を安全に行うために ―（Ver. 4.0），2017.http://www.jsre.org/medical/anzen_tebiki_4.pdf より引用）

表　抗凝固薬中止時の血栓症リスクの評価

STEP1	抗凝固薬（ワーファリン、NOAC）の投与目的を確認し中止時の血栓症リスクを評価する		
	低リスク：短期間中止可	中リスク：短期間中止可（ヘパリン置換）	高リスク：可能な限り継続（ヘパリン置換）
	・ワーファリンの場合は5日前、NOACの場合は1～2日前より中止し、ヘパリン置換不要。術後48時間以内に再開	・ワーファリンの場合は5日前より中止し、4日前よりヘパリン置換 ・NOACの場合は1～2日前より中止し、ヘパリン置換不要 ・術後48時間以内に再開	・可能な限り継続し、中止する場合はヘパリン置換 ・術後48時間以内に再開
機械弁	大動脈弁置換術後で合併症なし	大動脈弁置換術後で心房細動、脳梗塞、高血圧、糖尿病、心不全、75歳以上のいずれかを合併	僧帽弁置換術後 脳梗塞発症後6ヶ月以内
心房細動	$CHADS_2$ = 0、1、2（脳梗塞既往例を除く）	$CHADS_2$ = 3 or 4	$CHADS_2$ = 5 or 6 脳梗塞発症後3ヶ月以内
静脈血栓塞栓症（VTE）	VTE発症後12ヶ月以上で合併症なし	VTE発症後3～12ヶ月 VTE再発例 癌治療後6ヶ月以内	・VTE発症後3ヶ月以内 ・血栓形成傾向あり（プロテインC・S・アンチトロンビン欠損症、抗リン脂質抗体症候群など）

・$CHADS_2$ スコア：心不全（1点）、高血圧（1点）、75歳以上（1点）、糖尿病（1点）、脳梗塞や一過性脳虚血発作の既往（2点）の合計、6点満点。

（日本呼吸器内視鏡学会 安全対策委員会編．手引き書 — 呼吸器内視鏡診療を安全に行うために — （Ver. 4.0），2017.http://www.jsre.org/medical/anzen_tebiki_4.pdf より引用）

■ 気管支鏡検査では、観察および気管支肺胞洗浄のみであれば出血低リスクであるため抗血小板薬や抗凝固薬の継続は可能と思われるが、生検を行うことが多く、また消化器内視鏡とは異なり出血が致命的になるリスクがあることから、ほとんどの病院で手術時の休薬基準（p.13 **上表**）に基づいて薬剤が一旦中止されている。

🔖 一口メモ

気管支鏡前にうがいを行うことで、気管支鏡後の感染が減る（1.36%→0.38%）という報告がある[3]。個人的にはルーチンで行ってもよいと思うが、コロナ禍では控えるべきかもしれない。

表　術前の中止薬一覧（例）（太字は処方頻度が高いもの）

商品名	一般名	標準的休薬期間（日）
アンプラーグ	サルポグレラート	1 ～ 2
イグザレルト	リバーロキサバン	1※
エパデール	イコサペント酸エチル	7 ～ 14
エフィエント	プラスグレル	5 ～ 14
エリキュース	アピキサバン	1※
ケタス	イブジラスト	3
コメリアン	ジラゼプ	1 ～ 2
コンプラビン	クロピドグレル・アスピリン	5 ～ 14
サアミオン	ニセルゴリン	2 ～ 3
セロクラール	イフェンプロジル	1 ～ 3
ドルナー、プロサイリン、ケアロード、ベラサス	ベラプロストナトリウム	
バイアスピリン、バファリン、タケルダ、キャブピリン、コンプラビン、ロレアス	アスピリン	7 ～ 14
パナルジン	チクロピジン	5 ～ 14
プラザキサ	ダビガトラン	1※
プラビックス	クロピドグレル	5 ～ 14
ブリリンタ	チカグレロル	5
プレタール	シロスタゾール	2
プロレナール、オパルモン、リマルモン	リマプロストアルファデクス	1※
ペルサンチン	ジピリダモール	1 ～ 2
リクシアナ	エドキサバントシル	1※
ロコルナール	トラピジル	2
ロトリガ	オメガ -3 脂肪酸エチル	7
ワーファリン	ワルファリンカリウム	3 ～ 5

高血栓症リスク患者に行う高リスク検査では、ワーファリンを低分子ヘパリンに置換
※出血リスクが高い場合は 2 日以上休薬する。

▶**気管支肺胞洗浄（BAL）**：中葉・舌区（B^4、B^5）から行うことが多い。これは気管支鏡時の体位は通常仰臥位であり、腹側にある枝のほうが洗浄液を回収しやすいためである。

表　気管支肺胞洗浄（BAL）の手順

1	BAL 中の SpO_2 は 3 ～ 5% 低下することが多いため、原則酸素吸入下で実施する（例：3 ～ 5L/分、鼻カニューレ）。
2	BAL までの間、不要な分泌物の吸引は避ける（BAL 液への混入を避けるため）。
3	リドカイン（キシロカイン®）は BAL の挿入部位に余分に散布しない（細胞数の増加など検査結果の信頼性を損なうおそれがある）。
4	BAL を行う部位に、気管支鏡を楔入する。軽く吸引をかけて、虚脱する気管支を確認する。
5	洗浄液の注入・回収に際して、注射用シリンジと気管支鏡のチャンネルの間に短い延長チューブを装着する。
6	吸引用チューブをクランプし、助手が用手的に注射用シリンジを用いて洗浄液（35 ～ 37℃の無菌生理食塩水）を 50 mL ずつ注入し回収する。
7	原則 3 回（合計 150 mL）繰り返す。 ✓国際的には、100 mL × 2 ～ 3 回で行っている施設もある。
8	過度な陰圧は気管支の虚脱を招き回収率が低下するため、回収圧 100 mmHg 未満を目標にする。
9	毎回、注入量と回収量を記録し、回収した洗浄液を無菌カップに入れる。 ✓必ずしも滅菌ガーゼで濾過する必要はない。 ✓アスベスト小体の定量を行う場合は、滅菌ガーゼを通さずに無菌カップで直混合して提出する。 ✓肺胞出血の場合、1 回目→ 2 回目→ 3 回目の順に洗浄液が血液色に変化していく。

（つづく）

10	吸引用チューブのクランプを解除し楔入解除前に軽く陰圧をかけ、液が出てこないことを確認。楔入解除後も、楔入していた気管支の入口で気管支鏡先端を固定・呼吸し、溢れてくる残存液を十分に吸引する。 ✓胸部 X 線写真で洗浄部位に一致した異常陰影が残ることがあるが、24 時間後にはほぼ消失する。

- 気管支肺胞洗浄液 (BALF) の回収率は 50 〜 75%あれば大丈夫だが、30%以下だと解析結果の評価が難しくなる。
- 中葉・舌区以外の BAL、COPD に対する BAL は回収率不良のリスク因子である[4]。
- BALF (50 mL × 3) であれば、正常所見はおおまかに**細胞数 = 13万/mL、マクロファージ = 90%、リンパ球 = 10 〜 15%、CD4/CD8 比 = 1.0 〜 2.0** である。喫煙者はマクロファージ比率が高く、リンパ球比率が低くなりやすい[5]。

表　気管支肺胞洗浄液 (BALF) 所見と想定する疾患

BALF 所見	想定する疾患
リンパ球上昇 (15 〜 20%以上)	・しばしば 50%以上：過敏性肺炎、サルコイドーシス、非特異性間質性肺炎 (NSIP)、リンパ球性間質性肺炎 ・まちまち：ベリリウム肺、特発性器質化肺炎 (COP)、放射線肺障害、薬剤性肺障害、膠原病関連間質性肺疾患、肺結核、リンパ増殖性疾患、IgG4 関連肺疾患
好酸球上昇	・20%以上が多い：慢性好酸球性肺炎、急性好酸球性肺炎 ・まちまち：アレルギー性気管支肺アスペルギルス症、血管炎症候群、薬剤性肺障害、ニューモシスチス肺炎、寄生虫感染症、喘息
好中球上昇	細菌感染症、膠原病関連間質性肺疾患、IPF[※1]、誤嚥性肺炎、ARDS
褐色マクロファージ (喫煙者に多い)	剥離性間質性肺炎 (DIP)、呼吸細気管支炎を伴う間質性肺疾患 (RB-ILD)、Langerhans 細胞組織球症
ヘモジデリン貪食マクロファージ	びまん性肺胞出血、DIP、RB-ILD
脂肪滴	リポイド肺炎
CD1a 陽性細胞上昇 (4 〜 5%以上)[※2]	Langerhans 細胞組織球症
CD4/8 比上昇[※3]	サルコイドーシス (3 〜 4 以上になることも[※4])、慢性過敏性肺炎 (鳥飼病、農夫肺など)、ベリリウム肺、マイコプラズマ肺炎、肺結核
CD4/8 比低下[※3]	NSIP、COP、急性〜亜急性過敏性肺炎、膠原病関連間質性肺疾患、粟粒結核
血性	びまん性肺胞出血
白色混濁 (米のとぎ汁様)	肺胞蛋白症

※ 1：マクロファージ優位のことも多い。
※ 2：陽性率は 25%程度と高くない。
※ 3：CD4/8 比は健常者で 1 〜 2 になることが多いが、喫煙者では低めになる。
※ 4：特異度は高いが感度は低く、CD 8 胞隔炎の場合 CD4/8 比はむしろ低値になる。

▶**経気管支肺生検 (transbronchial lung biopsy：TBLB)**：経気管支クライオ肺生検 (TBLC) の普及により実施数が減っている。びまん性肺疾患の評価を行うために胸膜にやや近い肺組織を採取することを指すことが多い。

- TBLB では透視で胸膜直下が生検できるところを探す。B[3a]、B[b]、B[8a]、B[9a] から行うことが多い。これらの枝は、透視の前後像において最も胸膜直下を認識しやすいため。TBLB は細気管支〜肺胞レベルの組織を採取する必要があり、胸膜直下から 1 〜 2 cm 手前を狙う。C アームを用いることが望ましい。

▶**経気管支生検 (transbronchial biopsy：TBB)**：鉗子を用いて病変組織を直接採取すること。相手は肺組織ではなく病巣であるため "lung" が付いていない。

- ガイドシース併用気管支腔内超音波断層法 (EBUS-GS) について、約 20 mm 程度の結節に対してガイドシースを使用しない場合のより診断率が高かったという報告がある[6]。ただし、到達困難な微小病変の診断率向上を担保する夢の技術ではない。また、検体が小さいため、複数の検査が必要になる肺癌では量が不十分のことが多い。

- 到達困難な病変については、バーチャル気管支鏡が推奨される。検査時間が短くなり、2 cm 以下の病変の診断率が向上する[7]。

表　経気管支肺生検（TBLB）の手順

1	アーム付エックス線透視台を回転させて接線方向で胸膜直下に鉗子が到達することを確認しつつ、胸膜直下およそ 1～2 cm までゆっくりと鉗子を閉じたまま進める（細気管支領域の生検ではおよそ 1.5 cm）。この時、不用意に胸膜まで鉗子を進めないこと。
2	上葉の生検では深吸気、中葉・下葉では軽く吸気を行わせて、息を止めてもらう。ただし下葉の TBLB ではあまり深く息を吸わせない（呼吸性変動が大きいため）。 **例：「（患者さんに向かって）大きく吸って〜〜、はい、そこで息を止めてください」**
3	鉗子を開く。 **例：「（介助者に向かって）鉗子を開いてください」**
4	ゆっくりと息を吐いてもらう。 **例：「（患者さんに向かって）はい、ゆっくり息を吐いてください。そこで息を止めてください」**
5	鉗子をゆっくりと閉じ、肺組織を採取する。この時に頭の中で鉗子をほんの数 mm 進める気持ちで採取する。 **例：「（介助者に向かって）鉗子を閉じてください」**
6	患者さんに胸痛の有無を確認する。 **例：「（患者さんに向かって）いま、胸は痛くないですね？　痛かったら合図してください」**
7	その後鉗子を閉じたまま、軽く吸気をしてもらいながらゆっくりと鉗子を引き抜く。 **例：「（患者さんに向かって）では、ゆっくり息を吸ってください。はい、楽に呼吸してください」**

・静脈麻酔が効いている場合、患者さんへの声かけは省略する。

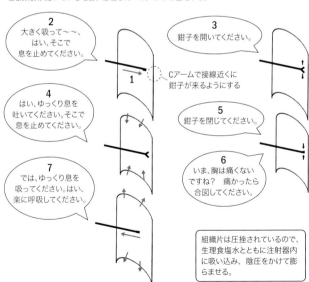

2
大きく吸って〜〜、はい、そこで息を止めてください。

3
鉗子を開いてください。

Cアームで接線近くに鉗子が来るようにする

1

4
はい、ゆっくり息を吐いてください。そこで息を止めてください。

5
鉗子を閉じてください。

7
では、ゆっくり息を吸ってください。はい、楽に呼吸してください。

6
いま、胸は痛くないですね？　痛かったら合図してください。

組織片は圧挫されているので、生理食塩水とともに注射器内に吸い込み、陰圧をかけて膨らませる。

図　経気管支肺生検（TBLB）の手順
・2、4、6、7 は患者さんに対する指示、3、5 は介助者への指示である（ただし静脈麻酔が効いている場合、患者さんへの声かけは省略する）。

▶経気管支クライオ肺生検 (transbronchial lung cryobiopsy：TBLC)

- クライオプローブ先端が −45℃まで冷却され、大きな組織が採取できる肺生検法。気管支鏡による通常の TBLB より大きな検体が採取できることから、間質性肺疾患領域では外科的肺生検の代替として用いられる[8]。
- 気胸の合併率は約 10%である[9]。牽引性気管支拡張の存在、若年は TBLC における合併症リスクが高い[10]。ただし、適切に行えば、気胸は既報ほど多くない。
  - 縦隔リンパ節にクライオプローブを刺す手技である cryoEBUS が縦隔リンパ節検体採取に有用であることから[11]、一部の施設で行われている。
- BMI ≧ 30 および胸部 HRCT での牽引性気管支拡張は、TBLC 後の出血時間延長の有意な予測因子である[12]。

表　経気管支クライオ肺生検 (TBLC) の手順[13]

1	事前にクライオプローブを生理食塩水につけ、凍結処置に問題がないかアイスボールを作って確認する。
2	ミダゾラム＋フェンタニルを用いて十分に鎮静をかけ、気管支鏡を用いて経口気管チューブを留置する。
3	気管チューブのカフ上吸引用側管からバルーンカテーテルを挿入する。生検予定の亜区域支（区域支）まであらかじめ進めて、スタイレットを抜く。 ✓バルーンカテーテルは 30°ほど曲げておき、トルクをかけやすくする。 ✓上葉の生検時にはスタイレットにさらに角度をつけると入りやすい。 ✓バルーンで亜区域支（区域支）をブロックできるか確認しておく。
4	気管支鏡の鉗子口からクライオプローブを挿入し、C アームなどで臓側胸膜直下 1 cm あたりを狙って凍結を開始（3 〜 6 秒）。 ✓採取検体を生理食塩水で解凍するまでフットスイッチは踏みっぱなしにする。 ✓滅菌消毒により再使用可能な 1.9 mm/2.4 mm のクライオプローブが用いられてきたが、2021 年 12 月で販売終了。今後はシングルユースの外径 1.1 mm/1.7 mm/2.4 mm クライオプローブを用いる。1.1 mm プローブにはオーバーシースがあり、これを通して検体を採取すれば気管支鏡を抜去せず生検可能（ただし検体量が少ない）。
5	鉗子チャネル口でクライオプローブと気管支鏡を同時に右手で把持固定し、左手のアップアングルを解除する。上記秒数をカウントした後、クライオプローブを気管支鏡ごと引き抜く（気管支が引きこまれない速度をつけて抜く）。直後、介助者は止血のためにすぐにバルーンを膨らませる。
6	検体の付いたクライオプローブ先端を生理食塩水に入れ解凍する。検体を取った後すぐに気管支鏡を再挿入して出血を確認する。 ✓組織片は挫滅されているので、生理食塩水とともに注射器内に吸い込み、陰圧をかけて膨らませる。
7	出血がなければ 1 分ほどでバルーンをデフレートする。

・BAL を行う場合、BAL の部位での TBLC は避ける。

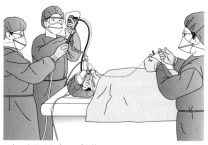

・左：クライオプローブを持っている。
・中央：気管支鏡とクライオプローブを操作している。
・患者：鎮静され、気管挿管されている。
・右：バルーンカテーテルを持っている。シリンジが付いている。

? これだけは説明しておきたい

- 鎮静の有無を問わず、声帯を気管支鏡が通過する瞬間が最も咳嗽発作が起きやすく、患者さんがパニックに陥りやすい。そのため、「声帯を通過する時に咳がひどく出るかもしれないが、呼吸は必ずできるので焦らなくてもよい」ことを説明しておいたほうがよい。

- BAL の後は 24 時間以内に発熱しやすいため、検査後の一時的な合併症として説明しておいたほうがよい。この検査後の発熱は多くは一過性のもので抗菌薬の投与は不要とされている。気管支鏡前にも予防的抗菌薬は必要ないというのが現在のコンセンサスである[14]。

- どれだけ熟練した術者であっても、一定の確率（0.5 ～ 1%）で気胸は起こりうる。TBLC の場合、そのリスクは 10 倍になる[15),16)]。通常の気管支鏡より虚脱率が高く、胸腔ドレーンを要する頻度が高い[17),18)]。

🖉 一口メモ

良悪性を合わせると、縦隔リンパ節腫大の頻度は＃ 7 ≒ ＃ 4R（約 30%）＞＃ 4L（約 15%）＞＃ 11R（10%未満）＞＃ 11L（10%未満）である[19]。

🖉 一口メモ

脱抑制
気管支鏡時の鎮静には通常ミダゾラムが用いられるが、全体の約 2 割が脱抑制を経験する[20]。うつ病の既往や超音波気管支鏡ガイド下生検（EBUS-TBNA）は脱抑制のリスク因子である。

📄 TOPIC

レミマゾラム
レミマゾラム（アネレム®）は超短時間作用型ベンゾジアゼピンであり、ミダゾラムよりも消失半減期が短く、回復時間も早い。今後、気管支鏡における新たな鎮静薬選択肢となるだろう[21]。

🔖 References

1) Wahidi MM, et al. Contraindications and safety of transbronchial lung biopsy via flexible bronchoscopy. A survey of pulmonologists and review of the literature. Respiration. 2005 May-Jun;72（3）:285-95.

2) Asano F, et al. Deaths and complications associated with respiratory endoscopy: a survey by the Japan Society for Respiratory Endoscopy in 2010. Respirology. 2012 Apr;17（3）:478-85.

3) 水守康之, 他. 検査前のうがいによる気管支鏡関連感染の予防効果に関する検討. 気管支学. 2019；41（suppl）: S206.

4) Shimoda M, et al. Analysis of predicted factors for bronchoalveolar lavage recovery failure:An observational study. PLoS One. 2022 Sep 30;17（9）:e0275377.

5) Frye BC, et al. The value of bronchoalveolar lavage for discrimination between healthy and diseased individuals. J Intern Med. 2020 Jan; 287（1）: 54-65.

6) Oki M, et al. Guide sheath versus non-guide sheath method for endobronchial ultrasound-guided biopsy of peripheral pulmonary lesions:a multicentre randomised trial. Eur Respir J. 2022 May 26;59（5）:2101678.

7) Giri M, et al. Virtual bronchoscopic navigation versus non-virtual bronchoscopic navigation assisted bronchoscopy for the diagnosis of peripheral pulmonary lesions: a systematic review and meta-analysis. Ther Adv Respir Dis. Jan-Dec 2021;15:17534666211017048.

8) Troy LK, et al. Diagnostic accuracy of transbronchial lung cryobiopsy for interstitial lung disease diagnosis（COLDICE）: a prospective, comparative study. Lancet Respir Med. 2020 Feb;8（2）: 171-81.

9) Johannson KA, et al. Diagnostic Yield and Complications of Transbronchial Lung Cryobiopsy for Interstitial Lung Disease. A Systematic Review and Metaanalysis. Ann Am Thorac Soc. 2016 Oct;13（10）:1828-38.

10) Mononen M, et al. Risk factors of clinically significant complications in transbronchial lung cryobiopsy:A prospective multi-center study. Respir Med. 2022 Jun 21;200:106922.

11) Botana-Rial M, et al. Is the diagnostic yield of mediastinal lymph node cryobiopsy（cryoEBUS）better for diagnosing mediastinal node involvement compared to endobronchial ultrasound-

guided transbronchial needle aspiration (EBUS-TBNA)? A systematic review. Respir Med. 2023 Nov:218:107389.

12) Taverner J, et al. Low bleeding rates following transbronchial lung cryobiopsy in unclassifiable interstitial lung disease. Respirology. 2024 Feb 14. doi: 10.1111/resp.14678.

13) 品川尚文, 他. クライオ生検指針−安全にクライオ生検を行うために−第 1.1 版. 気管支学. 2022;44(2): 121-31.

14) Saka H, et al. Prophylactic use of antibiotics is not effective in prevention of infectious complications after diagnostic flexible bronchoscopy: J-Broncho Study. Am J Respir Crit Care Med. 2011; 183:A4617.

15) Iftikha I, et al. Transbronchial Lung Cryobiopsy and Video-assisted Thoracoscopic Lung Biopsy in the Diagnosis of Diffuse Parenchymal Lung Disease. A Meta-analysis of Diagnostic Test Accuracy. Ann Am Thorac Soc. 2017 Jul;14(7):1197-211.

16) Sharp C, et al. Use of transbronchial cryobiopsy in the diagnosis of interstitial lung disease-a systematic review and cost analysis. QJM. 2017 Apr 1;110(4):207-14.

17) Davidsen JR, et al. Implementation of transbronchial lung cryobiopsy in a tertiary referral center for interstitial lung diseases: a cohort study on diagnostic yield, complications, and learning curves. BMC Pulm Med. 2021 Feb 25;21(1):67.

18) Turan D, et al. Transbronchial cryobiopsy for diagnosing parenchymal lung diseases: real-life experience from a tertiary referral center. Sarcoidosis Vasc Diffuse Lung Dis. 2021;38(1): e2021004. Eur J Radiol Open. 2021 Mar 10;8:100334.

19) Ko RE, et al. Clinical usefulness of routine AFB culture and MTB PCR of EBUS-TBNA needle rinse fluid. Respirology. 2019 Jul; 24(7):667-74.

20) Matsumoto T, et al. Prevalence and characteristics of disinhibition during bronchoscopy with midazolam. Respir Investig. 2021 Dec 27;S2212-5345(21)00211-2.

21) Kim SH, et al. Safety and efficacy of remimazolam compared with midazolam during bronchoscopy: a single-center, randomized controlled study. Sci Rep. 2023 Nov 22;13(1):20498.

７ 胸部 CT（conventional）と区域解剖

■ 上から読影していくと、最初に腹側に向かって伸びる 2 本の気管支が B^{3b} である。そのまま下に読影していくと、中葉・舌区の枝（B^4、B^5）が再度腹側に登場する。同じ高さのスライスで、下葉には B^6 の分岐が見えている。そのまま下に読影していくと、最後に下葉に 3 本連なって現れる気管支があるが、腹側から順番に B^8、B^9、B^{10} である。

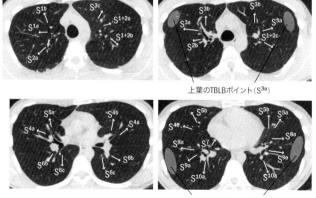

上葉のTBLBポイント（S^{3a}）

下葉のTBLBポイント（S^{8a}, S^{9a}）

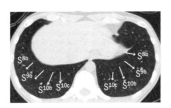

- それぞれの "B" が支配する領域が "S" である。

▶ **CT を反転・回転させた枝読み (あくまで一例である)**

- 枝読みを行う場合、原則的に薄スライスの CT を用いるべきである。
- 中葉・舌区、下葉は CT 画像を左右反転させる。
- 右上葉では CT 画像を反時計方向に 90° 回転 (右肺を画面下側にする)。
- 左上葉では CT 画像を時計方向に 90° 回転 (左肺を画面下側にする)。
- S^{6a} に病変がある場合は、左右どちらも通常の CT 画像のまま枝読みする。
- 中葉、舌区、S^6 では可能であれば気管支に直交するような水平断面の CT 像を用いる。
- 頭尾方向に走行する気管支 (例：B^1、B^{10b}、B^{10c}) では、分岐部の spur の角度を正確に描く。
- 水平方向に走行する気管支 (例：B^{3a}、B^{3b}、B^{1+2c}) では、頭尾方向に分岐するのか、どの枝に近づくように分岐するのかを考える。

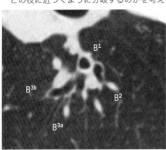

右上葉 (90° 反時計回り)

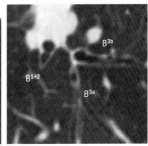

左上葉 (90° 時計回り)

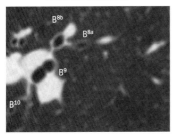

右下葉 (左右反転)

- 気管支鏡時の枝読みについては、VINCENT などのバーチャル気管支鏡ソフトウェアを用いて、半自動的に枝読みを行うことが増えている[1]。

References

1) Kitamura A, et al. Reproducibility of peripheral branches in virtual bronchoscopic navigation using VINCENT and LungPoint software for peripheral lung lesions. Respir Investig. 2021 Nov;59 (6):772-6.

8 胸部 CT 用語
（特に高分解能 CT[HRCT] を中心に）

■ 終末細気管支の支配領域を細葉といい、3 〜 5 本の終末細気管支を結ぶ細気管支によって形成される肺領域を Reid の二次小葉という。小葉間隔壁に囲まれた領域を Miller の二次小葉という。粒状影〜結節影の分布（ランダム分布、小葉中心性分布、リンパ管周囲性分布）の理解のためには、二次小葉の構造を理解しておく必要がある。多発粒状影〜結節影の鑑別診断ができることが望ましい。

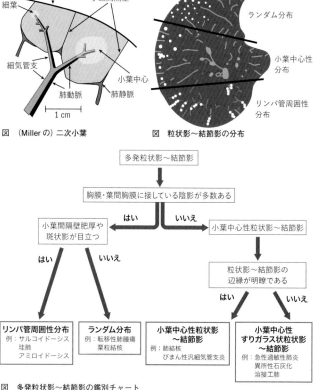

図　（Miller の）二次小葉

図　粒状影〜結節影の分布

図　多発粒状影〜結節影の鑑別チャート
（倉原優. 呼吸器診療　ここが「分かれ道」. 医学書院. 2015. より引用改変）

20

ちょっとした工夫

胸部X線写真や胸部CTから鑑別診断を挙げる前に、まず得られた所見を言語化するようにしたい。その後、所見に合致する鑑別診断を挙げていくことが望ましい。
(例)「小葉間隔壁の肥厚と肺野全体のすりガラス陰影がみられます」

表　胸部CT所見

胸部CT所見	説　明
牽引性気管支拡張 (traction bronchiectasis) 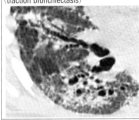	肺野高吸収域内や蜂巣肺の中にみられる静脈瘤のように、不規則な拡張をきたした気管支・細気管支のこと。周囲の肺線維化と肺構造のゆがみによって起こる。IPF, fibrotic NSIP, fibrotic HPなどでみられる。UIPパターンに付随してみられることが多い。蜂巣肺との鑑別が難しく、多方向からの観察を要する。進行性の牽引性気管支拡張は、間質性肺疾患における予後不良因子である[1]。
小葉間隔壁肥厚 (interlobular septal thickening) 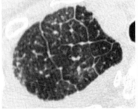	胸膜より肺内へ垂直に走る1〜2cmの線状影のこと。小葉間隔壁に一致している。胸膜表面に達した場合、その角度はほぼ垂直である。肺水腫、肺炎、サルコイドーシス、癌性リンパ管症、リンパ増殖性疾患などでみられることが多い。
小葉内間質肥厚 (intralobular interstitial thickening) 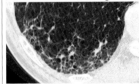	末梢の気管支血管周囲間質と小葉内間質の肥厚を表す。小葉内網状陰影とも呼ぶ。小葉内全体に広がる数mm単位の微細な網状影がみられる。線維化の初期徴候であることが多い。IPFの初期像としてよくみられる。小葉間隔壁肥厚を伴うこともある。すりガラス陰影を合併し、crazy-paving appearance (p.25)になることもあり、非線維化疾患でもみられることがある。

胸部 CT 所見	説 明

小葉中心性 (centrilobular)

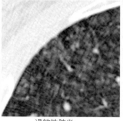 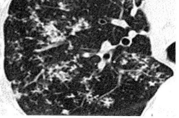

過敏性肺炎   肺結核

一般的に「小葉中心性」という言葉を用いるときは、粒状影・結節影を指すことが多い。肺動脈の末端に存在し、小葉辺縁と数 mm 単位の距離を置く粒状影のことである。DPB、過敏性肺炎 (HP)、肺結核、RB–ILD などでみられる。HP、RB–ILD の場合、粒状影の濃度は薄く不明瞭だが、肺結核、真菌症の場合は肉芽腫性病変を反映し、花のつぼみ (tree-in-bud) や線香花火のようにはっきりと同定できることが多い。

✓ 境界明瞭：気管支肺炎、びまん性嚥下性細気管支炎 (DAB)、抗酸菌感染症、DPB、濾胞性細気管支炎、肺腫瘍塞栓性微小血管症 (PTTM)
✓ 境界不明瞭：HP、RB–ILD、リポイド肺炎、異所性肺石灰化症、肺胞出血、血管内リンパ腫、Langerhans 細胞組織球症

すりガラス陰影 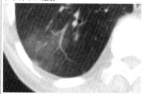	内部の肺血管や気管支壁が認識可能な軽度の肺野高吸収域のこと。COVID-19 などのウイルス性肺炎によくみられる。
浸潤影 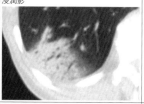	内部の肺血管や気管支壁が認識できない濃い陰影を指す。air bronchogram sign を伴うこともある。 ✓ 英訳では infiltration あるいは consolidation になるが、後者は肺胞内の空気が滲出液などで置換された均等な陰影という病理学的な意味をもつ。
囊胞、空洞	薄壁の内部に空気を含んだ構造を囊胞といい、結節や腫瘤内部に空気を含んだ構造を空洞という。空洞は通常、壁が 1 mm 以上である。
粒状影、結節影、腫瘤影	肺内にみられる陰影の大きさが、5 mm 未満のものを粒状影、5 〜 30 mm のものを結節影、30 mm を超えるものを腫瘤影と呼ぶ。成書によって定義は異なるが、聞き手のイメージとして、粒状影は単一の陰影を表現するものではなく複数の陰影を示唆する。

胸部 CT 所見	説　明

蜂巣肺、蜂窩肺（honeycomb lung、honeycombing）

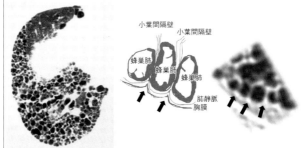

径 3 ～ 10 mm の密集した囊胞状の気腔（ときに 25 mm の大きさの囊胞になりうる）で、通常胸膜直下に厚さ 1 ～ 3 mm の明瞭な壁が観察されるもの[2]。集族する囊胞は互いにその壁を共有する。UIP パターンに特徴的な所見であり、IPF でよく観察される。日本ではその層が多層に渡ることを重要な所見ととらえているが、国際的には層の数は問わない。
✓ 胸膜直下に並ぶ囊胞性病変の胸膜面が外に向かって凸になっているとき、小葉・細葉近傍の収縮性変化が陥凹していることの証左であり、これが蜂巣肺と判断する決め手になる[3]。早期の UIP パターンでは、胸膜面から垂直に立ち上がる線状影が多発し、肺静脈が直線的に牽引される所見がしばしば観察される。

モザイクパターン（mosaic attenuation）	肺野の濃度が部位によって異なりパッチワークのように見えるもの。灌流の差によって生じた吸収域の違いを「モザイクパターン」と呼ぶ。正常吸収域、高吸収域、低吸収域の 3 つがみられるものを three-density pattern（p.29）と呼ぶ。

ランダム分布（random distribution）

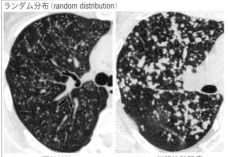

粟粒結核　　　　　　　　　転移性肺腫瘍

二次小葉の構造とは無関係な分布を示す。
一般的に「ランダム分布」という言葉を用いるときは、粒状影・結節影を指すことが多い。血行性に肺内に散布した粒状影のことである。典型的には粟粒結核、サルコイドーシス、転移性肺腫瘍でみられる。粟粒結核の粒状影は、転移性肺腫瘍の粒状影と比較して細かく大きさがある程度均一であるという特徴がある。

胸部 CT 所見	説　明
AEF (airspace enlargement with fibrosis) 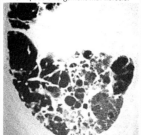	画像所見の名前ではなく病理診断名だが、喫煙関連の線維化病変で特徴的な画像を呈する。肺気腫と喫煙による線維化が共存することで、壁が厚い特徴的な気腫性病変が形成され、これをAEF と呼ぶ。
air bronchogram sign 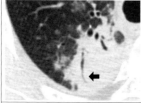	肺胞に滲出物が生じコンソリデーションが形成されたとき、これらの中にある気管支内に空気が残存する所見のこと。典型的には細菌性肺炎などの肺胞性肺炎でよくみられる。
air crescent sign / meniscus sign 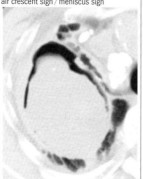	結節・腫瘤影の周囲に弧状・環状のガス像を伴う所見のこと。本来、air crescent sign とは、侵襲性肺アスペルギルス症の白血球回復期に壊死巣分離により周囲肺胞領域との間に三日月状の気腔を生じること。肺アスペルギローマで真菌球を形成し、空洞の大部分を占めるようになると meniscus sign と呼ばれるようになる。
apical cap 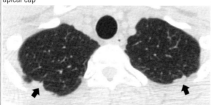	肺尖部の辺縁に沿うようにみられる胸膜肥厚様の陰影。多くが臨床的に問題ない。胸膜下組織の非特異的線維性瘢痕とされている。

胸部 CT 所見	説 明
air trapping 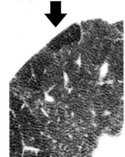	肺内の異常な気体貯留のことで、呼気 CT でみられる所見である。正常でも観察されることがあるが、閉塞性細気管支炎などの末梢気道の閉塞がみられる疾患で顕著に現れる。 ATS / JRS / ALAT の過敏性肺炎ガイドライン[4]では呼気撮影時のみの表現であるが、ACCP の過敏性肺炎ガイドライン[5]では吸気撮影でも小葉過膨張で血管影が乏しい場合に air trapping ありとしている。

butterfly sign
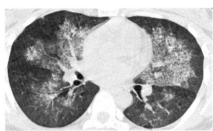
両側肺門を中心に広がる浸潤影。左心不全による静水圧上昇や腎不全などによる循環血液量増加を反映している。肺の外側はリンパ流が豊富であるためうっ滞が少なくなり陰影が軽度になる。心不全に伴う肺水腫、尿毒症肺、肺胞出血、ニューモシスチス肺炎などでみられる。

crazy-paving appearance	
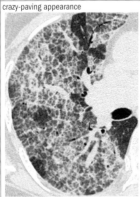	すりガラス陰影と網状影が重複した画像所見で、しばしば小葉間隔壁肥厚を伴う。典型的には肺胞蛋白症でみられるが、特異性は高くなく肺胞出血、ウイルス性肺炎、肺癌、バリウム誤嚥、ARDS、薬剤性肺障害などでも観察されることがある。

胸部 CT 所見	説　明

好酸球性肺炎 (EP) を示唆する所見 (EP パターン)

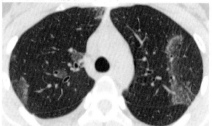

陰影は多発性の斑状すりガラス陰影が主体で、多葉に及び、浸潤影は少ない。中間層気管支に直交する帯状影として観察されることも多い。photographic negative of pulmonary edema pattern (p.28) がみられることもある。
✓画像所見上、COVID-19 と鑑別するのは困難。

extrapleural sign

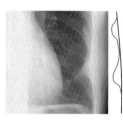 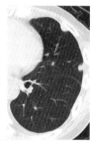

extrapulmonary sign とも呼ばれる。内側に凸で明瞭な辺縁をもち、両端が鈍角に胸壁に移行するとき、胸膜外徴候と呼ばれる。転移性骨腫瘍、陳旧性骨折、縦隔腫瘍、皮膚病変などさまざまな原因がありうるが、実際には被包化胸水や胸膜腫瘍でも同様の所見になるため、「胸腔外」という名称は誤解を招くことがある。

halo sign	
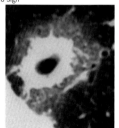	結節や腫瘤の周囲にすりガラス陰影が取り巻いている像のこと。侵襲性アスペルギルス症で最初に報告された、出血性梗塞による陰影である。肺アスペルギルス症に特異的な所見ではなく、肺癌、結核、肺クリプトコッカス症、血管炎などでも観察される。

26

胸部 CT 所見	説　明
hexagonal pattern	

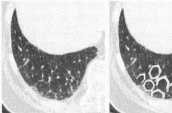

胸膜直下から内層に及ぶ亀甲状の小葉間隔壁肥厚。fibrotic HP を示唆する。

| **juxtaphrenic peak sign** | |

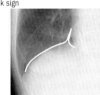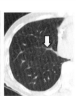

肺の上葉の含気が低下するとき、間接的所見として下葉の副葉間裂が線状に挙上してみえること。横隔膜テントが上に引っ張られたようなイメージである。Katten's sign とも呼ばれる。

| **NSIP パターン** | NSIP によくみられる。両側下葉優位に気管支血管束周囲に沿うように病変が分布する。通常蜂巣肺はみられない。UIP パターンのように陰影に多彩さはなく、時相の均一な陰影が全体に観察される。病変部には正常肺は入り込まない。NSIP だけでなく、薬剤性肺障害、膠原病関連間質性肺疾患でも観察されることがある。(p.163 表) |
| | ✓ 現在の NSIP パターンは、fibrotic であることが前提である。従来の NSIP の範疇に含まれていた亜急性の経過をたどる NSIP は、fibrosing OP の範疇に含まれることが多くなったが、まだこの概念には議論の余地がある。抗MDA5 抗体陽性の NSIP は、いわゆる fibrosing OP を指すことが多い。 |

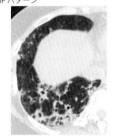

OP パターン	COP によくみられる。斑状のコンソリデーションやすりガラス陰影が胸膜下ないし気管支血管束周囲に優位に多発性に分布する。通常、蜂巣肺の所見はない。陰影が移動することもある。COP 以外に、皮膚筋炎、亜急性過敏性肺炎などでもみられる。
	悪性リンパ腫や転移性肺腫瘍で類似の画像パターンをとることがあるので注意。
	✓ 画像所見上、COVID-19 と鑑別するのは困難。

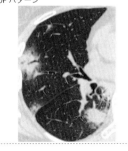

胸部 CT 所見	説　明
photographic negative of pulmonary edema pattern 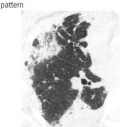	慢性好酸球性肺炎 (CEP) のすりガラス陰影が、肺水腫のように肺門部中心ではなく肺末梢中心にみられることから名付けられた所見。単純性肺好酸球増多症を含め、好酸球性肺炎 (EP) を示唆する所見 (EP パターン) である。実際にこのパターンを示す CEP は全体の 4 分の 1 未満である。 ✓画像所見上、COVID-19 と鑑別するのは困難。
reversed halo sign 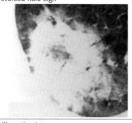	COP、サルコイドーシス、ヒストプラズマ症、COVID-19、多発血管炎性肉芽腫症、薬剤性肺障害、放射線肺障害などでみられる、環状の肺野高吸収域のこと。halo sign とは見え方が逆という意味で名付けられた。
silhouette sign 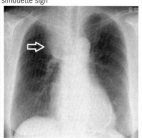	カタカナで「シルエットサイン」とも表記する、代表的な所見である。水濃度と水濃度の陰影が隣接して存在するとき、その境界コントラストがなくなり不鮮明になることを silhouette sign 陽性と呼ぶ。写真は右第 1 弓と silhouette sign 陽性の腫瘤影。

胸部 CT 所見	説　明

subpleural curvilinear shadow

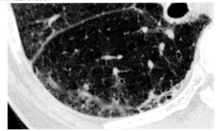

胸膜に平行に走行する曲線状の構造で、胸膜より 1 cm 以内にみられる（subpleural sparing）。細気管支周囲の炎症や線維化を反映している。石綿肺によくみられるが、IPF、NSIP、膠原病関連間質性肺疾患、うっ血性心不全でも観察される。石綿肺の初期には、胸膜からわずかに離れた細葉中心の結節がみられ、これが次第に癒合していく。

three-density pattern	
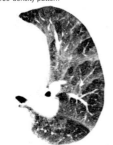	①正常な肺吸収域、②濃度がやや上昇してすりガラス陰影に見える領域、③小葉過膨張のため相対的に低吸収に見える領域の 3 つが観察されるもの。ATS / JRS / ALAT の過敏性肺炎ガイドラインにおいても、"headcheese sign" という用語ではなく "three-density pattern" という用語を推奨している[4]。この所見があれば過敏性肺炎の可能性が高い。IPF との鑑別に有用とされる。

tram line

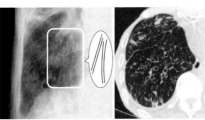

肥厚した気管支壁が電車の軌道（tram line）のように平行した線状影として観察される所見。気管支拡張症やびまん性汎細気管支炎でみられやすい。

胸部 CT 所見	説　明
tree-in-bud pattern  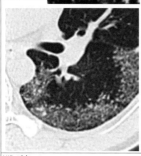	木に付いたつぼみ（tree-in-bud）のようにみえる粒状影の集合体のこと。肺結核に典型的に観察されるが、非特異的所見であり、肺非結核性抗酸菌症（肺 NTM 症）、マイコプラズマ肺炎、ウイルス性肺炎、DPB、嚢胞性線維症、リンパ増殖性疾患、腫瘍塞栓（PTTM）、電子たばこ関連肺傷害などでも観察される。 ✓ 厳密には "bud" は 700 ～ 800 μm の大きさであり（**下写真**）、矢印の陰影よりも細かいものとされている。
UIP パターン 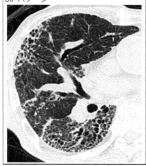	IPF の際にみられる。牽引性気管支拡張を伴う網状影、肺底部・胸膜直下優位の分布、蜂巣肺がみられる。陰影は多彩で、さまざまな時相の線維化が存在する。IPF だけでなく、CHP などでも類似の画像パターンが観察されることがある（p.163 **表**）。 ✓ UIP パターンの初期は、小葉辺縁構造の周囲にみられる線維化なので、粒状影や帯状影として描出されるに過ぎない。UIP パターンが進行すると、線状影が重なって網状影を形成し、内部に牽引性細気管支拡張が出現し、複数の嚢胞を形成する。これが進行すると蜂巣肺になる。

**　一口メモ**

上肺野／下肺野に病変がみられやすい疾患

	上肺野	下肺野
重力性	—	誤嚥性肺炎、肺胞出血、肺胞蛋白症、ARDS
換気血流比、リンパ流	じん肺、二次性結核、小葉中心性肺気腫、サルコイドーシス、Langerhans 細胞組織球症	汎小葉性肺気腫、転移性肺腫瘍、肺血栓塞栓症
代謝性	異所性肺石灰化、二次性結核	一次性結核
物理的ストレス	嚢胞（ブラ／ブレブ）、傍隔壁型肺気腫	IPF

References

1) Hino T, et al. Progression of traction bronchiectasis/bronchiolectasis in interstitial lung abnormalities is associated with increased all-cause mortality: Age Gene/Environment Susceptibility-Reykjavik Study. Eur J Radiol Open. 2021 Mar 10;8:100334.

2) Hansell DM, et al. Fleischner Society: glossary of terms for thoracic imaging. Radiology. 2008 Mar;246(3):697-722.

3) 江頭玲子, 上甲剛. MDD において画像診断医がめざすもの. 医学のあゆみ. 2017; 260:657-61.

4) Raghu G, et al. Diagnosis of Hypersensitivity Pneumonitis in Adults: An Official ATS/JRS/ALAT Clinical Practice Guideline. Am J Respir Crit Care Med. 2020 Aug 1;202(3):e36-69

5) Fernández Pérez ER, et al. Diagnosis and Evaluation of Hypersensitivity Pneumonitis: CHEST Guideline and Expert Panel Report. Chest. 2021 Aug;160(2):e97-156.

9 呼吸機能検査

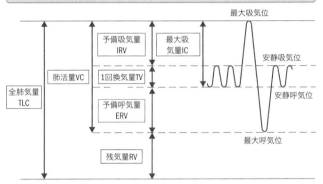

図　肺気量分画測定

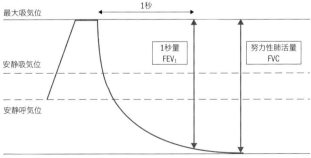

図　努力性呼気曲線測定

- **閉塞性換気障害**: %肺活量（% VC）> 80%、1秒率（FEV_1/FVC）< 70%
  - COPD などの閉塞性肺疾患では VC > FVC となる。また正常では air trapping index

$[(VC - FVC)/VC] \times 100$ は 5％以下である。

- **拘束性換気障害**：％肺活量（％ VC）< 80％、1 秒率（FEV_1/FVC）> 70％
- **混合性換気障害**：％肺活量（％ VC）< 80％、1 秒率（FEV_1/FVC）< 70％
- $\dot{V}50/\dot{V}25$：> 2 ～ 3 で末梢気道病変の存在を示唆。
  - $\dot{V}50$……肺活量の 50％の気量位における気速。
  - $\dot{V}25$……肺活量の 25％の気量位における気速。
  - $\dot{V}25$、$\dot{V}50$ は比較的細い気管支の閉塞状況をみるために有用。
- **気道可逆性検査**：1 秒量を測定後、メプチン® やサルタノール® などの短時間作用性 β_2 刺激薬（SABA）を 2 ～ 4 吸入する。20 分後に再度 1 秒量を測定する。改善率 12％以上かつ改善量 200 mL 以上で「可逆性あり」と判断。気道モデリングが進むと喘息でも可逆性なしとなる[1]
  - 検査技師が息止めなど吸入手技を熟知している必要がある。

References

1）Milger K, et al. Bronchodilator Reversibility in the GAN Severe Asthma Cohort. J Investig Allergol Clin Immunol. 2023 Dec 14;33（6）:446-56.

🔟 肺エコー

▶正常を確認する

- 5 ～ 12 Hz のリニア型プローブが最も有用で、2 つの肋骨の間に長軸方向にプローブを当てる。
- 含気が良好で、肺に呼吸性運動があり、胸腔内に異常な空間がなければ正常である。少なくとも片肺で 2 ～ 3 か所のスキャンで判断することが望ましい。

含気が良好：A-line、1 肋間 2 本以下の B-line
肺に呼吸性変動がある：lung sliding、seashore sign がある
胸腔内に異常な空間がない：B-line、quad sign、PLAPS などがない

▶覚えておきたい、気胸の同定

- 前胸壁にて行う。B モードで lung sliding、B-line が確認できず、M モードで seashore sign が確認できず、全体がバーコード様（stratosphere sign［barcode sign］）に見えれば、気胸の可能性が高くなる。lung point の同定は結構難しい。

▶肺エコーによる心不全の診断

- B-line を指標に心不全を確認する意義が確立されつつある[1]。

A. 1 ～ 8 の全領域で B-line 総数 ≧ 10 本
B. 左室駆出率 < 45％
C. 下大静脈の呼吸性変動 ≦ 20％

A	→	感度 34％、特異度 91％
A + C	→	感度 16％、特異度 97％
A + B	→	感度 23％、特異度 100％
A + B + C	→	感度 16％、特異度 100％

（Anderson KL, et al. Diagnosing heart failure among acutely dyspneic patients with cardiac, inferior vena cava, and lung ultrasonography. Am J Emerg Med. 2013 Aug;31（8）:1208-14. より引用）

一口メモ

肺エコーの日本語総説

日本救急医学会の「救急 point-of-care 超音波診療指針（Guidance for Clinical Practice using Emergency and Point-of-Care Ultrasonography）」が、日本語の総説として非常によくまとまっている。無料で閲覧可能。https://onlinelibrary.wiley.com/doi/full/10.1002/jja2.12715

▶用語

所見	内容	疾患
bat sign	肋骨と胸膜・A-line がコウモリのように見える正常所見。	正常

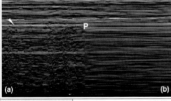

bat sign

所見	内容	疾患
lung sliding	正常所見。呼吸運動に伴う胸膜の動きをみているもので、正常であれば横にスライドし、気胸で消失する。	正常
lung pulse	正常所見。心拍に一致する臓側胸膜の動きがみえる。lung sliding と同画面でみる。息を止めてもらい、観察する。	正常
stratosphere sign（barcode sign）	異常所見。気胸のときに観察される seashore sign の消失で、バーコードを横にしたような多数の横のラインが確認できる。片肺挿管による非換気側の同定にも有用。	気胸
lung point	異常所見。気胸のときに観察される seashore sign の消失部分と正常肺部分の境界線のこと。バーチャル気管支鏡のソフトに同じ名前のものがあるので注意。	気胸

lung point（P）、気胸部分：stratosphere sign（b）、正常肺：seashore sign（a）、矢頭は胸膜

所見	内容	疾患
seashore sign（sandy pattern）	正常所見。lung sliding を描出中に M モードに変更して観察される砂浜のようにみえる所見のこと。lung sliding が同定困難なときに代用される。	正常

（つづく）

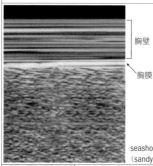

胸壁

胸膜

seashore sign
(sandy pattern)

tissue-like pattern (lung sign)	コンソリデーションによって肺胞から空気がなくなると充実臓器のような画像になる。	肺炎など
shred sign	細気管支レベルに空気が入り肺がシュレッダーで分断されたように辺縁が不整になっている状態。	肺炎など

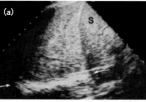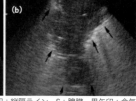

tissue-like pattern (a)、shred sign (b)、白矢印：縦隔ライン、S：脾臓、黒矢印：含気肺辺縁

quad sign	異常所見。lung sliding を観察しているときに、胸水が存在すると臓側胸膜と壁側胸膜の間に四角形のエコーフリースペースが描出される所見。	胸水貯留
sinusoid sign	異常所見。quad sign がみられる部位でM モードにすると、臓側胸膜が呼吸運動に同調してサインカーブを描いているように観察できる。	胸水貯留

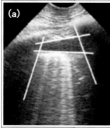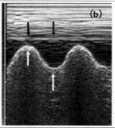

quad sign (a)、sinusoid sign (b)、黒矢印：壁側胸膜、白矢印：臓側胸膜

PLAPS (posterior lateral alveolar / pleural syndrome)	異常所見。背側に観察される、胸水とコンソリデーションを混じた所見。	肺炎など

▶ライン

ライン	内容	疾患
A-line	肺内で横に伸びるエコーシャドウ。胸膜の多重反射あるいは空気によるアーティファクトをみている。	正常、増強時は COPD や喘息
comet-tail artifact（縦に伸びるエコーシャドウ）		
B-line （3本以上の場合をlung rocketsと呼ぶこともある）	肺内で縦に伸びるエコーシャドウが1視野に3本以上（B-line 陰性だと肺水腫、ARDS の可能性は低い[2]）。また、両側性の B-line がみられた場合、M モードで胸膜ラインが smooth なら心原性、胸膜ラインがrough なら肺原性といえるかもしれない[3]）。心不全・肺水腫の同定において、胸部 X 線写真より感度・特異度のいずれもが高いと言われている[4]）。間質性肺疾患において、KL-6 と B-lines には相関がみられる[5]）。きわめて B-lines が多い場合、"White lung" と呼ばれる。	肺炎、肺水腫、心不全、間質性肺疾患、ARDS

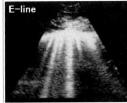

E-line	皮下まで伸びる縦のエコーシャドウ	皮下気腫、皮下被弾など
Z-line	正常の A-line が透見できる短い縦のエコーシャドウ	アーティファクト（正常）

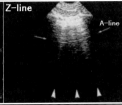

（画像は Lichtenstein DA. Ultrasound in the management of thoracic disease. Crit Care Med. 2007 May; 35（5 Suppl）:S250-61. ／ Lichtenstein DA, et al. Relevance of lung ultrasound in the diagnosis of acute respiratory failure: the BLUE protocol. Chest. 2008 Jul;134（1）:117-25. より引用）

> **TOPIC**
> 肺エコーによる ARDS 診断
> 限られた医療資源環境において、肺エコーでの B-line 陽性で ARDS と診断することも可能である（New Global Definition）[6]（p.283）。

▶代表的疾患の肺エコー所見

疾患	胸水	肺水腫、ARDS
画像	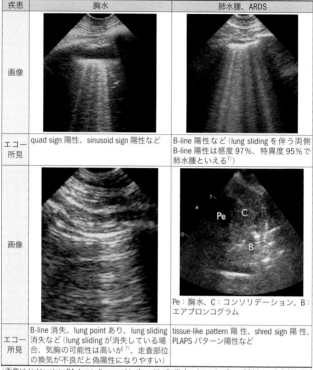	
エコー所見	quad sign 陽性、sinusoid sign 陽性など	B-line 陽性など (lung sliding を伴う両側B-line 陽性は感度 97%、特異度 95%で肺水腫といえる[7])
画像		Pe：胸水、C：コンソリデーション、B：エアブロンコグラム
エコー所見	B-line 消失、lung point あり、lung sliding 消失など (lung sliding が消失している場合、気胸の可能性は高いが[7]、走査部位の換気が不良だと偽陽性になりやすい)	tissue-like pattern 陽性、shred sign 陽性、PLAPS パターン陽性など

（画像は Lichtenstein DA. Lung ultrasound in the critically ill. Ann Intensive Care. 2014 Jan 9;4 (1) :1./ Mongodi S, et al. Lung Ultrasound for Early Diagnosis of Ventilator-Associated Pneumonia. Chest. 2016 Apr;149 (4) :969-80. より引用）

▶ BLUE protocol（一部改変）

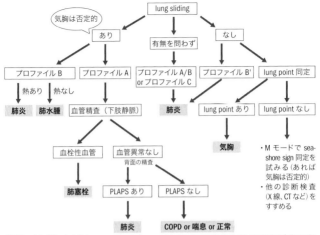

（Lichtenstein DA, et al. Relevance of lung ultrasound in the diagnosis of acute respiratory failure: the BLUE protocol. Chest. 2008 Jul;134（1）:117-25. より引用改変）

References

1) Li Y, et al. Lung ultrasound-guided treatment for heart failure: An updated meta-analysis and trial sequential analysis. Front Cardiovasc Med. 2022 Aug 22:9:943633.

2) Sekiguchi H, et al. Critical Care Ultrasonography Differentiates ARDS, Pulmonary Edema, and Other Causes in the Early Course of Acute Hypoxemic Respiratory Failure. Chest. 2015 Oct 1;148（4）:912-8.

3) Singh AK, et al. The Use of M-Mode Ultrasonography to Differentiate the Causes of B Lines. Chest. 2018 Mar;153（3）:689-96.

4) Chiu L, et al. Meta-Analysis of Point-of-Care Lung Ultrasonography Versus Chest Radiography in Adults With Symptoms of Acute Decompensated Heart Failure. Am J Cardiol. 2022 Jul 1;174:89-95.

5) Fotoh DS, et al. Serum Krebs von den Lungen-6 and lung ultrasound B lines as potential diagnostic and prognostic factors for rheumatoid arthritis-associated interstitial lung disease. Clin Rheumatol. 2021 Jul;40（7）:2689-97.

6) Matthay MA, et al. A New Global Definition of Acute Respiratory Distress Syndrome. Am J Respir Crit Care Med. 2024 Jan 1;209（1）:37-47.

7) Lichtenstein DA, et al. Relevance of lung ultrasound in the diagnosis of acute respiratory failure: the BLUE protocol. Chest. 2008 Jul;134（1）:117-25.

- 胸部 X 線写真の立位正面像で肋骨横隔膜角が鈍になるには 200 ～ 500 mL の胸水が必要。
- 胸腔穿刺における気胸の合併頻度は 0.61％とされているが[1]、少量胸水に対して無理に穿刺しないことが重要。
- 未診断の胸水患者が受診した場合、初回穿刺で提出すべき項目は、①胸水 pH・生化学（糖、LDH、ADA、総タンパク、アルブミン、コレステロール）、②胸水塗抹・培養（細菌、抗酸菌）、③胸水細胞診（細胞分画、悪性所見の確認）である。LDH や ADA は、胸水の見た目が明らかな膿胸であれば、数値が振り切れることがあるので提出しなくてもよい。

▶ 胸水量の推定

- 座位でエコーを用いて胸水量を推定できる。側面における胸水貯留の高さ（H）と横隔膜から虚脱肺までの高さ（D）を用いた推定貯留量（mL）＝（H + D）［cm］× 70 の診断精度が最も高い[2]。

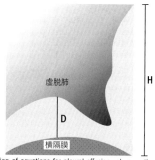

虚脱肺

D

横隔膜

H

(Hassan M, et al. Validation of equations for pleural effusion volume estimation by ultrasonography. J Ultrasound. 2017 Dec; 20（4）: 267-71. より引用)

▶ Light の基準

- Light の基準に照らし合わせて漏出性胸水か滲出性胸水かを判断する。
- 診断のために胸水生化学所見や細胞分画を補助的に用いる。

表　Light の基準

・胸水総タンパク/血清総タンパク＞ 0.5 ・胸水 LDH/血清 LDH ＞ 0.6 ・胸水 LDH ＞血清 LDH の基準値上限の 2/3（およそ 160 IU/L） 1 つ以上を満たす場合：滲出性胸水（感度 98％、特異度 83％） 1 つも満たさない場合：漏出性胸水 それ以外：Light 基準では定義なし

(Light RW. Clinical practice. Pleural effusion. N Engl J Med. 2002 Jun 20;346（25）:1971-7. より引用)

🖉 一口メモ

Light の基準の不一致

検査室で行われている検査法に差異があるため、Light の基準による判定（滲出性と漏出性）に最大 18％の不一致が生じるという報告もある[3]。重要なのは、クリアカットにどちらかに分類しないことである。あくまで「主治医の総合的判断」によるべきである。

▶滲出性胸水診断の補助

胸水総コレステロール > 55 mg/dL	感度 85〜94%、特異度 95〜99%
胸水総コレステロール/血清総コレステロール > 0.3	感度 93%、特異度 94%
血清アルブミン−胸水アルブミン ≦ 1.2 g/dL	感度 86〜95%、特異度 42〜100%

(Wilcox Me, et al. Does this patient have an exudative pleural effusion? The Rational Clinical Examination systematic review. JAMA. 2014 Jun 18;311 (23):2422-31. より引用)

- 利尿薬を投与されている患者さんでは漏出性胸水が滲出性胸水と分類されてしまうことがある。利尿薬を投与されている場合、(血清総タンパク) − (胸水総タンパク) ≧ 3.1 g/dL あるいは (血清アルブミン値) − (胸水アルブミン値) ≧ 1.2 g/dL なら胸水はおおむね心不全によるものと判断してよい。
- また、胸水貯留例で血清 NT−proBNP が陰性なら心原性はまず否定的と考えてよい[4]。

▶胸水所見と考えるべきこと

生化学検査	
糖低下 (< 60 mg/dL)	・混濁・クリーム色:膿胸などの感染症(肺炎随伴性胸水も含む) ・黄色〜褐色透明:リウマチ性胸水、結核性胸膜炎 ・褐色〜血色:癌性胸膜炎、結核性胸膜炎 ✓膿胸とリウマチ性胸水では検出感度以下に激減することもある。
LDH 上昇 (> 160 〜 200 IU/L)	滲出性胸水、膿胸、癌性胸膜炎、リウマチ性胸水などで上昇。膿胸では 300 〜 1,000 IU/L 以上もしばしば。
総蛋白上昇 (> 4.0 g/dL)	・結核性胸膜炎は基本的に胸水総蛋白が 4.0g/dL を超える。 ・7.0 g/dL を超える場合、マクログロブリン血症や多発性骨髄腫を考慮する[5]。
アミラーゼ上昇 (> 100 〜 200 IU/L)	・P 型:急性膵炎、慢性膵炎、膵胸腔瘻 ✓P 型漏出の場合、1,000 IU/L を超えることもしばしば。 ✓急性膵炎の 34% が胸水貯留を合併し、死亡リスク因子である[6]。 ・S 型:食道破裂、癌性胸膜炎
ADA 上昇 (> 40 〜 50 U/L)	・胸水がリンパ球優位:結核性胸膜炎、リウマチ性胸水 ・胸水が好中球優位:膿胸、肺炎随伴性胸水 ・結核性胸膜炎の診断において、胸水中 ADA 42.2 U/L で感度 88.9%、特異度 88.0%[7]。胸水 ADA ≧ 40 以上の場合、全体の約 4 割が結核である[8]。

図　ADA 上昇のフローチャート

(Shimoda M, et al. Characteristics of pleural effusion with a high adenosine deaminase level:a case-control study. BMC Pulm Med. 2022 Sep 21;22 (1):359. より引用)

(つづく)

CEA 上昇 (> 5 ～ 10 ng/mL)	癌性胸膜炎を考える。 ✓ただし悪性胸膜中皮腫では CEA は上昇しにくい。
CYFRA21-1 上昇 (> 50 ～ 100 ng/mL)	癌性胸膜炎を考える。 ✓ただし感度、特異度ともに低く、参考程度。 ✓血清のカットオフ値 (3.3 ng/mL) は胸水では役に立たないので、「上昇している」と誤認しないことが重要。
ヒアルロン酸上昇 (> 10 万 ng/mL)	悪性胸膜中皮腫を考える。 ✓3 万 ng/mL 以下なら考えにくい。
SMRP 上昇 (> 8 ～ 15 nmol/L)	悪性胸膜中皮腫を考える。 ✓進行期では高くなりやすい。 ✓血清 SMRP も上昇 (> 1.5 ～ 2.0 nmol/L) するが肉腫型は上昇しにくい。 ✓卵巣癌や膵癌でも上昇する。
トリグリセリド上昇 (> 110 mg/dL)	胸部術後、乳び胸 (悪性リンパ腫、リンパ脈管筋腫症 [LAM]、黄色爪症候群など) ✓乳び胸のうち 68.8% が悪性 (ほとんどが悪性リンパ腫)で、13% が外傷性とされている[9]。 ✓50 mg/dL 以下の場合、乳び胸は否定的。
コレステロール上昇 (> 250 mg/dL)	偽性乳び胸
NT-ProBNP 上昇 (> 1300 ～ 1500 pg/mL)	心不全を考える。
BNP 上昇 (> 115 pg/mL)	心不全を考える。
補体低値 (C3 < 30 mg/dL、 C4 < 10 mg/dL)	リウマチ性胸水、SLE ✓pH や糖が低く LDH が高ければリウマチ性胸水らしい。
抗核抗体上昇	SLE ✓ただし、血清抗核抗体を測定する以上の意義はない。
リウマトイド因子上昇 (血清測定値以上)	リウマチ性胸水
細胞分画	
リンパ球優位 (> 40 ～ 50%)	・結核性胸膜炎、悪性リンパ腫、サルコイドーシス、リウマチ性胸水では 80% を超えることが多い。 ・その他：乳び胸 (悪性リンパ腫、LAM、黄色爪症候群など)、癌性胸膜炎など ✓経過の長い胸水はリンパ球優位になりやすい。高齢者の場合はインターフェロンγ遊離試験 (IGRA) も陽性になることがあり、結核性胸膜炎の過剰診断のリスクが高くなる。
好酸球優位 (> 10%)	良性石綿胸水、寄生虫感染症、真菌感染症、アレルギー、癌性胸膜炎、気胸、血胸、肺梗塞
好中球上昇	膿胸、肺炎随伴性胸水 (血中の白血球と共に著明に上昇)、急性膵炎
色	
黄色	ほとんどの胸水がこれに該当する。下記に記載するものは、教科書的な特徴を有する疾患であるが、それでもなお黄色が多いと考える。
血性 (胸水ヘマトクリット>数%)	癌性胸膜炎、悪性胸膜中皮腫、血胸、肺血栓塞栓症
褐色	結核性胸膜炎 (麦色と言われることも)
黒色	悪性黒色腫の胸膜播種、*Aspergillus niger* 胸膜炎、*Rhizopus oryzae* 胸膜炎、膵性胸水、胆汁性胸水、癌性胸膜炎

(つづく)

クリーム色	膿胸 ✓ 嫌気性臭がする。
白色	乳び胸、偽性乳び胸（コレステロール主体）
留意事項	
診断困難例 （全体の1～3割にのぼる）	悪性胸膜中皮腫、結核性胸膜炎、癌性胸膜炎、リウマチ性胸水、尿毒症性胸膜炎 ✓ 上記疾患は鑑別がきわめて難しいことがあり、胸膜生検を要することも少なくない。 ✓ 肉腫型の悪性胸膜中皮腫は細胞診で診断がつきにくい。 ✓ 胸水細胞診でもセルブロックを作って免疫染色が可能（少なくとも100 mLは胸水が必要）。悪性胸膜中皮腫の診断にはp16遺伝子の欠失を調べることも有用。 ✓ 結核性胸膜炎の胸水は、塗抹検査の感度が6～7%ときわめて低い。 ✓ 原因不明と診断された滲出性胸水例の中から、IgG4関連疾患の報告が増えている（胸膜生検でリンパ形質細胞浸潤がみられる）。

▶胸膜癒着術

- 気胸や癌性胸膜炎に対して胸膜癒着術を行うことがある。癒着術前の胸腔ドレナージ後、胸部X線写真で肺が拡張していることを確認してから行う。全拡張がないと、成功率は低い。若年性の気胸や再発性の気胸の場合、胸膜癒着術よりも外科手術のほうが望ましいこともある。
- 胸膜癒着術の副作用としてよくみられるのは、発熱、疼痛である。この2つは自己血以外の方法ではほぼ必発と考えてよい。NSAIDsを用いて管理する。
- 高齢者ではタルクによるARDSのリスクが高いと考えられる[10]。
- 間質性肺炎合併気胸に対するピシバニール® は、39人中4人が間質性肺炎悪化を起こし2人が死亡するリスクはあるが、難治性の場合は考慮してもよいかもしれない[11]。
- ステロイド投与中の胸膜癒着術は成功率が下がる。
  □ NSAIDsを用いて管理しても胸膜癒着術の有効性に影響はないとされる[12]。しかし、48時間を超えるNSAIDs使用は処置後の気胸の再発リスクを高めるという研究結果もあり、結論はまだ一致を見ない[13]。

表 胸膜癒着術の手順

1. 胸膜癒着剤を胸腔内に注入する。1%キシロカイン® を同時に入れると疼痛の合併症が軽減すると言われている。		
癒着剤	対象	使用法など
ユニタルク®	悪性胸水、続発性難治性気胸	ユニタルク 4g ＋生理食塩水 50 mL（追加で生理食塩水 50 mL注入）
ピシバニール®	悪性胸水、気胸（保険適用外）	ピシバニール®5～10 KE ＋生理食塩水 100 mL
自己血	気胸	100～120 mL[14]（採血係と胸腔注入係の2人が必要） 気胸発症早期からルーチンで自己血を入れて、エアリーク遷延を抑制する戦略もある[15]
ミノサイクリン	悪性胸水（保険適用外）、気胸（保険適用外）	300～500 mg ＋生理食塩水 100 mL 最近は用いられなくなっている
50%ブドウ糖液	気胸（保険適用外）	50%ブドウ糖液 200 mL 50 mLでもエアリークは9割抑制できるという報告もある[16]
10%ポビドンヨード	気胸（保険適用外）	10%ポビドンヨード 20 mL ＋生理食塩水 40 mL など

（つづく）

2. クランプ

- 癌性胸膜炎の場合、胸腔ドレーンをクランプする。クランプの時間にエビデンスはないが2〜4時間のことが多い。
- 気胸の場合、クランプの必要はないが、可能なら接続管は患者さんの体から40〜60 cm高い位置を経由させて、空気のみが排出されるようにする。
- ✓ 自己血の場合、凝固して胸腔ドレーン先端が詰まってしまうことがあるため、筆者は注入直後から30分くらいに変わりないか聞くようにしている。SpO$_2$をモニタリングしてもよい。自己血で胸腔ドレーンが詰まった場合、少量の空気や生理食塩水を注入してこれを解除する方法もある。

3. 体位変換：体位変換を行う。ただし、エビデンスはない[17]。

- 例：仰臥位10〜30分、右側臥位10〜30分、左側臥位10〜30分、腹臥位10〜30分、座位10〜30分など。ただし胸腔ドレーン刺入部を下にした体位は避ける。

4. 持続吸引：臓側胸膜と壁側胸膜を癒着する必要があるので、陰圧（たとえば−15〜−20 cmH$_2$Oなど）で持続吸引するのが望ましいという意見が多い。

- ✓ ただし、陰圧のエビデンスは現時点ではほとんどない。

5. 効果判定

- 胸水：胸水排液が1日100〜150 mL以下であれば成功、1日250 mLを超える場合は主治医の判断で2回目の胸膜癒着術を行ってもよい。
- 気胸：エアリークが停止すれば成功、エアリークが続く場合は主治医の判断で2回目の胸膜癒着術を行ってもよい。
- ✓ 悪性胸水に対する胸膜癒着術は、術後CRPが高いほど成功率は上昇する[18]。

📝 一口メモ

胸水ドレナージは陰圧をかけるか、かけないか

胸水患者142人を対象としたランダム化比較試験によれば、胸水ドレナージに際して陰圧をかける場合とかけない場合で、安全性と胸部不快感に差はなかったとされている[19]。1.5 L未満のドレナージでは基本的に再膨張性肺水腫は起こらない[20]。

🔖 References

1) Ault MJ, et al. Thoracentesis outcomes: a 12-year experience. Thorax. 2015 Feb;70（2）:127-32.

2) Hassan M, et al. Validation of equations for pleural effusion volume estimation by ultrasonography. J Ultrasound. 2017 Dec; 20（4）: 267-71.

3) Cornes MP, et al. The impact of between analytical platform variability on the classification of pleural effusions into exudate or transudate using Light's criteria. J Clin Pathol. 2017 Jul;70（7）: 607-9.

4) Han ZJ, et al. Diagnostic accuracy of natriuretic peptides for heart failure in patients with pleural effusion: a systematic review and updated meta-analysis. PLoS ONE. 2015;10 e0134376.

5) Yanamandra U, et al. Clinicopathological Profile of Myelomatous Pleural Effusion: Single-center Real-world Experience and Review of Literature. Clin Lymphoma Myeloma Leuk. 2019 Mar;19（3）: 183-9.e1.

6) Zeng T, et al. Incidence and prognostic role of pleural effusion in patients with acute pancreatitis: a meta-analysis. Ann Med. 2023;55（2）:2285909.

7) Akagi K, et al. Tuberculous Pleural Effusion Diagnosed by Negative Control Value of QuantiFERON®: A Prospective Cohort Study. Kekkaku. 2021;96（7）: 191-4.

8) Shimoda M, et al. Characteristics of pleural effusion with a high adenosine deaminase level:a case-control study. BMC Pulm Med. 2022 Sep 21;22（1）:359.

9) Porcel JM, et al. Clinical characteristics of chylothorax: results from the International Collaborative Effusion database. ERJ Open Res. 2023 Oct 16;9（5）:00091-2023.

10) Shinno Y, et al. Old age and underlying interstitial abnormalities are risk factors for development of ARDS after pleurodesis using limited amount of large particle size talc. Respirology. 2018 Jan;23（1）:55-9.

11) Ogawa K, et al. OK-432 pleurodesis for the treatment of pneumothorax in patients with interstitial

pneumonia. Respir Investig. 2018 Sep;56（5）:410-17.

12）Kutywayo K, et al. The impact of perioperative non-steroidal anti-inflammatory drugs use on pleurodesis following thoracic surgery. Interdiscip Cardiovasc Thorac Surg. 2023 Nov 2;37（5）: ivad107.

13）Brookes J, et al. Prolonged Non-Steroidal Anti-Inflammatory Drug Exposure After Pleurodesis Increases Pneumothorax Recurrence: A Retrospective Cohort Study. Heart Lung Circ. 2024 Mar 7:S1443-9506（24）00036-2.

14）Campisi A, et al. Autologous Blood Pleurodesis: What Is the Optimal Time Interval and Amount of Blood? Thorac Cardiovasc Surg. Ann Thorac Surg. 2022 Jul;114（1）:273-9.

15）Ibrahim IM, et al. Early Autologous Blood-Patch Pleurodesis versus Conservative Management for Treatment of Secondary Spontaneous Pneumothorax. Thorac Cardiovasc Surg. 2019 Apr;67（3）: 222-6.

16）太田安彦, 他. 手術困難な気胸に対する低用量50%ブドウ糖液を用いた胸膜癒着療法. 胸部外科. 2022;75（9）:659-62.

17）Dryzer SR, et al. A comparison of rotation and nonrotation in tetracycline pleurodesis. Chest. 1993 Dec;104（6）:1763-6.

18）Mercer RM, et al. Clinically important associations of pleurodesis success in malignant pleural effusion: Analysis of the TIME1 data set. Respirology. 2020 Jul;25（7）:750-5.

19）Lentz RJ, et al. The Impact of Gravity versus Suction-driven Therapeutic Thoracentesis on Pressure-related Complications: the GRAVITAS Multicenter Randomized Controlled Trial. Chest. 2020 Mar;157（3）:702-11.

20）Sagar A, et al. Complications following symptom limited thoracentesis using suction. Eur Respir J. 2020 Nov 19; 56（5）: 1902356.

感染症（肺炎）

▶呼吸器の細菌感染症に使用することがある点滴抗菌薬一覧

商品名	一般名	用法用量		
		Ccr > 50 mL/分	Ccr 10～50 mL/分	Ccr < 10 mL/分
ペニシリンG	ベンジル ペニシリン カリウム	200～400 万単位 4 時間毎	200 万単位 4 時間毎	50～200 万単位 6 時間毎
ビクシリン	アンピシリン	1～2 g 4～6 時間毎	1～2 g 8 時間毎	1～2 g 12 時間毎
ユナシン−S	アンピシリン/ スルバクタム	1.5～3 g 6 時間毎	1.5 g 8 時間毎	1.5 g 12 時間毎
ゾシン、 タゾピペ	ピペラシリン/ タゾバクタム	4.5 g 6 時間毎	2.25 g 6 時間毎	2.25 g 8 時間毎
セファメジン	セファゾリン	1～2 g 8 時間毎	0.5～1 g 8 時間毎	0.5～1 g 12 時間毎
セフメタゾン	セフメタゾール	1～2 g 8 時間毎	1 ～2 g 12～24 時間毎	1～2 g 24～48 時間毎
ロセフィン	セフトリ アキソン	1～2 g 24 時間毎 髄膜炎：2 g 12 時間毎		
モダシン、 モベンゾシン	セフタジジム	1～2 g 8 時間毎	1 g 12 時間毎	1 g 24 時間毎
スルペラゾン	セフォペラゾン /スルバクタム	2 g 12 時間毎		2 g 24 時間毎
ザバクサ	セフトロザン/ タゾバクタム	3 g 8 時間毎	(Ccr 30 ～ 50 mL/分) 1.5 g 8 時間毎 (Ccr 15 ～ 29 mL/分) 750 mg 8 時間毎	データが乏しい
マキシピーム	セフェピム	1～2 g 8～12 時間毎	1 g 24 時間毎	0.5 g 24 時間毎
メロペン	メロペネム	1 g 8 時間毎	0.5～1 g 12 時間毎	0.5 g 24 時間毎
チエナム	イミペネム/ シラスタチン	0.25～0.5 g 6～8 時間毎	0.25～0.5 g 12 時間毎	0.25 g 24 時間毎
レカルブ リオ	レレバクタム/ イミペネム/ シラスタチン	(Ccr 60 ～ 89 mL/分) 1 g 6 時間毎 (Ccr 30 ～ 59 mL/分) 0.75 g 6 時間毎	(Ccr 15 ～ 29 mL/分) 0.5 g 6 時間毎	(Ccr 15 mL/分未満) データが乏しい
ミノマイシン	ミノサイクリン	100 mg 12 時間毎		
ジスロマック	アジスロマイシン	500 mg 24 時間毎		
シプロキサン	シプロフロ キサシン	300 mg 8～12 時間毎	300 mg 12 時間毎	300 mg 24 時間毎
クラビット	レボフロ キサシン	500 mg 24 時間毎	初日 500 mg、 2 日目以降 250 mg	初日 500 mg、 2 日目以降 250 mg 隔日
ラスビック	ラスクフロ キサシン	初日 300 mg 24 時間毎 2 日目以降 150 mg 24 時間毎		
アネメトロ	メトロニ ダゾール	500 mg 8 時間毎 難治性・重症例：500 mg 6 時間毎		
ダラシン	クリンダ マイシン	600 mg 8 時間毎		
				(つづく)

商品名	一般名	用法用量		
		Ccr > 50 mL/分	Ccr 10〜50 mL/分	Ccr < 10 mL/分
トブラシン	トブラマイシン	（Ccr > 80 mL/分）5 mg/kg 24 時間毎（Ccr 60〜80 mL/分）4 mg/kg 24 時間毎（Ccr 40〜60 mL/分）3.5 mg/kg 24 時間毎	（Ccr 30〜40 mL/分）2.5 mg/kg 24 時間毎（Ccr 20〜30 mL/分）4 mg/kg 48 時間毎（Ccr 10〜20 mL/分）3 mg/kg 48 時間毎	2 mg/kg 72 時間毎あるいは透析後
ゲンタシン	ゲンタマイシン	5 mg/kg 24 時間毎あるいは 1 mg/kg 8〜12 時間毎	0.5〜1 mg/kg 24 時間毎	0.3 mg/kg 48 時間毎
アミカシン	アミカシン	15 mg/kg 1 日 1 回	初回投与量減量は不要だが、それ以降は7.5 mg/kg 1 日 1 回など	禁忌ではないが基本的に避けることが多い
・血中濃度を測定しながら用量を決定する。ピーク値（点滴終了後 30 分）25〜40 mg/L あたりを目指す。トラフ値（点滴開始前）< 5 mg/L ・外来移行時はたとえば、15〜25 mg/kg 週 3 回、50 歳以上では 8〜10 mg/kg 週 3 回など				
アザクタム	アズトレオナム	1〜2 g 8 時間毎	1〜2 g 12 時間毎	1〜2 g 24 時間毎
バンコマイシン	バンコマイシン	1 g 12 時間毎	0.5〜1 g 24 時間毎	0.5 g 72 時間毎
・基本的に TDM を行いトラフ濃度 15〜20 µg/dL あるいは TDM ソフトウェア「PAT」でAUC/MIC 400〜600 を目標に投与設計する				
ザイボックス	リネゾリド	600 mg 12 時間毎		
オルドレブ	コリスチン	（Ccr > 80 mL/分）1.25〜2.5 mg/kg 12 時間毎（Ccr 50〜80 mL/分）1.25〜1.9 mg/kg 12 時間毎	（Ccr 30〜50 mL/分）1.25 mg/kg 12 時間毎あるいは 2.5 mg/kg 24 時間毎（Ccr 10〜30 mL/分）1.5 mg/kg 36 時間毎	データが乏しい
フェトロージャ	セフィデロコルトシル酸塩硫酸塩	（30 ≦ Ccr < 60 mL/分）1.5 g 8 時間毎	（15 ≦ Ccr < 30 mL/分）1 g 8 時間毎	（Ccr < 15 mL/分）0.75 g 12 時間毎

▶呼吸器科で使用することがある抗真菌薬一覧

Ccr（mL/分）	プロジフ®ジフルカン®	ボリコナゾール（ブイフェンド®）	イトリゾール®
> 50 mL/分	100〜400 mg1 日 1 回（最大 800 mg/日）	1 日目6 mg/kg を 1 日 2 回点滴・内服2 日目以降3〜4 mg/kg を 1 日2 回点滴・内服	点滴：1〜2 日目200 mg 1 日 2 回点滴3 日目以降200 mg 1 日 1 回点滴内服：200〜400 mg/日
10〜50 mL/分	通常投与量の 1/2	経口薬は調節不要。静注は避けるべき（添加剤が蓄積する）	通常投与量の 1/2
< 10 mL/分	通常投与量の 1/4		

・ファンガード®、アムビゾーム®、カンサイダス®、ノクサフィル®、クレセンバ® は腎機能障害時でも用量調整不要。

▶肺炎球菌ワクチン

- 2024年4月1日から肺炎球菌ワクチンの助成制度が変更になり、原則65歳のみが対象となっている。

1. 65歳の方
2. 60歳以上65歳未満の方であって、心臓、腎臓または呼吸器の機能に自己の身辺の日常生活活動が極度に制限される程度の障害を有する方およびヒト免疫不全ウイルスにより免疫の機能に日常生活がほとんど不可能な程度の障害を有する方

- 国際的には国内未承認のPCV20単回接種が普及している。

- 免疫抑制患者などのハイリスク者については、PCV13（プレベナー®13）またはPCV15（バクニュバンス®）接種ののち、1年後にPPSV23を接種する（連続接種）。あるいは、65歳で助成を利用してPPSV23（ニューモバックス®）を接種して、1年後にPCV13（プレベナー®13）またはPCV15（バクニュバンス®）を単回接種するなどが検討される。現状ではPPSV23のみを用いる場合、これを5年ごとに接種するが、エビデンスは堅牢とは言えない。

> **TOPIC**
>
> **RSウイルスワクチン**
> RSウイルス感染症の発症や重症化を抑える薬剤は短時間作用型モノクローナル抗体だけだったが、2023年にRSウイルスワクチンが承認となった（成人：アレックスビー®、成人・妊婦：アブリスボ®）。成人（60歳以上）のRSウイルスワクチンとして、これらが接種されていくことになるだろう。呼吸器内科領域では、リスクの高いCOPD患者などに対してアレックスビー®を接種することが推奨される。

▶インフルエンザ治療薬

一般名	商品名	剤型	治療内服量	予防内服量
オセルタミビルリン酸塩	タミフル	経口	1回1カプセル（75 mg） 1日2回、5日間	1回1カプセル（75 mg） 1日1回、7〜10日間
バロキサビルマルボキシル	ゾフルーザ	経口顆粒	1回2錠 or 4包（40 mg）単回内服（80 kg以上は1回4錠 or 8包）	左と同じ
ザナミビル水和物	リレンザ	吸入	1回10 mg（2ブリスター）1日2回、5日間	1回10 mg（2ブリスター）1日1回、10日間
ラニナミビルオクタン酸エステル水和物	イナビル	吸入	1回40 mg（2容器）、単回吸入	1回20 mg（1容器）1日1回、2日間
		懸濁	1回160 mgを生理食塩水2 mLで懸濁し、ネブライザーで単回投入	予防投与は推奨されていない
ペラミビル水和物	ラピアクタ	点滴	300 mgを15分かけて単回点滴静注（重症の場合は1日1回600 mgも可）	予防投与は推奨されていない

・インフルエンザ経鼻ワクチン（不活化ワクチン）が現在製造販売申請中。

- タミフル®とラピアクタ®は腎機能障害時に調節が必要だが、その際あえてこれらの薬剤を用いる必要はない。

・**タミフル®（以下の調節にはコンセンサスはない）**：
　治療時：Ccr 30 mL/分以上では通常量、Ccr 10〜30 mL/分では1回1カプセル（75 mg）1日1回、5日間。それ以下または透析時には非投与あるいは1回1カプセル（75 mg）1回のみ内服。
　予防時：Ccr 30 mL/分以上では通常量、Ccr 10〜30 mL/分では1回1カプセル（75 mg）隔日投与7〜10日間、それ以下または透析時には非投与あるいは1回1カプセル（75 mg）1回のみ内服。

・**ラピアクタ®（販売元の推奨）**：
　Ccr 50 mL/分以上では通常量。Ccr 30〜50 mL/分では1回量100 mg（重症例200 mg）、Ccr 10〜30 mL/分では1回量50 mg（重症例100 mg）。透析時は1回50〜100 mgが妥当とされている。

❶ COVID-19／新型コロナウイルス（SARS-CoV-2）感染症

ポイント

- SARS、MERS と比較して致死率は低いが、基本再生産数（R_0）が季節性インフルエンザ並みに高いため、比較的感染が拡大しやすい呼吸器感染症ウイルスである。
- 平均潜伏期間は 5 日とされてきたが、オミクロン株では約 3 日まで短縮された。主症状は発熱と咳で、変異ウイルスでは嗅覚・味覚障害の頻度が減少している。
- 重症例では全身性の血栓塞栓症を起こすことがある。
- 発症から 5 日～1 週間を超えて症状が遷延するときは肺炎への進展を疑う。
- 国内のデータでは発症後 1 年で 8.8% に罹患後症状（後遺症）を残すと報告されている[1]。オミクロン株以降、罹患後症状は半減している[2]。

手 順

① 患者さんにはサージカルマスクを装着してもらい、接触する医療スタッフは標準PPE を装着する。エアロゾルが発生する手技を行う場合は、アイガード、N95 マスクを装着してもよい。アルコール消毒が有効なウイルスである。

② オミクロン株以降減少したが、胸部画像検査では、特に CT 検査で末梢優位の区域性すりガラス陰影が多発することがある。胸部単純 X 線写真では初期に同定できない薄い濃度であることが多い。症状初発から 10 日目が肺炎の重症度のピークである。

③ 入院を要する場合、血液検査では血算、一般生化学、凝固線溶系マーカー、フェリチンなどを測定する。CRP およびフェリチン上昇は予後不良因子である。

重症度分類

表 重症度分類

重症度	酸素飽和度	臨床状態	診療のポイント
軽症	$SpO_2 \geq 96\%$	呼吸器症状なし or 咳のみで呼吸困難なし いずれの場合であっても肺炎所見を認めない。	・多くが自然軽快するが、急速に病状が進行することもある。 ・高齢者では全身状態を評価して入院の適応を判断する。
中等症Ⅰ 呼吸不全なし	$93\% < SpO_2 < 96\%$	呼吸困難、肺炎所見	・入院のうえで慎重に観察が望ましい。 ・低酸素血症があっても呼吸困難を訴えないことがある。
中等症Ⅱ 呼吸不全あり	$SpO_2 \leq 93\%$	酸素投与が必要	・呼吸不全の原因を推定。 ・高度な医療を行える施設へ転院を検討。
重症		ICU に入室 or 人工呼吸器が必要	・ウイルス性肺炎と ARDS に移行したものがみられる。 ・個々の患者に応じた治療が重要。

（診療の手引き検討委員会．新型コロナウイルス感染症（COVID-19）診療の手引き，第 10.1 版，2024．より引用）

治 療

- 酸素療法：エアロゾル飛散防止の観点から、鼻カニューレおよびネーザルハイフロー装着時は患者さんにサージカルマスクを装着してもらうのが望ましい。重症例には酸素療法や人工呼吸管理を行う。肺コンプライアンスが正常で血流循環障害が前面に出ている場合（L 型）、高 PEEP ではなく酸素濃度の増減で対応可能。肺コン

プライアンスが低下した肺水腫主体の場合（H 型）、1 回換気量 4 〜 8 mL/kg、プラトー圧 30 cmH$_2$O 未満の肺保護戦略を適用する。

  □ 時間単位で増悪することがあるため、COVID-19 では早期から人工呼吸器装着の話し合いと検討が必要である。

■ 重症化リスク因子を有する軽症〜中等症 I においては、ニルマトレルビル/リトナビル（パキロビッド®）の使用が優先される。これを用いることができない場合、レムデシビル（ベクルリー®）点滴あるいはモルヌピラビル（ラゲブリオ®）内服を検討する。エンシトレルビル（ゾコーバ®）も使用可。

■ 重症化リスクが低い場合、対症療法が基本だが、症状が強い場合はエンシトレルビル（ゾコーバ®）も使用可能。発症から 72 時間以内にエンシトレルビル投与を開始したところ、特徴的な 5 症状が消失するまでの時間がプラセボに比べ約 1 日短縮した[3]。

例 **パキロビッド®（ニルマトレルビル［150 mg］ 2 錠 + リトナビル［100 mg］ 1 錠）　1 日 2 回（6 錠分 2）　5 日間（発症から 5 日以内）**
  □ 併用禁忌薬が多いので、逐一調べる。
  □ 腎機能に応じて用量の変更が必要である。
  ・60 mL/分 ≦ eGFR：ニルマトレルビル 2 錠 + リトナビル 1 錠　1 日 2 回（6 錠分 2）
  ・30 mL/分 ≦ eGFR ＜ 60 mL/分：ニルマトレルビル 1 錠 + リトナビル 1 錠　1 日 2 回（4 錠分 2）（パック内服の際、ニルマトレルビルを 1 錠抜く）
  ・eGFR ＜ 30 mL/分：非推奨

例 **ベクルリー®（体重 ≧ 40 kg の場合）　初回 200 mg 1 日 1 回点滴　→　100 mg 1 日 1 回点滴　3 日間**
  □ シクロデキストリンが添加されているため、ボリコナゾールのように腎障害患者への投与には注意。

例 **ラゲブリオ®（200 mg）　8 カプセル分 2　5 日間（発症から 5 日以内）**
  □ 妊婦には禁忌、生殖毒性があり性交渉は投与終了後 4 日間控える。

例 **ゾコーバ®（125 mg）　初日：3 錠分 1　→　2 〜 5 日目：1 錠分 1**
  □ 併用禁忌が多いので、逐一調べる。

■ 中等症 I 以上の抗ウイルス薬ではレムデシビル（ベクルリー®）が用いられるが、人工呼吸管理や高流量酸素投与に至った重症例では効果が期待できない可能性が高い。

例 **ベクルリー®（体重 ≧ 40 kg の場合）　初回 200 mg 1 日 1 回点滴　→　100 mg 1 日 1 回点滴　通常 5 日間・重症例には 10 日間**
  □ シクロデキストリンが添加されているため、ボリコナゾールのように腎障害患者への投与には注意。

■ 中等症 II 以上では全身性ステロイドを用いる。デキサメタゾン 6 mg/日 × 10 日間が最もエビデンスがある（等価：メチルプレドニゾロン 32 mg/日、プレドニゾロン 40 mg/日）[4]。メチルプレドニゾロン 1-2 mg/kg/日などもよく用いられる[5]。

■ 高流量酸素投与を要する中等症 II 以上の症例では、レムデシビルにバリシチニブ（オルミエント®）を併用することで回復までの期間が短縮する[6]。

例 **オルミエント® 4 mg　1 日 1 回内服　最長 14 日間（腎機能に応じて減量）**
  ・eGFR ≧ 60 mL/分/1.73 m^2 4 mg　1 日 1 回内服
  ・30 ≦ eGFR<60 mL/分/1.73 m^2 2 mg　1 日 1 回内服
  ・15 ≦ eGFR ＜ 30 mL/分/1.73 m^2 2 mg　48 時間毎に 1 回（最大 7 回）内服
  ・eGFR ＜ 15 mL/分/1.73 m^2　投与しない

■ サイトカインストームが示唆される場合、トシリズマブ（アクテムラ®）を使用することがある（ただしバリシチニブと併用しない）。バリシチニブとトシリズマブのいずれかが優れているというわけではない[7]。

例 **アクテムラ® 8 mg/kg　単回投与**

- 肥満や D-dimer が正常上限の 3 ～ 4 倍以上を超えるような場合には、ヘパリンなどによる抗凝固療法が推奨される。重症例よりも非重症例でエビデンスが確立されている[8),9)]。
- 退院時の PCR 陰性化確認は医学的な意味がない。

References

1) Miyazato Y, et al. Factors associated with development and persistence of post-COVID conditions：A cross-sectional study. J Infect Chemother. 2022 Sep;28 (9) :1242-8.
2) Antonelli M, et al. Risk of long COVID associated with delta versus omicron variants of SARS-CoV-2. Lancet. 2022 Jun 18;399 (10343) :2263-4.
3) Yotsuyanagi H, et al. Efficacy and Safety of 5-Day Oral Ensitrelvir for Patients With Mild to Moderate COVID-19 The SCORPIO-SR Randomized Clinical Trial. JAMA Netw Open. 2024 Feb 5;7 (2) : e2354991.
4) RECOVERY Collaborative Group. Dexamethasone in Hospitalized Patients with Covid-19. N Engl J Med. 2021 Feb 25;384 (8) :693-704.
5) Ranjbar K, et al. Methylprednisolone or dexamethasone, which one is superior corticosteroid in the treatment of hospitalized COVID-19 patients: a triple-blinded randomized controlled trial. BMC Infect Dis. 2021 Apr 10;21 (1) :337.
6) Kalil AC, et al. Baricitinib plus Remdesivir for Hospitalized Adults with Covid-19. N Engl J Med. 2021 Mar 4;384 (9) :795-807.
7) Karampitsakos T, et al. Tocilizumab versus baricitinib in hospitalized patients with severe COVID-19：an open label, randomized controlled trial. Clin Microbiol Infect. 2022 Oct 20;S1198-743X (22) 00529-8.
8) The REMAP-CAP, ACTIV-4a, and ATTACC Investigators. Therapeutic Anticoagulation with Heparin in Critically Ill Patients with Covid-19. N Engl J Med. 2021 Aug 26;385 (9) :777-89.
9) The ATTACC, ACTIV-4a, and REMAP-CAP Investigators. Therapeutic Anticoagulation with Heparin in Noncritically Ill Patients with Covid-19. N Engl J Med. 2021 Aug 26;385 (9) :790-802.

1 市中肺炎（CAP）

ポイント

- 高齢者の市中肺炎（CAP）の中には誤嚥性肺炎が含まれていることもあるので、ムセなどの症状があれば入院時に嚥下評価を行うことが望ましい。アドバンス・ケア・プランニングを常に考える[1)]。
- 治療開始前に、重症例では喀痰（細菌・抗酸菌いずれも）、血液培養 2 セットを培養検体として提出する。Gram 染色は、黄色ブドウ球菌や緑膿菌など抗菌薬のカバーを変える可能性がある菌を類推できるため初期診断に有用である。血液培養は複数回採血しなければならないため、**患者さんにはその理由を伝えること**。いずれの培養も、免疫抑制状態、基礎疾患の存在、耐性菌感染リスクがある場合には可能な限り採取することが望ましい。
- 国内 10 研究の解析では、市中肺炎の起因菌は、おおよそ次のとおり。肺炎球菌：20.0%、インフルエンザ桿菌：10.8%、マイコプラズマ：7.5%、*Chlamydia pneumoniae*：3.3%。
- インフルエンザ罹患後は、黄色ブドウ球菌による 2 次性肺炎が多い。
- 難治性肺炎の紹介患者さんに限らず、**結核は常に頭のどこかで鑑別診断に入れておく。**
- 非定型肺炎はルーチンで全例カバーする必要はなく[2)]、強く疑うときにカバーする。
- 非定型肺炎の中でもレジオネラ肺炎は重篤である（p.52 上・中表）。レジオネラ肺炎死亡率は約 20 年減少傾向にあったが、COVID-19 パンデミック以降、死亡率は微増傾向にある（2019 年 3.0%、2020 年 3.7%、2021 年 3.9%）[3)]。

- ▫ コロナ禍で進歩したマルチプレックス PCR 法（FilmArray® など）により、非定型病原微生物である *Mycoplasma pneumoniae*、 *C. pneumoniae*、*Bordetella pertussis* の検出が可能になった。
  - ▫ レジオネラ肺炎の院内死亡率は 6.4%であり、冬季の入院は死亡リスクが高い[4]。
- ■ 近年では、市中肺炎に占めるクラミジア肺炎の割合はほとんどゼロかあっても数%とされており、通常の市中肺炎で想定しなくてもよいかもしれない[5],[6]。
  - ▫ FilmArray® でも頻度がきわめて低いことがわかっている。ただしインコ、オウム、ハトなどの糞に含まれる菌を吸い込んだり、口移しでエサを与えたりすることによって *Chlamydia psittaci* に感染することがあるので、病歴聴取をしっかりと行いオウム病に注意する（4 類感染症）。
- ■ 起因菌が判明すれば de-escalation を行う。
- ■ 気管支炎のみなら基本的にいかなる抗菌薬も不要である。

➡ 手　順

① CAP では、治療前に喀痰、血液培養 2 セットを培養検体として提出する。レジオネラ肺炎を疑う場合、尿中レジオネラ抗原を提出する。リボテスト® レジオネラはすべての血清型を検出可能。低ナトリウム血症はレジオネラ肺炎の強い予測因子である。

② マイコプラズマ肺炎の診断にはペア血清、イムノクロマト法による抗原検出、LAMP 法（Loopamp® マイコプラズマ P 検出試薬キット）を用いる（迅速 IgM 抗体は成人では偽陽性が多い）。咽頭ぬぐい液や喀痰に対する検出キット（プロラスト® Myco、イムノエース® マイコプラズマ、リボテスト® マイコプラズマ、クイックチェイサー® Myco、クイックナビ™－マイコプラズマ、スマートジーン®Myco、ラピッドテスタ Myco、富士ドライケム IMMUNOAG カートリッジ Myco）は感度・特異度ともに高いとされている。ちなみにマイコプラズマ感染症の 9 割以上は肺炎に進展しない。

③ クラミジア肺炎の急性感染の診断に血清検査は原則、使用しない。ヒタザイム法もエルナス法も、急性期診断は困難である。オウム病の診断のための CF 法についても同様で、他のクラミジア種でも陽性になる。前述したように、市中肺炎における頻度はかなり低い可能性がある。

④ Pneumonia Severity Index（PSI）（p.52 **下表**）、CURB-65（p.53 **上表**）、A-DROP（p.53 **中表**）などで重症度や予後を評価する（日本のガイドラインは A-DROP を推奨[1]）。血液検査を行わなくてもよい CRB-65（p.53 **下表**）も考案されている[7]。CAP において人工呼吸器や昇圧薬を必要とするかどうかを判断するうえで、SMART-COP（p.54 **上表**）も参考にしたい（PSI や CURB-65 よりも精度が高いと言われている）[8]。ただし、SMART-COP の感度は 50 歳未満の患者では大幅に低下する。そのほか、ICU 入室適否をみるために IDSA / ATS 基準（p.54 **下表**）も参考にする。

⑤ 胸部 CT は、典型的な CAP の患者さんであればルーチンに撮影する必要はない。ただし、マイコプラズマ肺炎と肺炎球菌性肺炎では胸部 CT 画像所見が異なる。マイコプラズマでは 1）気管支血管周囲間質肥厚、2）小葉中心性あるいは細葉中心性粒状影、3）すりガラス陰影の 3 つがみられやすい[1]。

> ✓ **エンピリック治療（起因菌が判明すれば de-escalation する）：**
> **治療期間は 5 ～ 7 日間程度（肺炎球菌は解熱後 3 日間程度まで、レジオネラは 7 ～ 14 日間、緑膿菌は 10 ～ 14 日間）**

▶ **細菌性肺炎（*Streptococcus pneumoniae*、*Haemophilus influenzae*、*Moraxella catarrhalis*、*Klebsiella pneumoniae*、*Staphylococcus aureus* など）を考える場合**

—— 外来で治療するとき

例 | サワシリン®（250 mg）　6 錠分 3 ～ 8 錠分 4
または　サワシリン®（250 mg）　3 錠分 3　＋　オーグメンチン®（250 mg）3 錠分 3　など

□ 初回にセフトリアキソン1～2gを点滴してもよい。ジスロマック®と併用してもよい。

—— 入院治療を行う場合で、肺炎球菌によるCAPを強く疑うとき

例 **ビクシリン® 1～2g 1日4回点滴**
または セフトリアキソン 1～2g 1日1回点滴
□ マクロライドに耐性の肺炎球菌は85%以上と高頻度であり、レボフロキサシン耐性はまだ5%未満である。

—— 入院治療を行う場合で、エンピリックに治療するとき

例 **アンピシリン/スルバクタム 1.5～3g 1日4回点滴**
または セフトリアキソン 1～2g 1日1回点滴 など
□ *H. influenzae*の5～6割はBLNAI／BLNARなので、この場合セフトリアキソンが妥当。

▶**非定型肺炎（*Mycoplasma pneumoniae*、*Chlamydia pneumoniae*など）を考える場合**

—— 外来で治療するとき

例 **ジスロマック®（250mg） 2錠分1 3日間**
または ジスロマック®（250mg） 初日：2錠分1 → 2～5日目：1錠分1
または ビブラマイシン®（100mg） 2錠分2（初回のみ2錠内服） 7日間
または レボフロキサシン（500mg） 1錠分1 7日間

—— 入院で治療するとき

例 **ミノマイシン® 100mg 1日2回点滴**
または ジスロマック® 500mg 1日1回点滴 など

▶**レジオネラ肺炎（*Legionella pneumophila*）を考える場合**

例 **レボフロキサシン 500mg 1日1回点滴**
または ジスロマック® 500mg 1日1回点滴 など
□ レジオネラ肺炎に対してキノロンとマクロライドを併用してもメリットはない[9]。

▶**細菌性肺炎と非定型肺炎の両方を考える場合**

例 **セフトリアキソン 1～2g 1日1回点滴**
+ ジスロマック® 500mg 1日1回点滴 など

■ 市中肺炎イコール2剤併用とルーチン化する必要はない。βラクタム系抗菌薬単独でも、βラクタム系抗菌薬＋マクロライド系抗菌薬併用とアウトカムに変わりはないという報告[10]と、βラクタムを用いた市中肺炎の標準治療にクラリスロマイシンを加えると臨床的な軽快が有意に増加するという報告がある[11]。

▶**緑膿菌を考慮する場合**

例 **タゾピペ® 4.5g 1日3～4回点滴 など**

資 料

表 市中肺炎（CAP）における細菌性肺炎とマイコプラズマ肺炎の鑑別

・年齢60歳未満
・基礎疾患がない、あるいは軽微
・頑固な咳嗽がある
・胸部聴診上所見が乏しい
・迅速診断法で原因菌が証明されない（マイコプラズマ肺炎または遺伝子検査陽性を除く）
・末梢血白血球数が10,000/μL未満である

6項目中5項目以上合致すればマイコプラズマ肺炎を強く疑い、2項目以下合致すれば細菌性肺炎を強く疑う。3項目または4項目合致の場合は、鑑別困難または両病原体の混合感染を考慮する必要がある。高齢者では診断精度が落ちるので注意。

（日本呼吸器学会 成人肺炎診療ガイドライン2024作成委員会. 成人肺炎診療ガイドライン2024. より引用改変）

表 レジオネラスコア①

| ・体温 > 39.4℃ | ・喀痰がない | ・血清ナトリウム < 133 mEq/L |
| ・LDH > 255 IU/L | ・CRP > 18.7 mg/dL | ・血小板 < 17.1 万 |

それぞれを 1 点として、0 〜 1 点：レジオネラ肺炎の確率 3.1%、4 点以上：レジオネラ肺炎の確率 66%。

(Fiumefreddo R, et al. Clinical predictors for Legionella in patients presenting with community-acquired pneumonia to the emergency department. BMC Pulm Med. 2009 Jan 19; 9: 4. より引用)

表 レジオネラスコア②

| ・男性 | ・咳がない | ・呼吸困難 |
| ・CRP ≧ 18 mg/dL | ・LDH ≧ 260 U/L | ・血清ナトリウム < 134 mEq/L |

レジオネラ肺炎の診断について上記 6 項目（レジオネラスコア）を使用した場合：
3 項目以上陽性：感度 93%、特異度 75%

(Miyashita N. et al. Validation of a diagnostic score model for the prediction of Legionella pneumophila pneumonia. J Infect Chemother. 2019 Jun;25 (6) :407-12. より引用)

表 PSI (Pneumonia Severity Index)

Pneumonia Severity Index (PSI)

背景因子	点数
年齢	
男性	年齢
女性	年齢 − 10
Nursing home	+ 10
合併症	
悪性腫瘍	+ 30
肝疾患	+ 20
うっ血性心不全	+ 10
脳血管障害	+ 10
腎疾患	+ 10
身体所見	
意識レベルの低下	+ 20
呼吸数 30 回/分以上	+ 20
収縮期血圧 < 90 mmHg	+ 20
体温 35℃未満あるいは 40℃以上	+ 15
脈拍 125 回/分以上	+ 10
検査および X 線所見	
動脈血 pH < 7.35	+ 30
BUN 30 mg/dL 以上	+ 20
ナトリウム 130 mEq/L 未満	+ 20
血糖 250 mg/dL 以上	+ 10
ヘマトクリット 30%未満	+ 10
PaO$_2$60 mmHg(SpO$_2$ 90%)未満	+ 10
胸水	+ 10

PSI の点数に応じたクラス分け、死亡率

クラス	合計点	30 日死亡率
I	※	0.1%
II	70 点以下	0.6%
III	71 〜 90	0.9 〜 2.8%
IV	91 〜 130	8.2 〜 9.3%
V	131 点以上	27.0 〜 29.2%

※ 50 歳未満で合併症やバイタルサインの異常がない。

(Fine MJ, et al. The hospital admission decision for patients with community-acquired pneumonia. Results from the pneumonia Patient Outcomes Research Team cohort study. Arch Intern Med. 1997 Jan 13; 157 (1) : 36-44. / Metlay JP, et al. Testing strategies in the initial management of patients with community-acquired pneumonia. Ann Intern Med. 2003 Jan 21;138 (2) :109-18. より引用)

表 CURB-65

C (Confusion)	意識障害・見当識障害
U (Uremia)	BUN > 20 mg/dL
R (Respiratory rate)	呼吸数≧ 30 回/分
B (Blood pressure)	収縮期血圧< 90 mmHg もしくは拡張期血圧≦ 60 mmHg
65	65 歳以上

スコア	リスク	治療場所	30 日死亡率
0 点	低リスク	外来治療	3%未満
1 点			
2 点	中リスク	入院を考慮	3 ～ 15%
3 点	高リスク	入院治療	15 ～ 40%
4 点		ICU を考慮	
5 点			

（Pneumonia in adults: diagnosis and management. NICE Clinical guideline ［CG191］［https://www.nice.org.uk/guidance/cg191］より引用改変）

表 A-DROP

使用する指標

1. 男性 70 歳以上、女性 75 歳以上
2. BUN 21 mg/dL 以上または脱水あり
3. SpO₂ 90%以下（PaO₂ 60 Torr 以下）
4. 意識障害
5. 血圧（収縮期）90 mmHg 以下

重症度分類

軽　症：上記 5 つの項目のいずれも満足しないもの
中等症：上記項目の 1 つまたは 2 つを有するもの
重　症：上記項目の 3 つを有するもの
超重症：上記項目の 4 つまたは 5 つを有するもの
　　　　ただし、ショックがあれば 1 項目のみでも超重症とする

スコア	治療場所	30 日死亡率
0 点	外来	0%
1 点	外来または入院	4.5%
2 点		
3 点	入院	15.9%
4 点	入院（ICU 考慮）	32.5%
5 点		42.9%

（上表：日本呼吸器学会 成人肺炎診療ガイドライン 2024 作成委員会．成人肺炎診療ガイドライン 2024．下表：Shindo Y, et al. Comparison of severity scoring systems A-DROP and CURB-65 for community-acquired pneumonia. Respirology. 2008 Sep;13（5）:731-5. より引用）

表 CRB-65（主に診療所などで用いる）

C (Confusion)	意識障害・見当識障害
R (Respiratory rate)	呼吸数≧ 30 回/分
B (Blood pressure)	収縮期血圧< 90 mmHg もしくは拡張期血圧≦ 60 mmHg
65	65 歳以上

スコア	リスク	治療場所	30 日死亡率
0 点	低リスク	外来治療を考慮	1%未満
1 点	中リスク	入院治療を考慮し病院へ紹介	1 ～ 10%
2 点			
3 点	高リスク	入院治療	10 ～ 45%
4 点			

（Pneumonia in adults: diagnosis and management. NICE Clinical guideline ［CG191］［https://www.nice.org.uk/guidance/cg191］より引用改変）

表　SMART-COP

S (Systolic blood pressure)	収縮期血圧 < 90 mmHg	2 点
M (Multilobar chest radiography involvement)	胸部 X 線写真による多葉の肺炎像	1 点
A (Albumin)	血清アルブミン < 3.5 g/dL	1 点
R (Respiratory rate)	呼吸数 ・50 歳以下：25 回/分以上 ・51 歳以上：30 回/分以上	1 点
T (Tachycardia)	心拍数 ≧ 125 回/分	1 点
C (Confusion)	新たな意識障害	1 点
O (Oxygen low)	低酸素血症 ・50 歳以下：$PaO_2 < 70$ mmHg あるいは $SpO_2 \leqq 93\%$、酸素投与の場合は $PaO_2/FiO_2 < 333$ ・51 歳以上：$PaO_2 < 60$ mmHg あるいは $SpO_2 \leqq 90\%$、酸素投与下の場合は $PaO_2/FiO_2 < 250$	2 点
P (Arterial pH)	動脈血 pH < 7.35	2 点

・人工呼吸器装着、昇圧薬の必要性のリスク
　0 ～ 2 点：低リスク
　3 ～ 4 点：中リスク（8 人に 1 人）
　5 ～ 6 点：高リスク（3 人に 1 人）
　7 点以上：超高リスク（3 人に 1 人）
・血液検査ができない場合は、血清アルブミン、動脈血 pH、PaO_2 を除いて以下の基準で判断する
　0 点：超低リスク
　1 点：低リスク（20 人に 1 人）
　2 点：中リスク（10 人に 1 人）
　3 点：高リスク（6 人に 1 人）
　4 点以上：超高リスク（3 人に 1 人）

(Charles PG, et al. SMART-COP: a tool for predicting the need for intensive respiratory or vasopressor support in community-acquired pneumonia. Clin Infect Dis. 2008 Aug 1; 47 (3): 375-84. より引用)

表　IDSA/ATS 基準

大項目（1 つ以上該当で ICU 入室）
・気管内挿管・人工呼吸管理
・昇圧薬を必要とするショック

小項目（3 つ以上該当で ICU 入室）
・呼吸数 ≧ 30 回/分
・PaO_2/FIO_2 比 ≦ 250
・多葉の浸潤影
・昏睡/意識障害
・血清 BUN ≧ 20 mg/dL
・白血球数 < 4,000/mm³（感染症に起因するもののみ）
・血小板 < 10 万/mm³
・低体温 < 36.0℃
・低血圧で輸液が必要

(Metlay JP, et al. Diagnosis and Treatment of Adults with Community-acquired Pneumonia. An Official Clinical Practice Guideline of the American Thoracic Society and Infectious Diseases Society of America. Am J Respir Crit Care Med. 2019 Oct 1;200 (7) :e45-67. より引用)

▶ TOPIC

市中肺炎に対する全身性ステロイド
市中肺炎に対する短期全身性ステロイドは、副作用や再入院リスクなどに注意は必要だが、機械換気を要するリスクを減らす効果があり[12]、ICU 入室例において死亡リスクを下げるとされている（CAPE COD 研究）[13]。

◇ References

1) 日本呼吸器学会 成人肺炎診療ガイドライン 2024 作成委員会. 成人肺炎診療ガイドライン 2024.
2) Eliakim-Raz N, et al. Empiric antibiotic coverage of atypical pathogens for community-acquired pneumonia in hospitalized adults. Cochrane Database Syst Rev. 2012 Sep 12; 9: CD004418.
3) Yamasue M, et al. Rebound mortality rate of Legionella pneumonia in Japan. Respir Investig. 2023 May 18;61(4):487-9.
4) Kutsuna S, et al. Epidemiological analysis of Legionella pneumonia in Japan: A national inpatient database study. J Epidemiol. 2023 Dec 16. doi: 10.2188/jea.JE20230178.
5) Noguchi S, et al. Frequency of detection of *Chlamydophila* pneumoniae using bronchoalveolar lavage fluid in patients with community-onset pneumonia. Respir Investig. 2017 Nov;55(6):357-64.
6) Fujita J, et al. Where is *Chlamydophila pneumoniae* pneumonia? Respir Investig. 2020 Sep;58(5): 336-43
7) Lim W, et al. BTS guidelines for the management of community acquired pneumonia in adults: update 2009. Thorax. 2009 Oct; 64 Suppl 3: iii1-55.
8) Charles PG, et al. SMART-COP: a tool for predicting the need for intensive respiratory or vasopressor support in community-acquired pneumonia. Clin Infect Dis. 2008 Aug 1; 47(3): 375-84.
9) Kutsuna S, et al. Analysis of the effectiveness of combination antimicrobial therapy for Legionnaires' Disease: A nationwide inpatient database study. Int J Infect Dis. 2024 Feb 15:S1201-9712(24)00032-8.
10) Postma DF, et al. Antibiotic treatment strategies for community-acquired pneumonia in adults. N Engl J Med. 2015 Apr 2; 372(14): 1312-23.
11) Giamarellos-Bourboulis EJ, et al. Clarithromycin for early anti-inflammatory responses in community-acquired pneumonia in Greece (ACCESS): a randomised, double-blind, placebo-controlled trial. Lancet Respir Med. 2024 Jan 3:S2213-2600(23)00412-5.
12) Saleem N, et al. Effect of Corticosteroids on Mortality and Clinical Cure in Community-Acquired Pneumonia: A Systematic Review, Meta-analysis, and Meta-regression of Randomized Control Trials. Chest. 2023 Mar;163(3):484-97.
13) Dequin PF, et al. Hydrocortisone in Severe Community-Acquired Pneumonia. N Engl J Med. 2023 May 25;388(21):1931-41.

❷ 医療・介護関連肺炎（NHCAP）、院内肺炎（HAP）、人工呼吸器関連肺炎（VAP）

✎ ポイント

■ アメリカでは、市中肺炎（CAP）と院内肺炎（HAP）の間にあった HCAP（医療ケア関連肺炎）の概念がなくなっており、HCAP の概念の使用は推奨されていない[1]。日本では、HAP と CAP の間に医療・介護関連肺炎（NHCAP）の概念が残されている[2]。

■ 疾患終末期や老衰に近い状態での肺炎に対しては、個人の意思や QOL を尊重した選択肢（抗菌薬を投与しないなど）も容認される[2]。

□ アドバンス・ケア・プランニング（ACP）は本来、延命処置の選択などの局面だけでなく、日常の会話の中で、患者さん本人の価値観を把握するなどの対応が必要となる考えである。

■ 患者さんが、施設あるいは在宅に**将来的に帰ることができるかを入院早期から考えておく**。退院直前に「今回の入院で ADL が低下したので、施設あるいは在宅に帰るのは困難です」という意見が出ることがしばしばある。

■ できる限り ADL を低下させないようにリハビリテーションなどの多職種の介入を行う。

表 肺炎の分類

タイプ	定　義
CAP	NHCAP、HAP、VAP に当てはまらない肺炎
NHCAP	以下の状況で発生した肺炎（1 つ以上を満たす） 1. 精神病床、療養病床、介護施設に入所している 2. 90 日以内に病院を退院した 3. 介護を必要とする高齢者、身障者（パフォーマンスステータス 3 以上を目安に） 4. 通院にて継続的に血管内治療（透析、抗菌薬、化学療法、免疫抑制剤など）を受けている
HAP	入院後 48 時間以上経過してから発症した肺炎
VAP	気管挿管・人工呼吸器開始後 48 時間以降に新たに発生した HAP

(種々の文献を参考に著者作成)

■ 日本における NHCAP の原因菌は、肺炎球菌 12.4%、*Klebsiella* 属 7.4%、MRSA 5.9%、緑膿菌 5.0%。HAP の原因菌は、MRSA 12.9%、緑膿菌 11.3%、MSSA 7.6%、*Klebsiella pneumoniae* 7.1%。VAP の原因菌は、緑膿菌 29.2%、MRSA 12.0%、*Klebsiella* 属 9.5%、大腸菌 7.2%、肺炎球菌 7.1%[2]。

手 順

①治療前に喀痰、血液培養 2 セットを培養検体として提出する。

②誤嚥のリスクやエピソードがないか確認する。

③ PSI、CURB-65、A-DROP だけでなく、院内肺炎では I-ROAD 重症度分類（p.57 図）を評価する。人工呼吸器装着中の患者さんでは VAP の可能性も考慮し CPIS（Clinical Pulmonary Infection Score）（p.57 表）も参考にする（ただし、VAP の診断において感度・特異度ともに 65% 程度）[3]。これらのスコアは抗菌薬の選択や投与期間の決定には用いない。

④ CAP と異なり、NHCAP は肺結核との鑑別が重要であるため、明らかな細菌性肺炎でなければ胸部 CT 検査を行う。

✓ エンピリック治療（起因菌が判明すれば de-escalation する）：治療期間は通常 7 ～ 10 日間程度

■ 重症例には全身性ステロイドを併用してもよい[2]。嫌気性菌カバーについては議論の余地がある。

▶ NHCAP：A-DROP 軽症～中等症／HAP：I-ROAD A 群／VAP／耐性菌リスクが低い場合

■ 外来治療可能な場合は、市中肺炎の治療を参考にする。

> 例　アンピシリン/スルバクタム 1.5 ～ 3 g　1 日 4 回点滴
> 　　または セフトリアキソン 1 ～ 2 g　1 日 1 回点滴　など
> 　　□ 肺化膿症や膿胸が疑われる状況でなければ、誤嚥性肺炎を疑う場合であっても嫌気性菌カバーをルーチンに加えなくてもよい[1), 4)]。ちなみに、セフトリアキソンは口腔内嫌気性菌をカバーしている。

▶ NHCAP：A-DROP 重症以上／HAP：I-ROAD B 群／VAP／耐性菌リスクを考慮する場合、緑膿菌が疑われる場合

> 例　タゾピペ® 4.5 g　1 日 3 ～ 4 回点滴
> 　　または セフェピム 1 ～ 2 g　1 日 2 ～ 3 回点滴
> 　　または ザバクサ® 3 g　1 日 3 回点滴

▶ NHCAP：A-DROP 重症以上／HAP：I-ROAD B ～ C 群／VAP／耐性菌リスクを考慮する場合、緑膿菌が疑われる場合で、前記治療ではリスクが高いと考えたとき

> 例　上記 I-ROAD B 群の治療に加えて、
> 　　レボフロキサシン 500 mg　1 日 1 回点滴
> 　　または アミカシン 15 mg/kg　1 日 1 回　など
> 　　□ これらの併用は決して推奨されるわけではないが、菌の感受性が判明するまでは併用してもよいかもしれない。

▶ MRSA 肺炎

> **例** バンコマイシン　1回1g　1日2回点滴（院内 TDM を実施してその後調整）
> または　ザイボックス®　1回600mg　1日2回点滴

▶ 多剤耐性緑膿菌性肺炎（イミペネム MIC ≧ 16 μg/mL、シプロフロキサシン MIC ≧ 4 μg/mL、アミカシン MIC ≧ 32 μg/mL）

- ICT と協議し、コリスチンの感受性を確認したのちオルドレブ® の使用を検討する。
- Ccr に注意し、過剰投与にならないよう配慮する（製薬会社の調査では約3割が過剰投与）。
- 五類感染症であり、保健所への届け出が必要である。

> **例** オルドレブ®　1回1.25 〜 2.5 mg/kg　1日2回点滴

資料

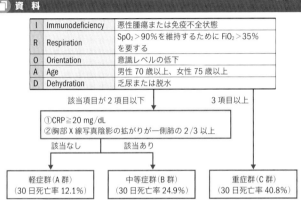

I	Immunodeficiency	悪性腫瘍または免疫不全状態
R	Respiration	SpO2 > 90%を維持するために FiO2 > 35%を要する
O	Orientation	意識レベルの低下
A	Age	男性 70 歳以上、女性 75 歳以上
D	Dehydration	乏尿または脱水

該当項目が2項目以下　　　　　　　3項目以上

①CRP ≧ 20 mg/dL
②胸部 X 線写真陰影の拡がりが一側肺の 2/3 以上

該当なし　　　該当あり

軽症群（A 群）
（30 日死亡率 12.1%）

中等症群（B 群）
（30 日死亡率 24.9%）

重症群（C 群）
（30 日死亡率 40.8%）

図　I-ROAD 重症度分類
・①長期の抗菌薬投与、②長期入院の既往、③ MRSA 感染やコロナイゼーションの既往、のいずれかに該当すれば抗 MRSA 薬の使用を考慮する。
（日本呼吸器学会 成人肺炎診療ガイドライン 2024 作成委員会. 成人肺炎診療ガイドライン 2024. より引用）

表　CPIS（Clinical Pulmonary Infection Score）

	0 点	1 点	2 点
体温（℃）	36.5 〜 38.4℃	38.5 〜 38.9℃	≦ 36℃あるいは ≧ 39℃
白血球数（/μL）	4,000 〜 11,000	< 4,000 あるいは > 11,000	< 4,000 あるいは > 11,000 かつ桿状核球 > 50%
酸素化	PaO2/FiO2 比 > 240 あるいは ARDS	—	PaO2/FiO2 比≦ 240 かつ ARDS の所見なし
胸部 X 線写真	浸潤影あり	びまん性あるいは斑状の陰影	限局性の陰影
気道分泌物	乏しい	膿性ではない	膿性
気管内吸引痰の培養	病原菌が検出されないもしくは微量	病原菌が検出される	病原菌が検出され培養前の喀痰 Gram 染色と一致

・7 点以上であれば VAP を示唆する。
（Fartoukh M, et al. Diagnosing pneumonia during mechanical ventilation: the clinical pulmonary infection score revisited. Am J Respir Crit Care Med. 2003 Jul 15; 168（2）: 173-9. より引用）

誤嚥性肺炎→絶飲食がルーチン化している施設もあるが、絶食指示が治療期間の延長や嚥下機能低下に関連しているという報告もあり、嚥下機能評価の後、適切な食事形態で早期から可能な限り経口摂取を開始する考えもある[5]。

表　多剤耐性菌のリスク因子

- ・晩期 VAP：挿管後 5 日以降の発症
- ・過去 90 日以内の抗菌薬治療
- ・ARDS 併発
- ・敗血症性ショック併発
- ・5 日間以上の最近の入院歴
- ・制酸剤の使用
- ・地域での高率な薬剤耐性菌の存在
- ・NHCAP のリスク因子の存在：
  - － 経管栄養
  - － 養護老人ホームや介護施設への入所
  - － 在宅輸液療法中
  - － 過去 30 日以内の慢性透析の実施
  - － 在宅創傷治療中
  - － 多剤耐性感染症のある家族の存在
  - － 寝たきり
- ・重症の慢性疾患、免疫抑制状態、あるいはそれらの治療歴

（種々の文献を参考に著者作成）

摂食嚥下障害のスクリーニング

EAT-10 スコア

各質問で、0 ＝問題なし、4 ＝ひどく問題あり、として 0 ～ 4 の中で当てはまる点数を四角の中に記入してください。

問い：以下の問題について、あなたはどの程度経験されていますか？

質問 1： 飲み込みの問題が原因で体重が減少した　□	質問 6： 飲み込むことが苦痛だ　□
質問 2： 飲み込みの問題が外食に行くための障害になっている　□	質問 7： 食べる喜びが飲み込みによって影響を受けている　□
質問 3： 液体を飲み込むときに、余分な努力が必要だ　□	質問 8： 飲み込むときに食べ物がのどに引っかかる　□
質問 4： 固形物を飲み込むときに、余分な努力が必要だ　□	質問 9： 食べるときに咳が出る　□
質問 5： 錠剤を飲み込むときに、余分な努力が必要だ　□	質問 10： 飲み込むことはストレスが多い　□

EAT-10 の合計点数が 3 点以上の場合、誤嚥の診断に対して感度 75.8％、特異度 74.9％

（Belafskye PC,et al.Validity and reliability of the Eating AssessmentTool（EAT-10）. Ann Otol Rhinol Laryngol. 2008 Dec;117（12）:919-24. より引用）

References

1) Metlay JP, et al. Diagnosis and Treatment of Adults with Community-acquired Pneumonia. An Official Clinical Practice Guideline of the American Thoracic Society and Infectious Diseases Society of America. Am J Respir Crit Care Med. 2019 Oct 1;200（7）:e45-67.

2) 日本呼吸器学会 成人肺炎診療ガイドライン 2024 作成委員会. 成人肺炎診療ガイドライン 2024.

3) Shan J, et al. Diagnostic accuracy of clinical pulmonary infection score for ventilator-associated pneumonia: a meta-analysis. Respir Care. 2011 Aug; 56（8）: 1087-94.
4) Yoshimatsu Y, et al. The Clinical Significance of Anaerobic Coverage in the Antibiotic Treatment of Aspiration Pneumonia: A Systematic Review and Meta-Analysis. J Clin Med. 2023; 12（5）: 1992.
5) Maeda K, et al. Tentative nil per os leads to poor outcomes in older adults with aspiration pneumonia. Clin Nutr. 2016 Oct; 35（5）:1147-52.

❸ 百日咳

■ 小児呼吸器感染症診療ガイドライン 2022 では、従来のフローに「抗原検査（イムノクロマト）」が追加（指針では成人も含むことが示されている）。

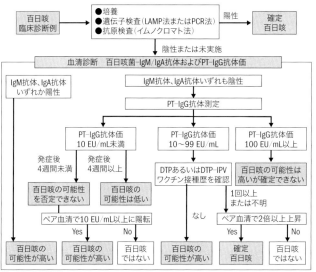

図　百日咳の診断
（石和田稔彦，新庄正宜・監．小児呼吸器感染症診療ガイドライン作成委員会．小児呼吸器感染症診療ガイドライン 2022．協和企画，2022．より引用）

・成人の百日咳は 30 代後半〜 40 代に多い。
・成人においては、1 週間以上の咳を有する状態で、検査陽性あるいは検査確定例と接触があった場合に診断とする[1]。
・検査法は次のとおり。抗原検査（イムノクロマト法）：リボテスト® 百日咳、PCR 法：ジーンキューブ® 百日咳、LAMP 法：Loopamp® 百日咳菌検出試薬キット D、IgM/IgA 抗体検査（ノバグノスト® 百日咳/IgM、ノバグノスト® 百日咳/IgA）。イムノクロマト法は機器が必要なく、採血が不要なので簡便。
・抗原検査は早期だと検出が難しい（適正測定期は発症 2 週間以降）。LAMP 法、PCR 法、イムノクロマト法は早期に検出可能。
・百日咳は、2018 年 1 月 1 日より五類感染症（全数把握対象疾患）に定められたため、診断した場合は保健所に届け出る必要がある。

例　ジスロマック（250 mg）　2 錠分 1　3 日間
　　　または　ジスロマック®（250 mg）　初日：2 錠分 1　→　2〜5 日目：1 錠分 1
　　　または　クラリスロマイシン（200 mg）　4 錠分 2　7〜10 日間
　　　または　エリスロマイシン（200 mg）　6 錠分 3　14 日間
　　　▫ マクロライド系抗菌薬が使えないとき、ST 合剤を用いることもある（例：
　　　　バクタ®4 錠分 2　14 日間　など）。
　　　▫ カタル期（発症後 1〜2 週間）を過ぎた百日咳に抗菌薬の効果はないが、
　　　　周囲への感染を予防するために、発症 3 週間以内は抗菌薬を投与すべき
　　　　とされる。

◇ References

1）石和田稔彦，新庄正宜・監．小児呼吸器感染症診療ガイドライン作成委員会．小児呼吸器感染症診療ガイドライン 2022．協和企画．2022．

❹ 肺化膿症

✎ ポイント

■ 肺化膿症は、肺実質内に限局した感染症で肺膿瘍とも呼ぶ。膿胸は胸腔内の感染症であり場所が異なる。ただ、両者はしばしば合併しうるため、抗菌薬の治療選択肢に差異はない。

■ 誤嚥、細菌性肺炎の悪化、菌血症などによって続発性に発症することが一般的である。通常の市中肺炎の起因菌に加えて、口腔内嫌気性菌が原因になることが多い。

■ 肺結核、肺真菌症、肺ノカルジア症と鑑別が難しいため、特に抗酸菌検査は最優先で提出しておくこと。

■ 治療期間は長めに設定しておく。

➡ 手 順

①治療前に喀痰、血液培養 2 セット、気管支洗浄液を培養検体として提出する。肺化膿症と肺結核の鑑別は困難なので、必ず抗酸菌検査も提出すること。
②抜歯や誤嚥のリスク、その他のエピソードがないか確認する。誤嚥は肺化膿症のリスク因子である。
③抗菌薬のみで感染巣のコントロールが不可能と判断されれば、外科的手術も検討する。

＋ 治 療

■ 菌種が同定されれば de-escalation する。

■ 治療期間にエビデンスはないが、膿胸に準じることが多い。投与期間中央値 38 日で全死亡率は 1 か月後 2.7%、3 か月後 7.7%、12 か月後 15.8%というデータがある[1]。

▶ 市中発症の場合

例　ユナシン−S®（スルバシリン®）　3 g　1 日 4 回点滴　など

▶ 複雑な背景因子がある場合あるいは院内発症

例　タゾピペ®　4.5 g　1 日 4 回点滴
　　　▫ 緑膿菌や腸内細菌を積極的に考えないときはユナシン−S®（スルバシリン®）3 g　1 日 4 回点滴でよいと考える。

■ ICU 管理を要するような肺化膿症の死亡率は 21.5%とされている[2]。

References

1) Vaarst JK, et al. Lung abscess: Clinical characteristics of 222 Danish patients diagnosed from 2016 to 2021. Respir Med. 2023 Sep;216:107305.

2) Montmeat V, et al. Epidemiology and clinical patterns of Lung Abscesses in ICU: A French multicenter retrospective study. Chest. 2023 Aug 29;S0012-3692 (23) 05371-0.

5 膿 胸

ポイント

- 「胸水は日没までほうっておくな」という格言がある。膿胸は画像だけでは診断できないので、胸水穿刺を行うこと。
- **膿胸は、貯留量が少なくなければ、基本的に胸腔ドレナージを行う**[1]。胸腔ドレーンの先端の向きが頭側・尾側のいずれであっても、治療失敗とは関連しない[2]。
- アメリカのガイドライン[3]では、①胸水 Gram 染色・胸水培養陽性、②胸水 pH < 7.2、③胸水 LDH > 1000 IU／L、④胸水糖< 40 mg／dL、⑤被包化胸水、の膿胸に胸腔ドレナージを行うべきとしている。1％キシロカインが混ざると pH が低下するので注意。
- 胸腔〜深部の肺壊死巣には抗菌薬は届きにくいため外科的治療を早期から考慮する。
- 治療に難渋してから外科に掃爬を依頼するより、重症例は急性期に一度外科にコンサルトすることを考慮する。

手 順

① 治療前に喀痰、血液培養2セット、胸水検体、気管支洗浄液を培養検体として提出する。
  - □ 血培ボトルに注入して提出すると感度が 20％上昇する。
  - □ 起因菌は viridans streptococci、*Streptococcus pneumoniae*、嫌気性菌が多く、院内発症の場合 *Staphylococcus aureus* や Gram 陰性桿菌（腸内細菌科）が多い[1]。
  - □ 外科手術をした膿胸で、培養陽性になった症例の 13.9％で真菌（多くがカンジダ属）が陽性だったという報告もあり[4]、難治性の膿胸では真菌性も考慮する必要があるかもしれない。

② 抜歯や誤嚥のリスク、その他のエピソードがないか確認する。

③ RAPID スコアで重症度を判断する（**表**）。

表 RAPID スコア（膿性のほうがスコアが低い点に注意）

パラメータ	値	点数
R（Renal）：腎臓	BUN（mg／dL）< 14 14 〜 22.4 > 22.4	0 1 2
A（Age）：年齢	< 50 歳 50 〜 70 歳 > 70 歳	0 1 2
P（Purulence of pleural fluid）：膿性	膿性 非膿性	0 1
I（Infection source）：感染症発症	市中発症 院内発症	0 1
D（Dietary factors）：食事・栄養	血清アルブミン（g／dL）≧ 2.7 < 2.7	0 1
3 ヶ月死亡率	低リスク（0 〜 2 点） 中リスク（3 〜 4 点） 高リスク（5 〜 7 点）	2.3% 9.2% 29.3%

（Corcoran JP, et al. Prospective validation of the RAPID clinical risk prediction score in adult patients with pleural infection: the PILOT study. Eur Respir J. 2020 Nov 26; 56 (5) : 2000130. より引用）

④胸腔内に被包化した病巣が複数ある場合、現実的に複数の胸腔ドレーンを挿入することは難しく、早期に外科にコンサルトすることが多い。

- 菌種が同定されれば de-escalation する。

▶市中発症の場合

> **例** 胸腔ドレナージののち、
> ユナシン‐S® 3 g　1日4回点滴　など

- 肺炎随伴性胸水か膿胸か判断できない状況では、抗菌薬の反応をみてもよい。ただ、非膿性で Gram 染色が陰性でも、胸水量が多いときには胸腔ドレナージを併用することもある。
- 太径でも細径でも臨床アウトカムは変わらないとされているが、個人的には 12 ～ 14 Fr 以上を用いることが多い。胸腔ドレーンの先端の向きが頭側・尾側のいずれであっても、治療失敗とは関連しない[2]。
- 膿でドレーンが閉塞しないよう、定期的に生理食塩水をフラッシュしてもよい。
- 抗菌薬の治療期間にコンセンサスはないが、胸水量がかなり減少しないと投与中止を決断するのは難しい。治療期間は総合的に判断することが多いが、3 ～ 4 週間は投与することが多い[1]。臨床的に安定していれば、サワシリン® ＋オーグメンチン® などの内服抗菌薬に移行することもある。
  - ドレナージがしっかりされていれば、2 週間などの短期間の抗菌薬治療でもよいとする研究もある[5]。

▶複雑な背景因子がある場合あるいは院内発症

> **例** 胸腔ドレナージののち、
> タゾピペ® 4.5 g　1日4回点滴
> - 緑膿菌や腸内細菌を積極的に考えないときはユナシン‐S® 3 g　1日4回点滴でよいと考える。

▶強度に被包化された膿胸腔がある場合

> **例** 胸腔ドレーンからウロキナーゼ12万単位　＋　生理食塩水 100 mL 注入　→ 2 ～ 3 時間クランプし、開放（その際、温めた生理食塩水 500 mL で洗浄することも効果的）
> - 1日1回3日間行う。
> - 組織プラスミノーゲン活性化因子としては日本ではウロキナーゼがよく用いられている。
> - ウロキナーゼなどの線維素溶解療法は、死亡リスクを減らすわけではないが、外科手術を回避する効果がある[6]。
> ✓ ウロキナーゼが枯渇している。代替は t-PA になるが、高額かつ保険適用外であり、その使用の可否は施設の倫理審査委員会に委ねられる。

- 初回の胸腔ドレナージと抗菌薬で奏効しそうになければ早期に外科的搔爬も視野に入れる必要がある。
- 膿胸の開窓術後に陰圧吸引閉鎖 (VAC) 療法を行うことも有効である[7]。

- 胸腔ドレナージ単独で治療できないことがあるため、場合によっては外科手術が必要になること。
- 抗菌薬の点滴は 2 ～ 4 週間以上継続することが多く、長期入院が必要になること。
- 胸腔ドレーンを挿入すると生活に難渋することがあり、管が引っ張られると痛みも伴う。躊躇せずに鎮痛薬を使用する。

資料

表　肺炎随伴性胸水のリスク分類

	胸水量（胸部X線写真による）		胸水微生物学的検査		胸水生化学的検査	カテゴリー	予後	ドレナージ
A0	少量（側臥位で 10 mm 未満）	AND	Bx Gram染色・培養陽性あるいは不明	AND	Cx pH不明	1	きわめて良好	施行不要
A1	少量から中等量（10 mm 超かつ片側胸郭の 1/2 未満）	AND	B0 Gram染色と培養が陰性	AND	C0 pH 7.20 以上	2	良好	施行不要
A2	大量（片側胸郭の 1/2 以上を占める大量胸水、被包性胸水、肥厚した壁側胸膜）	OR	B1 Gram染色か培養が陽性	OR	C1 pH 7.20 未満	3	中程度	施行すべき
			B2 膿汁			4	不良	施行すべき

(Colice GL, et al. Medical and surgical treatment of parapneumonic effusions : an evidence-based guideline. Chest. 2000 Oct; 118 (4): 1158-71 より引用)

表　肺炎随伴性胸水の Light の分類

分類	所見	治療
クラス 1	通常胸水 側臥位正面胸部X線写真で < 10 mm の胸水貯留	胸腔穿刺適応なし
クラス 2	典型的肺炎随伴性胸水 側臥位正面胸部X線写真で > 10 mm の胸水貯留、pH > 7.2、糖 > 40mg/dL、Gram染色と培養が陰性	抗菌薬
クラス 3	境界型複雑性肺炎随伴性胸水 pH7.0 ～ 7.2 または LDH > 1,000 IU/L、糖 > 40mg/dL、Gram染色と培養が陰性	抗菌薬 + 複数回胸腔穿刺（筆者は胸腔ドレナージを推奨）
クラス 4	通常複雑性肺炎随伴性胸水 pH < 7.0 または糖 < 40mg/dL、Gram染色か培養が陽性、小房化していない	胸腔ドレナージ + 抗菌薬
クラス 5	高度複雑性肺炎随伴性胸水 pH < 7.0 または糖 < 40mg/dL、Gram染色か培養が陽性、多房化している	胸腔ドレナージ + フィブリン溶解剤
クラス 6	通常膿胸 明らかな膿、単房性または流動性あり	胸腔ドレナージ ± 皮膜剥離術
クラス 7	高度膿胸 明らかな膿、多房化している、pH < 7.0	胸腔ドレナージ ± フィブリン溶解剤 しばしば胸腔鏡や皮膜剥離術が必要

(Light RW. A new classification of parapneumonic effusions and empyema. Chest. 1995 Aug; 108 (2): 299-301. より引用改変)

References

1) Bedawi E, et al. ERS/ESTS statement on the management of pleural infection in adults. Eur Respir J. 2023 Feb 2;61 (2) 2201062.
2) Taniguchi J, et al. The relationship between chest tube position in the thoracic cavity and treatment failure in patients with pleural infection : a retrospective cohort study. BMC Pulm Med. 2022 Sep 20;22 (1) :358.
3) Shen KR, et al. The American Association for Thoracic Surgery consensus guidelines for the management of empyema. J Thorac Cardiovasc Surg. 2017 Jun;153 (6) :e129-46.
4) Towe CW, et al. Antibiotic resistance is associated with morbidity and mortality after decortication for empyema. Ann Thorac Surg. 2021 Jan; 111 (1) : 206-13.
5) Porcel JM, et al. Two vs. three weeks of treatment with amoxicillin-clavulanate for stabilized community-acquired complicated parapneumonic effusions. A preliminary non-inferiority. double-blind. randomized. controlled trial. Pleura Peritoneum 2020; 5:20190027.
6) Redden MD, et al. Surgical versus non-surgical management for pleural empyema. Cochrane Database Syst Rev. 2017 Mar 17;3:CD010651.
7) 日本呼吸器外科学会 . 膿胸治療ガイドライン . 2022.

❻ 肺アスペルギルス症
（慢性肺アスペルギルス症、アレルギー性気管支肺アスペルギルス症）

📝 ポイント

- 呼吸器科で出合う肺アスペルギルス症には、慢性肺アスペルギルス症（CPA）、アレルギー性気管支肺アスペルギルス症（ABPA）がある。侵襲性肺アスペルギルス症はまれである。
- CPA にはアスペルギルス結節、単純性肺アスペルギローマ（SPA）、慢性進行性肺アスペルギルス症（CPPA）がある。CPPA には慢性空洞性肺アスペルギルス症（CCPA）、慢性線維性肺アスペルギルス症（CFPA）がある。慢性壊死性肺アスペルギルス症（CNPA）という用語は使われなくなりつつある。
- CPA は、結核後遺症の 10.3%（100 人年当たり 4 例）に合併するとされている[1]。
- 組織侵襲が少ない CCPA、線維化と破壊が 2 葉以上に及んだものを CFPA と呼ぶ。CCPA、CFPA を実臨床で鑑別する必要はなく、CPPA として治療に当たればよい。
- これまで CNPA としていたものを、亜急性侵襲性肺アスペルギルス症（SAIA）と呼称し、CPA と侵襲性肺アスペルギルス症の間の位置づけとする見解もある。個人的には臨床的にそこまで細分化する必要はないと考えている[2]。
- ABPA の好発年齢は中高年であり、50 歳以上の発症が 3 分の 2 を占める[3]。
- それぞれのアスペルギルス症で治療法が異なる。
- ヒトに病原性をもつもので、Aspergillus fumigatus、A.niger、A.flavus、A.terreus を知っておく。前者 2 つが多い。A.terreus はアムホテリシン B に自然耐性である。
- 入院を要する CPA の 1 年死亡率は 32%、5 年死亡率は 45% である[4]。

➡ 手 順

①免疫抑制状態の患者さんの肺に陰影が出現することが多いため、特に空洞を呈する肺結核との鑑別が重要である。
②治療前に気道検体（喀痰や気管支洗浄液）があったほうが望ましい。特に気管支鏡では、ABPA の場合、粘液栓（mucoid impaction）が観察できるため有用である。肺アスペルギローマの場合、安易に気管支肺生検を行うと大量出血を招くため注意が必要である。
③真菌が確実に同定できないこともあるので、一般的なアスペルギルスの血液検査である β-D グルカン、アスペルギルスガラクトマンナン抗原、アスペルギルス IgG 抗体。

▫ β-D グルカンは、院内検査主流の病院では長らく比濁法であるワコー法を採用しているが、院外検査主流の病院では比色法（ファンギテック®G テスト MK Ⅱ、ファンギテック®G テスト ES）を採用している。侵襲性アスペルギルス症のカットオフ値は、ワコー法 11 pg／mL、ファンギテック®20 pg／mL であるが、後者は 80 pg／mL あたりにしないと十分な特異度が得られない。ワコー法よりも、ファンギテック®のほうが値は 2 倍ほど高くなりやすい。「比色法＝ワコー法× 3.34 − 10.306」という変換式がある[5]。ELISA 法であるイムノテスタ®BDG（カットオフ値 20 pg／mL）も保険適用されているが、十分なエビデンスはない。

▫ アスペルギルスガラクトマンナン抗原はクリプトコッカス症で偽陽性になりうる。ガラクトマンナン抗原値は 0.5 が 2 回以上で感度・特異度ともに 8 割になるが、特異度 90％以上を担保するならカットオフ値は 1.5 あたりに考えておきたい。BAL 中のガラクトマンナン抗原はカットオフ値 0.5 で感度 89％・特異度 79％、カットオフ値 1.0 で感度 78％・特異度 92％である[6]。

▫ β-D グルカン、アスペルギルスガラクトマンナン抗原は侵襲性肺アスペルギルス症では陽性になりやすいが、CPA では陽性率は 23％、27％である。

④アスペルギルス IgG 抗体は CPA の診断において感度 90％、特異度 90％であるが[7]、いまだに保険適用外である。

⑤ PCR 法や LAMP 法は偽陽性が多く、国際的にはコンセンサスが定まっていない[8]。ガラクトマンナン抗原や β-D グルカンと組み合わせれば診断精度向上に寄与するかもしれない。

⑥各診断基準は**資料**（p.69 〜）を参照。ABPA については現在、海外では ISHAM 診断基準、日本では日本アレルギー学会・日本呼吸器学会の診断基準を用いている。

▫ 胸部単純 CT において、真菌が酸化物として産生する鉄、マンガン、カルシウムが mucoid impaction を高吸収域にするため、縦隔条件で HAM（high attenuation mucus）（**図**）が観察されれば特異度は 100％である[9]。

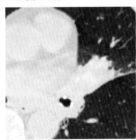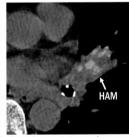

HAM

図　アレルギー性気管支肺アスペルギルス症（ABPA）における HAM（high attenuation mucus）

▫ 日本アレルギー学会・日本呼吸器学会のアレルギー性気管支肺真菌症（ABPM）臨床診断基準の感度は 95％、特異度は 97％であり、ISHAM 診断基準より優れていた。

▫ 臨床所見から ABPA を疑った場合、気管支鏡で mucoid impaction（粘液栓）を同定したり、同検体から *Aspergillus* 属を検出したりすることで診断の確度が上がる。

▫ 喘息発症から ABPA 発症までの期間は中央値 14 年、ABPA 発症時の末梢血好酸球数中央値は 1,075／μL、IgE 中央値は 1,913 IU／mL である[10]。

▫ アスペルギルス以外の ABPM の原因としては、*Penicillium*、*Scedosporium*、*Candida albicans*、*Stemphylium lanuginosum*、*Schizophyllum commune*（スエヒロタケ）などが挙げられる。スエヒロタケによる ABPA は女性に多く、喘息合併が少ないとされている。

▫ 2021 年、*Aspergillus fumigatus* のアレルゲンコンポーネント Asp f1 の特異的 IgE が

保険収載となった。

➕ 治　療

▶単純性肺アスペルギローマ (SPA)

- 基本的に外科手術（基礎疾患が重度であったり肺の予備能が少なかったりする場合は、空洞切開菌球除去術が第一選択）が妥当だが、手術不能例は CPPA の治療に準じる。

▶慢性進行性肺アスペルギルス症 (CPPA)、侵襲性肺アスペルギルス症など

—— 点滴静注の場合

> **例** ボリコナゾール　初日 6 mg/kg　1 日 2 回点滴　→　翌日から 4 mg/kg
> 1 日 2 回点滴
> または　アムビゾーム® 2.5 〜 5 mg/kg/日　1 日 1 回点滴
> または　ファンガード® 150 〜 300 mg　1 日 1 回点滴
> または　カンサイダス® 初日 70 mg　1 日 1 回点滴　→　翌日から 50 mg
> 1 日 1 回点滴
> または　クレセンバ® 200 mg　8 時間毎に 6 回点滴　→　6 回目投与の 12
> 〜 24 時間以降 200 mg　1 日 1 回点滴
>
> □ ボリコナゾール投与時は、3 〜 5 日目の TDM（トラフ値測定）を考慮する。治療としては≧ 2 µg/mL を要し、副作用を予防するためには< 4 µg/mL が推奨される[11]。

—— 内服の場合

> **例** ボリコナゾール（200 mg）　2 錠分 2
> または　イトラコナゾール内用液 1%　20 〜 40 mL 分 1　空腹時
> または　イトラコナゾール（200 mg）　1 錠分 1 〜 2 錠分 2　多くは 6 ヶ月
> 以上
> または　クレセンバ（100 mg）　1 回 2 カプセル 8 時間毎に 6 回　→　6 回
> 目投与の 12 〜 24 時間以降　2 カプセル 1 日 1 回
>
> □ イトラコナゾールは基本的に内用液のほうが吸収率が高いため、味が苦手などの理由がなければ内用液を用いる。
> □ イトラコナゾール 12 ヶ月経口投与は、6 ヶ月経口投与より 2 年後の再発を抑制する点で優れていた[12]。

—— 侵襲性アスペルギルス症の場合

- イサブコナゾール（クレセンバ®）は侵襲性アスペルギルス症においてボリコナゾールに非劣性が証明されている[13]。
- イサブコナゾールは、治療における投与中止率、肝機能障害の発生率を有意に低下させる[14]。

> **例** 上記の選択肢以外にも、
> ノクサフィル®（100 mg）　初日 6 錠分 2　→　翌日から 3 錠分 1
> あるいは　ノクサフィル® 初日 300 mg　1 日 2 回点滴　→　翌日から
> 300 mg　1 日 1 回点滴
>
> □ ただし点滴は中心静脈ラインから行う。
> □ 侵襲性アスペルギルス症に対してポサコナゾール（ノクサフィル®）も有効。ボリコナゾールに非劣性が証明されており、副作用も少ない[15]。

- アゾール耐性アスペルギルスが増加しているが（現在 10％未満と想定されている）[16]、通常ラボではアゾール耐性かどうか検査できない。

▶アレルギー性気管支肺アスペルギルス症 (ABPA)

- ステロイド治療が基本であるが、日本の診療の手引き[17]では、喘鳴や呼吸困難感があれば経口ステロイド、それらの症状がなく糖尿病や慢性感染症があれば抗真菌薬の投与を推奨している (p.68 図)。
- 吸入ステロイド薬が有効であるケースもある（ただし、吸入ステロイド薬単独治療は推奨されない[18]）。

例 **プレドニゾロン 0.5 mg／kg／日で治療開始。改善傾向に応じて漸減（一般的には 3 〜 5 ヶ月で治療終了、重症例は 6 〜 12 ヶ月）**
または　イトラコナゾール内用液 1%　20 〜 40 mL 分 1　空腹時
または　イトラコナゾール（200 mg）　1 錠分 1 〜 2 錠分 2
または　ボリコナゾール（200 mg）　2 錠分 2
- プレドニゾロンと抗真菌薬を併用することも有効である。
- 抗真菌薬の投与期間の目安は 4 ヶ月。
- 日本の診療の手引き[17]では、プレドニゾロン 0.5 mg／kg／日を 1 〜 2 週間、その後 8 週間隔日投与、その後 2 週間毎に 5 〜 10 mg ずつ漸減していく中用量レジメンが推奨されている（トータル 28 週間治療）。

- 難治性 ABPA に対して喘息で用いられるモノクローナル抗体も有効である。この場合、喘息を保険病名として用いることになる。
- 効果判定に総 IgE をチェックすることが有用である。
- 2 年以上の追跡において、ABPA 患者の 29%が再発を経験している[19]。
- 再発予防のために吸入ステロイド薬を用いることは妥当である。

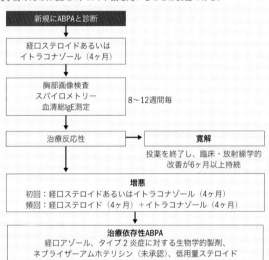

新規にABPAと診断

↓

経口ステロイドあるいは
イトラコナゾール（4ヶ月）

↓

胸部画像検査
スパイロメトリー
血清総IgE測定　　8〜12週間毎

↓

治療反応性　→　**寛解**
投薬を終了し、臨床・放射線学的
改善が6ヶ月以上持続

↓

増悪
初回：経口ステロイドあるいはイトラコナゾール（4ヶ月）
頻回：経口ステロイド（4ヶ月）＋イトラコナゾール（4ヶ月）

↓

治療依存性ABPA
経口アゾール、タイプ 2 炎症に対する生物学的製剤、
ネブライザーアムホテリシン（未承認）、低用量ステロイド

図　アレルギー性気管支肺アスペルギルス症（ABPA）の治療の全体像
(Agarwal R, et al. Revised clinical practice guidelines for diagnosing, classifying, and treating allergic bronchopulmonary aspergillosis/mycoses: a Delphi statement from the ISHAM-ABPA working group. Eur Respir J. 2024 Feb 29:2400061. より引用)

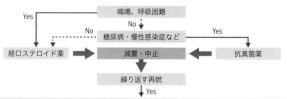

図　アレルギー性気管支肺真菌症（ABPM）の治療の全体像
(日本アレルギー学会/日本呼吸器学会監，「アレルギー性気管支肺真菌症」研究班編．アレルギー性気管支肺真菌症の診療の手引き．医学書院．2019．より引用)

❓ これだけは説明しておきたい

■ 慎性の感染症であり、かなり長期の治療を要すること。

❓ 患者さんからよくある質問

■「お薬代、結構高いんですか？」
　→「最近はジェネリック医薬品が流通しており、以前ほどは高くありません」
　　□（後発）ボリコナゾール：400 mg/日で1日当たり1,028円、30日当たり3万828円。
　　□（後発）イトラコナゾール：内用液1% 20 mL（200 mg）/日で1日当たり744円、30日当たり2万2,320円。錠剤200 mg/日で1日当たり315円、30日当たり9,444円。
　　□ ノクサフィル® はこれらと比べて高く1日当たり8,492.1円となる。クレセンバ® は8,953.2円。
　　□ 3割負担の場合は上記の金額に0.3を乗じる。

■「周囲にうつりますか？」
　→「相手が免疫の低い方でなければ、日常生活において常に予防しなければならない感染症ではありません」
　　□ 特殊な環境下での集団発生の報告例はある[20),21)]。

■「ボリコナゾールの副作用は大丈夫ですか？」
　→「一時的に羞明などの視覚障害が出現することがあります。日本人は肝障害を起こしやすいので、血中濃度を測定しながら用量を調整していきます。また、ボリコナゾール長期投与による皮膚癌の増加が報告されているので[22)]、長期投与の場合これに留意する必要があります」

⚑ 一口メモ

点滴静注のボリコナゾールとノクサフィル® は、静注液の添加剤スルホブチルエーテルβ-シクロデキストリンナトリウムが蓄積し、腎障害を起こすことがあるので注意。その場合、錠剤へ切り替える。

資料

表　慢性肺アスペルギルス症（CPA）の診断チェックリスト

診断のきっかけ

1. 肺の基礎疾患の有無	2. 微生物・血清学的検査
陳旧性肺結核 COPD 気管支拡張症 空洞性病変（嚢胞を含む） 肺非結核性抗酸菌症 間質性肺炎 胸部外科手術後	アスペルギルス属の検出・同定 アスペルギルス沈降抗体陽性

上記2つの大項目を満たす場合、慢性肺アスペルギルス症の「疑い」とする

診断と活動性の評価

1. 1ヶ月以上続く慢性的な症状	2. 胸部X線上、陰影の増悪
咳嗽 喀痰（血痰、喀血など） 発熱 体重減少 呼吸困難	空洞性陰影の拡大 空洞壁の肥厚（空洞周囲浸潤影の拡大） 真菌球様の陰影 胸膜肥厚の進行 鏡面形成
3. 炎症性マーカーの上昇	4. 抗真菌薬以外の治療に対する反応不良
CRP、白血球、赤沈の上昇、亢進	一般抗菌薬に対する反応不良 抗抗酸菌薬に対する反応不良

「診断のきっかけ」2項目 ＋ 上記の臨床症状 ＋ 画像所見を満たす　→　慢性肺アスペルギルス症と診断

4つの大項目を満たす、あるいは胸部X線所見の急速な悪化　→　「活動性あり」
　　　　　　　　　　　　　　　　　　　　　　それ以外　→　「活動性なし」

（真菌症フォーラム.「慢性肺アスペルギルス症の診断・治療チェックリスト」: http://www.mycoses.jp/tool/data/checklist.pdf［現在閲覧はできない］より引用）

表　アレルギー性気管支肺アスペルギルス症（ABPA）診断のためのISHAMコンセンサス基準改訂版（2024年）

・素因となる疾患（喘息、嚢胞性線維症、COPD、気管支拡張症）を有する患者 　または ・[a]臨床・放射線学的に合致する患者

必要基準
・[b]A. fumigatus特異的IgE ≧ 0.35 kUA/L
・[c]血清総IgE ≧ 500 IU/mL

その他基準（2つ以上を満たす）
・[d]A. fumigatus特異的IgG陽性
・末梢血好酸球増多≧ 500/μL（既往も可）
・胸部薄切スライスCTでABPAと合致する所見（気管支拡張、粘液栓、[e]HAM）または胸部単純X線写真でABPAに一致する一時的陰影

考慮すべき重要事項
a 粘液栓の喀出、胸部単純X線写真上のfinger-in-glove signや一時的な陰影、無気肺、その他
b A. fumigatus特異的IgEが利用できない場合は、1型アレルギー皮膚テスト陽性が許容される
c その他すべての基準を満たしていれば、血清総IgE < 500 IU/mLでもよい
d A. fumigatus特異的IgGは、LFA法またはEIA法で検出できる。カットオフ値は、検査法や集団によって異なる
e HAMはABPAの特徴であり、他基準を満たさない場合でもABPAの診断と確定してよい
rAsp f1、f2、f4に対するIgE上昇はABPA診断を支持

rAsp：recombinant Aspergillus fumigatus

（Agarwal R, et al. Revised clinical practice guidelines for diagnosing, classifying, and treating allergic bronchopulmonary aspergillosis/mycoses: a Delphi statement from the ISHAM-ABPA working group. Eur Respir J. 2024 Feb 29:2400061. より引用）

表　アレルギー性気管支肺真菌症（ABPM）診断のための ISHAM コンセンサス基準改訂版
（2024 年）

・素因となる疾患（喘息、囊胞性線維症、COPD、気管支拡張症）を有する患者 　または ・[a]臨床・放射線学的に合致する患者

[b]必要基準
- [c]真菌特異的 IgE 上昇
- [d]血清総 IgE ≧ 500 IU/mL

その他基準（2 つ以上を満たす）
- [e] 真菌特異的 IgG 陽性
- 末梢血好酸球増多 ≧ 500/μL（既往も可）
- 2 回の喀痰（あるいは 1 回の気管支鏡）で原因真菌が培養陽性
- 胸部薄切スライス CT で ABPA と合致する所見（気管支拡張、粘液栓、[f]HAM）または胸部単純 X 線写真で ABPA に一致する一時的陰影

考慮すべき重要事項
a 粘液栓の喀出、胸部単純 X 線写真上の finger-in-glove sign や一時的な陰影、無気肺、その他
b *A. fumigatus* 特異的 IgE < 0.35 kUA/L
c 1 型アレルギー皮膚テスト陽性も許容される
d その他すべての基準を満たしていれば、血清総 IgE < 500 IU/mL でもよい
e 真菌特異的 IgG は、検査室および外注検査において EIA 法または二重拡散法で検出できる。カットオフ値は、検査法や集団によって異なる
f HAM は ABPM の特徴であり、他基準を満たさない場合でも ABPM の診断と確定してよい。rAsp f1、f2、f4 に対する IgE 上昇がなければ ABPA は除外され、ABPM 診断が強く支持される

（Agarwal R, et al. Revised clinical practice guidelines for diagnosing, classifying, and treating allergic bronchopulmonary aspergillosis/mycoses: a Delphi statement from the ISHAM-ABPA working group. Eur Respir J. 2024 Feb 29:2400061. より引用）

表　アレルギー性気管支肺真菌症（ABPM）の診断基準（日本アレルギー学会/日本呼吸器学会による）

① 喘息の既往あるいは喘息様症状あり
② 末梢血好酸球数（ピーク値）≧ 500/μL
③ 血清総 IgE 値（ピーク値）≧ 417 IU/mL
④ 糸状菌に対する即時型皮膚反応あるいは特異的 IgE 陽性
⑤ 糸状菌に対する沈降抗体あるいは特異的 IgG 陽性
⑥ 喀痰・気管支洗浄液で糸状菌培養陽性
⑦ 粘液栓内の糸状菌染色陽性
⑧ CT で中枢性気管支拡張
⑨ 粘液栓喀出の既往あるいは CT・気管支鏡で中枢気管支内粘液栓あり
⑩ CT で粘液栓の濃度上昇（HAM）

6 項目以上を満たす場合に、ABPM と診断する。
- 項目④、⑤、⑥は同じ属の糸状菌について陽性の項目のみ合算できる。
- 項目⑦の粘液栓検体が得られず 5 項目を満たしている場合には、気管支鏡検査などで粘液栓を採取するように試みる。困難な場合は「ABPM 疑い」と判定する。

（日本アレルギー学会/日本呼吸器学会監、「アレルギー性気管支肺真菌症」研究班編．アレルギー性気管支肺真菌症の診療の手引き，医学書院．2019．より引用）

References

1) Soundappan K, et al. Incidence and prevalence of chronic pulmonary aspergillosis in patients with post-tuberculosis lung abnormality: Results from a community survey in North India. Mycoses. 2024 Mar;67 (3) :e13711

2) Aguilar-Company J, et al. Chronic pulmonary aspergillosis in a tertiary care centre in Spain：A retrospective, observational study. Mycoses. 2019 Sep;62 (9) :765-72.

3) Oguma T, et al. Allergic bronchopulmonary aspergillosis in Japan: A nationwide survey. Allergol Int. 2018; 67: 79-84.

4) Maitre T, et al. Chronic Pulmonary Aspergillosis: Prevalence, favouring pulmonary diseases and prognosis. Eur Respir J. 2021 Jan 21;2003345.

5) 小林亮，他．（1→3）-β-D-グルカン測定試薬「ファンギテック ® G テスト ES「ニッスイ」」の基礎的検討．医学検査．2021;70: 93-8.

6) Li C, et al. Diagnostic value of bronchoalveolar lavage fluid galactomannan assay for invasive pulmonary aspergillosis in adults:A meta-analysis. J Clin Pharm Ther. 2022 Dec;47（12）:1913-22.

7) Anan K, et al. Diagnostic accuracy of Aspergillus — specific antibodies for chronic pulmonary aspergillosis：A systematic review and meta-analysis. Mycoses. 2021 Jul;64（7）:701-15.

8) Denning DW, et al. High-frequency triazole resistance found In nonculturable Aspergillus fumigatus from lungs of patients with chronic fungal disease. Clin Infect Dis. 2011;52（9）:1123.

9) Agarwal R, et al. Diagnostic performance of various tests and criteria employed in allergic bronchopulmonary aspergillosis: a latent class analysis. PLoS One. 2013 Apr 12;8（4）:e61105

10) 日本アレルギー学会/日本呼吸器学会監，「アレルギー性気管支肺真菌症」研究班編．アレルギー性気管支肺真菌症の診療の手引き，医学書院，2019.

11) 日本化学療法学会，日本 TDM 学会．抗菌薬 TDM 臨床実践 ガイドライン 2022 VRCZ executive summary 更新版．

12) Sehgal IS, et al. Efficacy of 12-months oral itraconazole versus 6-months oral itraconazole to prevent relapses of chronic pulmonary aspergillosis：an open-label，randomised controlled trial in India. Lancet Infect Dis. 2022 Jul;22（7）:1052-61.

13) Maertens JA, et al. Isavuconazole versus voriconazole for primary treatment of invasive mould disease caused by Aspergillus and other filamentous fungi（SECURE）: a phase 3, randomised-controlled, non-inferiority trial. Lancet. 2016;387（10020）:760.

14) Kato H, et al. A systematic review and meta-analysis of efficacy and safety of isavuconazole for the treatment and prophylaxis of invasive fungal infections. Mycoses. 2023 Sep;66（9）:815-24.

15) Maertens JA, et al. Posaconazole versus voriconazole for primary treatment of invasive aspergillosis: a phase 3, randomised, controlled, non-inferiority trial. Lancet. 2021; 397: 499-509.

16) Takeda K, et al. High detection rate of azole-resistant Aspergillus fumigatus after treatment with azole antifungal drugs among patients with chronic pulmonary aspergillosis in a single hospital setting with low azole resistance. Med Mycol. 2021 Apr 6;59（4）:327-34.

17) 日本アレルギー学会／日本呼吸器学会監，「アレルギー性気管支肺真菌症」研究班編．アレルギー性気管支肺真菌症の診療の手引き，医学書院，2019.

18) Agarwal R, et al. Role of inhaled corticosteroids in the management of serological allergic bronchopulmonary aspergillosis（ABPA）. Intern Med. 2011; 50（8）: 855-60.

19) Agarwal R,et al. Serologic allergic bronchopulmonary aspergillosis（ABPA-S）: long-term outcomes. Respir Med. 2012 Jul;106（7）:942-7.

20) Peláez T, et al. Outbreak of invasive aspergillosis after major heart surgery caused by spores in the air of the intensive care unit. Clin Infect Dis. 2012 Feb 1; 54（3）: e24-31.

21) Lutz BD, et al. Outbreak of invasive Aspergillus infection in surgical patients, associated with a contaminated air-handling system. Clin Infect Dis. 2003 Sep 15;37（6）:786-93.

22) Tanaka H, et al. Occurrence of voriconazole-induced cutaneous squamous cell carcinoma in Japan：data mining from different national pharmacovigilance databases. Pharmazie. 2022 Oct 1;77（10）:307-10.

❼ 肺クリプトコッカス症

🔖 ポイント

- 肺クリプトコッカス症は *Cryptococcus neoformans* によるものがほとんどである。
- 神経症状が強かったり、肺の結節が大きかったりする場合には、*C. gattii* 感染症も視野に入れる。
- 免疫不全の患者さんで孤立性結節影をみたら肺クリプトコッカス症を疑う。
- 肺クリプトコッカス症では、血清 β-D グルカンは上昇しない。
- ハトとの接触、近くに神社がないかどうか問診する（学会などではよく聞かれる質問）。
- 血清クリプトコッカス抗原が陽性になり、呼吸器検体（特に気管支鏡検体）でクリプトコッカスが検出されれば診断は確定である。
- 免疫不全があると、クリプトコッカスの病変は上葉分布、空洞、縦隔リンパ節腫大が多くなる[1]。
- 結節の長径が 2 cm 以下と小さい場合、クリプトコッカス抗原は陰性になりやすい[2]。
- クリプトコッカスは髄腔へ移行しやすいため、中枢神経症状や無症候性の抗原血症（抗原 1：512 以上）の存在があれば腰椎穿刺を施行して中枢性病変がないことを確認するべきである（腰椎穿刺は頭部画像検査を施行してからのほうがよい）。
- 肺クリプトコッカス症に対して**ファンガード®**、**カンサイダス®** は無効である。
- 血清クリプトコッカス抗原は *Trichosporon asahii* 感染症で偽陽性になることがある。
- 血清クリプトコッカス抗原が 512 倍以上の場合、予後不良である[3]。

➕ 治 療

▶基礎疾患のない場合：6 ヶ月、重症あるいは基礎疾患のある場合：12 ヶ月

—— 点滴静注の場合

例 **プロジフ®** 400 mg　1 日 1 回点滴
　　または　**アムビゾーム®** 3 ～ 4 mg/kg　1 日 1 回点滴（ジフルカン® にスイッチ可）
　　または　**ボリコナゾール**　初日 6 mg/kg　1 日 2 回点滴 → その後 4 mg/kg　1 日 2 回点滴
　　または　**クレセンバ®** 200 mg　8 時間毎に 6 回点滴 → 6 回目投与の 12 ～ 24 時間以降 200 mg　1 日 1 回点滴

—— 内服の場合

例 **ジフルカン®** 400 mg　1 日 1 回内服
　　または　**イトラコナゾール®**（200 mg）　1 ～ 2 錠分 2
　　または　**ボリコナゾール**（200 mg）　2 錠分 2
　　または　**クレセンバ**（100 mg）　1 回 2 カプセル 8 時間毎に 6 回 → 6 回目投与の 12 ～ 24 時間以降　2 カプセル 1 日 1 回

▶髄膜炎合併：導入治療に 2 週間以上、その後地固め治療 8 週間以上、その後維持治療 6 ～ 12 ヶ月以上

例 **アムビゾーム®** 3 ～ 4 mg/kg　1 日 1 回 ＋ **アンコチル®** 100 mg/kg 分 4　2 ～ 6 週間（導入治療）
　　→ その後**ジフルカン®** 400 mg　1 日 1 回内服（地固め治療）8 週間以上
　　→ さらに**ジフルカン®** 200 mg　1 日 1 回内服（維持治療）6 ～ 12 ヶ月以上

- 血清クリプトコッカス抗原でモニタリングする意義はない。
- ポサコナゾール（ノクサフィル®）、イサブコナゾール（クレセンバ®）も有効である。前者は保険適用外。ただし、クリプトコッカス症に対するイサブコナゾールのエビデンスはきわめて限定的である[4]。

References

1) Xiong C, et al. Comparison of the clinical manifestations and chest CT findings of pulmonary cryptococcosis in immunocompetent and immunocompromised patients : a systematic review and meta-analysis. BMC Pulm Med. 2022 Nov 11;22（1）:415.

2) Kohno S, et al. Clinical features of pulmonary cryptococcosis in non-HIV patients in Japan. J Infect Chemother. 2015 Jan;21（1）:23-30.

3) Dromer F, et al. Determinants of disease presentation and outcome during cryptococcosis: the CryptoA/D study. PLoS Med. 2007 Feb;4（2）:e21.

4) Thompson 3rd GR, et al. Isavuconazole Treatment of Cryptococcosis and Dimorphic Mycoses. Clin Infect Dis. 2016 Aug 1;63（3）:356-62.

❽ ニューモシスチス肺炎（PCP）

✏️ ポイント

■ ステロイドや免疫抑制薬を常用している患者さんや免疫不全の場合に起こる *Pneumocystis jirovecii* による日和見感染症である。感染経路は、空気感染である。

■ 日本のニューモシスチス肺炎（PCP）の基礎疾患は血液悪性腫瘍（31％）、糖尿病（30％）、膠原病（26％）、固形癌（18％）である[1]。

■ 日本の成人 PCP 4073 例の検討では、死亡率は 27％である[1]。

■ 肺野のすりガラス陰影が多いが、多彩な陰影をとる。

■ 低酸素血症があれば全身性ステロイドを使用する。

■ **PCP をみたら HIV 感染症の存在を疑うこと。**逆に HIV 感染症の患者さんの肺炎をみたら PCP と結核を疑うこと。

■ HIV 感染症を合併している PCP では、肺野に多発性の嚢胞性病変を呈することもある。

➡️ 手 順

① 免疫不全の患者さんにおいて CAP とは明らかに違う肺野のすりガラス陰影をみた場合、PCP やサイトメガロウイルス肺炎を疑って精査を行う。

② サイトメガロウイルス肺炎などの他の免疫不全に伴う感染症も考慮し、一般的な採血に加えて血清 β-D グルカン、アスペルギルス抗原、サイトメガロウイルス抗原などを採血する。微生物検体として、喀痰（一般細菌・抗酸菌）、血液培養 2 セット、気管支鏡検体（気管支肺胞洗浄液［BALF］の染色によってニューモシスチスを検出するため）があったほうが望ましい。

　□ β-D グルカン（ワコー法）のカットオフ値は 31.1 pg/mL であるが、実際の PCP 例を集めると、ワコー法での中央値は 57.7 pg/mL である[2]。院内検査主流の病院では長らく比濁法であるワコー法を採用しているが、院外検査主流の病院では比色法（ファンギテック®G テスト MKⅡ、ファンギテック®G テスト ES）を採用している。ワコー法よりも、外注のファンギテック® のほうが値は 2 倍ほど高くなりやすい。「比色法＝ワコー法× 3.34 − 10.306」という変換式がある[3]。

　□ ファンギテック® では、特異度重視で 60 ～ 100 pg/mL あたり、感度重視で 30 ～ 50 pg/mL あたりを基準と考えている（個人的意見）。

　□ ELISA 法であるイムノテスタ®BDG（カットオフ値 20 pg/mL）も保険適用されているが、十分なエビデンスはない。

　□ β-D グルカンの特異度は低いが、感度は高いため、低値なら PCP は否定的である[4]。

③ 誘発喀痰の PCR 検査も有用である（保険適用外）。ただし、*P. jirovecii* は環境中に存在するため、PCR 陽性イコール PCP 確定診断ではないことに注意が必要である。

④ PCP において LDH は著増することが多い。379 U/L をカットオフ値にした場合、

PCP 確定診断の感度 85%、特異度 77%[5]。

⑤動脈血液ガス分析を行い低酸素血症がないか調べる。

✚ 治 療

▶低酸素血症がない場合

例 **バクタ® 9 ～ 12 錠分 3　21 日間（トリメトプリム換算で 1 日当たり 15 mg/kg）**
- バクタ® は 1 錠当たりトリメトプリム 80 mg。
- バクタ® は錠剤も点滴（バクトラミン®）も同じ組成（12 錠 = 12A）。ただし点滴の場合は輸液量が多くなるので注意が必要。
- バクタ® は腎機能によって調節が必要である。
または　サムチレール®5 mL（750 mg）　2 包分 2　21 日間
または　ベナンバックス®　3 ～ 4 mg/kg　1 日 1 回点滴　21 日間　など

- ST 合剤を半量～ 12.5 mg/kg にしても治療効果があるとする比較試験も報告されている[6],[7]。
- 免疫不全の原因が解除されるまでは予防量の治療を継続すべきである。

表　バクタ® およびベナンバックス® の腎機能別投与量

Ccr（mL/分）	バクタ® の用量	ベナンバックス® の用量
＞ 50	9 ～ 12 錠分 3	3 ～ 4 mg/kg　1 日 1 回（24 時間毎）
30 ～ 50	9 ～ 12 錠分 3	3 ～ 4 mg/kg　36 時間毎
10 ～ 29	4 ～ 8 錠分 2	3 ～ 4 mg/kg　36 時間毎
＜ 10	3 錠分 1　24 時間毎 □ 安易に使用せず、専門家へコンサルトする。	3 ～ 4 mg/kg　48 時間毎 □ 安易に使用せず、専門家へコンサルトする。

・サムチレール® は腎機能障害があっても用量調節は不要。

一口メモ

ST 合剤治療中にクレアチニンが軽度上昇することが多いが、腎機能低下を反映していないので慌てないこと。なお、ST 合剤による高カリウム血症は投与 1 週間以内に起きることが多い[8]。

▶低酸素血症がある場合
（PaO₂ < 70 mmHg、A–aDO₂ ≧ 35 mmHg）

例 **上記治療に加えて、**
プレドニゾロン　40 mg　1 日 2 回　5 日間 → プレドニゾロン　40 mg
1 日 1 回　5 日間 → プレドニゾロン　20 mg　1 日 1 回　11 日間
- ステロイド投与量はあくまで用例であり、元来ステロイドを内服している症例もあるため、ケースバイケースで対応すべきである。
- 非 HIV 例では、PCP に対する早期ステロイド投与はアウトカム改善に寄与しない[9]。
- リウマチ性疾患合併例では、ステロイドの漸減を早くしたほうが生存率が上昇するかもしれない[10]。異論あり。
- crazy–paving appearance（p.25）を示す PCP は予後不良である[11]。

✔ PCP 予防レジメン（免疫抑制薬やステロイドを長期服用している場合）

- プレドニゾロン 20 mg/日を 4 週間以上投与する場合は、PCP の予防を行うべきである[12]。ST 合剤によって PCP 発症リスクは 85%減少する（NNT = 19）[13]。
- プレドニゾロン単独や免疫抑制薬単独よりも両者を併用したほうが PCP 発症リスクは高い[14]。
- ST 合剤による予防は安価だが副作用が多く、サムチレール® と比べて中止が多い[15],[16]。
- ST 合剤はそのほか、ノカルジア、サルモネラ、レジオネラもカバーする。

例 バクタ® 1錠 1日1回 連日

　□トキソプラズマ脳症を予防する場合は1日2錠。
　□Ccr＜30 mL/分未満のような腎障害がある場合、ST合剤は半量にする。
　□維持治療にはST合剤が優れているため、アレルギー症状によって内服が困難な場合、減感作を試すかサムチレール®を使用する。
または　サムチレール® 5 mL（750 mg）　2包分1　連日

表　バクタ®の減感作法の例（顆粒製剤を使うことが多い）

	1日当たりのバクタ®の量
1日目	0.005 g
2日目	0.01 g
3日目	0.02 g
4日目	0.04 g
5日目	0.1 g
6日目	0.2 g
7日目	0.4 g
8日目	0.8 g
9日目	1 g = 1 錠
10日目	2 g = 2 錠

・朝夕と徐々にステップアップして5日目で1gにまで到達させるレジメンもある（5日法）。

一口メモ
ST合剤の予防効果
ST合剤は週3回あるいは隔日投与においても、ニューモシスチス肺炎を予防する効果が維持される[17]。

一口メモ
バクタミニ®
バクタ®は直径11 mmだったが、1錠6 mm径のバクタミニ®が発売された。バクタミニ®4錠がバクタ®1錠に相当する。

■上記予防薬の忍容性がないとき、ペンタミジン（ベナンバックス®）の静注を月1回程度投与することもある[18]。

例 ベナンバックス® 3 ～ 4 mg/kg　1日1回点滴　月に1回　など

■ペンタミジン吸入も有効だが、他のレジメンより効果が低く、ネブライザー吸入が必要である点が難点。

例 ベナンバックス® 1回300 mg　月に1回吸入

　□吸入装置は5 μm以下のエアロゾル粒子を生成する能力を有する超音波ネブライザーまたはコンプレッサー式ネブライザーなどを使用する。

References

1) Shoji K, et al. Recent epidemiology of *Pneumocystis* pneumonia in Japan. J Infect Chemother. 2020 Aug 1;S1341-321X(20)30219-1.

2) Friedrich R, et al. Comparative Analysis of the Wako β-Glucan Test and the Fungitell® Assay for the Diagnosis of Candidemia and *Pneumocystis jirovecii* Pneumonia. J Clin Microbiol. 2018 Aug 27;56(9).e00464-18.

3) 小林充, 他.（1→3)-β-D-グルカン測定試薬「ファンギテック®Gテスト ES「ニッスイ」」の基礎的検討. 医学検査. 2021；70：93-8.

4) Szvalb AD, et al. Serum (1,3)-Beta-d-Glucan has suboptimal performance for the diagnosis of *Pneumocystis jirovecii* pneumonia in cancer patients and correlates poorly with respiratory burden as measured by quantitative PCR. J Infect. 2020 Sep;81(3):443-51.

5) Sun R, et al. Diagnostic accuracy of the 1,3-beta-D-glucan test and lactate dehydrogenase for pneumocystis pneumonia in non-HIV patients. Sci Rep. 2021 Apr 29;11(1):9226.

6) Hammarström H, et al. Treatment With Reduced-Dose Trimethoprim-Sulfamethoxazole Is Effective in Mild to Moderate Pneumocystis jirovecii Pneumonia in Patients With Hematologic Malignancies. Clin Infect Dis. 2022 May 20;ciac386.

7) Nagai T, et al. Low-Versus Conventional-Dose Trimethoprim-Sulfamethoxazole Treatment for Pneumocystis Pneumonia in Non-Human Immunodeficiency Virus-Infected Patients: A Multi-Center, Retrospective Observational Cohort Study. Chest. 2023 Aug 11;S0012-3692(23)05269-8.

8) Faré PB, et al. Trimethoprim-associated hyperkalaemia: a systematic review and meta-analysis. J

Antimicrob Chemother. 2022 Sep 30;77(10):2588-95.

9) Wieruszewski PM, et al. Early corticosteroids for Pneumocystis pneumonia in adults without HIV are not associated with better outcome. Chest. 2018 Sep;154(3):636-44.

10) Ando T, et al. Rapid glucocorticoid tapering therapy to reduce mortality from pneumocystis pneumonia in patients with rheumatic disease. Mod Rheumatol. 2018 Aug 13:1-6.

11) Kumagai S, et al. Prognostic significance of crazy paving ground grass opacities in non-HIV Pneumocystis jirovecii pneumonia: an observational cohort study. BMC Pulm Med. 2019 Feb 21;19(1):47.

12) Baden LR, et al. Prevention and Treatment of Cancer-Related Infections, Version 2.2016, NCCN Clinical Practice Guidelines in Oncology. J Natl Compr Canc Netw. 2016 Jul;14(7):882-913.

13) Stern A, et al. Prophylaxis for Pneumocystis pneumonia (PCP) in non-HIV immunocompromised patients. Cochrane Database Syst Rev. 2014 Oct 1;(10):CD005590.

14) Rekhtman S, et al. Incidence of pneumocystosis among patients exposed to immunosuppression. J Am Acad Dermatol. 2019 Jun;80(6):1602-7.

15) Jinno S, et al. Comparative effectiveness of trimethoprim-sulfamethoxazole versus atovaquone for the prophylaxis of pneumocystis pneumonia in patients with connective tissue diseases receiving prolonged high-dose glucocorticoids. Rheumatol Int. 2022 Aug; 42(8):1403-9.

16) Kitazawa T, et al. Efficacies of atovaquone, pentamidine, and trimethoprim/sulfamethoxazole for the prevention of Pneumocystis jirovecii pneumonia in patients with connective tissue diseases. J Infect Chemother. 2019 May;25(5):351-4.

17) Harada T, et al. The efficacy and safety of reduced-dose sulfamethoxazole-trimethoprim for chemoprophylaxis of Pneumocystis pneumonia in patients with rheumatic diseases. Mod Rheumatol. 2021 May;31(3):629-35.

18) Chiu C, et al. Incidence of Pneumocystis Pneumonia in Immunocompromised Patients without Human Immunodeficiency Virus on Intravenous Pentamidine Prophylaxis: A Systematic Review and Meta-Analysis. J Fungi (Basel). 2023 Mar 25;9(4):406.

🔟 サイトメガロウイルス肺炎

🔖 ポイント

■ ステロイド常用中の患者さんや免疫不全の場合に起こるサイトメガロウイルスによる日和見感染症である。再活性化と感染を区別することは診断的には困難である。
■ 肺野のすりガラス陰影が多いが、多彩な陰影をとる。

➡ 手 順

① 免疫不全の患者さんにおいて CAP とは明らかに違う肺野のすりガラス陰影をみた場合、PCP やサイトメガロウイルス肺炎を疑って精査を行う。

② 一般的な採血に加えて血清 β-D グルカン、アスペルギルス抗原、サイトメガロウイルス pp65 抗原（C7HRP）などを採血する。微生物検体として、喀痰（一般細菌・抗酸菌）、血液培養 2 セット、気管支鏡検体が望ましい。

③ サイトメガロウイルス pp65 抗原（C7HRP）は白血球 5 万個当たり陽性細胞数が 10 個以上で陽性と診断するが、7.5 個以上であっても治療したほうがよいとする見解もある[1]。ただし、陽性＝即治療はやり過ぎである。

✚ 治療

例

デノシン® 2.5 mg/kg　1日3回　あるいは　5 mg/kg　1日2回　10〜21 日間（初期治療）
→　5 mg/kg　1日1回　7日間（維持治療）
または　ホスカビル® 60 mg/kg　1日3回　あるいは　90 mg/kg　1日2回 14〜21日（初期治療）
→　90〜120 mg/kg　1日1回（維持治療）
または　バリキサ®（450 mg）　4錠分2　21日間（初期治療）
→　2錠分1（維持治療）

- 人工呼吸器を装着されているサイトメガロウイルス再活性化例に対するデノシン® は、統計学的に有意な臨床的改善をもたらさなかった[2]。
- デノシン® 投与14日以降は骨髄抑制が必発であるため注意する。
- 上記治療薬は腎機能によって投与量の調節が必要である。
- ホスカビル® は腎障害予防のために毎回投与前に 1,000 mL 程度の生理食塩水を点滴したほうがよい。
- ホスカビル® は AIDS、造血幹細胞移植に、バリキサ® は AIDS、臓器移植、悪性腫瘍に伴うサイトメガロウイルス感染症に対して保険適用される。

表　デノシン® の腎機能別投与量

Ccr（mL/分）	初期治療		維持治療	
	用量（mg/kg）	投与間隔（時間）	用量（mg/kg）	投与間隔（時間）
≧ 70	5.0	12	5.0	24
50〜69	2.5	12	2.5	24
25〜49	2.5	24	1.25	24
10〜24	1.25	24	0.625	24
< 10	1.25	透析後週3回	0.625	透析後週3回

📚 References
1) Arai T, et al. Cytomegalovirus infection during immunosuppressive therapy for diffuse parenchymal lung disease. Respirology. 2013 Jan; 18（1）: 117-24.
2) Papazian L, et al. Preemptive ganciclovir for mechanically ventilated patients with cytomegalovirus reactivation. Ann Intensive Care. 2021 Feb 11;11（1）:33.

⓾ 肺ノカルジア症

💊 ポイント

- 肺ノカルジア症はまれな好気性放線菌感染症であるが、総合病院でも年に数回は検出される感染症である。
- ノカルジアは土壌・粉塵・水などに生息し、吸入・誤嚥することによって発症する。
- ステロイドや免疫抑制薬を用いている患者さんの日和見感染症として発症することが多い。
- ノカルジア検出例のうち真のノカルジア症は 26.8％ という報告もある[1]。
- 肺ノカルジア症の起因菌としては *Nocardia farcinica*、*N. nova* complex、*N. cryiacigeorgica* が多いが地域差が大きい。
- ST 合剤耐性ノカルジアが増えている。米国 CLSI では ST 合剤耐性検出のための確認試験法を設定しているが、日本では入手できない。

- ノカルジアの発育には時間がかかるため、早期診断が困難である。そのため、Gram 染色による形態観察で診断を行うことが多い（放射状に連なった Gram 陽性桿菌）。
- 肺ノカルジア症は血清学的診断法は確立されていない。
- 画像検査では空洞を呈することが多いが、免疫不全状態にない患者さんではコンソリデーションや結節影を呈することもある。
- 脳膿瘍を合併することがあるため、頭部画像検索が望ましい。ノカルジア症の 20％に中枢神経系病変を伴う[2]。

例 バクタ® 6 錠分 3 ～ 12 錠分 3 　など
  - ノカルジア感染症の治療には ST 合剤（バクタ®）を用いる。トリメトプリム 10 ～ 20 mg/kg 程度。
  - 感受性試験上は ST 合剤耐性にもかかわらず、ST 合剤治療により治療成功する例もある。
  - 他にミノサイクリン、セフトリアキソン、アモキシシリン/クラブラン酸、リネゾリドなども有効とされている。

- 重症例や中枢神経系感染症を合併している場合、ST 合剤に加えイミペネム/シラスタチン（チエナム®）やアミカシンの点滴治療を用いることもある。

例 バクタ® 8 錠分 2 ～ 12 錠分 3 　など
  （以下を併用することもある）
  チエナム® 0.5 ～ 1 g 6 ～ 8 時間毎 ＋ アミカシン 400 mg 24 時間毎
  あるいは 200 mg 12 時間毎
  - アミカシンの用量は 7.5 mg/kg を 12 時間毎あるいは 15 mg/kg を 24 時間毎。

- 治療期間は免疫不全がなければ 3 ～ 6 ヶ月、免疫不全例では 12 ヶ月である。
- 脳膿瘍の縮小がみられない場合、外科的切除も考慮する。
- 1 年死亡率は 30 ～ 40％と高く[3),4),5)]、高齢、肺アスペルギルス症合併、ST 合剤耐性、呼吸不全が死亡のリスク因子である[5),6)]。
- *N. cyriacigeorgica* は、アモキシシリン/クラブラン酸に耐性である。

表　ノカルジアの感受性

	N. farcinica	N. nova	N. brasiliensis	N. cyriacigeorgica	M. abscessus	N. otitidiscaviarum	N. transvalensis
主な感染部位	肺、全身	肺、全身	皮膚	肺、全身	肺、全身	皮膚、肺、全身	肺、全身
ST 合剤	S	S	S	S	S	S	S
イミペネム	S（時に R）	S	R	S	S	R	S
アミカシン	S	S	S	S	S	S	S
リネゾリド	S	S	S	S	S	S	S
トブラマイシン	R	R	S	R	S	R	R
アモキシシリン/クラブラン酸	S	R	S	R	S	R	NA
セフトリアキソン	R	S（時に R）	R	R	S	R	S
クラリスロマイシン	R	R	R	R	R	R	R
ミノサイクリン・ドキシサイクリン	R	R	R	R	S	R	NA

・S：感受性、R：耐性、NA：not available

References

1) Serino M, et al. Nocardia spp. isolation in chronic lung diseases: Are there differences between patients with pulmonary nocardiosis and Nocardia colonization? J Appl Microbiol. 2022 Nov;133 （5）:3239-49.

2) Beaman BL, et al. Nocardia species: host-parasite relationships. Clin Microbiol Rev. 1994 Apr;7 （2）: 213-64.

3) Ercibengoa M, et al. A multicentre analysis of Nocardia pneumonia in Spain: 2010-2016. Int J Infect Dis. 2020 Jan;90:161-6.

4) Williams E, et al. Nocardia bacteremia: A single-center retrospective review and a systematic review of the literature. Int J Infect Dis. 2020 Mar;92: 197-207.

5) Rahim Y, et al. Clinical characteristics, outcomes, and factors associated with mortality in Nocardia pneumonia: 18 years' real-world data from a tertiary care hospital in Karachi, Pakistan. Respir Investig. 2023 Mar;61（2）:254-60.

6) Kurahara Y, et al. Pulmonary nocardiosis: a clinical analysis of 59 cases. Respir Investig. 2014 May;52（3）:160-6.

⑪ 潜在性結核感染症（LTBI）

ポイント

■ 潜在性結核感染症（LTBI）の定義：明らかな臨床的症状を有さず、細菌学的検査や胸部画像検査（胸部 X 線・CT など）でも結核を示唆する所見はないが、結核に感染していること自体が治療を必要とする疾患状態。

■ 現実的には結核に罹患していないと思われる患者さんの QFT、T-SPOT が陽性であれば LTBI と判断されていることが多い。

■ 高齢者になるほど QFT の陽性・陰性はアテにならないが、2021 年の推定結核既感染率は 80 歳で約 55%、75 歳で約 45%、70 歳で約 30% と徐々に低くなっている。

■ 相対危険度 4 以上（p.81 **下表**）が治療対象である。

■ 明らかな結核治療歴がない QFT あるいは T-SPOT 陽性の患者さんに対して、1 日当たりプレドニゾロン 15 mg 以上を使用する場合には、イソニアジドによる LTBI の治療を行ったほうがよい。

■ 初発患者の排菌量が多いと、接触者はインターフェロン-γ 遊離試験（IGRA）陽性になりやすい（塗抹陰性：4.2%、塗抹 1 ＋：4.3%、塗抹 2 ＋：10.8%、塗抹 3 ＋：16.9%）[1]。

■ LTBI 対象者に治療を行った場合、2 年以内の結核発病率は 0.8% である。治療を行わないとこれが最大 8.6% になる[2]。

■ 膠原病などの基礎疾患があり免疫抑制薬やステロイドを内服している患者さんが、QFT あるいは T-SPOT 陽性などによって LTBI と判定され抗結核薬が投与される場合にも、無症状病原体保有者として届出が必要。この場合、感染症予防法第 37 条の 2 の医療費公費負担申請書も併せて提出する。

■ 第 4 世代 QFT（QuantiFERON® TB ゴールド プラス［QFT®-Plus］）が使用されるようになり、従来の「判定保留」がなくなった。

■ 第 4 世代 QFT（QuantiFERON® TB ゴールド プラス）と T-SPOT（T スポット®.TB）は感度・特異度ともに 80 〜 90% 以上である。解釈は（p.80 **上表**、**下表**）のとおり。

表　QuantiFERON® TB ゴールド プラス［QFT®-Plus］の解釈

Nil 値 (IU／mL) (陰性コントロール)	TB1 値 (IU／mL) (抗原)	TB2 値 (IU／mL) (抗原)	マイトジェン (IU／mL) (陽性コントロール)	判定	解釈
≦ 8	≧ 0.35 かつ Nil 値の ≧ 25%	不問	不問	陽性	結核感染を疑う。ただし、最近の感染と過去の感染、あるいは LTBI と活動性結核の鑑別はできない。ESAT-6、CFP-10 が含まれる一部の NTM (*M. kansasii, M. szulgai, M. marinum*) で偽陽性になることがある。
	不問	≧ 0.35 かつ Nil 値の ≧ 25%			
	< 0.35 あるいは ≧ 0.35 かつ Nil 値の < 25%		≧ 0.5	陰性	結核感染していない。ただし、ウィンドウ期での検査、高齢者、免疫抑制薬の使用によって免疫抑制状態にある場合、偽陰性を示すことがある。
			< 0.5 (低すぎる)	判定不可	結核感染の有無について判定できない。HIV 感染症などによるリンパ球不足、免疫抑制状態などが原因。
> 8 (高すぎる)	不問				

・NTM：非結核性抗酸菌症

表　T-SPOT 判定基準

測定結果	結果	解釈
陰性コントロールが 10 スポット超	判定不可	結核感染の有無について判定できない
陽性コントロールが 20 スポット未満		
特異抗原の反応値のいずれか高いほうが 8 以上	陽性	結核感染を疑う
特異抗原の反応値のいずれか高いほうが 7 または 6	陽性・判定保留	再検査を推奨
特異抗原の反応値のいずれか高いほうが 5	陰性・判定保留	
特異抗原の反応値のいずれも 4 以下	陰性	結核感染していない

・Panel A：ESAT-6 抗原、Panel B：CFP-10 抗原
・再検査の結果が再び「判定保留」であった場合には他の診断方法を用いるか、臨床的・医学症状や患者背景を考慮のうえ、医師の判断のもとで結核感染の状況を総合的に診断する。
（日本結核・非結核性抗酸菌症学会予防委員会．インターフェロンγ遊離試験使用指針 2021. 結核．2021;96 (6):173-82. より引用）

- リンパ球を分離して数を調整する過程がある T-SPOT は、特にリンパ球が減少するような病態で感度が低下する可能性が指摘されているが[3]、実臨床ではほとんどQFT と差はないと考えられる。
- QFT や T-SPOT の普及によってツベルクリン反応を用いることは少なくなったが、計測方法について p.81 **上表**に示す。ツベルクリン反応は、呼吸器内科ではサルコイドーシスにおいて陰性化を確認するために用いられることがあるが、陽性の確認にはあまり用いない。

表　ツベルクリン反応の陽性判定基準

		接触歴	
		なし	あり
BCG接種歴	なし	硬結15 mm以上または発赤30 mm以上	硬結5 mm以上または発赤10 mm以上
	あり	硬結20 mm以上または発赤40 mm以上	硬結15 mm以上または発赤30 mm以上

（日本結核病学会予防委員会. 今後のツベルクリン反応検査の暫定的技術的基準. 結核. 2006; 81:387-91. より引用）

✚ 治　療　体重60 kgの場合

例 イスコチン®（100 mg）　3錠分1　＋　リファンピシン（150 mg）　4カプセル分1　3ヶ月　あるいは　4ヶ月
または　イスコチン®（100 mg）　3錠分1　6ヶ月（必要に応じて＋3ヶ月）

（イソニアジドが使用できない場合、初発患者がイソニアジド耐性の場合）
リファンピシン（150 mg）　4カプセル分1　4ヶ月

- □ 副作用などでイソニアジド（INH）　→　リファンピシン（RFP）に薬剤を変更した場合は、以下になるように RFP 投与日数を調節。

$$\frac{\text{INH 投与日数}}{180} + \frac{\text{RFP 投与日数}}{120} = 1$$

- □ 4R（リファンピシン4ヶ月）は9H（イソニアジド9ヶ月）と変わらない結核発症予防効果があり[4]、国際的には RFP のほうが好まれるが、日本では RFP 単剤使用後の RFP 耐性化結核の発病リスクがきわめて低いという根拠が得られるまでは、第二選択の位置付けにとどまる。
- □ 40～69歳の患者における LTBI に対するイソニアジド使用は、AST あるいは ALT が 500 IU/L 以上になる頻度が 4～6%である[5]。

✓ 補　足　ステロイド・生物学的製剤と結核

- 日本結核・非結核性抗酸菌症学会の指針では、1日当たりプレドニゾロン15 mg 以上の場合、結核発病リスク（リスクファクターのない人との相対危険度）は 7.7（95%信頼区間2.8-21.4）と記載されている。15 mg 以下では2.8（95%信頼区間1.0-7.9）（表）。

表　感染者中の活動性結核発病リスクファクター

対象	発病リスク※	勧告レベル	備考
HIV / AIDS	50～170	A	
臓器移植（免疫抑制薬使用）	20～74	A	移植前の LTBI 治療が望ましい。
珪肺	30	A	患者が高齢化しており、注意が必要。
慢性腎不全による血液透析	10～25	A	高齢者の場合には慎重に検討。
最近の結核感染（2年以内）	15	A	接触者健診での陽性者。
胸部X線画像で線維結節影（未治療の陳旧性結核病変）	6～19	A	高齢者の場合には慎重に検討。
生物学的製剤使用	4	A	発病リスクは薬剤によって異なる。
副腎皮質ステロイド（経口）使用	2.8～7.7	B	用量が大きく、リスクが高い場合には検討。
副腎皮質ステロイド（吸入）使用	2	B	高用量の場合は発病リスクが高くなる。
その他の免疫抑制薬使用	2～3	B	
コントロール不良の糖尿病	1.5～3.6	B	コントロール良好であればリスクは高くない。
低体重	2～3	B	
			（つづく）

喫煙	1.5-3.0	B	
胃切除	2-5	B	
医療従事者	3-4	C	最近の感染が疑われる場合には実施。

※発病リスクはリスクファクターのない人との相対危険度

勧告レベル
A：積極的に LTBI 治療の検討を行う
B：リスク要因が重複した場合に、LTBI 治療の検討を行う
C：直ちに治療の考慮は不要

(日本結核病学会 予防委員会・治療委員会. 潜在性結核感染症治療指針. 結核. 2013; 88:497-512. より引用改変)

- **TNF-α 阻害薬：**
  - TNF-α シグナリングを抑制する生物学的製剤であるレミケード®、エンブレル®、ヒュミラ®、シンポニー®、シムジア® は結核発病リスクを上昇させる（TNF-α 阻害薬未使用の関節リウマチ患者より約 4 倍高い）。
  - TNF-α 阻害薬投与中に発症する結核症は約半数が肺外結核である。
  - IL 受容体阻害薬よりも、TNF-α 阻害薬のほうが結核発症リスクは高い。
  - 胸部 X 線写真で陳旧性肺結核に合致する所見（胸膜肥厚、索状影、5 mm 以上の石灰化）を有する場合や結核の既往感染（T-SPOT、QFT 陽性）がある場合で、必要性およびリスクを十分に評価し慎重な検討を行ったうえで利益が危険性を上回ると判断されたときには TNF-α 阻害薬開始を考慮してよい。
  - TNF-α 阻害薬開始 3 週間前よりイソニアジドによる LTBI 治療（5 mg/kg/日［上限 300 mg/日］6 ～ 9 ヶ月）を導入する（関節リウマチなどの自己免疫性疾患以外に、糖尿病や腎疾患などのリスク因子があれば 9 ヶ月治療を選択する）。
  - 投与中結核を発病してしまった場合は、関節リウマチ症状を悪化させないようステロイドは継続（リファンピシン併用時にはむしろ倍量に増量）する。TNF-α 阻害薬については議論の余地があるが、継続するか、投与期間をあけて対応することが望ましい[6]。
- **アバタセプト（オレンシア®）：**
  - LTBI リスクが最も低い生物学的製剤はアバタセプト（オレンシア®）である。
- **JAK 阻害薬：**
  - 抗酸菌感染症合併例に関しては、オレンシア® よりも優先されるものではない。
  - バリシチニブの有害事象報告の中で、結核の活性化は 0 例であり[7]、JAK 阻害薬は想定されているよりも安全かもしれない。ただし、NTM に関しては 10 万人年当たり約 100 人の頻度であり、注意が必要である[8]。

表　抗酸菌感染症にかかわることがある代表的な生物学的製剤

分類	標的分子	一般名（商品名）	投与法
TNF 阻害薬 （抗 TNF 抗体）	TNF-α	インフリキシマブ（レミケード）	点滴
	TNF-α	アダリムマブ（ヒュミラ）	皮下注
	TNF-α	ゴリムマブ（シンポニー）	皮下注
	TNF-α	セルトリズマブ ペゴル（シムジア）	皮下注
	TNF-α	オゾラリズマブ（ナノゾラ）	皮下注
TNF 阻害薬 （可溶性 TNF 受容体）	TNF-α/β	エタネルセプト（エンブレル）	皮下注
バイオシミラー	TNF-α	インフリキシマブ（後発） （インフリキシマブ BS「NK」など）	点滴
	TNF-α	アダリムマブ（後発） （アダリムマブ BS「MA」など）	皮下注
	TNF-α/β	エタネルセプト（後発） （エタネルセプト BS「MA」など）	皮下注
			（つづく）

IL-6 受容体阻害薬	IL-6 受容体	トシリズマブ（アクテムラ）	点滴、皮下注
	IL-6 受容体	サリルマブ（ケブザラ）	皮下注
		サトラリズマブ（エンスプリング）	皮下注
IL-12/23 阻害薬	IL-12/23	ウステキヌマブ（ステラーラ）	点滴、皮下注
IL-23 阻害薬	IL-23	グセルクマブ（トレムフィア）	皮下注
	IL-23	リサンキズマブ（スキリージ）	皮下注
	IL-23	チルドラキズマブ（イルミア）	皮下注
	IL-23p19	ミリキズマブ（オンボー）	皮下注
IL-17A 阻害薬	IL-17A	セクキヌマブ（コセンティクス）	皮下注
	IL-17A	イキセキズマブ（トルツ）	皮下注
IL-17A/IL-17F 阻害薬	IL-17A/IL-17F	ビメキズマブ（ビンゼレックス）	皮下注
IL-17A 受容体阻害薬	IL-17A 受容体	ブロダルマブ（ルミセフ）	皮下注
IL-36 受容体阻害薬	IL-36 受容体	スペソリマブ（スペビゴ）	点滴
IL-1β 阻害薬	IL-1β	カナキヌマブ（イラリス）	皮下注
Ⅰ型 IFN 受容体阻害薬	Ⅰ型 IFN 受容体	アニフロルマブ（サフネロー）	点滴
T 細胞共刺激分子阻害薬	CD80/86	アバタセプト（オレンシア）	点滴、皮下注
B 細胞阻害薬	CD20	リツキシマブ（リツキサン）	点滴
接着分子阻害薬	α4 インテグリン	ナタリズマブ（タイサブリ）	点滴
	α4β7 インテグリン	ベドリズマブ（エンタイビオ）	点滴、皮下注
抗 BLyS モノクローナル抗体	可溶型 B リンパ球刺激因子	ベリムマブ（ベンリスタ）	点滴、皮下注
JAK 阻害薬	JAK	トファシチニブ（ゼルヤンツ）、バリシチニブ（オルミエント）、ペフィシチニブ（スマイラフ）、ウパダシチニブ（リンヴォック）、フィルゴチニブ（ジセレカ）、アブロシチニブ（サイバインコ）、ルキソリチニブ（ジャカビ）、リトレシチニブ（リットフーロ）	経口
TYK2 阻害薬	TYK2	デュークラバシチニブ（ソーティクツ）	経口

References

1) 岡田奈生, 他. 結核接触者健診における QuantiFERON ゴールドプラス陽性に関連する因子. 結核. 2022; 97（1）: 1-5.

2) 松本健二, 他. 接触者健診における二次患者の発生状況と LTBI 治療成績. 結核. 2019；94（2）: 21-6.

3) Komiya K, et al. Impact of peripheral lymphocyte count on the sensitivity of 2 IFN-gamma release assays, QFT-G and ELISPOT, in patients with pulmonary tuberculosis. Intern Med. 2010;49（17）:1849-55.

4) Menzies D, et al. Four Months of Rifampin or Nine Months of Isoniazid for Latent Tuberculosis in Adults. N Engl J Med. 2018 Aug 2;379（5）:440-53.

5) 結核療法研究協議会内科会. 日本における潜在性結核感染症治療の状況. 続報. 結核. 2018;93（11-12）: 585-9.

6) 日本呼吸器学会 炎症性疾患に対する生物学的製剤と呼吸器疾患 診療の手引き 第 2 版作成委員会. 炎症性疾患に対する生物学的製剤と呼吸器疾患 診療の手引き 第 2 版. 2020.

7) Harigai M, et al. Safety profile of baricitinib in Japanese patients with active rheumatoid arthritis with over 1.6 years median time in treatment: An integrated analysis of Phases 2 and 3 trials. Mod Rheumatol. 2020 Jan;30（1）:36-43.

8) Winthrop KL, et al. Infections in baricitinib clinical trials for patients with active rheumatoid arthritis. Ann Rheum Dis. 2020 Oct;79（10）:1290-1297.

🔢 肺結核

- 「胸部 X 線写真をみたら肺結核を疑え！」
- どれだけ CAP が疑わしくても、わずかながら肺結核の患者さんが隠れている。常に結核を除外する姿勢を。
- 結核治療は多剤併用療法が基本である。
- 標準治療レジメンである **2HREZ ＋ 4HR** は暗記する。
  - H = INH（イソニアジド）、R = RFP（リファンピシン）、E = EB（エタンブトール）、Z = PZA（ピラジナミド）。数字は投与期間。
- 抗結核薬の内服は直接監視の下で行うことが望ましい（direct observed treatment, short-course：DOTS）。
- 咳嗽、発熱、体重減少が結核患者の約半数にみられる（胃切除後の体重減少時の結核は見逃しやすいので注意）。
- 日本における若年層の肺結核の半数以上が外国人であり、フィリピン，中国，ベトナム出身者が増えている。
- 新規登録者の約 16％が糖尿病を合併しているので、新規診断時には必ず糖尿病のサーベイランスを行うこと。
- 発病者のうちの結核死の比率は、80 歳以上の高齢者では 60％を超える。結核の予後予測スコアとして AHL スコアが知られている（**表**）。

表　AHL スコア

因子	スコア	
A：Activity of daily living	自立：	0 点
	部分介護状態：	1 点
	要介護状態：	2 点
H：Hypoxemia SpO$_2$ 90％を維持するうえで酸素投与が必要	なし：	0 点
	あり：	1 点
L：Lypnhocytes リンパ球＜ 720／μL	なし：	0 点
	あり：	1 点

AHL スコア	死亡率	
	導出コホート	検証コホート
0 点	0％	1.3％
1-2 点	13.5％	8.9％
3-4 点	55.8％	39.3％

（Ozawa T, et al. AHL score for predicting mortality risk in patients with pulmonary tuberculosis. Chest. 2023; S0012-3692（23）05434-X. より引用）

➡️ 手　順

①通常の呼吸器感染症で微生物学的検査を行う際、喀痰の抗酸菌塗抹検査も提出する。
  - 3 連痰よりも、どこかで胃液検査を入れるほうが診断率は高くなる[1]。気管支鏡を用いるなら細径で行うほうが診断に有利[2]。

表　鏡検における検出菌記載法

現在の記載法	従来の記載法（ガフキー号数）	蛍光法（200 倍）	Ziehl-Neelsen 法（1000 倍）
−	0	0／30 視野	0／300 視野
±	1	1 ～ 2／30 視野	1 ～ 2／300 視野
1 ＋	2	1 ～ 19／10 視野	1 ～ 9／100 視野
2 ＋	5	20 以上／10 視野	10 以上／100 視野
3 ＋	9	100 以上／1 視野	10 以上／1 視野

（日本結核・非結核性抗酸菌症学会 教育・用語委員会．結核症の基礎知識（改訂第 5 版）．II 結核の診断（結核．2021; 96（3）:98-103）．より引用）

②喀痰の抗酸菌塗抹検査が陽性の場合は基本的に肺結核として扱うが、中高年女性の中葉舌区症候群など典型的な非結核性抗酸菌症を疑うケースでは PCR・LAMP 法を待ってから結核病棟への転院を打診するべきである。

③塗抹陽性の結核の場合、全例結核病棟へ入院して治療する。ただし、喀痰塗抹が陰性で PCR・LAMP 法や培養のみが陽性の場合は、外来でも治療が可能である。胃液塗抹陽性の場合は、喀痰と同じ扱いで感染症法第 37 条の適用となり入院勧告となる自治体とそうでない自治体があり、事前に管轄の保健所に問い合わせておくとよい。気管支鏡検体の陽性例は外来診療が可能。

④周囲の接触者健診については保健所・保健センターの指示を待つよう伝える。急いで検査してもすぐに同定できるものでもない（慢性の感染症である）。

⑤重症例や神経症状がある場合、結核性髄膜炎を疑う。髄液中 ADA はカットオフ値 4 U/L で感度 93％以上、8 U/L で特異度 96％以上である[3]。

⑥結核治療に当たって、結核発生届、感染症予防法第 37 条もしくは第 37 条の 2 の医療費公費負担申請書の提出を行う（LTBI の場合でも適用になりうる）。

⑦結核治療を開始する前に、糖尿病、ウイルス性肝炎、癌、痛風の既往、眼疾患などについて問診する。緑内障、網膜疾患の既往があれば EB は使わないほうがよい。痛風患者、ADL 不良の高齢者、妊婦では PZA は使わない。
　　□ これまで日本では 80 歳以上の高齢者には PZA を使わない慣習があったが、現在は「年齢だけで PZA の投与を避けることは望ましくない」とされている。総合的に判断すべきである。

⑧ RFP と相互作用を有する薬剤が多いため、そのつど確認しておくこと。特に近年は C 型肝炎治療薬とリファマイシン系の併用に注意する（p.91 中・下表）。

⑨抗結核薬は体重に応じてその量を選ぶ。朝 1 日 1 回の投与が基本である。

表　抗結核薬の使用量

薬剤	標準量（mg/kg/日）	最大量（mg/body/日）
イソニアジド（INH）	5	300
リファンピシン（RFP）	10	600
リファブチン（RBT）	5	300
エタンブトール（EB）	15（20）	750（1,000）
ピラジナミド（PZA）	25	1,500
ストレプトマイシン（SM）	15	750（1,000）
カナマイシン（KM）	15	750（1,000）
エンビオマイシン（EVM）	20	1,000
エチオナミド（TH）	10	600
パラアミノサリチル酸（PAS）	200	12,000
サイクロセリン（CS）	10	500
レボフロキサシン（LVFX）	体重 40 kg 未満：375 mg/日 体重 40 kg 以上：500 mg/日	500 （多剤耐性結核の場合は増量可）
		（つづく）

デラマニド（DLM）	—	200
ベダキリン（BDQ）	—	14 日目まで 400 mg／日、15 日目以降 200 mg／日を週 3 回

・EB は最初の 2 ヶ月間は 20 mg／kg（1,000 mg／日）投与してもよい。
・SM、KM、EVM は初期 2 ヶ月は毎日可。
・SM 週 2 回、KM 週 3 回投与の場合は最大 1 g／body／日とする。
・TH は 200 mg／日より漸増する。
・BDQ は初期 2 週間は 400 mg 食直後 1 日 1 回。3 週以降は 1 回 200 mg を週 3 回。

⑩ 2 ヶ月の初期強化治療が終了した時点で感受性がまだわかっていないなら、少なくとも HRE は継続しておくべきである（HR 2 剤にした場合、片方が耐性なら多剤耐性結核を惹起しうる）。

　□日本における INH 耐性率は 4.7%であるが、ベトナムやフィリピンの出身者の場合、これが最大 20%程度まで上昇する。

⑪ アレルギー（皮疹や発熱）によって使いにくいときは、INH、RFP ともに減感作療法が適応できる。

⑫ 感染症予防法第 37 条の 2 を満たす場合、2 週間毎に外来の血液検査で肝機能障害やその他の副作用をチェックし、その後徐々に受診頻度をあけていく。

⑬ 治療が終了してからも、可能であれば治療終了後 2 年程度は再発がないかチェックする（標準治療を完遂しても 2 〜 3%は再発する）。

➕ 治　療

■ 最短で 6 ヶ月治療、キードラッグが使えない場合 18 〜 24 ヶ月に及ぶこともある。

■ 何らかの理由で初期強化治療の中断が 14 日以上になる場合、あるいは維持治療の中断が 3 ヶ月以上になる場合、原則最初から治療をやり直す。

▶一般的な結核で 4 剤併用療法を用いる場合：体重 60 kg の場合

例
――初期強化治療 2 ヶ月（2HREZ）
イスコチン® （100 mg）　3 錠分 1
リファンピシン（150 mg）　4 カプセル分 1
エブトール® （250 mg）　3 錠分 1
ピラマイド® 1.5g 分 1

――維持治療 4 ヶ月（4HR）
イスコチン® （100 mg）　3 錠分 1
リファンピシン（150 mg）　4 カプセル分 1
✓以下の場合は再発率が高いので、＋3HR を追加してもよい。
①治療開始 2 ヶ月を超えて菌検査で培養陽性が継続
②治療開始時重症な結核である：粟粒結核、中枢神経系の結核、広汎空洞型や厚壁空洞がある
③再治療例
④免疫低下が疑われる：HIV 感染、糖尿病、じん肺、関節リウマチなどの自己免疫性疾患、ステロイドや免疫抑制作用のある薬剤の使用時

🔖 一口メモ

糖尿病例、治療開始 2 ヶ月以降の培養陽性例など、これまで再発リスク因子とされてきたものは、再検討の結果、有意な再発リスクファクターとしては挙げられていない[4]。ケースバイケースで治療期間を考えるべきかもしれない。

▶ ADL 不良の高齢者の結核、高尿酸血症を合併している結核で PZA を除く 3 剤併用療法を用いる場合：体重 60 kg の場合

例

——初期強化治療 2 ヶ月（2HRE）

- **イスコチン®（100 mg） 3 錠分 1**
- **リファンピシン（150 mg） 4 カプセル分 1**
- **エブトール®（250 mg） 3 錠分 1**

——維持治療 7 ヶ月（7HR）

- **イスコチン®（100 mg） 3 錠分 1**
- **リファンピシン（150 mg） 4 カプセル分 1**

✓ 以下の場合は再発率が高いので、＋ 3HR を追加してもよい。
①治療開始 2 ヶ月を超えて菌検査で培養陽性が継続
②治療開始時重症な結核である：粟粒結核、中枢神経系の結核、広汎空洞型や厚壁空洞がある
③再治療例
④免疫低下が疑われる：HIV 感染、糖尿病、じん肺、関節リウマチなどの自己免疫性疾患、ステロイドや免疫抑制作用のある薬剤の使用時

▶肾機能障害がある場合

■ 標準治療が行われるが、EB、PZA は週 3 回に減量すべきである。INH、RFP については透析中も通常量で問題ない。SM などのアミノグリコシドの使用は避ける。LVFX を使用する場合、週 3 回に減量する。実際にはピラマイド® は使用せずに、HR 毎日＋ EB 週 3 回のレジメンにすることが多い。

- 2HRE（EB は週 3 回）＋ 7HR

表 腎機能障害時の抗結核薬の使用法（特に Ccr < 30 mL /分を想定しているとき）

薬剤	用量調節	腎機能障害時の投与法	透析時
イスコチン®（錠、散、点滴）	不要	5 mg/kg（最大 300 mg/日）1 日 1 回 連日	正常時と同じ
リファンピシン（カプセル）	不要	10 mg/kg（最大 600 mg/日）1 日 1 回 連日	正常時と同じ
ピラマイド®（散）	必要	25 mg/kg（最大 1.5 g）1 日 1 回 **隔日または週 3 回**	透析後 1500 mg
エブトール®（錠）	必要	15 mg/kg（最大 1,000 mg）1 日 1 回 **隔日または週 3 回**	透析後 750 mg
レボフロキサシン（クラビット®）（錠、点滴）	必要	500 mg 1 日 1 回 **隔日または週 3 回**	透析後 500 mg
ストレプトマイシン（筋注）	使用を避ける	基本的に使用は控えるよう提言されている	透析後 0.75 g

▶肝機能障害がある場合

■ RFP は比較的安全に使用できるが、PZA は用いないほうがよい。ただしアルコール性肝炎併発時は、入院により軽快することが多いので PZA が導入できることも多い。INH は慎重に使用可能。肝不全時には INH、PZA ともに使用しない。この場合、SM、EB、LVFX の 3 剤治療などが考慮される。

- PZA 不使用レジメン：2HRE ＋ 7HR
- INH 不使用レジメン：6RELZ、2RELZ ＋ 4REL（重症でない場合）

▶使えない薬剤がある場合

■ INH 耐性の場合、HR2 剤にすると耐性結核を誘発しかねないので、感受性が確認されるまでは EB を続けておくべきである。結核に対する初期治療時の INH 耐性率は 3.1％である。

- 液体培養（MGIT）で INH が耐性と表記されている場合も、固形培地で確認されるまでは INH を続けるべきである（固形培地で感受性になることも少なくない）。小川法で 0.2 µg/mL 耐性かつ 1.0 µg/mL 感受性は低濃度耐性であり、臨床的には原則耐性として対応する。
- 未治療結核、既治療結核の薬剤耐性率は次の**表**のとおりである。

	INH	RFP	SM	EB	PZA	LVFX
未治療	4.7%	0.8%	6.7%	1.4%	2.1%	3.2%
既治療	9.8%	6.3%	7.1%	3.5%	11.6%	23.7%

（結核療法研究協議会．日本国内における結核菌の薬剤耐性状況に関する研究：2012-2013．結核．2019;94（8）:439-49.／結核予防会．結核の統計 2023，結核予防会，2023.より引用改変）

- 使用できない薬剤毎の選択薬剤は**下表**を参考にする。
- 多剤耐性結核では、HR 耐性の場合、LVFX、BDQ → LZD → EB、PZA、DLM、CFZ、CS → SM、KM、EVM、TH、AMK、PAS、IPM／CS、MEPM の優先順位にしたがって 5 剤選択する。
    □ ベダキリン、デラマニドは、感染症法第 37 条の 2 の公費負担申請をしていても、5%の負担で約 3 万円／月程度かかる。

表 主な抗結核薬が使用できない場合の薬剤選択

使用不可の薬剤	選択薬剤	治療期間
PZA	INH、RFP、EB、SM、LVFX	9 ヶ月（例：2HRE ＋ 7HR）
INH	RFP、EB、PZA、LVFX、SM	6 ヶ月（6RELZ、2RELZ ＋ 4REL［非重症］）
INH、PZA	RFP、EB、SM、LVFX	菌陰性化後 9 ヶ月または内服開始から 12 ヶ月のいずれか長いほう。 （例：12REL、6RESL ＋ 6RE など）
INH、LVFX	RFP、EB、PZA、SM	6 ～ 12 ヶ月だがエビデンス不足。 （例：2REZ ＋ 10RE、6REZ［＋ 3RE も検討］、6RESZ ＋ 3RE）
INH、EB	RFP、PZA、SM、LVFX	6 ～ 12 ヶ月だがエビデンス不足。 （例：2RLZ ＋ 10RL、6RLZ［＋ 3RL も検討］、6RLSZ ＋ 3RL）
RFP	INH、EB、SM、PZA、LVFX	菌陰性化後 18 ヶ月 （例：6HELZ ＋ 12HEL、6HEZ ＋ 12HE など） □ 維持期の HE は失敗しやすいという意見がある。
RFP、PZA	INH、EB、SM、LVFX	菌陰性化後 18 ヶ月 （6HESL ＋ 12HEL、12HEL ＋ 12HE など） □ 維持期の HE は失敗しやすいという意見がある。
INH、RFP（多剤耐性結核と同じ）	LVFX、BDQ → LZD → EB、PZA、DLM、CFZ、CS → SM、KM、EVM、TH、AMK、PAS、IPM／CS、MEPM	菌陰性化後 18 ヶ月 □ 手術も考慮する。結核専門病院への紹介が望ましい。 □ 国際的にはどんどん短期化している。 □ LVFX ＋ PZA ＋ EB ＋ CFZ を長期に服用できそうなら WHO の推奨する 9 ～ 11 ヶ月レジメンが可能[5]（詳細は割愛）。

▶内服ができない場合

例 **できるだけ胃管から抗結核薬を投与するよう努める。**
→ 胃管の管理が難しい場合は以下のような注射製剤による治療も可能だが（体重 60 kg を想定）、できるだけ内服治療を目指す。
- イスコチン® 300 mg　1 日 1 回点滴
- ストレプトマイシン 0.75 g　1 日 1 回筋注
- レボフロキサシン 500 mg　1 日 1 回点滴
□ アミノグリコシド投与は、最長半年までとする。
□ アミノグリコシド投与が厳しい高齢者の場合、感受性があればイスコチン® ＋レボフロキサシンの点滴を 18 ヶ月以上行うこともある。

▶粟粒結核の場合

■ 粟粒結核は血行性に播種し、2臓器以上に活動性結核病巣を形成した状態である。

■ 肺野に細かい粒状影がみられる結核の場合、粟粒結核を疑う。肝生検、髄液検査、眼底検査、骨髄検査などを行うこともあるが、簡便かつ侵襲性が低いのは尿中抗酸菌検査である（筆者の病院では粟粒結核を疑った場合、尿中抗酸菌を提出することが多い）。

■ 基本的には肺結核の治療に準ずるが、重症結核として＋3HRを追加することが多い。

■ AIDSを発症した粟粒結核は予後不良である。

■ 結核性髄膜炎、結核性心膜炎を合併した場合、全身性ステロイドを投与する（例：プレドニゾロン60 mg／日2週間→その後6週間で漸減、またはデキサメタゾン0.3〜0.4 mg／kg／日2週間→その後6週間で漸減）。ただし、結核性髄膜炎に対するステロイドに予後を改善する効果は明確には認められていない[6]。

■ INH、PZAの髄液移行性は90%程度と高いが、RFPは10〜20%と低い。

▶化学療法への副作用対策

■ 肝機能は治療開始初期時点では1週間毎にチェックする。維持期に入れば1ヶ月以上あけても問題ない。

■ ASTやALTが正常上限の5倍以上（有症状時は3倍以上）で休薬し、肝機能が正常化するまで待つ。その後、1剤ずつトライする（PZAやINHによる肝機能障害が多く、EB＋LVFXから再開することが多い：たとえばEB＋LVFX→＋RFP（1カプセルずつ）→＋INH（1錠ずつ）の順など）。RFP、INHはキードラッグなのでどちらかは必ずリトライしたい。

■ 発熱や皮疹などアレルギーを疑う場合は症状が改善するまで休薬する。再開は、SM＋LVFXを開始し、その後INH、RFPについて1剤ずつ極少量から再開する減感作療法を行う。ただし、結核の初期悪化でも発熱がみられるため、その判断は臨床医に委ねられる。

表 イソニアジド（INH）、リファンピシン（RFP）に対する減感作療法

	INH	RFP
第1日	25（mg）	25（mg）
2	25	25
3	25	25
4	50	50
5	50	50
6	50	50
7	100	100
8	100	100
9	100	100
10	200	200
11	200	200
12	200	200
13	300	300
14	300	300
15	300	300
16	300	450

（日本結核病学会 予防委員会．抗結核薬の減感作療法に関する提言．結核. 1997; 72: 697-700. より引用改変）

■ EBによる視力障害は基本的に長期投与例に起こる（少なくとも1〜2ヶ月の入院中には起こらない）と考えられるが、眼症状を訴える場合には早期に中止することも検討する※。リスクの高い患者では、事前に眼疾患がないかを眼科医にチェックしてもらうのもよい。EBが長期にわたるレジメンでは、リスクが高くなるので注意が必要。EBの視神経障害は平均7ヶ月目で発症し、腎不全、糖尿病、肝機能障害、低栄養、喫煙、飲酒がリスクとされている。15 mg／kg程度なら0.3%くらいの頻度である[7]。

※ Leber遺伝性視神経症のように急速に視力障害が進む例も報告されている。

- 特に RFP では血球減少が起こりうる。白血球 2,000/μL 以下（好中球 500/μL 以下）、血小板 5 万/μL 以下では全薬剤を一旦中止することが多い。白血球がボーダーライン上でウロウロすることもあるため、その是非は個々の症例による。
- 抗結核薬投与患者の 4 人に 1 人は白血球減少をきたす。そのうち 10 人に 1 人はグレード 2 以上の血球減少である[8]。
- 高齢あるいは低栄養の患者に RFP 併用レジメンを用いた場合、*Clostridioides difficile* 感染症（CDI）を起こすことがしばしばある[9]。この場合、いったん抗結核薬を中止し、メトロニダゾールなどで治療したのち、腸内細菌叢に影響を与えない抗結核薬（EB、INH）から順々に再開することが多い。全身状態が回復すれば、RFP や LVFX を用いても CDI を再発しないこともある[10]。
- ピラジナミド内服後、尿酸値は 10 〜 11 mg/dL くらいまで上昇するが、痛風は滅多に起こさない[11]。尿酸降下薬を使用すべきというエビデンスはないが、アロプリノール（ザイロリック®）ではなくベンズブロマロン（ユリノーム®）やドチヌラド（ユリス®）が用いられることが多い。

これだけは説明しておきたい

- 結核の治療は半年以上かかること。
- 結核の治療中はできるだけ飲酒は控えること。
- 結核の初回標準治療を完遂した場合、再発率は 2 〜 3% であること。
  - 一般医師への情報：喀痰の抗酸菌塗抹検査が陽性のとき、PCR あるいは LAMP 法の結果を待ってもよい。典型的な結核（空洞、免疫不全者など）であれば早期に結核病棟を有する病院へ紹介する。

患者さんからよくある質問

- 「家族に結核をうつしていないでしょうか？」
  - →「感染している可能性はあります。ただ、結核は慢性の感染症であるため、急いで検査しても現時点ではわからないこともあります。保健所・保健センターがサポートしてくれますので、慌てずに待ちましょう」
- 「仕事はいつから始めてよいのでしょうか？」
  - →「結核病棟に入院している間は休職しなければなりませんが、退院基準を満たしている場合（感染性がないと判断されれば）、復職しても問題ありません」
- 「結核病棟の入院期間はどのくらいですか？」
  - →「平均的には 1 〜 2 ヶ月ですが、喀痰の中から菌が出ている（喀痰の抗酸菌塗抹が陽性）場合はそれよりも長くなることがあります」
- 「喀痰が出ません」
  - →どうしても喀痰が出ないときは胃液を採取するが、結核治療中の経過観察のためだけに胃液を採取するのは患者さんにとって苦痛である。高張食塩水（3 〜 10%）の吸入で喀痰を誘発する方法もあるが、**表**のような工夫も可能。

表　喀痰を誘発するときの工夫

1	食物残渣などの混入を避けるため、起床時に採取する。
2	歯磨きをする。歯磨き粉が残らないようにする。
3	うがい、あるいは少量の水を飲む。
4	リラックスをする。肩を動かしたり首を動かしたり、軽く体を動かす。少し歩き回るのも効果的。無意識に痰を飲み込んでしまわないように注意する。
5	大きく深呼吸する。2 つ数えながら吸って（いち、に）、4 つ数えながら吐く（さん、し、ご、ろく）。これを数回繰り返す。
6	水を少量飲む。
7	大きく息を吸ったあと、採取容器に向かって「エホン！」と大きく咳をして痰を出す。おなかから口にかけて、一気に出すようにする（気胸の既往や囊胞性肺疾患のある患者さんにはあまり強くさせないよう注意が必要）。
8	検体がすぐ提出できない場合には、4 〜 8℃で保存。

資 料

表　抗結核薬の種類

ファーストライン抗結核薬
(a) 最も強力な抗菌作用を示し、菌の撲滅に必須の薬剤：リファンピシン（RFP）、リファブチン（RBT）、イソニアジド（INH）、ピラジナミド（PZA）
(b) (a) との併用で効果が期待される薬剤：ストレプトマイシン（SM）、エタンブトール（EB）
セカンドライン抗結核薬
レボフロキサシン（LVFX）、カナマイシン（KM）、エチオナミド（TH）、エンビオマイシン（EVM）、パラアミノサリチル酸（PAS）、サイクロセリン（CS）
多剤耐性結核に対する抗結核薬
デラマニド（DLM）、ベダキリン（BDQ）、クロファジミン（CFZ）、リネゾリド（LZD）など

表　リファンピシン（RFP）と薬物相互作用

リファンピシンが CYP450 に対して酵素誘導するため、薬物の代謝を亢進（リファンピシンが併用薬の血中濃度を下げる）	HIV 感染症治療薬（個々に調べること）、**C 型肝炎治療薬**（下記）、アゾール系抗真菌薬（**ボリコナゾール**、**イサブコナゾール**（**クレセンバ®**）、イトラコナゾール、フルコナゾールなど）、アトバコン、ステロイド、ワルファリン、**チカグレロル**、リバーロキサバン、アピキサバン、ダビガトラン、ホルモン薬（甲状腺ホルモン薬、経口避妊薬など）、オピオイド、経口血糖降下薬、マクロライド系抗菌薬、抗てんかん薬、抗不整脈薬、β 遮断薬、カルシウム拮抗薬、**タダラフィル**、**マシテンタン**、トルバプタン、ベンゾジアゼピン系、**抗精神病薬**（ルラシドンは禁忌）、抗うつ薬、免疫抑制薬、アルテメテル/ルメファントリン、**プラジカンテル**、**アメナメビル**、ニルマトレルビル/リトナビル（パキロビッド）、**エンシトレルビル**（**ゾコーバ®**）
リファンピシンが併用薬の血中濃度を上げる	ロミデプシン、レフルノミド、**ベマフィブラート**、ピタバスタチン、クロピドグレル
原因不明	**ロープレナ®**（薬剤性肝障害）

・太字は禁忌薬を含むので注意。

表　リファマイシン系と C 型肝炎治療薬の併用注意・禁忌

	シメプレビル（ソブリアード®）	バニプレビル（バニヘップ®）	ダクラタスビル（ダクルインザ®）	アスナプレビル（スンベプラ®）	ソホスブビル（ソバルディ®）	レジパスビル/ソホスブビル（ハーボニー®）
リファブチン						
リファンピシン						
	オムビタスビル/パリタプレビル/リトナビル（ヴィキラックス®）	エルバスビル（エレルサ®）	グラゾプレビル（グラジナ®）	ダクラタスビル/アスナプレビル/ベクラブビル（ジメンシー®）	グレカプレビル/ピブレンタスビル（マヴィレット®）	ソホスブビル/ベルパタスビル（エプクルーサ®）
リファブチン					記載なし	
リファンピシン						

■ 併用注意　　■ 併用禁忌

（日本肝臓学会 肝炎診療ガイドライン作成委員会. C 型肝炎治療ガイドライン（第 8.2 版）. 2023. より引用改変）

表　結核患者の退院に関する基準 (厚生労働省)

退院させなければならない基準 (以下のいずれかを満たした場合)
①病原体を保有していないこと
②当該感染症の症状が消失したこと
□ 咳、発熱、結核菌を含む痰の症状が消失した場合

退院させることができる基準 (以下のすべてを満たした場合)
①2週間以上の標準的化学療法が実施され、咳、発熱、痰などの臨床症状が消失している。
②2週間以上の標準的化学療法を実施した後の異なった日の喀痰の塗抹検査または培養検査の結果が連続して3回陰性である (3回の検査は、原則として塗抹検査を行うものとし、①による臨床症状消失後にあっては、速やかに連日検査を実施すること)。
③患者が治療の継続および感染拡大の防止の重要性を理解し、かつ、退院後の治療の継続および他者への感染の防止が可能であると確認できている。

(健感発第0907001号. 2014年1月29日一部改正)

表　学会分類 (日本結核・非結核性抗酸菌症学会 病型分類)

病巣の性状
0：病変がまったく認められないもの
　I 型 (広汎空洞型)：空洞面積の合計が広がり1 (後記) を越し、肺病変の広がりの合計が一側肺に達するもの
　II 型 (非広汎空洞型)：空洞を伴う病変があって、上記 I 型に該当しないもの
　III 型 (不安定非空洞型)：空洞は認められないが、不安定な肺病変があるもの
　IV 型 (安定非空洞型)：安定していると考えられる肺病変のみがあるもの
　V 型 (治癒型)：治癒所見のみのもの
　以上のほかに次の3種の病変があるときは特殊型として、次の符号を用いて記載する。
　H (肺門リンパ節腫脹)、Pl (滲出性胸膜炎)、Op (手術のあと)

病巣の広がり
1：第2肋骨前端上縁を通る水平線上の肺野の面積を越えない範囲
2：1と3の中間
3：一側肺野面積を越えるもの

病側
r：右側のみに病変のあるもの
l：左側のみに病変のあるもの
b：両側に病変のあるもの

判定に際しての約束
i) 判定に際し、いずれに入れるか迷う場合には、次の原則によって割り切る。
　I か II は II 、II か III は III 、III か IV は III 、IV か V は IV
ii) 病側、広がりの判定は I〜IV型に分類しうる病変について行い、治癒所見は除外して判定する。
iii) 特殊型については、広がりはなしとする。

記載の仕方
i) (病側) (病型) (広がり) の順に記載する (例：r IV 1)。
ii) 特殊型は (病側) (病型) を付記する。特殊型のみのときは、その (病側) (病型) のみを記載すればよい。
iii) V型のみのときは (病側)、(広がり) は記載しなくてよい。

b I 3

多房性の巨大空洞が両側にあり、その面積の合計は明らかに広がり1を越え、全休の病変も一側肺を越えている。

l I 2

病変は左肺全部を占め、かつ空洞部分の面積が広がり1を越えている。

l II 1

明らかな空洞を認めるが、病変の範囲も空洞面積もI型の条件に該当しない。

b II 3

病変は一側肺以上に達しているが空洞はI型の条件を満たさない。

r III 1

周辺がぼやけた病影のみからなり不安定と考えられる。

b III 3

広く散布した細菌性病変で空洞はみえないのでIII。粟粒結核も同様に扱う。

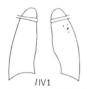

l IV 1

小さい安定した結核腫と数個の石灰沈着を認める。

V

瘢痕状病変および石灰化像のみよりなり治療したものと考えられる。

V

初感染巣の石灰沈着もVである。

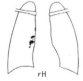

r H

肺門リンパ節腫脹のみ。もしリンパ節と対応して肺野にも浸潤巣を認めればr III 1rHとなる。

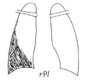

r Pl

滲出性胸膜炎の像のみで肺野の病変はみえない。

r II 1l 0p

右に空洞、左に成形のあとがある。もし成形術で虚脱した部分に空洞がみえたらb II 1l 0pとなる。

図 日本結核病学会病型分類（学会分類）の例示
（日本結核病学会 用語委員会．新しい結核用語辞典．南江堂，2008．より引用）

References

1) Shimoda M, et al. Usefulness of gastric aspirate for the diagnosis of smear-negative pulmonary tuberculosis. J Infect Chemother. 2022 Jul;28(7):1041-4.

2) Eom JS, et al. Bronchial washing using a thin versus a thick bronchoscope to diagnose pulmonary tuberculosis：A randomized trial. Clin Infect Dis. 2022 Sep 24;ciac789.

3) Tuon FF, et al. Adenosine deaminase and tuberculous meningitis--a systematic review with meta-analysis. Scand J Infect Dis. 2010 Mar;42(3):198-207.

4) 結核療法研究協議会内科会. 肺結核治療終了後再発要因に関する前向き調査研究. 結核. 2018;93(6):409-15.

5) 日本結核・非結核性抗酸菌症学会 治療委員会，抗酸菌検査法検討委員会. 多剤耐性結核治療の短期化，結核医療の基準に18カ月未満の治療を含める方向について. Kekkaku. 2023；98(5):1-4.

6) Donovan J, et al. Adjunctive Dexamethasone for Tuberculous Meningitis in HIV-Positive Adults. N Engl J Med. 2023 Oct 12;389(15):1357-67.

7) Yang HK, et al. Incidence of toxic optic neuropathy with low-dose ethambutol. Int J Tuberc Lung Dis. 2016 Feb; 20(2):261-4.

8) 森野英里子，他. 結核治療中に認められた白血球数減少症についての多施設共同研究. 日本結核病学会総会，2018. 特別報告.

9) Lee YM, et al. Incidence and Clinical Outcomes of *Clostridium difficile* Infection after Treatment with Tuberculosis Medication. Gut Liver. 2016 Mar;10(2):250-4.

10) Kurahara Y, et al. The feasibility of rifampicin Re-administration in patients with tuberculosis and Clostridioides difficile infection. J Infect Chemother. 2022 Apr;28(4):558-62.

11) 滝久司，他. 肺結核短期強化療法に用いるPyrazinamideの副作用である高尿酸血症の疫学調査. 結核. 2008;83(7):497-501.

⓭ 非結核性抗酸菌（NTM）症
（*Mycobacterium avium* complex [MAC]、*M. kansasii* など）

🔍 ポイント

■ *Mycobacterium avium* complex（MAC）には複数の菌種が含まれるが、臨床的には *M. avium*、*M. intracellulare* の2種類を知っておけばよい。

■ 肺の構造変化は非結核性抗酸菌（NTM）保菌のリスクである。気管支拡張症の約10%が気道にNTMを有している[1]。

■ 約10〜20%は無治療で自然に排菌が停止する。

■ NTM症の経過はきわめて長く、10年を超えてフォローアップすることも珍しくない。

■ **肺MAC症に対するクラリスロマイシン単剤治療は禁忌である。**

■ 肺NTM症の9割はMACであり、*M. kansasii* が4%、*M. abscessus* が3%程度である。ただし、*M. abscessus* が増えており、これが現在は2位と思われる。

■ 日本ではMACの7割が *M. avium*、3割が *M. intracellulare* である[2]。ただし、中国・四国・九州地方は *M. intracellulare* が5〜6割を占める[3]。沖縄では *M. abscessus* がNTMの3割を占める。

■ 迅速発育菌（7日以内にコロニーが形成される抗酸菌）は「ABC For rapid」（*A*bscessus、*C*helonae、*F*ortuitum）の3菌種を覚えておく。

■ 空洞のある肺MAC症、肺 *M. abscessus* 症は予後不良である（BACESスコアで評価 [p.102 下表]）。

➡ 手順

①喀痰検査で同一菌種が2回以上検出されることで診断される。胃液も有効である[4]。

②初診の時点では肺結核と誤認されることが多い。喀痰の抗酸菌塗抹検査が陽性であるにもかかわらず、結核菌の PCR・LAMP 法が陰性で MAC の PCR・アキュプローブ法が陽性ならば肺 MAC 症と判断する。結核が強く疑われる場合を除き、PCR や LAMP 法を待ってから専門施設を紹介してもよい。MAC が否定されれば培養や質量分析法（MALDI-TOF MS）などによって NTM 症の同定を行う。

　▫ブロスミック SGM（極東製薬）は遅発育菌用のキットであり、迅速発育菌に対してはブロスミック RGM（極東製薬）を用いる。MAC、M. kansasii は前者で、M. abscesuss に関しては後者で感受性検査を行う。

③血液検査では MAC 抗体の測定が有用である（0.7 U/mL をカットオフ値としたとき、感度 69.6％、特異度 90.6％。免疫抑制状態では感度は低下する）[5]。QFT・T-SPOT も結核の除外診断に有用である[6]。

　▫肺 MAC 症の約 3 分の 1 が MAC 抗体陰性である。喀痰培養が陰性であっても、MAC 抗体が高ければ気管支鏡検査によって MAC 陽性になる可能性が高い[7]。カットオフ値 0.7 U/mL 近傍で悩むことは多くなく、明確な陽性例は 19 U/mL を超えてくる。

　▫MAC 抗体陽性は、治療が必要な悪化を予測する因子である[8]。

　▫治療効果がある肺 MAC 症では、経時的に MAC 抗体価が低下することがわかっている[9],[10]。

　▫ただし MAC 抗体は M. abscessus、M. fortuitum、M. chelonae などの迅速発育菌で偽陽性になることがあるため、注意が必要である。

④当該疾患で多い受診パターンは、(1) 胸部異常陰影を指摘された、(2) 慢性咳嗽、(3) 血痰（全体の 4 割）、である。

⑤播種性 NTM 症をみたとき、抗インターフェロン γ 自己抗体を確認する（熊本大学、新潟大学など）。繰り返す帯状疱疹や、非チフス性サルモネラ菌血症があれば疑わしい[11]。ただし、健常者でも 2％でインターフェロン γ 抗体が陽性になるので注意が必要である。抗体陽性例は、QFT の陽性コントロール検出ができないため「判定不可」になる。

✚ 治　療

■基本的にはどの菌に対しても治療を導入するスタンスでよいが、高齢者や内服薬の副作用が大きいときは watchful waiting（経過観察）も検討される。watchfulwaiting を選択した症例では、41.0 ～ 52.2％が自然に培養陰性化する（肺 MAC 症全体では 10.5 ～ 21.6％）[12],[13]。

■化学療法が必須であるが、病変が片側の 1 葉で患者さんの年齢が 50 歳未満のように若い場合は外科的切除も考慮する。外科的治療の目標は病状のコントロールであり、病巣が限局している場合でも相対的治癒であって根治的治癒ではない。

■MAC が検出されたら、その後クラリスロマイシンの感受性をブロスミック SGM などで確認すること（クラリスロマイシン耐性の MAC の治療はアミノグリコシドの投与と病巣の切除が原則）。結核菌用の感受性試験を行わないようにする（菌種判明前の喀痰抗酸菌検査＋結核菌感受性試験のセットオーダーは避ける）。

■M. kansasii はブロスミック SGM で RFP の感受性をみるが、この菌種については結核菌用の培地で RFP の感受性を判定してもよいとされている。

■内服導入後は、2 週間毎に肝機能障害やその他の副作用をチェックし、徐々に受診間隔をあけていくことが多い。

　▫MAC 症に対する標準 3 剤治療（RECAM：リファンピシン＋エタンブトール＋クラリスロマイシン）（364 例）の副作用頻度は、肝機能障害 19.5％（発現中央値 55 日）、白血球減少 20.0％（発現中央値 41 日）、血小板減少 28.6％（発現中央値 61.5 日）、皮疹 9.3％（発現中央値 30 日）、眼毒性 7.7％（発現中央値 278 日）であった[14]。

　▫エタンブトールを用いる場合、15 mg/kg で計算するときには「切り下げること」を基本とする（40 kg なら 15 × 40 ＝ 600 mg だが、250 mg 錠 2 錠/日とする）（可能ならルーチンでの眼科併診が望ましい）。

▶肺 MAC 症：体重 60 kg の場合

例

リファンピシン（150 mg）　4 カプセル分 1
エブトール®（250 mg）　3 錠分 1（長期治療のため視力障害に注意）
ジスロマック®（250 mg）　1 錠分 1　または　クラリスロマイシン（200 mg）
4 錠分 2

- ①血痰・喀血症状がある、②空洞形成がある、③高度な気管支拡張がある、④病変範囲が一側肺の 3 分の 1 を超える、⑤喀痰塗抹排菌量が 2 + 以上の場合、診断後すぐ治療すべきである[12]。
- ①自覚症状がほとんどなく、画像で空洞病変を認めず、気管支拡張病変が軽度で、病変範囲が一側肺の 3 分の 1 以内の喀痰塗抹陰性例、② 75 歳以上の高齢者症例、については経過観察可能症例とすべきである[15]。
- 無治療の肺 MAC 症の 4 年死亡率は 18％とされており[16]、たとえ高齢であっても患者さんとの話し合いで治療するかどうかを熟考すべきである。
- 上記にアミカシン 400 ～ 500 mg 24 時間毎を併用してもよい。またはストレプトマイシン、カナマイシンの各々 15 mg／kg／日以下を週 2 回あるいは週 3 回の筋注併用でもよいが使用頻度は減りつつある。
- 難治性の肺 MAC 症に対して吸入アミカシンが有効であり、アリケイス®吸入液 590 mg が発売された。専用の吸入器（ラミラ®）を用いて 1 日 1 回吸入する。高額療養費制度を適用する（p.312）。
- アジスロマイシンは 250 mg 1 日 1 回投与で用いるが、結節・気管支拡張型の場合、500 mg 週 3 回のレジメンも可。
- 国際ガイドライン[17]では、クラリスロマイシンよりもアジスロマイシンのほうが推奨されている。クラリスロマイシン併用レジメンと比較してアジスロマイシン併用レジメンのほうが、治療変更または中止のリスクが低い[18]。
- クラリスロマイシン耐性例の解析では、同薬耐性のリスクとして標準治療経過中のエタンブトール中止が多く[19]、日本では 6 割以上の患者さんが標準治療を 12 ヶ月以上継続できていない[20]。
- リファンピシンはマクロライド耐性予防のために用いられるが、臨床的重要性はマクロライド＞エタンブトール＞リファンピシンである。
- 副作用などによりリファンピシンの内服が厳しいとき、エタンブトール・クラリスロマイシンの 2 剤併用療法でも効果がある。
- 標準治療薬のいずれかが使用できない場合、標準治療では病勢が抑えられない場合、クラリスロマイシンの MIC ≧ 32 高度耐性の場合、グレースビット®（50 mg）2 錠分 1 の追加を考慮。
- 治療期間は菌陰性化後 1 年とされているが、それを超えて治療を継続する症例も少なくない。特に空洞を有する例では 1 年ほど延長したほうがよい。15 ヶ月未満の治療期間だと再発リスクが高いとする報告があり、今後 15 ヶ月以上の治療が推奨される可能性がある[21]。死亡リスクの低減のため、総投与期間は 18 ヶ月以上とする[22]。

▶肺 MAC 症：難治例

例　A 法＋吸入アミカシン（アリケイス®）　590 mg　1 日 1 回吸入

| NB型
（重症は除く） | **A法　毎日投与**
CAM 800 mg
or AZM 250 mg
EB 10～15 mg/kg
（750 mgまで）
RFP*10 mg/kg
（600 mgまで） | OR | **B法　週3回投与**
CAM 1000 mg
or AZM 500 mg
EB 20～25 mg/kg
（1000 mgまで）
RFP*600 mg | ※RFP 忍容性の低い症例、薬剤相互作用を懸念する症例では RFP を減量・中止も検討 |

| FC型
空洞のあるNB型
重度のNB型 | **A法** + | 治療初期（3～6ヶ月）に以下のいずれかを併用
SM 15 mg/kg以下（1000 mgまで）週2～3回筋注
or AMK 15 mg/kg連日または15～25 mg/kg週3回点滴
（AMKは50歳以上の場合8～10 mg/kg週2～3回、最大500 mg）

必要に応じて外科治療の併用を検討 |

| 難治例
（多剤併用療法を6ヶ月以上実施しても細菌学的効果が不十分） | **A法** + | 以下のいずれかを併用
ALIS 590 mg/日吸入
or SM 15 mg/kg以下（1000 mgまで）週2～3回筋注
or AMK 15 mg/kg連日または15～25 mg/kg週3回点滴
（AMKは50歳以上の場合8～10 mg/kg週2～3回、最大500 mg）

必要に応じて外科治療の併用を検討 |

図　肺 MAC 症の治療

・ALIS：アミカシンリポソーム吸入用懸濁液，FC 型：線維空洞型，NB 型：結節・気管支拡張型
（日本結核・非結核性抗酸菌症学会．成人肺非結核性抗酸菌症化学療法に関する見解 2023 年改訂．Kekkaku. 2023; 98（5）:1-11. より引用改変）

TOPIC

週 3 回治療（TIW）の是非
基本的に結節・気管支拡張型の肺 MAC 症に適用されるレジメン（B 法）だが、連日治療のほうが間欠治療よりも培養陰性化率が高いという研究結果もあり、連日を選択したほうがよいとする見解もある[23]。

表　肺非結核性抗酸菌（NTM）症に対する外科治療の目安

	R0	R1
D0	I	II
D1	III	IVa/IVb

D：破壊的病変
R：薬剤耐性
a：マクロライド感受性
b：マクロライド耐性
0：いいえ
1：はい

I：　外科的治療の適応なし
II：　限局性病変の場合は外科的治療の適応
III：　再発・再発予防のため外科的治療の適応
IVa：外科的治療の適応
IVb：外科的治療の強い適応

（山田勝雄，他．高齢者肺非結核性抗酸菌症に対する外科治療の適応と成績．日呼吸誌．2021；10（4）:323-9. より引用）

表 肺非結核性抗酸菌症(NTM)に対する外科治療の指針(日本結核・非結核性抗酸菌症学会)

(1) 排菌源または排菌源となりうる主病巣が明らかで、かつ以下のような病状の場合 ・化学療法にても排菌が停止しない、または再排菌があり、画像上病巣の拡大または悪化傾向がみられるか予想される。 ・排菌が停止しても空洞性病巣や気管支拡張病変が残存し、再発再燃が危惧される。 ・大量排菌源病巣からのシューブ(急性増悪)を繰り返し、病勢の急速な進行がある。
(2) 喀血、繰り返す気道感染、アスペルギルスの混合感染例などでは排菌状況にかかわらず責任病巣は切除の対象となる。
(3) 非結核性抗酸菌症の進行を考えると年齢は 70 程度までが外科治療の対象と考えられるが、近年の元気な高齢者の増加や、症状改善の期待などを考慮すると 70 歳代での手術適応もありうる。
(4) 心肺機能その他の評価で耐術である。
(5) 対側肺や同側他葉の散布性小結節や粒状影は必ずしも切除の対象としなくてよい。

(日本結核学会 非結核性抗酸菌症対策委員会. 肺非結核性抗酸菌症に対する外科治療の指針. 結核. 2008;83(7):527-8. より引用改変)

役立ちメモ

アミカシンリポソーム吸入用懸濁液(ALIS)の嗄声
ALIS を開始すると全体の約半数が嗄声を経験する。ぬるま湯のうがいやデカリニウムトローチなどによる保存的治療を行う。吸入ステロイドと同じく食事前に吸入するほうが嗄声リスクが低いという報告もある[24]。難治性肺 MAC 症における ALIS の培養陰性化の NNT は 5〜6 であり、続けてもらうよう工夫する[25]。

一口メモ

NTM 症と関節リウマチ[26]
NTM 症と確診されている場合、原則として自己免疫性疾患に対する生物学的製剤は禁忌である。しかし、菌種が MAC で、X 線病型が結節・気管支拡張型であり、肺の既存病変が軽度、全身状態が良好、抗 NTM 治療が長期にわたって継続でき、治療反応性が良好であることが確認され、生物学的製剤の投与の必要性が高い高活動性の関節リウマチである場合は投与可能である。JAK 阻害薬は TNF-α 阻害薬より NTM 感染症に対するリスクは低いと思われるが、コンセンサスはない。最もリスクが低いのは、アバタセプト(オレンシア®)である。ちなみに筆者は、NTM であってもメトトレキサートは通常と同じように処方している。

▶ *M. kansasii*:体重 60 kg の場合

例
リファンピシン(150 mg) 4 カプセル分 1
エブトール®(250 mg) 3 錠分 1(長期治療のため視力障害に注意)
ジスロマック®(250 mg) 1 錠分 1 または クラリスロマイシン(200 mg) 4 錠分 2
または
イスコチン®(100 mg) 3 錠分 1
リファンピシン(150 mg) 4 カプセル分 1
エブトール®(250 mg) 3 錠分 1(長期治療のため視力障害に注意)

▫ *M. kansasii* は無治療軽快が少ないため、診断がつけば基本的に治療を開始する。
▫ *M. kansasii* の 2 割でインターフェロン-γ 遊離試験(IGRA)偽陽性になる。
▫ まれにキードラッグのリファンピシンに耐性の菌がいるが、その場合はキノロン系を用いる。
▫ 治療期間は菌陰性化後 1 年とされているが、それを超えて継続する症例も少なくない。

▶ *M. abscessus*：体重 60 kg の場合

■ 早期限局性なら手術を考慮すべきだが、外科治療適応外の場合、以下の内科的治療を行う。

例
```
┌ チエナム® 0.5 〜 1 g　12 時間毎
│ アミカシン 400 〜 500 mg　24 時間毎（TDM で用量調整）
│ ジスロマック®（250 mg）　1 錠分 1　または　クラリスロマイシン（200 mg）
└ 4 錠分 2
```
ジスロマック®などを併用
上記にランプレン®（50 mg）　2 カプセル分 1、グレースビット®（50 mg）　2錠分 1 などを併用
注射レジメンは長期継続が難しく、4 週間程度の初期治療終了後は、マクロライド内服を続けたままアミカシン点滴週 3 回、クロファジミン（ランプレン®）（50 mg）　2 カプセル分 1、キノロン系（グレースビット®［50 mg］　2〜 4 錠分 1）を継続することを検討する（全体的にエビデンス不十分）

マクロライド感受性肺*M. abscessus*症
(*erm*(41)による誘導耐性がない、*rrl*遺伝子変異による耐性がない)

強化期間　3剤以上	維持期間　2剤以上
約4週間入院・毎日点滴	排菌陰性化から1年以上が目安 治療期間は個々の症例で検討

イミペネム／シラスタチン		
	空洞有無・排菌量により延長検討	
アミカシン	**外来週3回**　通常6ヶ月まで	保険審査上認められる
アジスロマイシンあるいはクラリスロマイシン		
クロファジミン		
シタフロキサシン　保険適用外 MICの低さから使用することも		

有効だが保険適用外：チゲサイクリン、オマダサイクリン、吸入アミカシン、リネゾリド、テディゾリド

マクロライド耐性肺*M.abscessus*症
(*erm*(41)による誘導耐性がある、*rrl*遺伝子変異による耐性がある)

強化期間　4剤以上	維持期間　2剤以上
4週間以上入院・毎日点滴	排菌陰性化から1年以上が目安 治療期間は個々の症例で検討

イミペネム／シラスタチン	90日上限 空洞有無・排菌量により延長検討	
アミカシン	**外来週3回**　通常6ヶ月まで	保険審査上認められる
アジスロマイシンあるいはクラリスロマイシン	期待できないが、免疫調整作用を期待して投与することも	
クロファジミン		
シタフロキサシン　保険適用外 MICの低さから使用することも		

有効だが保険適用外：チゲサイクリン、オマダサイクリン、吸入アミカシン、リネゾリド、テディゾリド

- 初期のイミペネム・アミカシンの使用が治療成功率を上げるキードラッグである[27]。菌量が多ければアミカシンは長めに投与する（外来で週 3 回合計 6 ヶ月など）。
- マクロライド感受性の本症を耐性化させない努力が必要である。
- キノロンの中ではシタフロキサシンが最も良好な MIC を示す[28]。
- 2021 年 9 月、アミカシンあるいはマクロライドとの併用投与において 90日を上限としてイミペネム/シラスタチン（チエナム®）の使用、およびク

（つづく）

ロファジミン（ランプレン®）の使用が審査上認められた。クロファジミンの使用については、日本結核・非結核性抗酸菌症学会の結核・抗酸菌症指導医にコンサルトすることが条件であり、高率に出現する皮膚着色の副作用について説明が必要である。皮膚着色は薬剤を中止すれば2～3ヶ月で軽快する。
- クロファジミンの血中濃度の立ち上がりには時間がかかるため、初期強化治療時に導入しておくことが望ましい。
- 国際的にはチゲサイクリンやオマダサイクリンも用いられているが日本では保険適用外。
- *M. abscessus* にはリファンピシンやエタンブトールは無効である（自然耐性）。

📝 一口メモ

M. abscessus の亜種

M. abscessus で予後が良いのは *erm*（41）遺伝子の一部欠損（truncation）がある *M. massiliense* であり、全体の約4割を占める。*erm*（41）遺伝子活性の有無は、3日目のクラリスロマイシン感受性検査が感受性で、14日後には耐性に変化することで推定できる（ブロスミックRGMを使用）。14日目のクラリスロマイシンが感受性であれば *M. massiliense* を想定する。*M. abscessus* であっても約10%にC28 sequevar があり、これはT28と比べて治療反応性が良い[29]。C28と *M. massiliense* は陰性化率が高いため、通常のMACと同様に菌陰性化後15ヶ月くらい継続して治療終了してよい。ちなみに、最近C28とT28の鑑別が可能なKANEKA DNA Chromatography MABC/*erm*（41）が発売されているが保険収載されていない。

📝 一口メモ

アミカシンの投与

基本的に15 mg/kgを1日1回投与するが、ピーク血中濃度25～35 mg/L、トラフ5 mg/L未満を目指す。週3回の場合、ピーク血中濃度65～85 mg/Lを目指すこととされているが、現場では初期投与量をそのまま継続していることも多い。アミカシンの上限は、症例に応じて500 mgを超えて調整することは許容される。

📌 TOPIC

肺 *M. abscessus* 症に対する吸入アミカシン

肺MAC症に対して保険適用される吸入アミカシン（アリケイス®）だが、医学的には肺 *M. abscessus* 症に対しても有効である[30],[31]。"antibiotic nightmare" と呼ばれる菌種であり、特にマクロライド耐性例についてはいずれ臨床現場で使えることが期待される。

❓ これだけは説明しておきたい

- NTM症の治療には年単位を要すること。
- きわめて慢性の感染症であるため、悪化と改善は緩徐であること。そのため治療経過に過度に一喜一憂しなくてもよい。
- 血痰の症状が出やすいこと。止血剤（アドナ®、トランサミン®など）を用いてコントロール可能だが、カテーテル治療が必要な場合もある（気管支動脈塞栓術）。
- エブトール®は長期に投与すると視神経障害を起こすことがあるので、新聞の字がはっきり読めるかどうかなど逐一確認しておく。1～3ヶ月ごとに眼科を受診することが望ましい。
- クラリスロマイシンを常用しているときは、ベルソムラ®を服用するとベルソムラ®の血中濃度が上がるので禁忌である。デエビゴ®は併用禁忌ではなく、併用注意である。
- MACの場合、土壌や風呂場（シャワーヘッド）からの再感染が起こりうる。土いじりやガーデニングは避けるようお願いする。

? 患者さんからよくある質問

- **「NTM（MAC, *M. abscessus* など）はどこから感染するのですか？」**
  → 「水回りや土などの環境から感染するとされています。しかし、特定の人が感染に弱いこともわかっており、徹底的に曝露を回避することが有効かどうかまだ明確ではありません。それでも、お風呂で換気していただいたり、エアロゾル吸入を減らすために畑仕事のときにマスクをしていただいたり、こちらから工夫をお願いすることもあります」

- **「家族に NTM 症をうつしていないでしょうか？」**
  → 「基本的にはヒトからヒトへは感染しません※」
  ※ *M. abscessus* はヒト – ヒト感染がありうるとされているが[32),33),34)]、そのインパクトはまだよくわかっていない。

- **「NTM 症は治りますか？」**
  → 「菌が陰性化して治癒される方もいます。我々もそれを目指しています。しかし、菌と共存したり再発を繰り返したりする方もいて、長く付き合っていくことも多いです」
  □ 肺 MAC 症は無治療でも 10 ～ 20%が排菌停止する。

資 料

表 肺非結核性抗酸菌症（NTM）の診断基準

A. 臨床的基準（以下の 2 項目を満たす）
1. 胸部画像所見（HRCT を含む）で、結節性陰影、小結節性陰影や分枝状陰影の散布、均等性陰影、空洞性陰影、気管支または細気管支拡張所見のいずれか（複数可）を示す。ただし、先行肺疾患による陰影がすでにある場合は、この限りでない。
2. 他の疾患を除外できる。
B. 細菌学的基準（菌種の区別なく、以下のいずれか 1 項目を満たす）
1. 2 回以上の異なった喀痰検体での培養陽性。
2. 1 回以上の気管支洗浄液での培養陽性。
3. 経気管支肺生検または肺生検組織の場合は、抗酸菌症に合致する組織学的所見と同時に組織、または気管支洗浄液、または喀痰での 1 回以上の培養陽性。
4. まれな菌種や環境から高頻度に分離される菌種の場合は、検体種類を問わず 2 回以上の培養陽性と菌種同定検査を原則とし、専門家の見解を必要とする。
以上の A、B を満たす。

（日本結核・非結核性抗酸菌症学会 教育・用語委員会. 結核症の基礎知識（改訂第 5 版）. VII非結核性抗酸菌症（結核. 2021; 96（3）:119-23）. より引用）

表 知っておきたい非結核性抗酸菌

日常的によく遭遇する菌種	*M. avium*・*M. intracellulare*（*M. avium* complex）※、*M.kansasii*、*M. abscessus*、*M. massiliense*
カンファレンスなどでときに遭遇する菌種	*M. fortuitum*、*M. szulgai*、*M. chelonae*、*M. gordonae*
環境コンタミネーションしやすい菌種	*M. chelonae*、*M. gordonae*、*M. scrofulaceum*、*M. lentiflavum*
まれにみられる菌種	*M. nonchromogenicum*、*M. terrae*、*M. scrofulaceum*、*M. simiae*、*M. shimoidei*、*M. thermoresistibile*、*M. heckeshornense*、*M. intermedium*、*M. lentiflavum* subsp. *shinshuense*（*M. shinshuense*）（Buruli 潰瘍）、*M. malmoense*、*M. branderi*、*M. celatum*、*M. genavense*、*M. haemophilum*、*M. triplex*、*M. goodii*、*M. marinum*、*M. magenitense*、*M. mucogenicum*、*M. peregrinum*、*M. bovis* BCG 株（BCG 接種あるいは膀胱癌に対する BCG 膀胱内注入による）

※近年複数の遺伝子領域をシークエンスして、sequevar を新しい菌種として報告する例が増えている。

表　非結核性抗酸菌（NTM）の検出とその臨床的関連性、治療法

菌種	臨床的関連性	治療法
M. terrae	低い	マクロライド＋エタンブトール±感受性薬1剤
M. lentiflavum	低い	クラリスロマイシン＋キノロンにリファンピシン±エタンブトールを追加
M. mucogenicum、M. smegmatis	9%	不明
M. gordonae	13%	RE＋マクロライド
M. fortuitum	13%	感受性を参考に2剤以上 初期はIMP／CS＋AMKなどの点滴 erm遺伝子がありマクロライドを含めた治療には注意
M. simiae	43%	アミカシン＋ST合剤、リネゾリドも有効
M. xenopi	46%	RE＋（マクロライドorキノロン） 重症例にはアミノグリコシドも有効
M. malmoense	中等度	HRE±クラリスロマイシンorキノロン 重症例にはアミノグリコシドも有効
M. szulgai	高い	RE＋マクロライド±キノロンから3〜4剤選択 重症例にはアミノグリコシドも有効
M. avium	63%	前述
M. intracellulare	88%	
M. kansasii	78%	
M. abscessus	61%	
M. massiliense	73%	

・HRE：イソニアジド＋リファンピシン＋エタンブトール
・RE：リファンピシン＋エタンブトール
（Zweijpfenning SMH, et al. Geographic Distribution of Nontuberculous Mycobacteria Isolated from Clinical Specimens: A Systematic Review. Semin Respir Crit Care Med. 2018 Jun;39（3）:336-42. などを参考に著者作成）

表　BACESスコア（肺NTM症の予後予測スコア）

	項目	点
B	BMI＜18.5 kg／m^2	1
A	年齢≧65歳	1
C	空洞性病変（胸部CT）	1
E	赤沈　男性＞15 mm／時 　　　女性＞20 mm／時	1
S	男性（性別）	1

・5年死亡率は、0点1.2%、1点3.2%、2点8.4%、3点21.3%、4点47.8%、5点82.9%。
（Kim HJ, et al. BACES Score for Predicting Mortality in Nontuberculous Mycobacterial Pulmonary Disease. Am J Respir Crit Care Med. 2021 Jan 15; 203（2）: 230-6. より引用）

✏️ 一口メモ

肺アスペルギルス症と肺MAC症の合併
肺アスペルギルス症と肺MAC症の共感染がありアゾール系とマクロライド系を併用する場合、マクロライド系は相互作用の少ないアジスロマイシンを使用する。リファンピシン併用でアゾールの血中濃度がかなり低下するため、肺MAC症治療におけるリファンピシンの位置付けが他剤ほど高くないことも踏まえ、リファンピシン抜きでレジメンを組むのが一般的である。

References

1) Zhou Y, et al. Global prevalence of non-tuberculous mycobacteria in adults with non-cystic fibrosis bronchiectasis 2006-2021: a systematic review and meta-analysis. BMJ Open. 2022 Aug 1;12 (8) :e055672.

2) Suzuki K, et al. Clinical significance and epidemiologic analyses of *Mycobacterium avium* and *Mycobacterium intracellulare* lung disease from post-marketing surveillance. Respir Investig. 2018 Jan;56 (1) :87-93.

3) Morimoto K, et al. Population-Based Distribution of *Mycobacterium avium* and *Mycobacterium intracellulare* in Japan. Microbiol Res. 2021; 12 (3) : 739-43.

4) Shimoda M, et al. Usefulness of gastric aspirates for diagnosing nontuberculous mycobacteriosis. Sci Rep. 2023 May 15;13 (1) :7858.

5) Shibata Y, et al. Diagnostic test accuracy of anti-glycopeptidolipid-core IgA antibodies for *Mycobacterium avium* complex pulmonary disease: systematic review and meta-analysis. Sci Rep. 2016 Jul 4;6:29325.

6) Kitada S, et al. Serodiagnosis of *Mycobacterium avium*-complex pulmonary disease using an enzyme immunoassay kit. Am J Respir Crit Care Med. 2008 Apr 1;177 (7) : 793-7.

7) Shimada D, et al. Detection of *Mycobacterium avium-intracellulare* Complex (MAC)by Bronchial Lavage and the Relationship with Titers of Anti-Glycopeptidolipid-Core IgA Antibodies to MAC in Patients with Pulmonary MAC Disease. Infect Drug Resist. 2023 Feb 17;16:977-84.

8) Matsuda S, et al. Clinical significance of anti-glycopeptidolipid-core IgA antibodies in patients newly diagnosed with *Mycobacterium avium* complex lung disease. Respir Med. 2020 Sep;171:106086.

9) Fukushima K, et al. Serum GPL core antibody levels are associated with disease activity and treatment outcomes in *Mycobacterium avium* complex lung disease following first line antibiotic treatment. Respir Med. 2021 Aug 26;187:106585.

10) Maekura R, et al. Long-Term Prognosis and Antimycobacterial Glycolipid Antibody as Biomarker in *Mycobacterium avium-intracellulare* Complex Pulmonary Disease. Microbiol Spectr. 2022 Jun 29;10 (3) : e0053022.

11) Hase I, et al. Patient ethnicity and causative species determine the manifestations of anti-interferon-gamma autoantibody-associated nontuberculous mycobacterial disease: a review. Diagn Microbiol Infect Dis. 2017 Aug;88 (4) :308-15.

12) Kwon B, et al. The natural history of non-cavitary nodular bronchiectatic *Mycobacterium avium* complex lung disease. Respir Med. 2019 Apr;150:45-50.

13) Kim BG, et al. Spontaneous Cultural Conversion Rate of *Mycobacterium avium* Complex Pulmonary Disease Based on BACES Severity. J Clin Med. 2023 Nov 16;12 (22) :7125.

14) Kamii Y, et al.Adverse reactions associated with long-term drug administration in *Mycobacterium avium* complex lung disease. Int J Tuberc Lung Dis. 2018 Dec 1;22 (12) :1505-10.

15) 日本結核・非結核性抗酸菌症学会 教育・用語委員会. 結核症の基礎知識（改訂第5版）. Ⅶ. 非結核性抗酸菌症（結核 2021; 96 (3) : 119-23).

16) Wang PH, et al. Clinical course and risk factors of mortality in *Mycobacterium avium* complex lung disease without initial treatment. Respir Med. 2020 Sep;171:106070.

17) Daley CL, et al. Treatment of Nontuberculous Mycobacterial Pulmonary Disease: An Official ATS/ERS/ESCMID/IDSA Clinical Practice Guideline. Clin Infect Dis. 2020 Aug 14;71 (4) :905-13.

18) Ku J, et al. Tolerability outcomes of ATS/IDSA guideline-recommended multi-drug antibiotic treatment for Mycobacterium avium complex pulmonary disease in U.S. Medicare beneficiaries with bronchiectasis. Chest. 2023 Dec 10:S0012-3692 (23) 05846-4.

19) Morimoto K, et al. Macrolide-Resistant *Mycobacterium avium* Complex Lung Disease: Analysis of 102 Consecutive Cases. Ann Am Thorac Soc. 2016 Nov;13 (11) :1904-11.

20) Morimoto K, et al. Actual practice of standard treatment for pulmonary nontuberculous mycobacteriosis in Japan. Respir Med. 2019 Oct-Nov; 158:67-9.

21) Furuuchi K, et al. Treatment duration and disease recurrence after the successful treatment of patients with *Mycobacterium avium* complex lung disease. Chest. 2020 Jun;157 (6) :1442-5.

22) Kim J, et al. Impact of treatment on long-term survival of patients with *Mycobacterium avium* complex pulmonary disease. Clin Infect Dis. 2023 Jul 5;77 (1) :120-6.

23) Jung J, et al. Comparison of treatment outcomes between intermittent and daily regimens in non-

cavitary nodular bronchiectatic-type *Mycobacterium avium* complex pulmonary disease in relation to sputum smear results: a retrospective cohort study. Antimicrob Agents Chemother. 2023 Oct 16;e0100323.

24）Kurahara Y, et al. Management of dysphonia caused by amikacin liposome inhalation in M. avium complex pulmonary disease. Int J Tuberc Lung Dis. 2023;27（11）:872-3.

25）Marras T, et al. Amikacin liposome inhalation suspension clinical benefit–risk assessment for refractory *Mycobacterium avium* complex lung disease. ERJ Open Research 2022 8: 00623-2021.

26）日本呼吸器学会 炎症性疾患に対する生物学的製剤と呼吸器疾患 診療の手引き 第 2 版作成委員会．炎症性疾患に対する生物学的製剤と呼吸器疾患 診療の手引き，第 2 版．日本呼吸器学会．2020.

27）Kwak N, et al. *Mycobacterium abscessus* pulmonary disease: individual patient data meta-analysis. Eur Respir J. 2019 Jul 11;54（1）. 1801991.

28）Fujiwara K, et al. Minimum Inhibitory Concentrations before and after Antibacterial Treatment in Patients with *Mycobacterium abscessus* Pulmonary Disease. Microbiol Spectr. 2021 Dec 8;e0192821.

29）Morimoto K, et al. Clinico-microbiological analysis of 121 patients with pulmonary *Mycobacteroides abscessus* complex disease in Japan - An NTM-JRC study with RIT. Respir Med. 2018 Dec;145:14-20.

30）Kang N, et al. Outcomes of Inhaled Amikacin-Containing Multidrug Regimens for *Mycobacterium abscessus* Pulmonary Disease. Chest. 2021 Feb 20;S0012-3692（21）00290-7.

31）Siegel SA, et al. Open-Label Trial of Amikacin Liposome Inhalation Suspension in Mycobacterium abscessus Lung Disease. Chest. 2023 Jun 17;S0012-3692（23）00807-3.

32）Bryant JM, et al. Emergence and spread of a human-transmissible multidrug-resistant nontuberculous mycobacterium. Science. 2016 Nov 11;354（6313）:751-7.

33）Fujiwara K, et al. Potential Cross-Transmission of *Mycobacterium abscessus* among Non-Cystic Fibrosis Patients at a Tertiary Hospital in Japan. Microbiol Spectr. 2022 May 10; e0009722.

34）Komiya K, et al. Massive and Lengthy Clonal Nosocomial Expansion of Mycobacterium abscessus subsp. massiliense among Patients Who Are Ventilator Dependent without Cystic Fibrosis. Microbiol Spectr. 2023 Aug 17;11（4）:e0490822.

3 閉塞性肺疾患

- 閉塞性肺疾患では多数の吸入薬を使用する。喘息と COPD に対して使用することがある吸入薬を最初に掲載しておく。

ICS
◇オルベスコ インヘラー
◇パルミコート タービュヘイラー
◇パルミコート吸入液
◇フルタイド ディスカス
◇フルタイド エアゾール
◇キュバール エアゾール
◇アズマネックス ツイストヘラー
◇アニュイティ エリプタ

ICS/LABA
◇アドエア 100、500ディスカス
■アドエア 250ディスカス
■アドエア 50、250エアゾール
■アドエア 125エアゾール
■シムビコート タービュヘイラー
■ブデホル吸入粉末剤
◇フルティフォーム エアゾール
■レルベア100エリプタ
◇レルベア200エリプタ
◇アテキュラ吸入用カプセル

LABA
■セレベント ディスカス
●オンブレス吸入用カプセル
●オーキシス タービュヘイラー

LAMA/LABA/ICS
■テリルジー100 エリプタ
◇テリルジー200 エリプタ
●ビレーズトリ エアロスフィア
◇エナジア吸入用カプセル

LAMA/LABA
●ウルティブロ吸入用カプセル
●アノーロ エリプタ
■スピオルト レスピマット
ビベスピ エアロスフィア

LAMA
●スピリーバ吸入用カプセル
●スピリーバ1.25 μgレスピマット
■スピリーバ2.5 μgレスピマット
●シーブリ吸入用カプセル
◇エクリラ ジェヌエア
■エンクラッセ エリプタ

●：COPDのみに保険適用
◇：喘息のみに保険適用
■：COPDと喘息に保険適用

表　吸入ステロイド薬（ICS）

一般名	商品名	用法用量	使用可能噴霧回数	剤形	吸入残量確認
シクレソニド	オルベスコ 50 μg インヘラー 112 吸入用	1 回 100 ～ 400 μg 1 日 1 回 (1 日 800 μg の場合、400 μg 1 回)	112	pMDI	ビヨスケ
	オルベスコ 100 μg インヘラー 56 吸入用		56		
	オルベスコ 100 μg インヘラー 112 吸入用		112		
	オルベスコ 200 μg インヘラー 56 吸入用		56		
ブデソニド	パルミコート 100 μg タービュヘイラー 112 吸入	1 回 100 ～ 400 μg 1 日 2 回	112	DPI	赤い小窓で確認
	パルミコート 200 μg タービュヘイラー 56 吸入		56		
	パルミコート 200 μg タービュヘイラー 112 吸入		112		
	パルミコート吸入液 0.25 mg パルミコート吸入液 0.5 mg	1 回 0.5 mg (1 日 2 回) または 1 回 1 mg (1 日 1 回)	—	ネブライザー	—
フルチカゾンプロピオン酸エステル	フルタイド 50 ディスカス フルタイド 100 ディスカス フルタイド 200 ディスカス	1 回 100 ～ 400 μg 1 日 2 回	60	DPI	カウンター付き
	フルタイド 50 μg エアゾール 120 吸入用		120	pMDI	シール貼付
	フルタイド 100 μg エアゾール 60 吸入用		60		

(つづく)

105

一般名	商品名	用法用量	使用可能噴霧回数	剤形	吸入残量確認
ベクロメタゾンプロピオン酸エステル	キュバール 50 エアゾール キュバール 100 エアゾール	1 回 100 〜 400 μg 1 日 2 回	100	pMDI	キュバール残量計
モメタゾンフランカルボン酸エステル	アズマネックスツイストヘラー 100 μg 60 吸入 アズマネックスツイストヘラー 200 μg 60 吸入	1 回 100 〜 400 μg 1 日 2 回	60	DPI	カウンター付き
フルチカゾンフランカルボン酸エステル	アニュイティ 100 μg エリプタ 30 吸入用 アニュイティ 200 μg エリプタ 30 吸入用	1 回 100 〜 200 μg 1 日 1 回	30	DPI	カウンター付き

表　吸入ステロイド薬/長時間作用性 β_2 刺激薬（ICS／LABA）

一般名	商品名	用法用量	使用可能噴霧回数	剤形	吸入残量確認
フルチカゾンプロピオン酸エステル/サルメテロールキシナホ酸塩	アドエア 100 ディスカス 28 吸入用、60 吸入用 アドエア 250 ディスカス 28 吸入用、60 吸入用 アドエア 500 ディスカス 28 吸入用、60 吸入用	1 回 1 吸入 1 日 2 回	28、60	DPI	カウンター付き □ エアゾールは最初 124 回になっているので 4 回の空うちが必要
	アドエア 50 エアゾール 120 吸入用 アドエア 125 エアゾール 120 吸入用 アドエア 250 エアゾール 120 吸入用	1 回 2 吸入 1 日 2 回	120	pMDI	
ブデソニド/ホルモテロールフマル酸塩水和物	シムビコートタービュヘイラー 30 吸入、60 吸入 ブデホル吸入粉末剤 30 吸入、60 吸入	1 回 1 〜 4 吸入 1 日 2 回 あるいは発作時（SMART 療法［MART 療法］）	30、60	DPI	小窓に簡易カウンター付き
フルチカゾンプロピオン酸エステル/ホルモテロールフマル酸塩水和物	フルティフォーム 50 エアゾール 56 吸入用、120 吸入用 フルティフォーム 125 エアゾール 56 吸入用、120 吸入用	1 回 2 〜 4 吸入 1 日 2 回	56、120	pMDI	色カウンター付き
フルチカゾンフランカルボン酸エステル/ビランテロールトリフェニル酢酸塩水和物	レルベア 100 エリプタ 14 吸入用、30 吸入用 レルベア 200 エリプタ 14 吸入用、30 吸入用	1 回 1 吸入 1 日 1 回	14、30	DPI	カウンター付き
モメタゾンフランカルボン酸エステル/インダカテロール酢酸塩	アテキュラ吸入用カプセル 低用量/中用量/高用量	1 回 1 カプセル吸入 1 日 1 回	—	DPI（ブリーズヘラー®）	なし

表　吸入短時間作用性抗コリン薬 (SAMA)、吸入長時間作用性抗コリン薬 (LAMA)

一般名	商品名	用法用量	使用可能噴霧回数	剤形	吸入残量確認
SAMA					
イプラトロピウム臭化物水和物	アトロベントエロゾル 20 μg	1回1～2吸入（定期使用時は1日3～4回）	200	pMDI	なし
LAMA					
チオトロピウム臭化物水和物	スピリーバ吸入用カプセル 18 μg	1回1カプセル吸入1日1回	―	DPI	なし
	スピリーバ 2.5 μg レスピマット 60吸入、1.25 μg レスピマット 60吸入	1回2吸入1日1回	60	ソフトミスト	矢印が赤い領域に入ったら残りは約14噴霧（7回分）
グリコピロニウム臭化物	シーブリ吸入用カプセル 50 μg	1回1カプセル吸入1日1回	―	DPI（ブリーズヘラー®）	なし
アクリジニウム臭化物	エクリラ 400 μg ジェヌエア 30吸入用、60吸入用	1回1吸入1日2回	30、60	DPI	10回きざみのカウンター付き
ウメクリジニウム臭化物	エンクラッセ 62.5 μg エリプタ 7吸入用、30吸入用	1回1吸入1日1回	7、30	DPI	カウンター付き

表　吸入短時間作用性 β_2 刺激薬 (SABA)

一般名	商品名	1回量	1日最大量	使用可能噴霧回数	剤形
サルブタモール硫酸塩	サルタノールインヘラー 100 μg	1回2吸入	8吸入	200	pMDI
	ベネトリン吸入液 0.5%	1回0.3～0.5mL（1.5～2.5mg）	―	―	ネブライザー
プロカテロール塩酸塩水和物	メプチンエアー 10 μg 吸入 100回	1回2吸入	8吸入	100	pMDI
	メプチンキッドエアー 5 μg 吸入 100回	1回4吸入（成人）	16吸入（成人）	100	pMDI
	メプチン吸入液 0.01% メプチン吸入液ユニット 0.3mL メプチン吸入液ユニット 0.5mL	1回0.3～0.5mL（30～50μg）	―	―	ネブライザー
	メプチンスイングヘラー 10 μg 吸入 100回	1回2吸入	8吸入	100	DPI
フェノテロール臭化水素酸塩	ベロテックエロゾル 100	1回1～2吸入	8吸入	200	pMDI

表　吸入長時間作用性 β_2 刺激薬 (LABA)

一般名	商品名	用法用量	使用可能噴霧回数	剤形
サルメテロールキシナホ酸塩	セレベント 50 ディスカス	1回1吸入（50μg）1日2回	60	DPI
インダカテロールマレイン酸塩	オンブレス吸入用カプセル 150 μg	1回1カプセル吸入（150μg）1日1回	1シート7カプセル	DPI（ブリーズヘラー®）
ホルモテロールフマル酸塩水和物	オーキシス 9 μg タービュヘイラー 28吸入、60吸入	1回1吸入（9μg）1日2回	28、60	DPI

表 吸入長時間作用性抗コリン薬/長時間作用性 β_2 刺激薬（LAMA/LABA）

一般名	商品名	用法用量	使用可能噴霧回数	剤形
グリコピロニウム臭化物/インダカテロールマレイン酸塩	ウルティブロ吸入用カプセル	1回1カプセル 1日1回	—	DPI（ブリーズヘラー®）
ウメクリジニウム臭化物/ビランテロールトリフェニル酢酸塩	アノーロエリプタ 7 吸入用、30 吸入用	1回1吸入 1日1回	7、30	DPI
チオトロピウム臭化物/オロダテロール塩酸塩	スピオルトレスピマット 28 吸入、60 吸入	1回2吸入 1日1回	28、60	ソフトミスト
グリコピロニウム臭化物/ホルモテロールフマル酸塩水和物	ビベスピ エアロスフィア 28 吸入、120 吸入	1回2吸入 1日2回	28、120	pMDI

表 吸入長時間作用性抗コリン薬/長時間作用性 β_2 刺激薬/吸入ステロイド薬（LAMA/LABA/ICS）

一般名	商品名	用法用量	使用可能噴霧回数	剤形
ウメクリジニウム臭化物/ビランテロールトリフェニル酢酸塩/フルチカゾンフランカルボン酸エステル	テリルジー 100 エリプタ 14 吸入用、30 吸入用 テリルジー 200 エリプタ 14 吸入用、30 吸入用	1回1吸入 1日1回	14、30	DPI
ブデソニド/グリコピロニウム臭化物/ホルモテロールフマル酸塩水和物	ビレーズトリ エアロスフィア 56 吸入、120 吸入	1回2吸入 1日2回	56、120	pMDI
グリコピロニウム臭化物/インダカテロール酢酸塩/モメタゾンフランカルボン酸エステル	エナジア吸入用カプセル 中用量/高用量	1回1カプセル 吸入 1日1回	—	DPI（ブリーズヘラー®）

■ 喘息（安定期）

✔ ポイント

- 慢性咳嗽や亜急性症の呼吸困難感をきたす重要な鑑別疾患の一つである。
- 中高年以降では COPD との鑑別が難しく、オーバーラップ（ACO）も存在する[1]。
- 初診の患者さんが上記主訴を訴えてきた場合「喘息と言われていますか？」と聞く。もしそうであれば、喘息の確からしさは増す。
- 夜から明け方の発症、季節性の発症（春、秋など決まった時期）、ストレス曝露後の発症、その他アレルゲン（ペット、ハウスダストなど）曝露後の発症が喘息増悪に特徴的。これらの問診を重点的に。
- 「喘息をみたら鼻炎を疑う、鼻炎をみたら喘息を疑う」
- 最初から難治性の喘息として受診した場合や、20 〜 40 代の発症の場合、アスピリン喘息（AERD、N-ERD）・NSAIDs 過敏喘息や好酸球性副鼻腔炎の可能性も考慮し、鼻茸や副鼻腔炎の存在も調べる。

- 長期管理薬に LABA を単剤で使用しない。
- トリプル吸入薬（ICS / LABA / LAMA）として、エナジア®、テリルジー® が保険適用されている（喘息に対するビレーズトリ® は保険適用外）。
  □ トリプル吸入療法は、複数デバイスではなく 1 剤の合剤で吸入する single-inhaler triple therapy (SITT) が望ましい[2]。
- 前年度に増悪を起こした喘息に対するトリプル吸入療法は、ICS / LABA と比較して全身性ステロイドを要する増悪を減少させる[3]。ただし、増悪の頻度、増悪による入院、QOL のアウトカムを改善するほどの効果はない[3), 4), 5]。

表　成人の難治性喘息の鑑別疾患

・声帯機能不全	・肺血栓塞栓症
・COPD	・ウイルス性気管気管支炎（ヘルペスウイルスなど）
・過換気症候群	・気道内病変（アミロイドーシス、カルチノイドなどの
・うっ血性心不全	気管支腫瘍、気道狭窄、気管支結核、気道異物など）
・薬剤性（ACE 阻害薬など）	・急性喉頭蓋炎
・AERD	・アレルギー性気管支肺アスペルギルス症
・気管支拡張症	・後天性気管気管支軟化症
・びまん性汎細気管支炎	・好酸球性多発血管炎性肉芽腫症（アレルギー性肉芽腫
・閉塞性細気管支炎	性血管炎、Churg-Strauss 症候群）
・亜急性過敏性肺炎	・その他の好酸球性気道炎症
・好酸球増多症候群	

（Chung KF, et al. International ERS / ATS guidelines on definition, evaluation and treatment of severe asthma. Eur Respir J. 2014 Feb; 43（2）: 343-73. より引用改変）

表　アスピリン喘息（AERD、N-ERD）・NSAIDs 過敏喘息の特徴

・成人喘息の 5 〜 10％に出現する（小児ではまれである）。
・30 〜 40 代に発症し、女性に多い（男女比 1：2.3）。
・発作そのものは重症喘息が多い。
・鼻茸、副鼻腔炎、好酸球性中耳炎を合併していることが多い。
・嗅覚が低下していることが多い。
・練り歯磨き、ミント、アルコールなどで悪化する既往がある。
・過去に NSAIDs で発作が誘発された既往がある。

⇒ 手 順

①聴診で wheezes が聴取されることがあるが、安定期には強制呼気でようやく聴取できる場合もある。

②胸部 X 線写真で、市中肺炎（CAP）、気胸、肺癌、無気肺、肺水腫などの疾患を除外する。

③発作時・非発作時を問わずピークフロー（PEF）を測定。可能なら気道可逆性検査を含めた呼吸機能検査も行う。典型的な所見（症状）が可逆性があれば喘息と診断してよい。可逆性検査が陰性でも、アトピー素因、アレルギー疾患の合併、末梢血好酸球数 >300/μL、FeNO > 35 ppb、喀痰好酸球比率 ≧ 3％の組み合わせで喘息と診断が可能[6]。
  □ 気道可逆性検査（例）：1 秒量を測定後、メプチン® やサルタノール® などの SABA を 2 〜 4 吸入する。20 分後に再度 1 秒量を測定する。改善率 12％以上かつ改善量 200 mL 以上で可逆性あり。ただし、気道可逆性検査には呼吸器系の薬剤を中止して臨む必要がある（p.110 上表）。検査技師が息止めなど吸入手技を熟知している必要がある。
  □ 気道過敏性検査は一般病院では施行できないことが多いので割愛する。
  □ 近年は呼気一酸化窒素濃度（FeNO）測定機器である NIOX VERO® の使用によって喘息の診断がしやすくなった。FeNO > 22 ppb でタイプ 2 炎症の存在を疑う。健常者の正常上限は 35 〜 37 ppb である。タイプ 2 炎症による喘息では 50 ppb を超えることもしばしばある（p.110 下表）。すべての喘息患者に対して治療前の FeNO 評価が推奨される[7]。

▫ スパイロメトリーや FeNO が測定できないプライマリ・ケアにおいては、中用量以上の ICS/LABA を 3 〜 7 日程度使用して喘息を疑う症状が改善した場合、1) 吸入前に喘鳴がある、2) 再現性がある、のいずれかを満たせば喘息と診断してもよい[6]。

> **✓ TOPIC**
>
> **気道可逆性検査の位置づけが低下**
> GOLD2024 では、気道可逆性の有無によって COPD と喘息を確実に分類できるわけではなく、またこの煩雑さがスパイロメトリー実施の妨げになっているとして、気道可逆性検査を強く推奨していない[8]。

表　気道可逆性検査前に中止することが望ましい気管支拡張作用がある薬剤

薬剤	剤型・用法	休薬推奨時間
β_2 刺激薬	吸入薬（短時間作用性）	8 時間以上
	吸入薬（長時間作用性） 1 日 2 回製剤 1 日 1 回製剤	 24 時間以上 48 時間以上
	経口薬・貼付薬	24 時間以上
抗コリン薬	吸入薬（短時間作用性）	12 時間以上
	吸入薬（長時間作用性）	48 時間以上
キサンチン製剤	経口薬 1 日 2 回製剤 1 日 1 回製剤	 24 時間以上 48 時間以上
	注射薬	8 時間以上
ステロイド薬	吸入薬 1 日 2 回製剤 1 日 1 回製剤	 12 時間以上 24 時間以上
	経口薬・注射薬	24 時間以上
ロイコトリエン受容体拮抗薬	経口薬	48 時間以上
抗アレルギー薬	経口薬 1 日 2 回製剤 1 日 1 回製剤	 24 時間以上 48 時間以上
	吸入薬	12 時間以上

（相良博典，東田有智・監，日本喘息学会. 喘息診療実践ガイドライン 2023, 協和企画, 2023. より引用）

表　各疾患における呼気一酸化窒素濃度 (FeNO) の目安

疾患	FeNO (ppb)
喘息	50 以上が多い（35 〜 100）
ACO	35 〜 80
アトピー咳嗽	20 〜 40
咳喘息	30 〜 60
鼻副鼻腔炎	30 〜 80
感染症	30 〜 60
COPD	20 未満
胃食道逆流症	20 未満
健常者	20 未満

（種々の文献を参考に著者作成）

④血液検査は必須ではないが、アトピー素因があれば血清総 IgE、アレルゲンの有無を調べたほうがよい（p.111 **上表**）。

表　喘息を疑う場合、患者に対して測定することが望ましいアレルゲン特異的IgE抗体

タイプ	主要アレルゲン	追加候補アレルゲン
ダニ	ヤケヒョウヒダニ	コナヒョウヒダニ
花粉	スギ カモガヤ ブタクサ ヨモギ	ヒノキ ハンノキ ギョウギシバ オオアワガエリ
真菌	アスペルギルス アルテルナリア トリコフィトン	ペニシリウム カンジダ
動物	イヌ ネコ	ウサギ げっ歯類
その他	ゴキブリ ガ	ユスリカ

（相良博典，東田有智・監，日本喘息学会．喘息診療実践ガイドライン2023，協和企画，2023．より引用）

　　□ 推奨されるアレルゲンは、ダニ（ヤケヒョウヒダニ、ハウスダスト）、花粉（スギ、カモガヤ、ブタクサ、ヨモギ）、真菌（アスペルギルス、アルテルナリア、トリコフィトン）、動物（イヌ、ネコ、その他飼育ペット）、ゴキブリ、ガなどの主要アレルゲンである[6]。多項目測定としてViewアレルギー39、MAST36アレルゲン、オリトンIgE「ケミファ」を用いてもよい。

⑤メサコリン（プロボコリン®、ケンブラン®）による気道過敏性検査も喘息の補助診断に有効である。典型例では1秒量がベースラインから20%以上減少する。しかし、実施している施設は少ない。

⑥総合的に喘息が疑わしいときは、長期管理薬のICSと発作時治療薬のSABAの両方を処方する。LABAは必須ではないが、治療ステップ2以上の場合使用可。シムビコート®（ブデホル®）の場合 **MART療法** も可。

▶ MART療法

> 発作時にシムビコート®（ブデホル®）を1回追加吸入すること。ただし、定期吸入と合計して1日合計8吸入を超えないようにする。一時的に1日合計12吸入まで増量可能[9]。
>
> ・定期吸入が1日2吸入の場合：発作時6吸入まで（合計8吸入まで可能）
> ・定期吸入が1日4吸入の場合：発作時4吸入まで（合計8吸入まで可能）

⑦喘息コントロールの指標として喘息コントロールテスト（ACT）が国際的に用いられている。ACT 3点以上の増加は、臨床的に有効と判断してよい。ACT 20 〜 23点以上を目指す。

表　ACT（Asthma Control Test）

1. この4週間に、喘息のせいで職場や家庭で思うように仕事がはかどらなかったことは時間的にどの程度ありましたか？
いつも（1点）　かなり（2点）　いくぶん（3点）　少し（4点）　まったくない（5点）
2. この4週間に、どのくらい息切れがしましたか？
1日に2回以上（1点）　　1日に1回（2点）　　1週間に3 〜 6回（3点） 1週間に1、2回（4点）　まったくない（5点）
3. この4週間に、喘息の症状（ゼイゼイする、咳、息切れ、胸が苦しい・痛い）のせいで夜中に目が覚めたり、いつもより朝早く目が覚めてしまうことがどのくらいありましたか？
1週間に4回以上（1点）　1週間に2、3回（2点）　　1週間に1回（3点） 1、2回（4点）　　　　　まったくない（5点）

（つづく）

4.この4週間に、発作止めの吸入薬（サルブタモールなど）をどのくらい使いましたか？
1日に3回以上（1点）　　1日に1、2回（2点）　　1週間に数回（3点）
1週間に1回以下（4点）　　まったくない（5点）
5.この4週間に、自分自身の喘息をどの程度コントロールできたと思いますか？
まったくできなかった（1点）　あまりできなかった（2点）　まあまあできた（3点）
十分できた（4点）　　完全にできた（5点）

・25点：トータルコントロール、20～24点：ウェルコントロール、20点未満：コントロール不良

（©QualityMetric Incorporated 2002）

（Nathan RA, et al. Development of the asthma control test: a survey for assessing asthma control. J Allergy Clin Immunol. 2004 Jan;113（1）:59-65. より引用）

✚ 治　療

■ ACT 20～23点以上を目指してコントロールする。1年以上の臨床的寛解を目指す（**表**）。

表　臨床的寛解

項目	基準
ACT	23点以上（1年間）
増悪※	なし（1年間）
定期治療としての経口ステロイド薬	なし（1年間）

※増悪とは喘息症状によって次のいずれかに該当した場合とする。
①経口ステロイドあるいは全身性ステロイド薬を投与した場合
②救急受診した場合
③入院した場合

（相良博典、東田有智・監，日本喘息学会．喘息診療実践ガイドライン2023，協和企画，2023．より引用）

■ 禁煙、アレルゲンの回避などは必須。生活習慣も可能な限り是正すること。

■ 治療ステップに応じて選ぶ ICS あるいは LABA の量を調整する。

　□ FeNO > 50 ppb は ICS の効果が期待できる[10]。

表　喘息の治療ステップおよび未治療患者の導入ステップの目安

		治療ステップ1	治療ステップ2	治療ステップ3	治療ステップ4
長期管理薬	基本治療	ICS（低用量） （GINA2023では初期からICS/ホルモテロール定期吸入を推奨）	ICS（低～中用量） （GINA2023では初期からICS/ホルモテロール定期吸入を推奨）	ICS（中～高用量） （GINA2023では初期からICS/ホルモテロール定期吸入を推奨）	ICS（高用量） （GINA2023では初期からICS/ホルモテロール定期吸入を推奨）
		上記が使用できない場合は以下のいずれかを用いる ・LTRA ・テオフィリン徐放製剤 ✓症状がまれなら必要なし	上記で不十分な場合に以下のいずれか1剤を併用 ・LABA（配合剤使用可[※5]） ・LAMA ・LTRA ・テオフィリン徐放製剤	上記に下記のいずれか1剤、あるいは複数を併用 ・LABA（配合剤使用可[※5]） ・LAMA（配合剤使用可[※6]） ・LTRA ・テオフィリン徐放製剤 ・抗IL-4Rα抗体[※7,8,10] ・抗TSLP抗体[※7,8]	上記に下記の複数を併用 ・LABA（配合剤使用可[※5]） ・LAMA（配合剤使用可[※6]） ・LTRA ・テオフィリン徐放製剤 ・抗IgE抗体[※2,7] ・抗IL-5抗体[※7,8] ・抗IL-5Rα抗体[※7] ・抗IL-4Rα抗体[※7,8] ・抗TSLP抗体[※7,8] ・経口ステロイド薬[※3,7] ・気管支熱形成術[※7,9]
	追加治療	アレルゲン免疫療法（LTRA以外の抗アレルギー薬）[※1]			

（つづき）

112

	治療ステップ1	治療ステップ2	治療ステップ3	治療ステップ4
	ICS（低用量）（GINA2023 では初めから ICS/ホルモテロール定期吸入を推奨）	ICS（低〜中用量）（GINA2023 では初めから ICS/ホルモテロール定期吸入を推奨）	ICS（中〜高用量）（GINA2023 では初めから ICS/ホルモテロール定期吸入を推奨）	ICS（高用量）（GINA2023 では初めから ICS/ホルモテロール定期吸入を推奨）
増悪治療[※4]	吸入 SABA（GINA2023 では ICS/ホルモテロール頓用を推奨）	吸入 SABA[※5]（GINA2023 では ICS/ホルモテロール頓用を推奨）	吸入 SABA[※5]（GINA2023 では ICS/ホルモテロール頓用を推奨）	吸入 SABA（GINA2023 では ICS/ホルモテロール頓用を推奨）
未治療患者の症状目安	（軽症間欠型相当）・症状が週1回未満・症状が軽度で短い・夜間症状は月に2回未満・日常生活は可能	（軽症持続型相当）・症状が週1回以上、しかし毎日ではない・月1回以上日常生活や睡眠が妨げられる・夜間症状は月2回以上・日常生活は可能だが一部制限される	（中等症持続型相当）・症状が毎日ある・SABA がほぼ毎日必要・週1回以上日常生活や睡眠が妨げられる・夜間症状が週1回以上・日常生活は可能だが多くが制限される	（重症持続型相当）・治療下でもしばしば増悪・症状が毎日ある・日常生活が制限される・夜間症状がしばしば・日常生活が困難である
未治療患者の呼吸機能検査目安	・% FEV₁、% PEF：80%以上・変動：20%未満	・% FEV₁、% PEF：80%以上・変動：20〜30%	・% FEV₁、% PEF：60〜80%・変動：30%を超える	・% FEV₁、% PEF：60%未満・変動：30%を超える

・ICS：吸入ステロイド薬、LTRA：ロイコトリエン受容体拮抗薬、LABA：長時間作用性 β₂ 刺激薬、SABA：短時間作用性 β₂ 刺激薬、% FEV₁（1秒量測定値/1秒量予測値）× 100、% PEF：（ピークフロー測定値/ピークフロー予測値または自己ベスト値）× 100
※1：ダニアレルギーで特にアレルギー性鼻炎合併例で、安定期% FEV₁ ≧ 70 の場合にはアレルゲン免疫療法を考慮する。
※2：通年性吸入アレルゲンに対して陽性かつ血清総 IgE 値が 30 〜 1,500 IU/mL の場合に適用となる。
※3：経口ステロイド薬は短期間の間欠的投与を原則とする。短期間の間欠投与でもコントロールが得られない場合は、必要最小量を維持量とする。
※4：軽度発作までの対応を示し、それ以上の発作については増悪の治療（p.122 〜）を参照。
※5：ブデソニド/ホルモテロール配合剤（シムビコート®）で長期管理を行っている場合には同剤を発作治療にも用いることができる（p.111：MART 療法参照）。
※6：ICS/LABA/LAMA の配合剤（トリプル吸入製剤）
※7：LABA、LTRA などを ICS に加えてもコントロール不良の場合に用いる。
※8：成人および 12 歳以上の小児に適応がある。
※9：対象は 18 歳以上の重症喘息患者であり、適応患者の選定は日本呼吸器学会専門医あるいは日本アレルギー学会専門医が行い、手技は日本呼吸器内視鏡学会気管支鏡専門医の指導の下で入院治療において行う。
※10：中用量 ICS に併用するのは、医師により ICS を高用量に増量することが副作用などにより困難であると判断された場合に限る。
（日本アレルギー学会 喘息ガイドライン専門部会・監、「喘息予防・管理ガイドライン 2021」作成委員. 喘息予防・管理ガイドライン 2021, 協和企画, 2021./GINA2023. を参考に作成）

表　喘息のステップ治療（数字は ICS 用量）

吸入薬剤名	治療ステップ1 軽症間欠型	治療ステップ2 軽症持続型	治療ステップ3 中等症持続型	治療ステップ4 重症持続型
	低用量	低〜中用量	中〜高用量	高用量
シクレソニド（オルベスコ®）	100 〜 200 µg/日	100 〜 400 µg/日	400 〜 800 µg/日	800 µg/日
フルチカゾンプロピオン酸エステル（フルタイド®）				
ベクロメタゾンプロピオン酸エステル（キュバール®）				
モメタゾンフランカルボン酸エステル（アズマネックス®）				

（つづく）

吸入薬剤名	治療ステップ 1 軽症間欠型 低用量	治療ステップ 2 軽症持続型 低～中用量	治療ステップ 3 中等症持続型 中～高用量	治療ステップ 4 重症持続型 高用量
ブデソニド（パルミコート®）	200 ～ 400 μg/日	200 ～ 800 μg/日	800 ～ 1,600 μg/日	1,600 μg/日
ブデソニド（パルミコート®吸入液：ネブライザー）	0.5 mg/日	0.5 ～ 1.0 mg/日	1.0 ～ 2.0 mg/日	2.0 mg/日
フルチカゾンフランカルボン酸エステル（アニュイティ®）	100 μg/日	100 ～ 200 μg/日	100 ～ 200 μg/日	200 μg/日
フルチカゾンプロピオン酸エステル/サルメテロールキシナホ酸塩（アドエア®ディスカス）	合剤は不要と考える	200 ～ 500 μg/日 （100 製剤 1 吸入 1 日 2 回～ 250 製剤 1 吸入 1 日 2 回）	500 ～ 1,000 μg/日 （250 製剤 1 吸入 1 日 2 回～ 500 製剤 1 吸入 1 日 2 回）	1,000 μg/日 （500 製剤 1 吸入 1 日 2 回）
フルチカゾンプロピオン酸エステル/サルメテロールキシナホ酸塩（アドエア®エアゾール）	合剤は不要と考える	200 ～ 500 μg/日 （50 製剤 2 吸入 1 日 2 回～ 125 製剤 2 吸入 1 日 2 回相当）	500 ～ 1,000 μg/日 （125 製剤 2 吸入 1 日 2 回～ 250 製剤 2 吸入 1 日 2 回相当）	1,000 μg/日 （250 製剤 2 吸入 1 日 2 回相当）
ブデソニド/ホルモテロールフマル酸塩（シムビコート®*1、ブデホル®）	GINA2023 では定期吸入かつ頓服使用可としている	320 ～ 640 μg/日 1 ～ 2 吸入 1 日 2 回	640 ～ 1,280 μg/日 2 ～ 4 吸入 1 日 2 回	1,280 μg/日 4 吸入 1 日 2 回
フルチカゾンプロピオン酸エステル/ホルモテロールフマル酸（フルティフォーム®）	合剤は不要と考える	200 ～ 500 μg/日 （50 製剤 2 吸入 1 日 2 回～ 125 製剤 2 吸入 1 日 2 回）	500 ～ 1,000 μg/日 （125 製剤 2 ～ 4 吸入 1 日 2 回）	1,000 μg/日 （125 製剤 4 吸入 1 日 2 回）
フルチカゾンフランカルボン酸エステル/ビランテロールトリフェニル酢酸塩（レルベア®）	合剤は不要と考える	100 ～ 200 μg/日 （100 製剤 1 吸入 1 日 1 回）	100 ～ 200 μg/日 （100 製剤 1 吸入 1 日 1 回～ 200 製剤 1 吸入 1 日 1 回）	200 μg/日 （200 製剤 1 吸入 1 日 1 回）
モメタゾンフランカルボン酸エステル/インダカテロール酢酸塩（アテキュラ®*2）	合剤は不要と考える	80 ～ 160 μg/日 （低用量 1 カプセル 1 吸入 1 日 1 回～中用量 1 カプセル 1 吸入 1 日 1 回）	160 ～ 320 μg/日 （中用量 1 カプセル 1 吸入 1 日 1 回～高用量 1 カプセル 1 吸入 1 日 1 回）	320 μg/日 （高用量 1 カプセル 1 吸入 1 日 1 回）
チオトロピウム臭化物水和物（スピリーバ®レスピマット）	不要と考える	1 回 2 吸入 1 日 1 回		
グリコピロニウム臭化物/インダカテロール酢酸塩/モメタゾンフランカルボン酸エステル（エナジア®*2）	合剤は不要と考える	80 μg/日 （中用量 1 カプセル 1 吸入 1 日 1 回）	80 ～ 160 μg/日 （中用量 1 カプセル 1 吸入 1 日 1 回～高用量 1 カプセル 1 吸入 1 日 1 回）	160 μg/日 （高用量 1 カプセル 1 吸入 1 日 1 回）
				（つづく）

吸入薬剤名	治療ステップ1 軽症間欠型	治療ステップ2 軽症持続型	治療ステップ3 中等症持続型	治療ステップ4 重症持続型
	低用量	低～中用量	中～高用量	高用量
ウメクリジニウム臭化物/ビランテロールトリフェニル酢酸塩/フルチカゾンフランカルボン酸エステル(テリルジー®)	合剤は不要と考える	100製剤 1吸入1日1回	100～200製剤 1吸入1日1回	200製剤 1吸入1日1回

※1：シムビコート®は1吸入当たり160μgのブデソニドが口腔内に到達すると予測されるが、吸入器内は1吸入当たり200μgとされている。
※2：アテキュラ®、エナジア®はICSの用量設定ごとにモメタゾンの用量は異なるが、アズマネックスと同等の量が肺へ到達するよう設計されている。
(日本アレルギー学会 喘息ガイドライン専門部会・監,「喘息予防・管理ガイドライン2021」作成委員. 喘息予防・管理ガイドライン2021. 協和企画. 2021. より引用改変)

■軽症持続型相当の症状が現在の治療ステップでも出現している場合、治療アドヒアランスを確認しステップアップする。

> 軽症持続型相当の症状：
> ・症状が週1回以上、しかし毎日ではない。
> ・症状が月1回以上で日常生活や睡眠が妨げられる。
> ・夜間症状が月2回以上ある。

例 吸入薬の使用例。下記にLTRAや抗アレルギー薬を併用することもある。

> ★ Novel START試験[11)]およびPRACTICAL試験[12)]において、ICSあるいはICS/LABA吸入を定期的に行わずに、シムビコート®（ブデホル®）を増悪時に吸入するコントロール方法が提案されている。軽症喘息例では、SABA頓用単独や低用量ICS定期と比べて増悪抑制に優れていた。

治療ステップ1

——ICS単剤
○オルベスコ® 100～200μg インヘラー 1回1吸入 1日1回
○パルミコート® 100～200μg タービュヘイラー 1回1吸入 1日2回
○フルタイド® 100ディスカス 1回1吸入 1日2回
○フルタイド® 100μg エアゾール 1回1吸入 1日2回
○キュバール® 100 エアゾール 1回1吸入 1日2回
○アズマネックス® ツイストヘラー 100μg 1回1吸入 1日2回
○アニュイティ® 100μg エリプタ 1回1吸入 1日1回

治療ステップ2

——ICS単剤：効果が出ない場合、LABAとの合剤にする。
○オルベスコ® 200μg インヘラー 1回1～2吸入 1日1回
○パルミコート® 200μg タービュヘイラー 1回1～2吸入 1日2回
○フルタイド® 100ディスカス 1回1吸入 1日2回～200ディスカス 1回1吸入 1日2回
○フルタイド® 100μg エアゾール 1回1吸入 1日2回～1回2吸入 1日2回
○キュバール® 100 エアゾール 1回1～2吸入 1日2回
○アズマネックス® ツイストヘラー 100μg 1回1～2吸入 1日2回
○アニュイティ® 100～200μg エリプタ 1回1吸入 1日1回

——ICS/LABA：効果が不十分な場合以下に切り替え。
○アドエア® 100ディスカス 1回1吸入 1日2回～250ディスカス 1回1吸入 1日2回

(つづく)

○シムビコート® タービュヘイラー（ブデホル®） 1回1〜2吸入 1日2回
○フルティフォーム® 50 エアゾール 1回2吸入 1日2回〜125 エアゾール 1回2吸入 1日2回
○レルベア® 100 エリプタ 1回1吸入 1日1回
○アテキュラ® 低〜中用量 1回1カプセル吸入 1日1回
——LAMA：低用量 ICS/LABA でコントロールできない場合、LAMA 追加よりも中用量 ICS/LABA を優先する[5]。
○スピリーバ®1.25 μg レスピマット 1回2吸入 1日1回

治療ステップ3

——ICS 単剤：多くの場合効果が出ないので、LABA との合剤にする。
ICS＋LTRA＋LAMA といった選択肢もガイドライン上は可能。
○オルベスコ® 200 μg インヘラー 1回2吸入 1日1回〜1回2吸入 1日2回
○パルミコート® 200 μg タービュヘイラー 1回2〜4吸入 1日2回
○フルタイド® 200 ディスカス 1回1〜2吸入 1日2回
○フルタイド® 100 エアゾール 1回2〜4吸入 1日2回
○キュバール® 100 エアゾール 1回2〜4吸入 1日2回
○アズマネックス® ツイストヘラー 100 μg 1回2〜4吸入 1日2回
○アニュイティ® 100〜200 μg エリプタ 1回1吸入 1日1回
——ICS/LABA：ステップ3で最も使用されるのが ICS/LABA。
○アドエア 250 ディスカス 1回1吸入 1日2回〜500 ディスカス 1回1吸入 1日2回
○シムビコート® タービュヘイラー（ブデホル®） 1回2〜4吸入 1日2回
○フルティフォーム® 125 エアゾール 1回2〜4吸入 1日2回
○レルベア® 100〜200 エリプタ 1回1吸入 1日1回
○アテキュラ® 中〜高用量 1回1カプセル吸入 1日1回
——LAMA：ICS/LABA＋LAMA といったトリプル吸入療法も可能。
○スピリーバ® 1.25〜2.5 μg レスピマット 1回2吸入 1日1回
——ICS/LABA/LAMA
○エナジア® 中〜高用量 1回1カプセル吸入 1日1回
○テリルジー® 100〜200 エリプタ 1回1吸入 1日1回

治療ステップ4

——ICS 単剤：多くの場合効果が出ないので、最初から ICS/LABA の合剤にするか複数の薬剤を高用量 ICS と併用する。
○オルベスコ® 200 μg インヘラー 1回2吸入 1日2回
○パルミコート® 200 μg タービュヘイラー 1回4吸入 1日2回
○フルタイド® 200 ディスカス 1回2吸入 1日2回
○キュバール® 100 μg エアゾール 1回4吸入 1日2回
○アズマネックス® ツイストヘラー 100 μg 1回4吸入 1日2回
○アニュイティ® 200 μg エリプタ 1回1吸入 1日1回
——ICS/LABA：ステップ4では最初から ICS/LABA の長期管理でよい。
○アドエア 500 ディスカス 1回1吸入 1日2回
○シムビコート® タービュヘイラー（ブデホル®） 1回4吸入 1日2回
○フルティフォーム® 125 エアゾール 1回3〜4吸入 1日2回
○レルベア® 200 エリプタ 1回1吸入 1日1回
○アテキュラ® 高用量 1回1カプセル吸入 1日1回
——LAMA：ICS/LABA＋LAMA といったトリプル吸入療法も可能。
○スピリーバ® 2.5 μg レスピマット 1回2吸入 1日1回
▫ スピリーバ® 1.25 μg レスピマットはどの重症度でも使用できるが、治療ステップ1〜2に LAMA が必要なのかどうか不明である。

（つづく）

———ICS／LABA／LAMA
- ○エナジア® 高用量　1回1カプセル吸入　1日1回
- ○テリルジー® 200 エリプタ　1回1吸入　1日1回

- □ 好酸球性副鼻腔炎合併例に対して ICS 経鼻呼出も有効とされている。ICS 経鼻呼出は、キュバール®（スペーサー付）[13] かシムビコート®（ブデホル®）[14] の効果が高い。その他の ICS に関しても同様だが、息こらえが長すぎると副鼻腔炎に対して効果が薄くなる（気道へ沈着する）。
- □ アドエア® と比較してレルベア® のほうが ACT 改善効果が高く、増悪も少ない[15]。
- □ 喘息コントロールが悪化し始めたときに ICS を 4 倍増量にすることで、14 人に 1 人の増悪抑制効果がある[16] が、ICS 単独を追加吸入するため ICS／LABA 使用中のアドヒアランスは不良になるリスクを孕む。

■ 経口ロイコトリエン受容体拮抗薬（プランルカスト［オノン®］、モンテルカスト［キプレス®、シングレア®］）の併用も有効である。ICS に対する LABA 上乗せと同じくらいの効果がある。

■ アレルギー性鼻炎合併例に対して、舌下免疫療法を用いることで喘息増悪リスクを減らすことができる[17] が、季節性アレルギーではなくダニに対する通年性アレルギーに適用されるのが一般的である（ダニ：ミティキュア®、アシテア®）。

■ SABA を処方する。増悪時の経口ステロイド薬としてプレドニゾロン錠を携帯させてもよい（20 ～ 30 mg/日、3 日分など）。
- □ SABA を 5 本/年以上処方している場合、ベースの喘息コントロールがうまくいっていないことを意味する。

例 サルタノール® インヘラー　発作時 2 吸入　20 分あけて 3 セットまで
または　メプチン® スイングヘラー　発作時 2 吸入　20 分あけて 3 セットまで　など
- □ シムビコート®（ブデホル®）は MART 療法（p.111）による発作時治療が可能である。

■ 治療ステップ 4 の喘息に対して既存治療が無効の場合は、オマリズマブ（ゾレア®）（p.120 表に準じて投与）、メポリズマブ（ヌーカラ®）（1 回 100 mg を 4 週間毎に皮下注射）、ベンラリズマブ（ファセンラ®）（1 回 30mg を初回、4 週間後、8 週間後に皮下注射、以後 8 週間毎に皮下注射）、デュピルマブ（デュピクセント®）（初回 600 mg、2 回目以降は 2 週間毎に 300 mg 皮下注射）、テゼペルマブ（テゼスパイア®）（1 回 210 mg を 4 週間毎に皮下注射）を用いることがある。
- □ デュピルマブは小児にエビデンスと忍容性あり。ただしまだアトピー性皮膚炎以外に保険適用はない[18]。

■ 抗体医薬品の使い分けについては、p.118 図、p.119 表を参考に決定する。重症喘息の 70.6% が末梢血好酸球数 150/μL 以上の領域に区分される[19]。

■ 難治性の喘息には、気管支サーモプラスティも有効である。気管支サーモプラスティは 3 週間の間隔をあけて合計 3 回、入院して実施する必要がある（1 回目：右下葉、2 回目：左下葉、3 回目：左右上葉の気管支）※。高額療養費制度についての説明が必要（p.312）。効果は 10 年程度保証される[20]。
- □ 気管支サーモプラスティは販売元の意向により、2023 年末をもって世界的に販売終了となった。

■ 経口ステロイド常用は用量依存性に骨折、副腎不全、死亡リスクを増加させるため、できる限り回避すべきである[21]。増悪時以外の継続はできるだけ避ける（投与するとしても長期にならないよう配慮する）。

▶ TOPIC

生物学的製剤レスポンダーのステップダウン
生物学的製剤に奏効した症例では ICS を減量できるが[22]、どこまで減らしてよいかエビデンスはない。

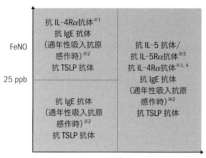

A：バイオマーカーで分類した成人重症喘息の治療選択

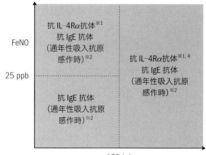

B：成人重症喘息と鼻疾患・皮膚疾患に重複適応を有する薬剤の治療選択

図　成人重症喘息に対する薬剤治療選択

※1：鼻茸を伴う慢性副鼻腔炎、アトピー性皮膚炎に適応を有する。
※2：血清総 IgE が低値の場合は、安価に提供できる。重症季節性アレルギー性鼻炎、特発性の慢性蕁麻疹に適応を有する。
※3：相対的に血中好酸球数高値の場合は、優先的に使用を考慮する。抗 IL-5 抗体は EGPA に適応を有する。
※4：相対的に FeNO が高値の場合や、鼻茸を伴う慢性副鼻腔炎あるいはアトピー性皮膚炎を有する場合は、優先的に使用を考慮する。血中好酸球数 1,500／μL 以上では、安全性や効果は十分検討されていない。
※5：血中好酸球数 1,500／μL 以上の場合、血液疾患、寄生虫感染症、その他の好酸球増加症を除外する。

（日本アレルギー学会．アレルギー総合診療のための分子標的治療の手引き，2022．より引用）

資 料

表　喘息に対する抗体医薬品

	抗IgE抗体 オマリズマブ	抗IL-5抗体 メポリズマブ	抗IL-5受容体 α抗体 ベンラリズマブ	抗IL-4受容体 α抗体 デュピルマブ	抗TSLP抗体 テゼペルマブ
商品名	ゾレア	ヌーカラ	ファセンラ	デュピクセント	テゼスパイア
販売元	ノバルティス ファーマ	グラクソ・スミスクライン	アストラゼネカ	サノフィ	アストラゼネカ
用法	2～4週間毎に皮下注	4週間毎に皮下注	初回、4週間後、8週間後に皮下注、以降8週間毎に皮下注	2週間毎に皮下注	4週間毎に皮下注
用量	血清総IgE値、体重に応じて変化	固定用量100mg（EGPAは300mg）	固定用量30mg	初回600mg、2回目以降固定用量300mg	固定用量210mg
自己注射	○	○	×	○（補助具：マイデュピ）	○
剤型	バイアル、プレフィルドシリンジ	バイアル、プレフィルドシリンジ、ペン型	プレフィルドシリンジ	プレフィルドシリンジ、ペン型	プレフィルドシリンジ、ペン型
年齢	6歳以上（特発性慢性蕁麻疹・重症季節性アレルギー性鼻炎は12歳以上）	6歳以上（EGPAは成人以上）	6歳以上	12歳以上（アトピー性皮膚炎は6ヶ月以上、鼻茸を伴う慢性副鼻腔炎は15歳以上）	12歳以上
喘息以外の保険適用疾患	・特発性の慢性蕁麻疹 ・既存治療で効果不十分な重症・最重症の季節性アレルギー性鼻炎※1	EGPA（固定用量300mg） ✓保険適用はないがCOPD-A、好酸球性COPD、好酸球性副鼻腔炎に有効	なし	・アトピー性皮膚炎 ・鼻茸を伴う慢性副鼻腔炎	なし
投与基準	・コントロール不良喘息※2 ・血清総IgE値（30～1,500 IU/mL）と体重による基準表を用いる	・コントロール不良喘息※2 ・血中好酸球数 ≧150/μL または過去12ヶ月間に ≧300/μL	・コントロール不良喘息※3 ・血中好酸球数 ≧150/μL または過去12ヶ月間に ≧300/μL	・コントロール不良喘息※2 ・血中好酸球数 ≧150/μL またはFeNOが25ppb以上、血清総IgE ≧167 IU/mL が目安	・コントロール不良喘息※3
ステロイド減量効果	○	◎	◎	◎	△
4週間当たりの薬価	投与量による：1万4,812円～23万3,176円	・17万2,398円（プレフィルドシリンジ） ・15万9,891円（ペン型）	4回目以降は15万9,671円	2回目以降は11万7,186円（プレフィルドシリンジ）、11万7,550円（ペン型）	17万6,253円（プレフィルドシリンジ）、17万8,182円（ペン型）

・EGPA：好酸球性多発血管炎性肉芽腫症
※1：施設要件や適用患者に条件がある。
※2：高用量のICSとその他の長期管理薬を併用しても、全身性ステロイド薬の投与などが必要な喘息増悪をきたすもの。
※3：中用量以上のICSとその他の長期管理薬を併用しても、全身性ステロイド薬の投与などが必要な喘息増悪をきたすもの。

表 オマリズマブ投与量換算表（1回投与量）

4週間毎に投与 ／ 2週間毎に投与

投与前の血清総IgE濃度 (IU/mL)	体重 (kg)									
	≧20～25	>25～30	>30～40	>40～50	>50～60	>60～70	>70～80	>80～90	>90～125	>125～150
≧30～100	75 mg	75 mg	75 mg	150 mg	150 mg	150 mg	150 mg	150 mg	300 mg	300 mg
>100～200	150 mg	150 mg	150 mg	300 mg	300 mg	300 mg	300 mg	300 mg	450 mg	600 mg
>200～300	150 mg	150 mg	225 mg	300 mg	300 mg	450 mg	450 mg	450 mg	600 mg	375 mg
>300～400	225 mg	225 mg	300 mg	450 mg	450 mg	450 mg	600 mg	600 mg	450 mg	525 mg
>400～500	225 mg	300 mg	450 mg	450 mg	450 mg	600 mg	600 mg	375 mg	525 mg	600 mg
>500～600	300 mg	300 mg	450 mg	600 mg	600 mg	375 mg	450 mg	450 mg	600 mg	
>600～700	300 mg	300 mg	450 mg	600 mg	375 mg	450 mg	450 mg	525 mg	600 mg	
>700～800	225 mg	225 mg	300 mg	375 mg	450 mg	450 mg	525 mg	600 mg		
>800～900	225 mg	225 mg	300 mg	375 mg	450 mg	525 mg	600 mg			
>900～1,000	225 mg	300 mg	375 mg	450 mg	525 mg	600 mg				
>1,000～1,100	225 mg	300 mg	375 mg	450 mg	600 mg					
>1,100～1,200	300 mg	300 mg	450 mg	525 mg	600 mg					
>1,200～1,300	300 mg	375 mg	450 mg	525 mg						
>1,300～1,500	300 mg	375 mg	525 mg	600 mg						

（空欄部分は「投与不可」）

（日本アレルギー学会. アレルギー総合診療のための分子標的治療の手引き, 2022. より引用）

これだけは説明しておきたい

- ICS の定期吸入は継続しないと効果が発揮されないので、決して自己中断しないようにすること。
- 吸入薬を吸入した後は基本的に息止め（5秒以上）を行うほうが効果的である（タービュヘイラーは息止め不要）。
- 吸入方法がわからなければ、付属の説明書を参照、あるいは処方薬局の薬剤師や主治医に問い合わせること。
  - 環境再生保全機構に動画が公開されており、お勧めである。
  （http://www.erca.go.jp/yobou/zensoku/basic/adult/control/inhalation.html）

患者さんからよくある質問

- 「吸入の仕方がよくわかりません」
  - →薬剤師さんに確認してもらう。あるいは外来に持ってきてもらって目の前で吸入してもらい、指導する。
    - あるいは上記動画を紹介する。
- 「喘息は治りますか？」
  - →「慢性の病気なのでどちらかと言えば付き合っていく病気に近いと思ってください。ただ、吸入ステロイド薬を長期間使用した後、治療をしなくても大丈夫になる患者さんもときにおられます」
- 「喘息の治療はいつまで続ければいいですか？」
  - →「6ヶ月程度※治療をしてみて、薬を減らしていくこともできますが、基本的にはかなり長期間治療を続けるものだと思ってください」
    ※ガイドライン上は3ヶ月の治療後にステップダウンが可能であるが、筆者の経験上少なくとも6〜12ヶ月は必要であることが多い。
- 「妊娠したのですが吸入ステロイド薬は大丈夫ですか？」
  - →「喘息増悪そのものが胎児に悪影響を及ぼすことがわかっていますので、通常の吸入量であれば治療のメリットのほうが大きいでしょう。また、妊婦の吸入薬の使用に関してはほとんど問題ありません。妊娠中は発作が悪化しやすいため、吸入ステロイド薬は続けたほうがよいでしょう」
    - 妊婦に最も安全とされる ICS はパルミコート® である。
- 「生物学的製剤はどれくらい費用がかかりますか？」
  - →「月額の薬価が高いので、高額療養費制度を用いることもあります」（p.312）。

References

1）Hardin M, et al. The clinical and genetic features of COPD-asthma overlap syndrome. Eur Respir J. 2014 Aug; 44（2）: 341-50.
2）Busse W, et al. Adherence and Persistence to Single-Inhaler Versus Multiple-Inhaler Triple Therapy for Asthma Management. J Allergy Clin Immunol Pract. 2022 Jun 22; S2213-2198（22）00595-5.
3）Oba Y, et al. Effectiveness and tolerability of dual and triple combination inhaler therapies compared with each other and varying doses of inhaled corticosteroids in adolescents and adults with asthma : a systematic review and network meta-analysis. Cochrane Database Syst Rev. 2022 Dec 6; 12（12）: CD013799.
4）Sobieraj DM et al. Association of Inhaled Corticosteroids and Long-Acting Muscarinic Antagonists With Asthma Control in Patients With Uncontrolled, Persistent Asthma: A Systematic Review and Meta-analysis. JAMA. 2018 Apr 10;319（14）:1473-84.
5）2022 GINA Main Report-Global Initiative for Asthma.
6）相良博朗．東田有智・監．日本喘息学会．喘息診療実践ガイドライン 2023．協和企画, 2023.
7）Khatri SB, et al. Am J Respir Crit Care Med. 2021 Nov 15;204（10）:e97-109.
8）Global Strategy for Prevention, Diagnosis and Management of COPD, 2024 GOLD Report.

9) Chapman KR, et al. Single maintenance and reliever therapy (SMART) of asthma: a critical appraisal. Thorax. 2010 Aug; 65 (8) : 747-52.

10) Price DB, et al. Fractional exhaled nitric oxide as a predictor of response to inhaled corticosteroids in patients with non-specific respiratory symptoms and insignificant bronchodilator reversibility: a randomised controlled trial. Lancet Respir Med. 2018; 6: 29-39.

11) Beasley R, et al. Controlled Trial of Budesonide-Formoterol as Needed for Mild Asthma. N Engl J Med. 2019 May 23;380 (21) :2020-30.

12) Hardy J, et al. Budesonide-formoterol reliever therapy versus maintenance budesonide plus terbutaline reliever therapy in adults with mild to moderate asthma (PRACTICAL) : a 52-week, open-label, multicentre, superiority, randomised controlled trial. Lancet. 2019 Sep 14;394 (10202) : 919-28.

13) Kobayashi Y, et al. HFA-BDP metered-dose inhaler exhaled through the nose improves eosinophilic chronic rhinosinusitis with bronchial asthma : A blinded. placebo-controlled study. Front Immunol. 2018 Sep 25; 9: 2192.

14) Hamada S, et al. Effect of nasally exhaling budesonide/formoterol dry powder inhaled at "fast" inspiratory flow on eosinophilic chronic rhinosinusitis. Int J Clin Pharmacol Ther. 2018 Nov; 56 (11): 539-43.

15) Jacques L, et al. Effectiveness of fluticasone furoate/vilanterol versus fluticasone propionate/ salmeterol on asthma control in the Salford Lung Study. J Asthma. 2018 Jul 4:1-26.

16) McKeever T, et al. Quadrupling Inhaled Glucocorticoid Dose to Abort Asthma Exacerbations. N Engl J Med. 2018 Mar 8;378 (10) :902-10.

17) Virchow JC, et al. Efficacy of a House Dust Mite Sublingual Allergen Immunotherapy Tablet in Adults With Allergic Asthma: A Randomized Clinical Trial. JAMA. 2016 Apr 26;315 (16) :1715-25.

18) Bacharier LB, et al. Assessment of long-term safety and efficacy of dupilumab in children with asthma (LIBERTY ASTHMA EXCURSION) : an open-label extension study. Lancet Respir Med. 2023 Nov 10:S2213-2600 (23) 00303-X.

19) Nagase H, et al. The roles of IL-5 and anti-IL-5 treatment in eosinophilic diseases: Asthma, eosinophilic granulomatosis with polyangiitis, and eosinophilic chronic rhinosinusitis. Allergol Int. 2020 Apr;69 (2) :178-86.

20) Chaudhuri R, et al. Safety and effectiveness of bronchial thermoplasty after 10 years in patients with persistent asthma (BT10 +) : a follow-up of three randomised controlled trials. Lancet Respir Med. 2021 Jan 29;S2213-2600 (20) 30408-2.

21) Skov IR, et al. Low-dose oral corticosteroids in asthma associates with increased morbidity and mortality. Eur Respir J. 2022 Sep 15 : 60 (3) : 2103054.

22) Jackson DJ, et al. Reduction of daily maintenance inhaled corticosteroids in patients with severe eosinophilic asthma treated with benralizumab (SHAMAL) : a randomised, multicentre, open-label, phase 4 study. Lancet. 2024 Jan 20;403 (10423) :271-81.

② 喘息増悪（急性増悪）

ポイント

- 最新ガイドラインでは「増悪」あるいは「急性増悪」と呼称。
- COPD 増悪との鑑別が難しいことがあるが、抗菌薬の使用や全身性ステロイドの投与量にエビデンスの差はあるもののおおむね治療方針は同じである。
- 夜から明け方の発症、季節性の発症（春、秋など決まった時期）、ストレス曝露後の発症、その他アレルゲン（ペット、ハウスダストなど）曝露後の発症の場合、喘息増悪の可能性は高くなる。
- すでに喘息と診断されている場合、喘息増悪の確からしさは増す。
- 喘息増悪で入院する経過には個人差があり、若年層、BMI 低値、喫煙者などでは急速に増悪することがあるため注意が必要である（p.123 上図）。

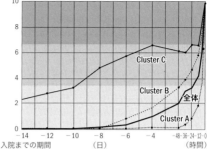

重症
・動けない
・話せない
・強い呼吸困難

中等症
・横になれない
・日常生活が軽度に阻害される
・軽度の呼吸困難

軽症
・喘鳴あるいは咳嗽
・横になれる
・日常生活は阻害されない

図　入院を要する喘息増悪の Cluster 分類

・Cluster C：増悪初期から入院まで 10 日以内。喫煙者、呼吸困難を自覚しやすい増悪を繰り返す。
・Cluster B：増悪初期から入院まで 48 時間以内。中高年、吸入アドヒアランス良好、呼吸困難の自覚が少ない。
・Cluster A：増悪初期から入院まで平均 7.4 時間。若年層、BMI 低値、喫煙者、ペット飼育。環境因子に過敏、抑うつ。

(Tanaka H, et al. Identification of patterns of factors preceding severe or life-threatening asthma exacerbations in a nationwide study. Allergy. 2018 May;73（5）:1110-8. より引用改変)

➡ 手順・初期治療

①聴診で wheezes が聴取されるはずである。酸素投与開始とともに発作の重症度をおおまかに判断する（**急がなければならないかどうか**）。silent chest、チアノーゼ、CO_2 ナルコーシス、「危ない」と主治医が直感で感じた場合は、治療反応が悪いことも想定して人工呼吸器の準備をする。

表　喘息増悪の強度

増悪強度		喘鳴/胸苦しい	軽度（小発作）	中等度（中発作）	高度（大発作）	重篤
呼吸困難		急ぐと苦しい 動くと苦しい	苦しいが横になれる	苦しくて横になれない	苦しくて動けない	呼吸減弱 チアノーゼ 呼吸停止
動作		ほぼ普通	やや困難	かなり困難 かろうじて歩ける	歩行不能 会話困難	会話不能 体動不能 錯乱 意識障害 失禁
検査値	% PEF	80%以上		60 ～ 80%	60%未満	測定不能
	SpO2	96%以上		91 ～ 95%	90%以下	90%以下
	PaO2	正常		60 mmHg 超	60 mmHg 以下	60 mmHg 以下
	PaCO2	45 mmHg 未満		45 mmHg 未満	45 mmHg 以上	45 mmHg 以上
選択する治療ステップ		増悪治療ステップ 1		増悪治療ステップ 2	増悪治療ステップ 3	増悪治療ステップ 4

Jónsson の分類	0 度	I 度	II 度	III 度	IV 度
wheezes	wheezes なし	強制呼気時のみ	平常呼吸時	吸気時と呼気時に	silent chest
PEF	正常	60 ～ 70%	40 ～ 60%	20 ～ 40%	～ 20%

②重篤な場合は早期にアドレナリン 0.3 mg の筋注を考慮する（妊婦には使いにくいので問診を確実に）。

　▫ AERD の場合、直近に NSAIDs 内服のエピソードがあれば 0.1%アドレナリン 0.3 mg の筋注が第一選択である（0.1 ～ 0.2 mg 程度でも効果がある）。

③胸部X線写真で、CAP、気胸、肺癌、無気肺、肺水腫などの疾患を除外する。

④**ピークフローメーター**でPEFを測定する。測定できないほどつらそうなら、大発
作以上として扱う。

表　喘息の増悪治療

増悪治療	内容
ステップ1	・SABA吸入：20分おきに2吸入反復可 ・シムビコート®またはブデホル®吸入追加：MART療法
ステップ2	・酸素吸入：SpO₂95%前後を目標 ・SABAネブライザー吸入反復：20〜30分おきに反復、脈拍を130回/分以下に保つ ・SAMA併用可 ・全身性ステロイド投与 ・0.1%アドレナリン（ボスミン®）皮下注あるいは筋注：0.1〜0.3 mL：20〜30分おきに反復可、脈拍を130回/分以下に保つ ・抗コリン薬吸入
ステップ3	・酸素吸入：SpO₂95%前後を目標 ・SABAネブライザー吸入反復：20〜30分おきに反復、脈拍を130回/分以下に保つ ・全身性ステロイド投与 ・抗コリン薬吸入 ・アミノフィリン点滴、マグネシウム点滴など ・0.1%アドレナリン（ボスミン®）皮下注あるいは筋注：0.1〜0.3 mL：20〜30分おきに反復可、脈拍を130回/分以下に保つ
ステップ4	・上記治療継続 ・改善しなければ挿管・人工呼吸管理を検討

⑤ネブライザーでもpMDIでもよいのでSABAを吸入する。2吸入を1セットとして
20分毎3セットまで行うことが可能。

   □ SABAを5本/年以上処方している場合、ベースの喘息コントロールがうまくいっ
   ていないことを意味する。
   □ コントローラーがシムビコート®（ブデホル®）ならMART療法を試す。立ち上が
   りの速いLABAが効果を発揮する。

▶ MART療法

発作時にシムビコート®（ブデホル®）を1回追加吸入すること。ただし、定
期吸入と合計して1日8吸入を超えないようにする。一時的に1日合計12
吸入まで増量可能[1]。
　・定期吸入が1日2吸入の場合：発作時6吸入まで（合計8吸入まで可能）
　・定期吸入が1日4吸入の場合：発作時4吸入まで（合計8吸入まで可能）

   □ ただし、手持ちの吸入薬はスペーサーがなければ救急現場では上手に吸えないこ
   とがほとんど（息止めができないため）。
   □ ネブライザーの場合、溶媒の生理食塩水があまりにも少ないと薬剤の「漏れ」が
   大きくなるので注意。
   □ NPPV装着中の場合は、マスクにネブライザーキットを装着することも可能だが、
   その場合は全量を3 mL程度にする必要がある。
   □ 高用量ICSの有効性も報告されているが、上手に吸入できる患者さんは少ない。

例　メプチン®　エアー　2吸入　20分あけて2〜3セットまで
　　　または　サルタノール®インヘラー　2吸入　20分あけて3セットまで
　　　または　ベネトリン0.2〜0.4 mL　＋　生理食塩水5〜10 mL　ネブライ
　　　ザー吸入　20分あけて2〜3セットまで

⑥⑤から 60 分経過して症状が軽快していれば帰宅可能。ただし、発作による再受診が予想されるときはプレドニゾロン（5 mg）4 ～ 6 錠（0.5 mg／kg／日）を携帯させる。

□ プレドニゾロンは受診日から 3 ～ 5 日程度内服してもらうことが多い。

⑦⑤が効果的でない場合、ステロイドの全身性投与を行う。AERD の場合、第一選択はプレドニゾロン錠、第二選択はベタメタゾンやデキサメタゾン（デカドロン®）点滴（1 時間以上かけて）を使用する。投与期間は 3 ～ 5 日間あるいは症状軽快まで。

□ AERD であってもメチルプレドニゾロンは安全に使えるという見解もあり、全身性ステロイドの使い分けは日本国内だけの特殊事情かもしれない[3]。

例 **メチルプレドニゾロン　40 ～ 125 mg　＋　生理食塩水 100 mL 点滴、以後メチルプレドニゾロン　40 ～ 80 mg　＋　生理食塩水 100 mL を 4 ～ 6 時間毎に投与**
または　ベタメタゾン　8 mg　＋　生理食塩水 100 mL 点滴、以後ベタメタゾン　4 ～ 8 mg　＋　生理食塩水 100 mL を 6 時間毎に投与
または　プレドニゾロン　40 ～ 50 mg　＋　生理食塩水 100 mL　1 日 1 回点滴
または　プレドニゾロン　40 ～ 50 mg　1 日 1 回内服

⑧入院治療の適応があれば入院とする。

表　喘息増悪の入院治療の適応

・中等度症状（% PEF 60 ～ 80%を目安）では 2 ～ 4 時間の治療で反応不十分（% PEF 70%以上を目安）あるいは 1 ～ 2 時間の治療で反応なしの患者
・高度症状（% PEF 60%未満を目安）では、1 時間以内に治療に反応しない患者
・入院を必要としたような重症喘息増悪の既往がある患者
・今回の救急を受診するまで長期間（数日間～ 1 週間）症状が続いていた患者
・肺炎、無気肺、気胸などの合併症がある患者
・精神障害が認められる場合や意思の疎通が不十分な患者
・帰宅後、交通などの問題で医療機関を受診することが困難である患者

（日本アレルギー学会 喘息ガイドライン専門部会・監．「喘息予防・管理ガイドライン 2021」作成委員．喘息予防・管理ガイドライン 2021．協和企画．2021．より引用改変）

⑨ステロイドの全身性投与に即効性はないため、早急に軽快させなければならない場合はネオフィリン® や SAMA であるアトロベント® の投与も可。ただし、ネオフィリン® は欧米ではあまり推奨されていない。

□ アトロベント® などの SAMA も有効とされているが、吸入薬無効例に SAMA を追加吸入して改善した例を筆者はみたことがない。

例 **ネオフィリン®（250 mg／筒）6 mg／kg　＋　生理食塩水 250 mL のうち最初の半量を 15 分で、残り半量を 45 分で投与。テオフィリン内服患者は全体量を最低でも半分にする**

⑩治療不良例にはマグネシウムの点滴も効果的とされているが、個人的にはあまり効かないと思っている。腎不全、心不全例には用いないこと。

例 **硫酸マグネシウム水和物 2 g（2 バイアル）　＋　生理食塩水 100 mL　20 分で点滴**

□ マグネゾール® も同様の使い方が可能だが、子癇に対してのみ保険適用がある。

⑪全身性ステロイドが入った状態で吸入ステロイドを上乗せ投与してもおそらく効果はない[4]。

表 喘息増悪の退院の条件

・気管支拡張薬（SABA）の吸入を 4 時間以内の間隔には必要としない。
・歩行の際に息切れがない。
・夜間、早朝の発作で目を覚まさない。
・身体所見に（ほとんど）異常がない。
・PEF または 1 秒量ができれば予測値の 80%以上、日内変動も 20%未満を目安とする。
・PaO₂ が正常値である。
・吸入器が適切に使える。スペーサーを使用できる。
・患者の発作への対応が適切になされるように確認してある。
・患者が退院処方を理解できる。
・症状の自己評価と自己管理が実施できる（自己管理計画書：アクションプランの作成）。

（日本アレルギー学会 喘息ガイドライン専門部会・監、「喘息予防・管理ガイドライン 2021」作成委員. 喘息予防・管理ガイドライン 2021. 協和企画. 2021. より引用改変）

✎ References

1) Chapman KR, et al. Single maintenance and reliever therapy (SMART) of asthma: a critical appraisal. Thorax. 2010 Aug; 65 (8) : 747-52.
2) Papi A, et al. Albuterol-Budesonide Fixed-Dose Combination Rescue Inhaler for Asthma. N Engl J Med. 2022 Jun 2 : 386 (22) : 2071-83.
3) 鈴木俊一郎、他. アスピリン喘息患者に対するコハク酸エステル製剤の安全性に関する調査. セッションIV. 19. 第 237 回日本呼吸器学会関東地方会.
4) Marghli S, et al. Nebulized budesonide combined with systemic corticosteroid vs systemic corticosteroid alone in acute severe asthma managed in the emergency department: a randomized controlled trial. BMC Emerg Med. 2022 Jul 23; 22 (1) : 134.

❸ COPD（慢性閉塞性肺疾患）

◤ ポイント

■ 長期管理薬は、LAMA or LABA → LAMA/LABA → LAMA/LABA/ICS の順に使うことが多い。テリルジー®、ビレーズトリ® の 2 種類の LAMA/LABA/ICS が販売されている（エナジア® は喘息にのみ保険適用）。

　□ トリプル吸入療法（LAMA/LABA/ICS）は、LAMA/LABA と比較して COPD 増悪率[1],[2] や死亡率[3],[4] を低下させる。

■ 喫煙歴を有する患者さんにおいて、気管支拡張薬投与後の呼吸機能検査で 1 秒率（FEV₁/FVC）が 70%未満で、他の閉塞性肺疾患を除外できれば COPD と診断。ただし、一度の呼吸機能検査で断定しないほうがよい。

■ 喫煙歴は詳細に聴取。患者さんは「吸っていない」と言うことがある（しかし、よくよく問診すると過去には吸っている）。

■ 在宅酸素療法を続けたまま喫煙をすると顔面に熱傷をきたすことがある。死亡例の報告もあるため、必ず禁煙してもらう。

➡ 手 順

① COPD の患者さんの主訴の多くが労作時呼吸困難感であるため、修正 MRC（mMRC）質問票（p.133 **表**）や CAT 質問票（p.133 **図**）などを用いて息切れ、QOL の評価を行う。

② 気道可逆性検査（p.109）を含めた呼吸機能検査を行う。1 秒率が 70%未満なら COPD の可能性がある。喘息を合併することもあるので注意。病歴から総合的に喘息と鑑別する。

③ 胸部 X 線写真や胸部 CT を撮影する。特に胸部 HRCT で気腫肺が同定できれば COPD の確からしさは増す。

④他の閉塞性疾患を除外し、総合的に COPD と診断できれば COPD の病期分類を行う。

表　COPD の病期分類（いわゆる GOLD 分類）

病 期		特 徴
Ⅰ期	軽度の気流閉塞	対標準 1 秒量（% FEV₁）≧ 80%
Ⅱ期	中等度の気流閉塞	50% ≦% FEV₁ < 80%
Ⅲ期	高度の気流閉塞	30% ≦% FEV₁ < 50%
Ⅳ期	極めて高度の気流閉塞	% FEV₁ < 30%

・気管支拡張薬投与後の 1 秒率（FEV_1/FVC）70% 未満が必須条件。
・% FEV_1：性、年齢、身長から求めた FEV_1 の標準値に対する割合。
（日本呼吸器学会 COPD ガイドライン第 6 版作成委員会・編. COPD（慢性閉塞性肺疾患）診断と治療のためのガイドライン 2022. 第 6 版. メディカルレビュー社. 2022. より引用）

⑤症状に応じて 6 分間歩行試験、動脈血液ガス分析を行い、現在の運動耐容能や呼吸不全の程度を把握する。

  □ GOLD Ⅲ期以上になると約 4 人に 1 人が $PaCO_2$ ≧ 45 Torr と言われているので[5]、一度は動脈血液ガス分析をみておきたい。

⑥ GOLD2023 では、疫学的に異なる背景に応じて COPD を分類すべきとの案が提示されている（表）。普段我われが診ている COPD は COPD-C ということになる。

表　COPD のフェノタイプ

COPD の分類	概要
COPD-G（遺伝性 COPD）	$α_1$-アンチトリプシン欠損症など
COPD-D（肺の成長異常による COPD）	出生直後のイベントや低出生体重児など
COPD-C（喫煙関連 COPD）	自身の喫煙だけでなく受動喫煙も 電子たばこなども原因 大麻も原因
COPD-P（バイオマス・大気汚染関連 COPD）	室内の汚染物質や大気汚染の曝露 職業性の曝露も原因
COPD-I（感染による COPD）	幼少期の感染、結核関連 COPD、HIV 関連 COPD
COPD-A（COPD と喘息の合併）	特に幼少期の喘息が影響
COPD-U（原因不明の COPD）	

（Global Strategy for Prevention, Diagnosis and Management of COPD, 2024 GOLD Report. より引用）

⑦また、GOLD では ABE 重症度分類が存在する（日本のガイドラインには明記されていない）。年間増悪 1 回のグループ A（A1）のほうが増悪 0 回のグループ A（A0）よりも、同様に B1 のほうが B0 よりも、将来の増悪リスクや入院リスクが高い[6]。

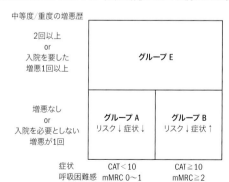

図　COPD の重症度分類（領域が定まらないときは悪いほうを採択する）（ABE 分類）
（Global Strategy for Prevention, Diagnosis and Management of COPD, 2024 GOLD Report. より引用）

- **禁煙治療が第一。** タバコ依存症スクリーニング（TDS）（p.135 **表**）でスコアが高ければ、禁煙外来も勧める。可能であれば包括的呼吸リハビリテーションの介入を行う。

- PaO_2 55 Torr（SpO_2 88%）以下、あるいは 60 Torr（SpO_2 90%）以下でも睡眠時や労作時に著しい低酸素血症をきたす場合は在宅酸素療法（p.288 〜）の導入を考慮。1 L/分などの低流量から開始し、フローシート（労作、トイレ、入浴などの場面で SpO_2 を測定するシート）を作成して至適流量を決定する。

  □ 労作時のみや夜間のみの軽度の低酸素血症を有する COPD 患者に対して在宅酸素療法を適用しても QOL 以外の医学的利益は乏しい[7),8)]。

> **TOPIC**
>
> 在宅ハイフローセラピー
> COPD の病名があり NPPV 忍容性がないようなケースでは、2022 年 4 月からネーザルハイフローが在宅で行えるようになった。算定要件は以下のとおり。
>
> □ 以下のいずれも満たす COPD の患者であって、病状が安定し、在宅でのハイフローセラピーを行うことが適当と医師が認めた者
> ア：呼吸困難、去痰困難、起床時頭痛・頭重感等の自覚症状を有すること。
> イ：在宅酸素療法を実施している患者であって、次のいずれかを満たすこと。
> 　　（イ）在宅酸素療法導入時または導入後に動脈血二酸化炭素分圧 45 mmHg 以上 55 mmHg 未満の高炭酸ガス血症を認めること。
> 　　（ロ）在宅酸素療法導入時または導入後に動脈血二酸化炭素分圧 55 mmHg 以上の高炭酸ガス血症を認める患者であって、在宅人工呼吸療法が不適であること。
> 　　（ハ）在宅酸素療法導入後に夜間の低換気による低酸素血症を認めること（終夜睡眠ポリグラフィーまたは経皮的動脈血酸素飽和度測定を実施し、経皮的動脈血酸素飽和度が 90%以下となる時間が 5 分間以上持続する場合または全体の 10%以上である場合に限る）。

- 強い労作のときだけ呼吸困難感を呈する場合、SABA や SAMA のみでもよいが、基本的には LAMA を処方する。日本のガイドラインでは LAMA だけでなく LABA の使用も推奨されている。1 秒量改善効果は LAMA > LABA > ICS である（6：3：1）。

- GOLD 分類 I あるいは II 期のような軽症例でも早期から LAMA を使うほうがよいという研究結果がある[9)]。最近は COPD の長期管理に SABA や SAMA を用いることはほぼなくなりつつある。

図　安定期 COPD の管理
（日本呼吸器学会 COPD ガイドライン第 6 版作成委員会・編. COPD（慢性閉塞性肺疾患）診断と治療のためのガイドライン 2022，第 6 版，メディカルレビュー社，2022. より引用）

〈初期治療〉
中等度/重度の増悪歴

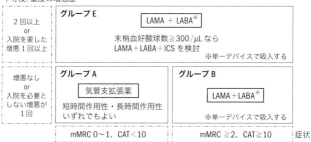

〈フォローアップ治療〉

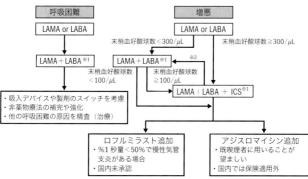

※1：単一デバイスで吸入する。
※2：もし肺炎やその他 ICS の副作用が懸念されれば ICS の中止を考慮する。末梢血好酸球数≧300/μL なら、ICS 中止によって増悪しやすいので注意。

図　グループ別にみた COPD 治療指針
（Global Strategy for Prevention, Diagnosis and Management of COPD, 2024 GOLD Report. より引用改変）

・筆者は LAMA より LABA を優先して使用することはないため、勝手ながら LABA と LAMA の順序を GOLD ガイドラインとは逆に記載している。

例

—— LAMA
○ スピリーバ® レスピマット　1回2吸入　1日1回
○ シーブリ® ブリーズヘラー　1回1カプセル吸入　1日1回
○ エクリラ® ジェヌエア　1回1吸入　1日2回
○ エンクラッセ® エリプタ　1回1吸入　1日1回
○ スピリーバ® ハンディヘラー　1回1カプセル吸入　1日1回
—— LABA
○ オンブレス® ブリーズヘラー　1回1カプセル吸入　1日1回
○ オーキシス® タービュヘイラー　1回1吸入　1日2回
○ セレベント® ディスカス　1回1吸入　1日2回

- 症状が改善しにくい重症例では LAMA／LABA を使用する。トリプル吸入療法（LAMA／LABA／ICS）は 2 剤併用と比べて COPD 増悪リスクが減る[10),11)]。

例

—— LAMA／LABA
○ ウルティブロ® ブリーズヘラー　1回1カプセル吸入　1日1回
○ アノーロ® エリプタ　1回1吸入　1日1回
○ スピオルト® レスピマット　1回2吸入　1日1回
○ ビベスピ® エアロスフィア　1回2吸入　1日2回

- LAMA が使いにくい例や増悪を繰り返すハイリスク例（重症度分類 E）では ICS／LABA を使用してもよい（特に末梢血好酸球数 ≧ 300／μL の場合）。COPD 患者に対する ICS の使用は肺炎や骨折のリスク増加懸念があり、また、LAMA／LABA のほうが ICS／LABA よりも 1 秒量底上げの効果が高く、LAMA／LABA であっても長期的な増悪抑制効果が認められることから、喘息合併例や好酸球比率が高い場合でなければ積極的に ICS／LABA を用いる理由はない。
- COPD に対して ICS を上乗せすべき条件は、表のようなプロファイルを考えるとき[12)]。ただし、過去の COPD 増悪の原因が明らかな肺炎であれば、ICS は避けたほうがよい。

表　COPD に対して ICS を上乗せする条件

ICS 使用を推奨	ICS 使用を考慮	ICS 使用を避ける
入院を要する COPD 増悪の既往※		肺炎イベントを繰り返す※
年 2 回を超える中等度 COPD 増悪※	年 1 回の中等度 COPD 増悪※	—
血中好酸球数 ≧ 300／μL	血中好酸球数 100 ～ 300／μL	血中好酸球数 < 100／μL
喘息合併例		抗酸菌感染症合併例

※適切な気管支拡張薬が導入されている場合。

例

—— ICS／LABA
○ アドエア®250 ディスカス　1回1吸入　1日2回
○ シムビコート® タービュヘイラー（ブデホル®）　1回2～4吸入　1日2回
○ レルベア®100 エリプタ　1回1吸入　1日1回
▫ レルベア®200 およびフルティフォーム® は COPD に対して保険適用がない。
—— LAMA／LABA／ICS
○ テリルジー® エリプタ　1回1吸入　1日1回
○ ビレーズトリ® エアロスフィア　1回2吸入　1日2回

- 末梢血好酸球数が 300／μL 未満で、過去 1 年に 2 回未満の増悪、および入院を要する増悪がない場合は ICS は離脱可能である（LAMA／LABA／ICS → LAMA／LABA、ICS／LABA → LABA）[13)]。
- 喀痰が多ければ、去痰薬を処方する。COPD の場合ムコダイン® が最も効果的とされるが、粘度が高い喀痰にはあまり効果的とは言えない。ムコダイン® が 1 回以上の COPD 増悪を予防するための NNT は 12 である[14)]。

例

ムコダイン®（500 mg）　3 錠分 3

- COPD に対するテオフィリンは、副作用のわりに効果がみられないことから、国際的にはもはや推奨されていない[15),16)]。

- COVID-19 ワクチン、インフルエンザワクチンの接種、肺炎球菌ワクチン、RS ウイルスワクチンの接種を考慮。

- 重症肺腫に対しては、外科的ないし気管支鏡的な肺容量減量術が有効である。気管支バルブを挿入する気管支鏡下肺容量減量術は特に heterogeneous emphysema（気腫性変化に局在性が強い気腫肺）で有効とされてきたが、homogeneous emphysema（気腫性変化に局在性が乏しい気腫肺）にも有効であることが示されている[17)]。

  □ 気管支バルブシステムである Zephyr® (Pulmonx 社) が国内で承認されている。mMRC グレード 2 以上、6 分間歩行距離 100 ～ 500 m、% TLC 100％以上、% RV 175％以上、% FEV$_1$ 15 ～ 45%（気管支拡張薬使用後）の患者が対象となり、胸部 CT 画像で標的肺葉間に明らかな肺葉肺裂の断裂がないことと、標的肺葉に明らかな気腫性病変があることを確認したうえで用いる[18)]。

- 気管支末梢の神経にラジオ波を当てて気管支を拡張する処置（targeted lung denervation：TLD）により COPD 増悪を減らすことができるという研究結果[19)]や、パルス電界によるアブレーションであるレオプラスティが慢性気管支炎型 COPD に有効とする研究結果[20),21)]がある。

- ホスホジエステラーゼ 4 阻害薬であるロフルミラストは、頻繁に増悪がみられたり入院歴があったりする重症例に対して増悪を減らす効果があるが[22)]、国内未承認である。

- アジスロマイシンなどの抗菌薬長期投与によって COPD 増悪を予防する効果が示されているが、副作用や耐性菌の増加が懸念されるうえ、国内では査定されるために厳しい。

- メポリズマブが有効とする見解もある。好酸球増多を伴う COPD においては増悪抑制効果が報告されているが[23),24)]、喘息コンポーネントをみている可能性はあり、COPD という病態への寄与ではないかもしれない。

- 可能なら積極的に呼吸リハビリテーションを適用したい。

Q これだけは説明しておきたい

- 病名が「COPD」あるいは「肺気腫（こちらのほうが高齢者にはわかりやすい）」であることをしっかり告げる。「タバコによる病気」だけでは説明不十分。

- 吸入薬を吸入した後は基本的に息止め（5 秒以上）を行うほうが効果的である（ただし、タービュヘイラーは息止め不要）。

- 吸入法がわからなければ、付属の説明書を参照、あるいは処方薬局の薬剤師や主治医に問い合わせること。

- 肺癌を合併することがあること。

? 患者さんからよくある質問

- 「COPD は治りますか？」
  →「慢性の病気なのでどちらかと言えば付き合っていく病気に近いと思ってください。また、壊れてしまった肺は戻りません。ただ、吸入薬によって肺がこれ以上弱らないようにすることができます」

    □ 予後不良因子は p.132 **上表**に掲げるとおり。
    □ BODE スコア（p.132 **中表**）、ADO スコア（p.132 **下表**）なども参考になる。

表　COPD の予後不良因子

・男性 ・高齢者 ・喫煙（特に現喫煙者） ・るいそう（BMI 21 以下） ・酸素療法中 ・湿性咳嗽を呈している ・気道過敏性の存在 ・運動耐容能の低下（歩行速度や歩行距離の減少）	・1 秒量の低下（% 1 秒量 40% 未満は 10 年生存率 20%） ・肺高血圧症の存在 ・CAP の発症 ・HIV 感染症の存在 ・肺癌の合併 ・CRP 上昇 ・胸部 CT における気腫病変の存在 ・BODE スコア 7 点以上

（種々の文献を参考に著者作成）

表　BODE スコア

	0 点	1 点	2 点	3 点
% 1 秒量	予測値の65% 以上	予測値の50 ～ 64%	予測値の36 ～ 49%	予測値の35% 以下
6 分間歩行距離	350 m 以上	250 ～ 349 m	150 ～ 249 m	149 m 以下
mMRC スケール	0 ～ 1	2	3	4
BMI（kg/m²）	21 を超える	21 以下		

BODE スコアと 52 ヶ月死亡率

0 ～ 2 点	20%
3 ～ 4 点	35%
5 ～ 6 点	43%
7 ～ 10 点	80%

（Celli BR, et al. The body-mass index, airflow obstruction, dyspnea, and exercise capacity index in chronic obstructive pulmonary disease. N Engl J Med. 2004 Mar 4;350（10）:1005-12. より引用）

表　ADO スコア

	0 点	1 点	2 点	3 点	4 点	5 点
% 1 秒量	予測値の65% 以上	予測値の36 ～ 64%	予測値の35% 以下			
mMRC スケール	0 ～ 1	2	3	4		
年齢	40 ～ 49 歳	50 ～ 59 歳	60 ～ 69 歳	70 ～ 79 歳	80 ～ 89 歳	90 歳以上

ADO スコアによる安定期 COPD 患者の 3 年死亡率の目安

	0 ～ 1 点	2 ～ 3 点	4 ～ 5 点	6 ～ 7 点	8 ～ 9 点
長期 COPD 患者	10%	15%	30%	45%	60%
COPD 増悪入院患者	5%	7%	10%	20%	30%

（Puhan MA, et al. Expansion of the prognostic assessment of patients with chronic obstructive pulmonary disease: the updated BODE index and the ADO index. Lancet. 2009 Aug 29;374（9691）:704-11. を参考に簡略化して筆者が改変）

■「もうタバコをやめているのに病気になるのですか？」
→「過去のタバコの煙の蓄積によって肺が弱ってしまい、禁煙した時点で COPD はほとんど進行しなくなりますが、加齢によって息切れ症状が強く出てしまうことがあります」

🗒 資 料

表 修正 MRC（mMRC）質問票

グレード分類	当てはまるものにチェックをする
0	激しい運動をしたときだけ息切れがある。
1	平坦な道を早足で歩く、あるいは緩やかな上り坂を歩くときに息切れがある。
2	息切れがあるので、同年代の人よりも平坦な道を歩くのが遅い、あるいは平坦な道を自分のペースで歩いているとき、息切れのために立ち止まることがある。
3	平坦な道を約 100 m、あるいは数分歩くと息切れのために立ち止まる。
4	息切れがひどく家から出られない、あるいは衣服の着替えをするときにも息切れがある。

（日本呼吸器学会 COPD ガイドライン第 6 版作成委員会・編．COPD（慢性閉塞性肺疾患）診断と治療のためのガイドライン 2022．第 6 版．メディカルレビュー社，2022．より引用）

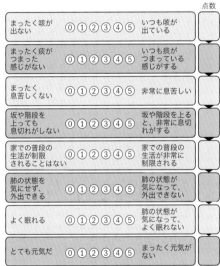

点数が高いほど、COPD の影響が大きい。

図 COPD アセスメントテスト（CAT 質問票）

（日本呼吸器学会 COPD ガイドライン第 6 版作成委員会・編．COPD（慢性閉塞性肺疾患）診断と治療のためのガイドライン 2022．第 6 版．メディカルレビュー社，2022．より引用）

> **TOPIC**
> **COPD に対する ICS の弊害**
> COPD に対して ICS を使用すると用量依存的に *Stenotrophomonas maltophilia* の気道の定着が増える[25]。

表 CAT スコアの評価と概要

点数	影響レベル	COPD に対する影響	治療上考慮すべきこと
31 点以上〜	非常に高い	・日常生活でやりたいことがほとんどできず、調子のよい日がない。 ・入浴やシャワーは何とかできるが、時間がかかってしまう。 ・外出や家事ができない。 ・ベッドに寝たままのことが多く、寝たきりになったと感じる。	・改善の余地が十分ある。 ・影響レベルが「中程度」「低い」の項目に追加して 　- 専門医へ紹介する。 　- 薬物治療の追加も考慮。
21 〜 30 点	高い	・日常生活でやりたいことがほとんどできない。 ・歩行、洗顔、着替えなどで息切れを感じる。 ・会話のときに息切れを感じる。 ・呼吸器症状のために不眠を感じる。 ・運動にリスクを感じ、ほとんどの動作で大変な労力が要るように感じる。 ・不安や恐怖心に襲われ、呼吸器症状をコントロールできないと感じる。	
10 〜 20 点	中程度	・COPD が自身の大きな問題の一つである。 ・週に何日かは調子のよい日があるが、ほとんどの日は咳や痰があり、年に1、2 回は増悪する。 ・常時息切れを感じ、胸が締めつけられたり息苦しくなったりして就寝中によく目が覚める。 ・息切れのため、階段はゆっくりとしか上れない。 ・途中で休みながらでないと家事ができない。	・改善の余地がある。 ・影響レベルが「低い」の項目に追加して 　- 安定期の治療が最適かどうかを再検討 　- 呼吸リハビリテーション 　- 増悪を最小限に抑えるための対策 　- 喫煙などの悪化因子を再検討。
10 点未満	低い	・ほとんどの日は調子がよいが、医学的問題が複数あり、やりたくてもできないことが 1 〜 2 つある。 ・週に何日かは咳が出ており、スポーツや力仕事をすると息切れを感じる。 ・坂を上るときだけでなく、平坦な道でも急いで歩くと、歩調を緩めたり立ち止まったりしなければならない。 ・全身が疲れやすい。	・禁煙 ・インフルエンザ予防接種（年 1 回） ・喫煙などの増悪リスク因子への曝露を減らす。 ・臨床検査に基づく治療を導入。

（グラクソ・スミスクライン社ウェブサイト．より引用改変）

◢ 一口メモ

リンスパッド®

重症 α_1-アンチトリプシン欠乏症に対してヒト α_1-プロテイナーゼインヒビター（リンスパッド®）が保険適用されている。日本ではきわめて患者数が少ないが呼吸器内科医として知っておくべき情報である。

表　タバコ依存症スクリーニング（The Tobacco Dependence Screener：TDS）

1	自分が吸うつもりよりも、ずっと多くタバコを吸ってしまうことがありましたか。
2	禁煙や本数を減らそうと試みてできなかったことがありましたか。
3	禁煙したり本数を減らそうとしたときに、タバコがほしくてほしくてたまらなくなることがありましたか。
4	禁煙したり本数を減らそうとしたときに、次のどれかがありましたか（イライラ、神経質、落ちつかない、集中しにくい、ゆううつ、頭痛、眠気、胃のむかつき、脈が遅い、手のふるえ、食欲または体重増加）。
5	上の症状を消すために、またタバコを吸い始めることがありましたか。
6	重い病気にかかって、タバコはよくないとわかっているのに吸うことがありましたか。
7	タバコのために健康問題が起きているとわかっていても吸うことがありましたか。
8	タバコのために精神的問題が起きているとわかっていても吸うことがありましたか。
9	自分はタバコに依存していると感じることがありましたか。
10	タバコが吸えないような仕事やつきあいを避けることが何度かありましたか。

・「はい」（1 点）、「いいえ」（0 点）で回答を求める。
・「該当しない」場合（質問 4 で、禁煙したり本数を減らそうとしたことがない等）には 0 点を与える。
・5 点以上を依存症とする。
（Kawakami N, et al. Development of a screening questionnaire for tobacco / nicotine dependence according to ICD-10, DSM-III-R, and DSMIV. Addict Behav. 1999 Mar-Apr; 24（2）: 155-66. より引用）

References

1) Lipson DA, et al. Once-Daily Single-Inhaler Triple versus Dual Therapy in Patients with COPD. N Engl J Med. 2018 May 3;378（18）:1671-80.
2) Rabe KF, et al. Triple Inhaled Therapy at Two Glucocorticoid Doses in Moderate-to-Very-Severe COPD. N Engl J Med. 2020 Jul 2; 383（1）:35-48.
3) Lipson DA, et al. Reduction in All-Cause Mortality with Fluticasone Furoate/Umeclidinium/Vilanterol in Patients with Chronic Obstructive Pulmonary Disease. Am J Respir Crit Care Med. 2020 Jun 15;201（12）:1508-16.
4) Martinez FJ, et al. Reduced All-Cause Mortality in the ETHOS Trial of Budesonide/Glycopyrrolate/Formoterol for Chronic Obstructive Pulmonary Disease. A Randomized, Double-Blind, Multicenter, Parallel-Group Study. Am J Respir Crit Care Med. 2021 Mar 1;203（5）:553-64.
5) Dreher M, et al. Prevalence Of Chronic Hypercapnia In Severe Chronic Obstructive Pulmonary Disease: Data From The HOmeVent Registry. Int J Chron Obstruct Pulmon Dis. 2019 Oct 18;14:2377-84.
6) Vanfleteren L, et al. Exacerbation Risk and Mortality in COPD GOLD Group A and B Patients with and without Exacerbation History. Am J Respir Crit Care Med. 2023 Jul 15;208（2）:163-75.
7) The Long-Term Oxygen Treatment Trial Research Group A Randomized Trial of Long-Term Oxygen for COPD with Moderate Desaturation. N Engl J Med. 2016; 375:1617-27
8) Lacasse Y, et al. Randomized Trial of Nocturnal Oxygen in Chronic Obstructive Pulmonary Disease. N Engl J Med. 2020; 383:1129-38
9) Zhou Y, et al. Tiotropium in Early-Stage Chronic Obstructive Pulmonary Disease. N Engl J Med. 2017 Sep 7;377（10）:923-35.
10) Lipson DA,et al. Once-Daily Single-Inhaler Triple versus Dual Therapy in Patients with COPD. N Engl J Med. 2018 May 3;378（18）:1671-80.
11) Rabe KF, et al. Triple Inhaled Therapy at Two Glucocorticoid Doses in Moderate-to-Very-Severe COPD. N Engl J Med . 2020 Jul 2; 383（1）: 35-48.
12) Agusti A, et al. Inhaled corticosteroids in COPD: Friend or foe? Eur Respir J. 2018 Dec 13:52（6）. pii: 1801219.
13) Chalmers JD, et al. Withdrawal of Inhaled Corticosteroids in Chronic Obstructive Pulmonary Disease: A European Respiratory Society Guideline. Eur Respir J. 2020 Jun 4;55（6）:2000351.
14) Zeng Z,et al. Effect of carbocisteine on patients with COPD: a systematic review and meta-analysis. Int J Chron Obstruct Pulmon Dis. 2017 Aug 2;12:2277-83.
15) Devereux G, et al. Effect of Theophylline as Adjunct to Inhaled Corticosteroids on Exacerbations in Patients With COPD: A Randomized Clinical Trial. JAMA. 2018 Oct 16;320（15）:1548-59.

16) Jenkins CR, et al. The effect of low-dose corticosteroids and theophylline on the risk of acute exacerbations of COPD: the TASCS randomised controlled trial. Eur Respir J. 2021 Jun 10;57 (6) : 2003338.

17) Dransfield MT, et al. Effect of Zephyr Endobronchial Valves on Dyspnea, Activity Levels, and Quality of Life at One Year. Results from a Randomized Clinical Trial. Ann Am Thorac Soc. 2020 Jul;17 (7) : 829-38.

18) 日本呼吸器学会／日本呼吸器内視鏡学会. 重症 COPD に使用する気管支バルブの適正使用指針. 2022.

19) Valipour A, et al. Two-Year Outcomes for the Double-Blind, Randomized, Sham-Controlled Study of Targeted Lung Denervation in Patients with Moderate to Severe COPD: AIRFLOW-2. Int J Chron Obstruct Pulmon Dis. 2020 Nov 5;15:2807-16.

20) Valipour A, et al. Bronchial Rheoplasty for Treatment of Chronic Bronchitis. Twelve-Month Results from a Multicenter Clinical Trial. Am J Respir Crit Care Med. 2020 Sep 1; 202 (5) : 681-9.

21) Sciurba FC, et al. Bronchial rheoplasty for chronic bronchitis: 2-year results from a US feasibility study with RheOx. BMJ Open Respir Res. 2023 Dec 26;10 (1) :e001710.

22) Martinez FJ, et al.Effect of Roflumilast and Inhaled Corticosteroid/Long-Acting $\beta 2$-Agonist on Chronic Obstructive Pulmonary Disease Exacerbations (RE (2) SPOND) . A Randomized Clinical Trial.Am J Respir Crit Care Med. 2016 Sep 1;194 (5) :559-67.

23) Pavord ID, et al. Mepolizumab for Eosinophilic Chronic Obstructive Pulmonary Disease. N Engl J Med. 2017 Oct 26;377 (17) :1613-29.

24) Bhatt SP, et al. Dupilumab for COPD with Type 2 Inflammation Indicated by Eosinophil Counts. N Engl J Med. 2023 Jul 20;389 (3) :205-14.

25) Rønn C, et al. Inhaled corticosteroids and Stenotrophomonas maltophilia in outpatients with chronic obstructive pulmonary disease: a retrospective cohort study. BMJ Open Respir Res. 2024 Mar 9;11 (1) :e001929.

❹ COPD 増悪

🔖 ポイント

- 以前は「急性増悪」と呼ばれていたが、現在は単に「増悪」と書くことが多い。
- COPD 増悪とは、患者さんの呼吸器症状が日常の変動を超えて悪化し、治療の変更を必要とする状態のことである（通常 14 日以内）。
- 増悪の原因として多いのは感染症である。50%が細菌感染症とされている。
- 喘息増悪との鑑別が難しいことがあるが、COPD を指摘されていない状況での救急受診はまれである。抗菌薬の使用や全身性ステロイドの投与量にエビデンスの差はあるものの、喘息とおおむね治療方針は同じである。
- 喘息増悪との大きな違いは、中等症以上の増悪でも NPPV を要するケースが多いことである。普段から $PaCO_2$ が高い患者さんは CO_2 ナルコーシスを起こすリスクが高い。
- 明らかな誘因のない COPD 増悪の 16.1%に肺血栓塞栓症があるといわれている[1]。ただし、統一診断アルゴリズムを用いて前向きに調査した場合、この頻度は 5.9%と報告されている[2]。

➡ 手順・初期治療

① 酸素投与開始とともに発作の重症度をおおまかに判断する（**急がなければならないかどうか**）。COPD 増悪が明らかな場合、CO_2 ナルコーシス回避のため酸素の高流量投与は避ける（SpO_2 88%〜 93%あたりをキープするよう意識する）。

② 努力性呼吸、CO_2 ナルコーシス、「危ない」と主治医が直感で感じた場合は、緊急気道確保・NPPV（具体的な設定は p.140 表を参考）の準備を行いつつ治療を開始する。

③ COPD 増悪の重症度分類（p.137 表）は Anthonisen らの分類がよく使われているが、これは抗菌薬の必要性を検証するための分類であり重症度には言及していない。GOLD 2024 では引き続き Rome Proposal を採用している[3]。

表　COPD 増悪の重症度分類

	軽症	中等症	重症
Anthonisen ら の分類	3 型増悪 呼吸困難感、喀痰量、喀痰膿性度の増加のうち 1 つを満たし、かつ以下のうち 1 つ以上を満たすもの ・咳嗽 ・wheezes ・発熱（他に原因がないもの） ・過去 5 日以内の上気道感染 ・ベースラインの 20% を超える呼吸数増加 ・ベースラインの 20% を超える心拍数増加	2 型増悪 呼吸困難感、喀痰量、喀痰膿性度の増加のうち 2 つを満たすもの	1 型増悪 呼吸困難感、喀痰量、喀痰膿性度の増加をすべて満たすもの
Rodriguez の分類	元の環境で治療が継続できるもの	追加治療のため受診必要性が高いもの	急速で明らかな症状悪化で、入院を要するもの
GOLD2024 の分類	下記の追加治療を要する呼吸器症状の急性増悪		
	短時間作用性気管支拡張薬のみの追加を要する	短時間作用性気管支拡張薬に加え、抗菌薬や全身性ステロイドを要する	入院や救急外来受診を要する（急性呼吸不全に関連）
Rome Proposal	・呼吸困難 VAS ＜ 5 ・呼吸数＜ 24 回/分 ・心拍数＜ 95 回/分 ・安静時酸素飽和度 ≧ 92%（室内気あるいは普段使用している酸素量）かつ普段からの低下が 3% 以下 ・CRP ＜ 1 mg/dL	□ 以下の 5 項目中 3 項目以上を満たすもの ・呼吸困難 VAS ≧ 5 ・呼吸数≧ 24 回/分 ・心拍数≧ 95 回/分 ・安静時酸素飽和度＜ 92%（室内気あるいは普段使用している酸素量または普段からの低下が 3% 超 ・CRP ≧ 1 mg/dL 参考：血液ガス分析では PaO$_2$ ＜ 60 mmHg または PaCO$_2$ ＞ 45 mmHg になりうるがアシドーシスはない	中等症の呼吸困難、呼吸数、心拍数、安静時酸素飽和度、CRP 上昇に加えて、 ・血液ガス分析で PaCO$_2$ ＞ 45 mmHg かつ pH ＜ 7.35

(Anthonisen NR, et al. Antibiotic therapy in exacerbations of chronic pulmonary disease. Ann Intern Med. 1987 Feb;106（2）:196-204. / Rodriguez-Roisin R. Toward a consensus definition for COPD exacerbations. Chest. 2000 May;117（5 Suppl 2）:398S-401S. / Global Strategy for Prevention, Diagnosis and Management of COPD, GOLD Report 2024. / Celli BR, et al. An Updated Definition and Severity Classification of Chronic Obstructive Pulmonary Disease Exacerbations：The Rome Proposal. Am J Respir Crit Care Med. 2021 Dec 1; 204（11）: 1251-8. より引用)

④喘息とは違い、アドレナリンの筋肉注射にはエビデンスはないが、気管支攣縮がひどいケースでは考慮してもよいかもしれない。

⑤胸部 X 線写真で、気胸、肺癌、無気肺、肺水腫などの疾患を除外する（特に**気胸は要注意！** 筆者も何度も遭遇しており、ヒヤッとする）。COPD 増悪の多くは感染症によるものであるため、場合によっては胸部 CT も撮影する。初診の患者さんであれば気腫肺も同定できるだろう。

⑥ネブライザーでも pMDI でもよいので SABA を吸入する。2 吸入を 1 セットとして 20 分毎 3 セットまで行うことが可能。

- ただし、手持ちの吸入薬はスペーサーがなければ救急現場では上手に吸えないことがほとんど（ゆっくりとした吸入や息止めができないため）。
- 溶媒の生理食塩水があまりにも少ないと薬剤の「漏れ」が大きくなるので注意。
- NPPV 装着中の場合は、マスクにネブライザーキットを装着することも可能だが（NIVO／Pro-X ネブライザー・システム®）、その場合は全量を 3 mL 程度にする必要がある。
- 海外では SABA／SAMA の合剤があるが、日本ではデバイスが 2 つになるため、SAMA を吸うのは現実的でないかもしれない。

例
> **メプチン®エアー　2 吸入　20 分あけて 3 セットまで**
> **または　サルタノール® インヘラー　2 吸入　20 分あけて 3 セットまで**
> **または　ベネトリン® 0.2 ～ 0.4 mL　＋　生理食塩水 5 ～ 10 mL　ネブライザー吸入　20 分あけて 3 セットまで**

⑦ステロイドの全身性投与を行う。COPD 増悪での全身性ステロイドは、GOLD ガイドラインではプレドニゾロンが推奨されている。喘息増悪の使用法とたいした違いはない。投与期間は 5 日間。末梢血好酸球比率 ≤ 2% ではあえて全身性ステロイドを使用しなくてもよいという意見もある[4]。プライマリ・ケアにおける増悪では、プレドニゾロンを投与してもプラセボ群と比較して治療失敗率に差がなかったという報告もあり[5]、基本的に入院が必要な水準で適用するのがベター。

例
> **プレドニゾロン（5 mg）　8 錠分 1**
> **または　プレドニゾロン　40 mg　＋　生理食塩水 100 mL　1 日 1 回点滴**
> **または　メチルプレドニゾロン　40 ～ 125 mg　＋　生理食塩水 100 mL 点滴、以後メチルプレドニゾロン　40 ～ 80 mg　＋　生理食塩水 100 mL を 4 ～ 6 時間毎に投与**
> **または　ベタメタゾン　8 mg　＋　生理食塩水 100 mL 点滴、以後ベタメタゾン　4 ～ 8 mg　＋　生理食塩水 100 mL を 6 時間毎に投与**
> - ERS／ATS ガイドライン[6]では、経口ステロイドと点滴ステロイドでは前者が推奨されているが、これは Ceviker らの報告[7]に基づいた記載で、副作用の頻度が点滴ステロイドのほうが高かったためである（点滴群のほうがステロイドの用量が多かったので経口と点滴を一概に比較できるものではなさそうだが）。可能な場合は経口をトライしたほうがよいかもしれない。
> - 個々の背景によってプレドニゾロンの用量を変えるほうが治療失敗が少ないとされる（**表**）。

表　COPD 増悪時のプレドニゾロン個別化用量

マーカー	カテゴリー	スコア
Anthonisen 分類[※]	I 型	－ 1 点
	II 型	－ 0.5 点
	III 型	0 点
CAT スコア	< 10 点	0 点
	10 ～ 20 点	＋ 0.5 点
	21 ～ 30 点	＋ 1 点
	> 30 点	＋ 1.5 点
プレドニゾロンの既往（過去の増悪時用量）	< 40 mg/日	0 点
	40 ～ 80 mg/日	＋ 0.5 点
	> 80 mg/日	＋ 1 点
炎症性マーカー	CRP > 7 mg/L（0.7 mg/dL）	＋ 0.5 点
	末梢血好酸球比率 > 2%	＋ 0.5 点
血液ガス分析	pH ≤ 7.35 あるいは $PaCO_2$ > 45Torr	＋ 0.5 点

※ Anthonisen 分類：呼吸困難の増強、喀痰量の増加、喀痰膿性度の増加の 3 つのすべてがあるものを I 型、2 つあるものを II 型、1 つしかないものを III 型とする。

（つづく）

> （プレドニゾロン用量 [mg/日]）= 0.5 mg × 体重（kg）×（1 + スコア総得点）
> ただし、最低用量は 0 mg/日、最高用量は 2.5 × 体重（kg）mg/日とする。

（Li L, et al. Personalized Variable vs Fixed-Dose Systemic Corticosteroid Therapy in Hospitalized Patients With Acute Exacerbations of COPD: A Prospective, Multicenter, Randomized, Open-Label Clinical Trial. Chest. 2021 Nov;160（5）:1660-9. より引用）

⑧ CAP の治療に準じて抗菌薬の投与を行う（p.49 〜）。

  □ ただしウイルス感染症の場合もあり、全例に抗菌薬を投与すべきかどうかは答えがない。
  □ 呼吸困難感、喀痰量、喀痰膿性度の増加のうち 1 つ以上ある患者さんで、CRP が 2 mg/dL 未満であれば抗菌薬を推奨せず、4 mg/dL を超えていれば抗菌薬を推奨するという戦略もある[8]。

例 **セフトリアキソン　1 〜 2 g　1 日 1 回点滴　など**

⑨ 複数の治療で軽快しない場合、ネオフィリン® や短時間作用性抗コリン薬であるアトロベント® の投与も可（ただし国際ガイドラインは非推奨）。

例 **ネオフィリン®（250 mg/筒）　6 mg/kg　＋　生理食塩水 250 mL のうち最初の半量を 15 分で、残り半量を 45 分で投与。テオフィリン内服患者は全体量を最低でも半分にする**

⑩ 意識レベル低下、血圧低下・ショック、進行性の SpO_2 低下、呼吸性アシドーシス進行、気道クリアランス不良、不穏・せん妄などで NPPV 継続不可能の場合、挿管・人工呼吸管理を検討する。NPPV 導入時には、NPPV が失敗したときを想定して挿管するかどうかまで話し合っておくことが望ましい。

  □ ネーザルハイフロー® によっても $PaCO_2$ は十分に低下するので[9,10]、NPPV が適用できない場合はこちらも検討する。

⑪ 高齢者では心不全の悪化を招かないよう、輸液量の管理をしっかりと行う。血栓予防のために低分子ヘパリンなどの予防投与を検討してもよい[11]。

資　料

表　閉塞性疾患の増悪時の NPPV 導入の目安

1. 高度の呼吸困難
2. 薬物療法に反応不良
3. 吸気補助筋の著しい活動性・奇異性呼吸
4. 呼吸性アシドーシス（pH ≦ 7.35）、高二酸化炭素血症（$PaCO_2$ ≧ 45 mmHg）
5. 胸部 X 線写真で自然気胸を除外していること

表　NPPV が成功しやすい条件

1. 若年
2. 重症度が低い
3. 精神的に落ち着いており協力できる
4. 人工呼吸器に同調している
5. マスクのエアリークが少なく、歯が揃っている
6. 中等度の高炭酸ガス血症（45 < $PaCO_2$ < 92 mmHg）
7. 中等度のアシドーシス（7.10 < pH < 7.35）
8. NPPV 導入 2 時間以内にガス交換、心拍数、呼吸数が改善

（Liesching T, et al. Acute applications of noninvasive positive pressure ventilation. Chest. 2003 Aug;124（2）:699-713. より引用）

表　COPD 増悪に対する NPPV 導入の設定例

> ・モード：S/T
> ・吸気気道陽圧（IPAP）：8 ～ 10 cmH₂O
> ・呼気気道陽圧（EPAP）：4 ～ 6 cmH₂O
> ・FiO₂：0.4 ～ 0.6
> ・呼吸回数：12 回/分
> ・吸気トリガーはオートトリガーしない程度に
> ・呼気トリガーは鋭敏に設定
> ・吸気時間：1.2 秒
> ・Rise Time：0.05 ～ 0.1 秒
> 　→　初期導入時の目標：PaCO₂ を 5 ～ 10 mmHg 程度低下させること、意識レベルを改善させること

■ 一口メモ

反復唾液嚥下テスト
30 秒間で嚥下が何回できるかをみる反復唾液嚥下テストで、5 回（/30 秒）以下であれば、COPD 増悪のリスクが高い（感度 42.9％、特異度 96.4％で COPD 増悪を予測）[12]。

■ TOPIC

COPD に対するガバペンチノイド
COPD に対するガバペンチノイド（ガバペン®、リリカ®）は COPD 増悪リスクを上昇させるとされており[13]、処方は慎重に。

References

1) Aleva FE, et al. Prevalence and Localization of Pulmonary Embolism in Unexplained Acute Exacerbations of COPD: A Systematic Review and Meta-analysis. Chest. 2017 Mar;151 (3) 544-54.
2) Couturaud F, et al. Prevalence of Pulmonary Embolism Among Patients With COPD Hospitalized With Acutely Worsening Respiratory Symptoms. JAMA. 2021 Jan 5;325 (1) :59-68.
3) Celli BR, et al. An Updated Definition and Severity Classification of Chronic Obstructive Pulmonary Disease Exacerbations: The Rome Proposal. Am J Respir Crit Care Med. 2021 Dec 1; 204 (11) : 1251-8.
4) Bafadhel M, et al. Blood eosinophils to direct corticosteroid treatment of exacerbations of chronic obstructive pulmonary disease: a randomized placebo-controlled trial. Am J Respir Crit Care Med. 2012 Jul 1;186 (1) :48-55.
5) Thebault JL, et al. Efficacy and safety of oral corticosteroids to treat outpatients with acute exacerbations of COPD in primary care: a multicentre pragmatic randomised controlled study. ERJ Open Res. 2023 Sep 11;9 (5) :00057-2023.
6) Wedzicha JA, et al. Management of COPD exacerbations: a European Respiratory Society/American Thoracic Society guideline. Eur Respir J. 2017 Mar 15;49 (3) .
7) Ceviker Y, et al. Comparison of two systemic steroid regimens for the treatment of COPD exacerbations. Pulm Pharmacol Ther. 2014 Apr;27 (2) :179-83.
8) Butler CC, et al. C-Reactive Protein Testing to Guide Antibiotic Prescribing for COPD Exacerbations. N Engl J Med. 2019 Jul 11;381 (2) :111-20.
9) Du Y, et al. High-Flow Nasal Oxygen versus Noninvasive Ventilation in Acute Exacerbation of Chronic Obstructive Pulmonary Disease Patients: A Meta-Analysis of Randomized Controlled Trials. Can Respir J. 2023 Jun 30;2023:7707010.
10) Zhang L, et al. Comparison of High-Flow Nasal Cannula with Conventional Oxygen Therapy in Patients with Hypercapnic Chronic Obstructive Pulmonary Disease: A Systematic Review and Meta-Analysis. Int J Chron Obstruct Pulmon Dis. 2023 May 16:18:895-906.
11) Global Strategy for Prevention, Diagnosis and Management of COPD, 2024 GOLD Report.
12) Yoshimatsu Y, et al. Repetitive Saliva Swallowing Test Predicts COPD Exacerbation. Int J Chron Obstruct Pulmon Dis. 2019 Dec 4;14:2777-85.

13) Rahman AA, et al. Gabapentinoids and Risk for Severe Exacerbation in Chronic Obstructive Pulmonary Disease : A Population-Based Cohort Study. Ann Intern Med. 2024 Jan 16. doi: 10.7326/M23-0849.

5 喘息と COPD のオーバーラップ（ACO）

ポイント

- ACO（asthma and COPD overlap）はにわかに注目を集めたが、GOLD 2024 では「もはや病名として使用しない」と明言している[1]。喘息合併の COPD は「COPD-A」と定義している。日本の『COPD（慢性閉塞性肺疾患）診断と治療のためのガイドライン 2022』では ACO を残しており[2]、2023 年には「喘息と COPD のオーバーラップ（Asthma and COPD Overlap：ACO）診断と治療の手引き」が改訂されている[3]。

- COPD 患者の 10 ～ 30％、喘息患者の 20 ～ 30％に両者の合併例が存在すると言われている[4,5]。

- COPD 患者で、好酸球高値、FeNO 高値（35 ppb 以上）、喘息に類似したエピソード、鼻炎などの上気道症状があれば喘息合併を疑う。

- 喘息の患者さんで、喫煙歴、胸部画像上気腫肺があれば COPD 合併を疑う。

- 重症度判定において、日本ではグレード分類が採用されている（**表**）。

表　重症度判定

重症度	喘息重症度分類	COPD 病期分類
グレード 1	軽症間欠型 軽症持続型	I 期（% FEV$_1$ ≧ 80%）
グレード 2	中等症持続型	II 期（50%≦% FEV$_1$ < 80%）
グレード 3	重症持続型	III 期（30%≦% FEV$_1$ < 50%）
グレード 4	最重症持続型	IV期（% FEV$_1$ < 30%）

・喘息の重症度と COPD 病期が一致しない場合は、より重症度の高いほうを採用。
（日本呼吸器学会 喘息と COPD のオーバーラップ 診断と治療の手引き第 2 版作成委員会. 喘息と COPD のオーバーラップ 診断と治療の手引き第 2 版, メディカルレビュー社, 2023. より引用）

治療

- **COPD と同様、禁煙治療が第一。**

- 吸入薬は、ICS／LABA で治療を開始することが多い。ただし、COPD コンポーネントが大きい場合は LAMA を使用してもよい。

- 喘息例、COPD 例で新たにオーバーラップと判明した場合、トリプル吸入療法も有効である。

References

1) Global Strategy for Prevention, Diagnosis and Management of COPD, 2024 GOLD Report.
2) 日本呼吸器学会 COPD ガイドライン第 6 版作成委員会・編. COPD（慢性閉塞性肺疾患）診断と治療のためのガイドライン 2022, 第 6 版, メディカルレビュー社, 2022.
3) 日本呼吸器学会. 喘息と COPD のオーバーラップ（Asthma and COPD Overlap：ACO）診断と治療の手引き, メディカルレビュー社, 2023.
4) Gibson PG, et al. Asthma-COPD overlap 2015: now we are six. Thorax. 2015 Jul ;70（7）: 683-91.
5) Kobayashi S, et al. Clinical Characteristics and Outcomes of Patients with Asthma-COPD Overlap in Japanese Patients with COPD. Int J Chron Obstruct Pulmon Dis . 2020 Nov 12;15:2923-9.

⑥ 吸入薬の使い方

- ICS 使用後のうがいによって、口腔内カンジダが予防できる。義歯は ICS による口腔内カンジダのリスクである[1]。
- 嗄声は、pMDI より DPI のほうが、ベクロメタゾンよりフルチカゾンのほうが多い。また、高齢者ほど多い。嗄声はうがいでは予防できないが、「食前の ICS 吸入」が予防に有効である[2]。pMDI + スペーサーが最も嗄声が少ない[3]。
- すべての吸入薬においてうがいは必須ではないが、吸入器毎に記憶する必要性を簡略化するため、筆者は個人的には吸入後にうがいを推奨している。pMDI はクローズドマウス法とオープンマウス法があるが、筆者は主にクローズドマウス法を推奨する。

クローズド マウス法	1. 苦しくならない程度に十分に息を吐き出す。 2. **吸入器を振った後、アダプターの吸入口を口で軽くくわえ、漏れがないようにする。** 3. 息を吸い込み始めると同時に、吸入器具を 1 プッシュする。薬はゆっくり吸入する。 4. そのまま口を閉じて息を止め、3 ～ 5 秒間数える。 5. 息をゆっくり吐き出す。
オープン マウス法	1. 苦しくならない程度に十分に息を吐き出す。 2. **吸入器を振った後、口から 3 ～ 4 cm 吸入器具を離した状態で構える。** 3. 息を吸い込み始めると同時に、吸入器具を 1 プッシュする。薬はゆっくり吸入する。 4. そのまま口を閉じて息を止め、3 ～ 5 秒間数える。 5. 息をゆっくり吐き出す。

─口メモ

ホー吸入

DPI では、息を吐くときに「ホー」、吸うときも頭で「ホー」をイメージしながら吸入薬を使用することで、舌への吸入薬沈着が減るとされており、日本喘息学会でもこれを推奨している。
(YouTube 動画：https://youtu.be/e1sC4q3H1-E)

エアゾール

（フルタイド® エアゾール、オルベスコ® インヘラー、キュバール® エアゾール、アドエア® エアゾール、フルティフォーム® エアゾール、サルタノール® エアゾール、メプチン® エアー、メプチン® キッドエアー、ベロテック® エロゾル、アトロベント® エロゾル、ビベスピ® エアロスフィア、ビレーズトリ® エアロスフィア）

①吸入器をよく振ってキャップを外す。

②イラストのように垂直に吸入器を持ち、息を軽く吐く。

③息を吸い始めると同時にボンベの底を 1 回押し**ゆっくり**吸い込む（吸入口をくわえてもくわえなくてもよい）。

　□ フルティフォーム® はくわえたほうがよいとされている。

④吸入口から口を離して **3 ～ 5 秒程度（苦しくない程度）息を止めて**、ゆっくりと息を吐く。

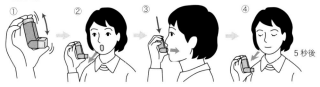

142

タービュヘイラー

(パルミコート® タービュヘイラー、オーキシス® タービュヘイラー、シムビコート® タービュヘイラー)
▫ ブデホル® は厳密には「タービュヘイラー」ではないが、吸入方法は同じである。

①キャップを外し、吸入器を垂直に立てた状態で回転グリップを右手で止まるまで右に回す。

②次に左にカチッと音がするまで戻す。

③グリップを持ち（この時、空気取り入れ口をふさがない）、吸入口に息を吹きかけないように息を軽く吐く。

④吸入口をくわえ、**速く深く**吸い込む。

⑤吸入口から口を離して、ゆっくりと息を吐く。
   ▫ この吸入器は息止めは必要ないが、息を止めても別に問題ないので「息は止めるもの」と覚えてしまうほうがよい。

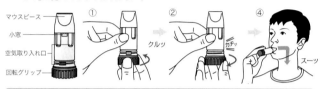

マウスピース
小窓
空気取り入れ口
回転グリップ
① クルッ ② カチッ ④ スーッ

ディスカス

(フルタイド® ディスカス、セレベント® ディスカス、アドエア® ディスカス)

①吸入口を自分のほうに向けて吸入器を水平にして持ち、右手でグリップを回してカバーを開ける。

②右手でレバーをグリップのほうにカチッと音がするまで押し込む。

③吸入器を水平にしたまま、吸入器に息がかからないように息を軽く吐く。

④吸入口をくわえ、**速く深く**吸い込む。

⑤吸入口から口を離して **3 ～ 4 秒間息を止め**、ゆっくりと息を吐く。

⑥吸入が終わったらカチッと音がするまでグリップを戻し、カバーを閉じる。

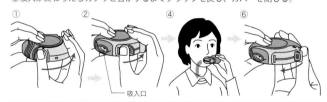

① ② ④ ⑥
吸入口

ツイストヘラー

(アズマネックス®)

①**吸入器を垂直に立てた状態で、キャップを「カチッ」という音を確認するまで開ける**。自動的に薬がセットされる。

②グリップを持ち、**吸入口に息を吹きかけないように息を吐く**。

③吸入口をくわえ、**速く深く**吸い込む。

④吸入口から口を離して **3 ～ 5 秒程度（苦しくない程度）息を止めて**、ゆっくり吐き出す。

⑤吸入後は**カチッと音がするまで閉める。**

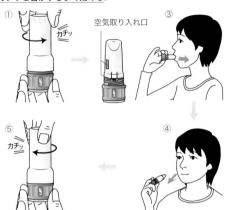

空気取り入れ口

ブリーズヘラー

（オンブレス® 吸入用カプセル、シーブリ® 吸入用カプセル、ウルティブロ® 吸入用カプセル、アテキュラ® 吸入用カプセル、エナジア® 吸入用カプセル）

①容器の下部を持ってキャップを外す。
②吸入口を押し倒して充填部にカプセルをセットする。
③吸入口をカチッと音がするまで戻す。
④両側のボタンをカチッと音がするまで同時に押してカプセルに穴を開ける（オンブレス® は青色、シーブリ® はオレンジ色、ウルティブロ® は黄色のボタン）。
⑤吸入口に息を吹きかけないように息を吐いてから吸入口をくわえ、**カプセルがカラカラと音がする速さで**吸い込む。
⑥吸入口から口を離して**苦しくない程度に息を止め、**ゆっくりと息を吐く。
⑦吸入口を押し倒し、カプセル内に薬剤が残っていれば⑤⑥を繰り返し、吸入後は容器を逆さまにしてカプセルを廃棄する。

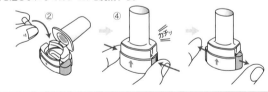

ハンディヘラー

（スピリーバ® 吸入用カプセル）

①吸入直前にアルミシート（ブリスター）から薬剤を 1 カプセルだけ取り出す。
②キャップを開けて吸入口を持ち上げ、カプセルをセットしカチッと音がするまでしっかりと容器を閉める。
③側面の緑色のボタンを 1 回だけ押し、カプセルに穴を開ける。
④吸入口に息を吹きかけないように息を吐いてから吸入口をくわえ、**ゆっくりと深く**

吸い込む。

⑤吸入口から口を離して**苦しくない程度に息を止め**、ゆっくりと息を吐く。

⑥カプセル内の薬剤をすべて吸入するため、もう一度④⑤を繰り返す。吸入後は容器を逆さまにしてカプセルを廃棄する。

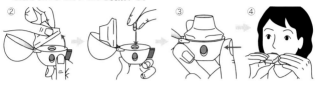

レスピマット

（スピリーバ® レスピマット、スピオルト® レスピマット）

▶**初めての吸入時に必要な準備**

①キャップを閉じた状態で安全止めを押しながら透明ケースを外し、カートリッジを本体に挿入する。

②硬い台の上などでカートリッジを垂直にしてカチッと音がするまでゆっくり押し込み、透明ケースを戻す。

③キャップを閉じた上向きの状態で透明ケースをカチッと音がするまで右に180度回転させ、キャップを開ける。

④下に向け、噴霧ボタンを押す（その後、③④を3回繰り返す）。

　→難しければ薬局でやってもらいましょう。

▶**吸入方法**

⑤③を行い、息を吐いてから通気孔をふさがないように**吸入口をくわえ、ゆっくりと深く**吸い込みながら噴霧ボタンを押す。

⑥吸入口から口を離して**苦しくない程度に息を止め**、ゆっくりと息を吐く。

⑦1回2吸入のため⑤⑥をもう一度繰り返す。

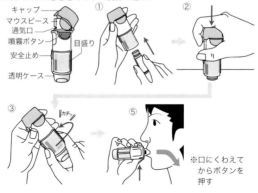

キャップ
マウスピース
通気口
噴霧ボタン
目盛り
安全止め
透明ケース

※口にくわえてからボタンを押す

エリプタ

（エンクラッセ® エリプタ、レルベア® エリプタ、アノーロ® エリプタ、アニュイティ® エリプタ、テリルジー® エリプタ）

①カバーをカチッと音がするまで開ける（少しかたいので注意）。
②息を吐き出してから、吸入口をくわえ**速く深く**息を吸い込む。
③吸入口から口を離して **3 〜 4 秒間息を止め**、ゆっくりと息を吐く。

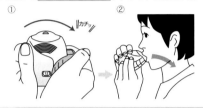

ジェヌエア

（エクリラ® ジェヌエア）

①キャップを取り外す。この時、カウンター下の小窓が赤色になっていることを確認する（赤色のときは吸えない）。
②ボタンを押して、離す。この時、カウンター下の小窓が緑色に変わっていることを確認する。
③軽く息を吐いた後、水平に口にくわえて**速く深く**吸い込む。この時、カチっという音とともにカウンター下の小窓が緑色から赤色に変わるのを確認する。
④吸入口から口を離し、**3 〜 5 秒程度（苦しくない程度）息を止めて**から、ゆっくりと息を吐く。

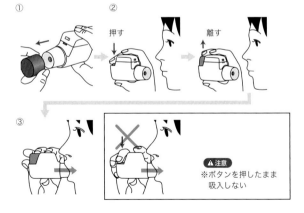

スイングヘラー
(メプチン® スイングヘラー)

①キャップを取り外す。

②ボタンをカチッと音がするまで押す。ただし吸入口は上に向けず、「表（水平）」と書かれた面を上にして（水平にして）ボタンを押すこと。この時、カウンターの数字が1つ減っていることを確認する。

③軽く息を吐いた後、水平に口に加えて**速く深く**吸い込む。

④吸入口から口を離して**5秒間息を止め、**ゆっくりと息を吐く。

References

1) Ohbayashi H, et al. Influence of dentures on residual inhaled corticosteroids in the mouths of elderly asthma patients. Respir Investig. 2012 Jun;50(2):54-61.
2) Lee MK, et al. The Efficacy of Immediate Diet for Reducing Local Adverse Events of Inhaled Corticosteroid: A Pilot Study. Tuberc Respir Dis (Seoul). 2012 Aug; 73(2):93-9.
3) 岡田卓, 他. 吸入ステロイド薬の副作用である嗄声発現の要因解析. 医療薬学. 2014; 40:716-25.

7 スペーサー

表　現在入手できるスペーサー一覧

吸入補助器具（スペーサー）の商品名	適応	備考
エアロチャンバープラス 静電気防止型 　エアロチャンバー2 Go	多くのpMDI	アムコ社にて取り扱い。「エアロチャンバープラス 静電気防止型」はマスクサイズが4種類あり、乳児から大人まで対応できる。マスク付きのものは乳児用・小児用3,300円、大人用3,800円。マウスピースタイプは1,950円と少し安い。「エアロチャンバー2 Go」は薬剤を収納することができ、携帯性に優れている。4,900円。
		（つづく）

147

オプティチャンバー ダイアモンド	多くの pMDI	フィリップス・ジャパン社、東京エム・アイ商会から購入可能。柔らかい素材のマスクは顔の形にフィットする。マウスピースタイプ 1,980 円。別売りのマスクは大・中・小があり、各 770 円。帯電防止素材の使用によって、帯電によるチャンバー内への薬剤の残留を低減。
ボアテックス	多くの pMDI	村中医療器から購入可能。マスクなし 2,200 円、マスク付き 3,700 円。小児用マスク付き 2,800 円。吸気流速が極度に少ない患者さんにお勧め。アルミニウム製のため、薬剤吸着によるロスを抑えることが可能。マスク交換可能。
マイクロヘラーマスク付き	インタール® エアロゾルのみ	サノフィ社から入手可能。ファイソンエアーやマイクロヘラーの製造は中止され、現在はこのインタール® エアロゾル専用マイクロヘラーマスク付きを使ってインタール® を吸入する。
ファンヘラー	多くの pMDI	クリエイト社から購入可能。税込みで 4,995 円。多くの pMDI を装着できる。子ども向けに、やる気を引き出す遊び心が組み込まれている。
レ・スペース	すべての pMDI	東京エム・アイ商会から購入可能。すべての pMDI を装着できる。小児用マスク付き 3,000 円、乳児用マスク付き 3,000 円、マウスピースタイプ（成人用）2,000 円。
A2A スペーサー	すべての pMDI	松吉医科機械から販売。通販などでも購入可能。標準品（マスクなし）1,400 円。マスク付き 2,400 円と非常に安価。本体が伸縮し、内部に pMDI が収納できるので携帯に便利。
		（つづく）

148

| メプチン® 専用ポケットスペーサー
メプチン® 専用吸入スペーダー
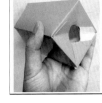 | メプチン® エアー
メプチン® キッドエアー
他の一部の pMDI（フルティフォーム® エアゾール、フルタイド® エアゾール、アドエア® エアゾール）
 | 大塚製薬からメプチン専用として提供可能。スペーダーとは使い捨ての紙。患者に合わせて選択する。ポケットスペーサーはほかの pMDI で使用することは推奨されていない。 |

表 pMDI と使用スペーサー

pMDI	使用スペーサー
・フルタイド® エアゾール ・キュバール® エアゾール ・アドエア® エアゾール ・サルタノール® エアゾール ・フルティフォーム® エアゾール ・オルベスコ® インヘラー ・アトロベント® エロゾル ・ビベスピ® エアロスフィア ・ビレーズトリ® エアロスフィア	エアロチャンバー・プラスやオプティチャンバーダイアモンドなど一般的スペーサー 　▫ ただし、フルティフォーム® エアゾールは基本的にはスペーサー不要
・ベロテック® エロゾル	インハレーションエイド
・メプチン® エアー ・メプチン® キッドエアー	メプチン® ポケットスペーサーやメプチン® 吸入スペーダー
・インタール® エアロゾル	マイクロヘラーマスク付き

8 気管支拡張症、びまん性汎細気管支炎（DPB）

ポイント

- 痩せ型の中高年女性の喀痰・血痰をみたら、気管支拡張症と非結核性抗酸菌（NTM）症の存在を疑う。びまん性汎細気管支炎（DPB）には男女差はないものの、日常臨床では出合う頻度が低い（近年 DPB は減少している）。
- 気管支拡張症の原因としては、特発性、感染後がそれぞれ 2 ～ 3 割ずつと多い[1]。気管支拡張症の約 10% が NTM を有する[2]。
- **気管支拡張症は「完治」することはないため、共存していかねばならない。**
- 気管支拡張症をみたら、慢性副鼻腔炎の検索も行う（**副鼻腔気管支症候群**［p.276 ～］）。
- 2024 年 4 月から「線毛機能不全症候群（カルタゲナー症候群を含む）」が新たに難病指定された。
- Bronchiectasis Severity Index（**資料**［p.151 **下表**］）を用いて、死亡率や入院アウトカムを予測することができる（ただしこの評価法の対象に肺 NTM 症合併例は含まれない）。

- 気管支拡張症の増悪とは、①咳嗽、②喀痰量・粘稠度の増加、③喀痰膿性度の増加、④息切れや運動耐容能の悪化、⑤倦怠感や悪心、⑥血痰・喀血のうち 3 つ以上を満たし、48 時間以上継続し治療変更が必要なもの[3]。
- 安易に診断してマクロライド系抗菌薬を処方する閾値を下げないこと。
- 関節リウマチ患者では気管支拡張症のリスクが一般集団の 2 倍高い。特に抗 CCP 抗体やリウマトイド因子が陽性の症例ではリスクが高い[4]。
- 気管支拡張症に対して ICS、LABA、SABA のエビデンスはなく、むしろ緑膿菌定着のリスクである[5]。しかし、1 秒率 70％未満の気管支拡張症に対する LAMA は 1 秒量を底上げすると報告されている（日本では保険適用外）[6]ため検討に値する。

➡ 手　順

①症状受診と胸部画像の異常で来院する例がある。症状は多くが咳嗽・喀痰・血痰であり、胸部画像の異常は両側の線状影・索状影である。

②喀痰が多い例では、聴診で著明な coarse crackles や rhonchi が聴取される。

③胸部 CT を撮影し、特に中葉や舌区に気管支拡張症があるかどうかを診断する。

④呼吸機能検査で閉塞性換気障害を呈する。

⑤喀痰あるいは気管支鏡による気管支肺胞洗浄液（BALF）で微生物学的検索（特に**結核、NTM、緑膿菌**）を行う。

⑥感染症を合併していなければ血液検査は必須ではないが、DPB では寒冷凝集反応が高値になることがある。NTM の存在を疑うとき、*Mycobacterium avium* complex（MAC）抗体の測定が有用である（抗 GPL-core IgA 抗体。0.7 U/mL をカットオフ値としたとき、感度 69.6％、特異度 90.6％。免疫抑制状態では感度は低下する）[7]。

✚ 治　療

- 気管支拡張症単独に対して特異的な治療法はないが、肺 NTM 症を合併していれば治療する（p.94 ～）。気管支拡張症は、DPB と同様にマクロライド少量長期投与が有効であるケースもある。長期のアジスロマイシンが有効との報告があるが[8),9)]、筆者は実際にはまだ現場で処方していない。
  - 海外では吸入アミノグリコシド系抗菌薬が使用できるが、日本ではトブラマイシン吸入が嚢胞性線維症にしか保険適用がなく、吸入アミカシンは肺 MAC 症を合併していないと処方できない。そのため、急性増悪を繰り返す例では、長期マクロライドもやむを得ない[10]。
  - 議論の余地はあるが、何度も急性増悪を繰り返す例では、抗菌薬を 2 ヶ月に 1 回程度投与する手法も有効とされている[11]。
- DPB に対してはマクロライド少量長期投与の有効性が報告されている[12]。第一選択はエリスロマイシンである。最低でも 6 ヶ月は投与すべきとされている。クラリスロマイシンやアジスロマイシンは、単独投与で MAC が耐性化しうる。

例 エリスロマイシン（200 mg）　2 錠分 2 ～ 3 錠分 3　6 ヶ月～ 2 年

- 喀痰症状が多い場合は去痰薬を使用する。

例 ムコダイン®（500 mg）　3 錠分 3
または　ムコソルバン®L（45 mg）　1 錠　眠前

- 血痰がみられる場合は止血剤の投与を行う。

例 アドナ®（30 mg）　3 錠分 3　＋　トランサミン®（250 mg）　3 錠分 3
  - 難治性の血痰・喀血には気管支動脈塞栓術（BAE）が有効。ただし実施できる施設は限られる。

❓ これだけは説明しておきたい

- 血痰の症状はよくみられるため、もし 1 回だけ出たとしても慌てずに用意してある止血剤を使用する。毎日続く場合、量が多い場合には止血剤を使用した状態で早めに受診する。

❓ 患者さんからよくある質問

■「血痰が毎日出るのですが、薬以外に方法はないのでしょうか?」
　→「止血剤だけでコントロールが難しい場合、気管支動脈塞栓術というカテーテル治療があります」

■「健康には気を付けているのに、なぜ病気(気管支拡張症)になったのでしょうか?」
　→「中高年の女性の方に多いとされる病気ですが、残念ながらまだ詳しい原因についてはわかっていません」

■「日常生活で何に気を付けたらいいのでしょうか?」
　→「喀痰、血痰、発熱などの症状が出たら、受診してください。症状が軽度であれば、普段どおり生活をしてもらってかまいません。熱い風呂や激しい運動の後は血痰が出やすいとされていますので注意してください」

✏️ 一口メモ

ブレンソカチブ
気管支拡張症に対する DPP-1 阻害剤ブレンソカチブが初回増悪までの期間を有意に延長させたと報告されており、実臨床において今後期待される[13), 14)]。

📄 資料

表　びまん性汎細気管支炎(DPB)の診断の手引き

必須項目
①臨床症状:持続性の咳・痰、および労作時息切れ
②慢性副鼻腔炎の合併ないし既往
③胸部画像所見:胸部X線写真で両肺野びまん性散布性粒状影または胸部CTで小葉中心性粒状影

参考項目
・胸部聴診所見:断続性ラ音
・呼吸機能および血液ガス所見:1秒率低下(70%以下)および低酸素血症(80 Torr以下)
・血液検査所見:寒冷凝集素価高値(64倍以上)

診断の判定	
確実	必須項目の3項目に加え、参考項目の2項目以上を満たすもの
ほぼ確実	必須項目の3項目を満たすもの
可能性あり	必須項目の①②を満たすもの

(Kudoh S, et al. Diffuse panbronchiolitis. Clin Chest Med. 2012 Jun; 33(2): 297-305. より引用)

表　Bronchiectasis Severity Index

重症度基準	0点	1点	2点	3点	4点	5点	6点
年齢	50歳未満	—	50～69歳	—	70～79歳	—	80歳以上
BMI(kg/m²)	18.5以上	—	18.5未満	—	—	—	—
%予測1秒量	80%超	50～80%	30～49%	30%未満	—	—	—
過去2年間の入院	なし	—	—	—	あり	—	—
過去1年間の増悪回数	0～2回	—	3回以上	—	—	—	—
mMRCスケール	1-3	—	4	5	—	—	—
菌定着	なし	慢性定着	—	緑膿菌定着	—	—	—
							(つづく)

放射線学的重症度	3 葉未満	3 葉 以 上 あ る い は 囊 胞 性 変 化	—	—	—	—	—

0 ～ 4 点：軽症気管支拡張症
1 年アウトカム：死亡率 0 ～ 2.8%、入院率 0 ～ 3.4%
4 年アウトカム：死亡率 0 ～ 5.3%、入院率 0 ～ 9.2%

5 ～ 8 点：中等症気管支拡張症
1 年アウトカム：死亡率 0.8 ～ 4.8%、入院率 1.0 ～ 7.2%
4 年アウトカム：死亡率 4.0 ～ 11.3%、入院率 9.9 ～ 19.4%

9 点以上：重症気管支拡張症
1 年アウトカム：死亡率 7.6 ～ 10.5%、入院率 16.7 ～ 52.6%
4 年アウトカム：死亡率 9.9 ～ 29.2%、入院率 41.2 ～ 80.4%

（Chalmers JD, et al. The bronchiectasis severity index. An international derivation and validation study. Am J Respir Crit Care Med. 2014;189（5）:576-85. より引用改変）

 References

1) Gómez-Olivas JD, et al. tiology of Bronchiectasis in the World: Data from the Published National and International Registries. J Clin Med. 2023;12（18）:5782.
2) Zhou Y, et al. Global prevalence of non-tuberculous mycobacteria in adults with non-cystic fibrosis bronchiectasis 2006-2021: a systematic review and meta-analysis. BMJ Open. 2022 Aug 1; 12（8）: e055672.
3) Hill AT, et al. Pulmonary exacerbation in adults with bronchiectasis: a consensus definition for clinical research. Eur Respir J. 2017 Jun 8;49（6）:1700051.
4) Choi H, et al. Impact of Rheumatoid Arthritis and Seropositivity on the Risk of Non-Cystic Fibrosis Bronchiectasis. Chest. 2024 Jan 4:S0012-3692（24）00002-3.
5) Håkansson K, et al. Inhaled Corticosteroid Therapy in Bronchiectasis is Associated with All-Cause Mortality: A Prospective Cohort Study. Int J Chron Obstruct Pulmon Dis. 2021 Jul 16;16:2119-27.
6) Jayaram L, et al. Tiotropium treatment for bronchiectasis: a randomised, placebo-controlled, crossover trial. Eur Respir J. 2022 Jun 9;59（6）: 2102184.
7) Kitada S, et al. Serodiagnosis of Mycobacterium avium-complex pulmonary disease using an enzyme immunoassay kit. Am J Respir Crit Care Med. 2008 Apr 1; 177（7）: 793-7.
8) Wong C, et al. Azithromycin for prevention of exacerbations in non-cystic fibrosis bronchiectasis（EMBRACE）: a randomised, double-blind, placebo-controlled trial. Lancet. 2012 Aug 18; 380（9842）: 660-7.
9) Altenburg J, et al. Effect of azithromycin maintenance treatment on infectious exacerbations among patients with non-cystic fibrosis bronchiectasis: the BAT randomized controlled trial. JAMA. 2013 Mar 27; 309（12）: 1251-9.
10) Polverino E, et al. European Respiratory Society guidelines for the management of adult bronchiectasis. Eur Respir J. 2017 Sep 9;50（3）: 1700629.
11) Mandal P, et al. Eight-weekly intravenous antibiotics is beneficial in severe bronchiectasis. QJM. 2013 Jan; 106（1）: 27-33.
12) Nagai H, et al. Long-term low-dose administration of erythromycin to patients with diffuse panbronchiolitis. Respiration. 1991; 58（3-4）: 145-9.
13) Chalmers JD, et al. Phase 2 Trial of the DPP-1 Inhibitor Brensocatib in Bronchiectasis. N Engl J Med. 2020 Nov 26;383（22）:2127-37.
14) Chalmers JD, et al. Benefit-risk assessment of brensocatib for treatment of non-cystic fibrosis bronchiectasis. ERJ Open Res. 2023 May 2;9（3）:00695-2022.

4 間質性肺疾患

❶ 特発性肺線維症（IPF）／特発性間質性肺炎（IIPs）

✎ ポイント

- 特発性と診断する道のりは長い。二次性の間質性肺炎を除外する必要がある。
- 実臨床で遭遇する間質性肺疾患の内訳は、特発性肺線維症（IPF）20％、慢性過敏性肺炎（CHP）20％、膠原病関連間質性肺疾患 20％、サルコイドーシス 20％、塵肺 10％、その他の間質性肺疾患 10％と考えられている[1]。
- 日本における IPF の有病率は 10 万人当たり 27 人である[2]。
- 2024 年 4 月から指定難病の基準が改正された。これにしたがって、特発性間質性肺炎、IPF、特発性胸膜肺実質線維弾性症（idiopathic PPFE：iPPFE）/特発性上葉優位型肺線維症の診断を行う。
- IIPs の診断を受けたうえで重症度分類（p.164 **下表**）が Ⅲ 以上であれば、国に対して医療費の自己負担の軽減に関する申請ができる。重症度が Ⅰ、Ⅱ度であっても、3 ヶ月以上医療費が高額（月額 3 万 3,330 円を超える）なら申請可能である。住所地管轄の保健所が窓口である。

表　特定医療費（指定難病）支給認定申請に必要な書類

	提出書類名	備　考
1	特定医療費（指定難病）支給認定申請書	受診者（患者さん）、保護者（患者さんが 18 歳未満の場合）、または成年後見人等の法定代理人が申請
2	臨床調査個人票（各病気毎の様式で新規用）	主治医が記入、3 ヶ月以内に提出
3	世帯全員の住民票（外国人の患者さんは外国人登録原票記載事項証明書）	原本（続柄、生年月日の記載が必要）
4	健康保険証の写し	
5	市町村民税課税証明書	申請が 1 月から 6 月までは前々年分、7 月から 12 月までは前年分
	市町村民税非課税世帯に該当しない場合は、次の書類を市町村民税課税証明書に代えることができる。 ・給与所得等に係る特別徴収税額決定通知書（すべてのページ）の写し ・市町村民税の税額決定・納税通知書（すべてのページ）の写し	
6	医療保険上の所得区分に関する情報につき医療保険者に報告を求めることへの同意書	本人または家族が記入
7	マイナンバー（個人番号）	マイナンバー法による

- 現在、MDD（びまん性肺疾患集学的合議）認定医制度の整備とびまん性肺疾患 MDD 評価提供料の保険収載申請が行われている。

■ 国際的には ATS / ERS / JRS / ALAT ガイドライン 2022[3] で IPF の診断を行う(**上図、下表**)。

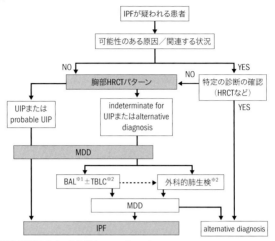

図 特発性肺線維症(IPF)診断のフローチャート

※ 1:経験豊富な施設で評価された一部の患者では MDD の前に BAL を行ってもよい。
※ 2:TBLC で診断のつかない所見がある患者では、外科的肺生検が妥当。

(Raghu G, et al. Idiopathic Pulmonary Fibrosis (an Update) and Progressive Pulmonary Fibrosis in Adults:An Official ATS / ERS / JRS / ALAT Clinical Practice Guideline. Am J Respir Crit Care Med. 2022 May 1;205(9):e18-47. より引用)

表 特発性肺線維症(IPF)の診断基準

1. 原因が判明している他の間質性肺疾患が除外されており(家庭や職業的な環境曝露、膠原病、薬剤性)、2 および 3 のいずれかを満たす。
2. 胸部 HRCT で UIP パターンが存在する。
3. 肺組織を採取された患者において、胸部画像パターンと組織病理学的パターンを組み合わせて IPF と判断されている。

IPF が疑われている場合		病理組織パターン			
		UIP	probable UIP	indeterminate for UIP または 生検なし	alternative diagnosis
胸部 HRCT パターン	UIP	IPF	IPF	IPF	非 IPF
	probable UIP	IPF	IPF	IPF(likely)[1]	非 IPF
	indeterminate for UIP	IPF	IPF(likely)[1]	indeterminate [2]	非 IPF
	alternative diagnosis	IPF(likely)[1]	indeterminate [2]	非 IPF	非 IPF

※ 1:次の所見があれば IPF らしいと言える。
・中等度〜重度の牽引性気管支/細気管支拡張(軽度の牽引性気管支/細気管支拡張が 4 葉以上[舌区も 1 葉として数える]、あるいは中等度〜重度の牽引性気管支拡張が 2 葉以上)が男性なら 50 歳超、女性なら 60 歳超でみられること。
・70 歳超で 30%を超える広範な網状影が胸部 HRCT で観察されること。
・BAL において好中球増加やリンパ球非増加がみられること。
・MDD によって IPF の診断が確からしいこと。

※2：
・適切な生検がなければ、IPF とは診断しにくい。
・適切な生検があれば、MDD やコンサルテーションにより特異的な診断に再分類されるかもしれない。

(Raghu G, et al. Idiopathic Pulmonary Fibrosis (an Update) and Progressive Pulmonary Fibrosis in Adults:An Official ATS / ERS / JRS / ALAT Clinical Practice Guideline. Am J Respir Crit Care Med. 2022 May 1;205（9）:e18-47. より引用改変)

■国内では、実務的には指定難病の基準に基づいて診断を行う。

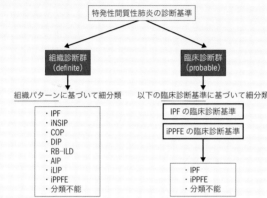

図　特発性間質性肺炎の診断フローチャート（指定難病基準）
・略語については本項の資料参照。

表　特発性間質性肺炎（指定難病基準）

下記の基準で特発性間質性肺炎と診断されたもの definite（組織診断群）と probable（臨床診断群）を対象とする。

1. 主要項目
（1）主要症状、理学所見および検査所見
　　①主要症状および理学所見として、以下の 2 項目以上を満たす場合に陽性とする。
　　　　1. 捻髪音（fine crackles）　　2. 乾性咳嗽　　3. 労作時呼吸困難　　4. ばち指
　　②血清学的検査において、以下の 1 項目以上を満たす場合に陽性とする。
　　　　1. KL-6 上昇　　2. SP-D 上昇　　3. SP-A 上昇
　　③呼吸機能検査において、以下の 1 項目以上を満たす場合に陽性とする。
　　　　1. 拘束性障害（% VC < 80%）　　2. 拡散障害（% DLco < 80%）
　　　　3. 低酸素血症（以下のうち 1 項目以上）
　　　　・安静時 PaO$_2$：80 Torr 未満
　　　　・安静時 AaDO$_2$：20 Torr 以上
　　　　・6 分間歩行時 SpO$_2$：90%未満
　　④胸部高分解能 CT（HRCT）にて、以下の 1 項目以上を両側性に認める場合、陽性とする。
　　　　1. 網状影　　2. すりガラス影　　3. 浸潤影（コンソリデーション）
（2）組織所見
　　外科的肺生検（胸腔鏡下肺生検または開胸肺生検）にて、以下のいずれかの組織パターンを認める。
　　　　1. UIP パターン　　2. NSIP パターン　　3. OP パターン　　4. DIP パターン
　　　　5. RB パターン　　6. DAD パターン　　7. LIP パターン　　8. PPFE パターン
　　　　9. 分類不能
（3）鑑別診断 膠原病や薬剤誘起性、環境、職業性など原因の明らかな間質性肺炎や、他のびまん性肺陰影を呈する疾患を除外する。

（つづく）

〈診断のカテゴリー〉以下の definite（組織診断群）、あるいは probable（臨床診断群）の条件を満たすものを特発性間質性肺炎と診断する。
・definite（組織診断群）：(3) の鑑別診断を除外したうえで、「(1) の④」と「(2)」を満たすもの。
・probable（臨床診断群）：(3) の鑑別診断を除外したうえで、「(1) の①」「(1) の②と③のいずれか」「(1) の④」のすべてを満たすもの。

2. 参考事項
・「definite（組織診断群）」「probable（臨床診断群）」のいずれにおいても、特発性間質性肺炎と診断した後に、細分類を行う（p.155 図）。①「definite（組織診断群）」では、組織パターンに基づいて、IPF、idiopathic NSIP、COP、DIP、RB-ILD、AIP、idiopathic LIP、idiopathic PPFE、分類不能に細分類する。②「probable（臨床診断群）」では、下記の IPF と iPPFE の臨床診断基準に基づいて、IPF、iPPFE、分類不能（IPF と iPPFE のいずれの臨床診断基準も満たさない）に細分類する。
・COP は経気管支肺生検（TBLB）あるいは経気管支クライオ生検（TBLC）で OP パターンを認め、臨床・画像所見が COP に合致すれば診断可能である。
・診断時にこれらの診断基準を満たしても、たとえば膠原病など、後になって原因が明らかになった場合は、その時点で特発性間質性肺炎から除外する。
・診断には、呼吸器専門医、胸部放射線診断医、肺病理専門医の 3 者による集学的検討（MDD）が推奨される。

表　特発性肺線維症（IPF）の臨床診断基準（指定難病基準）

1. 主要項目
①特発性間質性肺炎（IIPs）の「probable（臨床診断群）」の診断基準を満たす。
②胸部高分解能 CT（HRCT）所見として、以下の所見を認める。
　1. 肺底部・胸膜下優位の陰影分布
　2. 牽引性気管支・細気管支拡張を伴う網状影
　3. 蜂巣肺

2. 診断のカテゴリー
確実：主要項目の「①」と「②の 1 と 3」のすべてを満たすもの。
疑い：主要項目の「①」と「②の 1 と 2」のすべてを満たすもの。

表　特発性胸膜肺実質線維弾性症（idiopathic PPFE）/特発性上葉優位型肺線維症の臨床診断基準（指定難病基準）

1. 主要項目
①特発性間質性肺炎（IIPs）の「probable（臨床診断群）」の診断基準を満たす。
②胸部高分解能 CT（HRCT）所見として、以下の 2 項目を認める。
　1. 両側上葉優位の胸膜直下の浸潤影（コンソリデーション）
　2. 両側肺門の上方偏位、あるいは上葉の体積減少
③画像上、両側上肺病変の経時的な増悪が確認できる。

2. 鑑別診断
造血幹細胞移植、肺移植、膠原病、薬剤などによる 2 次性 PPFE や、画像的に類似した所見を呈する肺尖部胸膜肥厚（apical cap）、抗酸菌や真菌などの感染症。

3. 診断のカテゴリー 2. の鑑別診断を除外して、
確実：主要項目の「①」と「②」と「③」のすべてを満たすもの。
疑い：主要項目の「①」と「②」を満たすもの。

4. 参考事項
・理学所見として扁平胸郭を認める。
・呼吸機能検査上、残気率（RV/TLC）の上昇を認める。

①慢性的な労作時呼吸困難感や咳嗽などの呼吸器症状で受診することが多く、過去の胸部の画像所見ですでに IPF と疑われていることもある。背部の聴診で fine crackles が聴取されれば、線維化の進んだ状態である可能性が高い。
②問診や診察で膠原病、薬剤性、職業性、感染性などが疑わしければ IIPs の可能性は低くなる。
③血液検査では、KL-6、SP-D、SP-A などの線維化のマーカーに加えて、膠原病の存在が疑わしければ各種自己抗体も採取する。
④胸部 HRCT により肺底部、胸膜直下優位に数層の数 mm ～ 10 mm 大の嚢胞状構造

が集まった蜂巣肺の所見などの UIP パターンが存在していることが IPF 診断の重要な手がかりである（p.154 **上図・下表**）。ただ、IPF の 20 ～ 30%は典型的な所見を示さない。現時点では、胸部 HRCT で明らかな UIP パターンあるいは probable UIP パターンの場合、気管支鏡や外科手術による生検は基本的に推奨されない[3]。indeterminate for UIP、alternative diagnosis の場合、外科的生検は推奨されるが、気管支鏡における生検の妥当性は明らかでない。UIP パターン以外の間質性肺疾患に対する経気管支肺生検は約 6 割で診断がつかないが、経気管支クライオ肺生検（TBLC）だと約 8 割の診断が可能になる。外科的肺生検を行う予定があるなら、気管支鏡検査は必須ではないが、喫煙関連間質性肺疾患、サルコイドーシス、CHP などの診断に気管支肺胞洗浄（BAL）は有用である。

- ▫ 放射線学上 probable UIP パターンをもつ患者は、肺生検による確認なしに、MDD（multi-disciplinary discussion）後に IPF と診断できる[3]。

⑤確定診断は外科的肺生検で行うこともあるが、あくまで診断目的の手術であること、リスクについては説明が必要である。明らかに将来的にメリットがないと判断し、確定診断をつける意義が乏しいときは、外科的肺生検を行う必要はない。

⑥ TBLC は気胸の合併頻度が 4 ～ 10%と通常の気管支鏡検査よりも高い[4],[5]。

⑦非特異性間質性肺炎（NSIP）パターンをみたとき、安易に特発性と診断せず、薬剤性、膠原病、過敏性肺炎を除外するよう努める。特に膠原病の頻度が高いので注意する。

⑧ NSIP は他病型と混在しているケースが多い。外科的肺生検で NSIP パターンが確認された症例のうち、他病型とオーバーラップがみられない特発性 NSIP はわずか 36%だった[6]。

✚ 治 療

▶特発性肺線維症（IPF）

- ■ IPF に対してはピルフェニドンやニンテダニブが使用できる。ピルフェニドンとニンテダニブのいずれも努力性肺活量の変化、6 分間歩行距離、無増悪生存を指標とする IPF の進行を遅らせる効果が期待できる[7],[8]。また抗線維化薬は総死亡リスク、急性増悪リスクを減少させる[9]。副作用としてピルフェニドンは消化器症状、光線過敏症、皮膚癌に関する説明が必要。ニンテダニブは半数以上に下痢があるため、ロペミン® などを用いて副作用をコントロールする。

- ■ ニンテダニブは IPF と診断された早期から開始するほうが入院リスクを低くすることができる[10]。

  - ▫ ピルフェニドンとニンテダニブの使い分けについてはコンセンサスはない。有効性は両者に大きな差はみられないため、主に副作用によって選択することになる。
  - ▫ ピルフェニドンが無効と考えられるケースでも、同薬を継続することで肺機能の低下を無治療より抑制できる可能性がある[11]。

- ■ ニンテダニブとピルフェニドンの併用療法は行わないこと[12]。

例 ニンテダニブ（オフェブ®）（150mg） 2 カプセル分 2 → 状態に応じて（100 mg）
2 カプセル分 2 へ減量してもよい
または ピルフェニドン（200 mg） 3 錠分 3 → 副作用に注意しながら 6 ～ 9 錠分 3 まで漸増

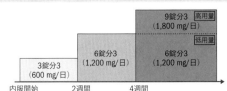

図 ピルフェニドンの処方例

表　抗線維化薬の薬価（3 割負担の場合 0.3 を乗じる）

一般名	商品名	1 日当たり薬価	30 日当たり薬価
ピルフェニドン	先発ピレスパ	2,392 円	7 万 1,766 円
	後発ピルフェニドン	929 円	2 万 7,882 円
ニンテダニブ	オフェブ	1 万 1,933 円	35 万 7,984 円

・1 円以下は四捨五入。ピルフェニドン 1,200 mg/日、ニンテダニブ 300 mg/日で計算。

- 抗線維化薬の薬価は高いため、難病医療費助成制度、身体障害者手帳、高額療養費制度（p.312）など、可能な制度を最大限に活用する必要がある。
- 海外では経口 N‐アセチルシステイン（NAC）の有効性は否定されたが、日本では吸入 NAC（ムコフィリン®）が使用されており、一部の患者さんにはその効果が期待されている。

> 例　**ムコフィリン® 吸入液 20%　1 アンプル（2 mL）＋生理食塩水 5 〜 7 mL**
> **1 日 2 回ネブライザー吸入**

- ただし、ピルフェニドンに吸入 NAC を併用すると、ピルフェニドン単剤よりもアウトカムを悪化させるという報告がある[13]。
- 制酸剤は IPF に対して条件付きで推奨されているが、バイアスが入った観察研究結果に基づいている可能性が指摘されており、死亡リスクや入院リスクを低下させないという見解が優勢になりつつある[14]。
- IPF に対する咳嗽に対して、モルヒネ徐放製剤 5 mg 1 日 2 回の鎮咳効果が示されている[15]。

TOPIC

進行性肺線維症（PPF）

□ 以前まで「進行性肺線維化を伴う間質性肺疾患（PF‐ILD）」、と呼ばれていたもの。このたび用語が進行性肺線維症（PPF）に統一された。原因の判明している ILD あるいは IPF 以外の原因不明の ILD で、画像的に肺線維症の特徴がある患者において、過去 1 年以内に以下の 3 つの基準のうち少なくとも 2 つが発生し、他に説明できない場合を PPF と定義する。

1. 呼吸器症状の悪化
2. 生理学的な症状の進行（以下のいずれか）：
   a. 追跡期間 1 年以内に % FVC が 5%以上の絶対的低下
   b. 追跡期間 1 年以内に % DLco（Hb で補正）が 10%以上の絶対的低下
3. 画像での線維化の進行（以下のうち 1 つ以上を満たすこと）：
   a. 牽引性気管支拡張・細気管支拡張の範囲の拡大または重症度の悪化
   b. 牽引性気管支拡張を伴う新たなすりガラス陰影
   c. 細かい網状影の新規出現
   d. 網状影の範囲の拡大ないし粗大化
   e. 蜂巣肺の出現ないし増加
   f. 肺葉容積減少の増加

（Raghu G, et al. Idiopathic Pulmonary Fibrosis (an Update) and Progressive Pulmonary Fibrosis in Adults:An Official ATS/ERS/JRS/ALAT Clinical Practice Guideline. Am J Respir Crit Care Med. 2022 May 1;205（9）:e18-47. より引用）

□ PPF に対しては、ニンテダニブを用いることで年間努力性肺活量減少率がプラセボよりも有意に低くなることが示されている（INBUILD 試験）[16]。

▶非特異性間質性肺炎（NSIP）

■ NSIP のほうが IPF よりもステロイド反応性がよく、cellular NSIP のほうが fibrotic NSIP よりもステロイド反応性がよい。

①ステロイド単独療法	②ステロイド漸減＋免疫抑制薬療法	③少量ステロイド療法＋免疫抑制薬療法	④抗線維化薬療法
プレドニゾロン（PSL）0.5 〜 1 mg／kg／日 ↓ PSL は 2 〜 4 週毎に 5 mg 減量 ↓ 1 ヶ月毎に効果判定 症状改善すれば治療終了	PSL0.5 mg／kg／日＋免疫抑制薬（#1、#2、#3、#4） ↓ PSL は 2 〜 4 週毎に 5 mg 減量＋免疫抑制薬 ↓ 計 3 ヶ月後効果判定 ↓ PSL 10 mg／日 あるいは 20 mg／隔日＋免疫抑制薬	PSL10 mg／日＋免疫抑制薬（#1、#2、#3、#4） ↓ 減量せず上記を継続 計 3 ヶ月後効果判定 ↓ 同量で維持	ニンテダニブ 200 〜 300 mg／日 （進行線維化を伴う NSIP のときのみ保険適用）

細胞性（cellular NSIP）なら①または②、
線維性（fibrotic NSIP）なら②〜④を基本とする。

#1 シクロスポリン 2 〜 3 mg／kg／日
#2 アザチオプリン 2 〜 3 mg／kg／日
#3 シクロホスファミド 1 〜 2 mg／kg／日、点滴静注の場合は 1 回 500 〜 1,000 mg／m^2 を 4 週間毎または 1 回 500mg を 2 週間毎に 6 回
#4 タクロリムス 0.05 〜 0.075 mg／kg／日
（#1 〜 #4：保険適用外）

図　非特異性間質性肺炎（NSIP）の治療例
（日本呼吸器学会　びまん性肺疾患診断・治療ガイドライン作成委員会．特発性間質性肺炎 診断と治療の手引き 2022，改訂第 4 版．南江堂，2022．より引用）

■ NSIP パターンの ILD の治療として、ミコフェノール酸モフェチルとリツキシマブの併用レジメンが提案されている[17]。

▶呼吸細気管支炎を伴う間質性肺疾患（RB-ILD）、剥離性間質性肺炎（DIP）

■ DIP の 8 割が喫煙、2 割が職業性曝露に由来するとされている[18]。

■ 重篤でなければ禁煙と経過観察を行う。効果が乏しければステロイドや免疫抑制薬の使用を考慮してもよい。ただし効果についてエビデンスは定まっておらず、再発例もある[18]。

▶特発性器質化肺炎（COP）

■ ステロイドの反応性が良好である。投与期間に一定のコンセンサスはないが、4 〜 8 週間継続した後に漸減することが多い。ただし、早期に中止するとしばしば再発を経験する。

■ CRP 低値（例：CRP < 3.79 mg／dL）の症例では、陰影が軽度なら全身性ステロイドを用いずに自然治癒が期待される[19]。

①ステロイド単独療法	②呼吸不全を伴う場合
プレドニゾロン 0.5 ～ 1.0 mg/kg/日 4 ～ 8 週 ↓ 以後 2 ～ 4 週毎に 5 mg ずつ減量	(a) ステロイドパルス療法 メチルプレドニゾロン 500 ～ 1,000 mg/日、 3 日間、点滴静注 反応をみながら 1 週毎に繰り返す（1 ～ 4 回） (b) ステロイド連日静注法 メチルプレドニゾロン 1 mg/kg/日、2 週間 → 0.5 mg/kg/日、1～2 週間

ステロイド治療に反応不良の場合、免疫抑制薬（#1、#2、#3）を併用してもよい。

#1 シクロスポリン 2 ～ 3 mg/kg/日～
#2 アザチオプリン 2 ～ 3 mg/kg/日
#3 シクロホスファミド 1 ～ 2 mg/kg/日
（#1 ～ #3：保険適用外）

図 特発性器質化肺炎（COP）の治療例
（日本呼吸器学会 びまん性肺疾患診断・治療ガイドライン作成委員会. 特発性間質性肺炎 診断と治療の手引き 2022, 改訂第 4 版, 南江堂, 2022. より引用）

これだけは説明しておきたい

- 「肺炎」と名前が付いているが、感染症による肺炎とは異なり原因不明のまれな病気であること。
- IIPs には複数の亜型があり、診断には複数の検査を必要とすること。
- 考えている病名ははっきりと伝える。難しい鑑別診断を並べ立てても患者さんは理解しづらいので、書面にして渡すほうがよい。

患者さんからよくある質問

- 「間質性肺炎は治るのでしょうか？」
  - →「一部の間質性肺炎はステロイドや免疫抑制薬に反応がよく、ある程度改善することがあります。ただし、線維化が進んだ慢性の間質性肺炎は陰影が消失する可能性は低く、長く付き合っていかなければいけません」

- 「どのくらい生きられるのでしょうか？」
  - →患者さんがこの疾患について十分理解していることと、精神的なサポートが可能である前提で、情報提供を行うようにする。
    - ✓ 主治医が知っておくべき情報：
      - □ IPF：日本における北海道 STUDY では、診断からの生存期間中央値は 35 ヶ月とされている[20]。比較的軽症の IPF の集団では、生存期間は症状出現から 105 ヶ月、初診から 69 ヶ月とされている[21]。20 ～ 25％の患者さんは 10 年を超えて生存する。IPF に対して在宅酸素療法が導入された後の生存期間中央値は 537 日である[22]。
      - □ cellular NSIP：多くの患者さんは致命的になることはない。
      - □ fibrotic NSIP：IPF より予後良好だが、cellular NSIP よりは予後不良である。5 年生存率は 50 ～ 80％とされている[23)-25)]。
      - □ 補足：IPF に限らず、慢性間質性肺疾患の予後予測では ILD-GAP インデックス（p.161 上表）が提唱されている。もともと IPF の予後予測のために作られた指標だが、現在では慢性間質性肺疾患に適用が広がっている。日本人向けの修正 GAP モデルも提唱されている（p.161 下表）。
      - □ IPF の生存期間は不均一であり、いくつかクラスターがある可能性が示唆されている[26]。

表 ILD-GAP インデックス

	予測因子	点数
間質性肺疾患	特発性肺線維症	0
	分類不能型間質性肺疾患	0
	膠原病関連間質性肺疾患/特発性 NSIP	- 2
	慢性過敏性肺炎	- 2
Gender (性別)	女性	0
	男性	1
Age (年齢)	≦ 60 歳	0
	61 ～ 65 歳	1
	> 65 歳	2
Physiology (生理検査)	努力性肺活量 (%予測値)	
	> 75%	0
	50 ～ 75%	1
	< 50%	2
	DLco (%予測値)	
	> 55%	0
	36 ～ 55%	1
	≦ 35%	2
	施行できず	3
	合計点数	8 点満点

ILD-GAP インデックス	予測死亡率 (%)			IPF の GAP ステージ
	1 年	2 年	3 年	
0 ～ 1	3.1	6.6	10.2	I
2 ～ 3	8.8	18.0	26.9	
4 ～ 5	18.2	35.0	49.2	II
> 5	33.5	58.4	74.8	III

(Ryerson CJ, et al. Predicting survival across chronic interstitial lung disease: the ILD-GAP model. Chest. 2014 Apr;145 (4) :723-8. より引用改変)

表 日本人向け修正 GAP モデル

	予測因子	点数
性別	女性	0
	男性	1
年齢	≦ 60 歳	0
	61 ～ 65 歳	1
	> 65 歳	2
生理検査	努力性肺活量 (%予測値)	
	≧ 75%	0
	50 ～ 75%	4
	< 50%	8
	DLco (%予測値)	
	≧ 55%	0
	36 ～ 55%	1
	≦ 35%	2
	施行できず	3

GAP インデックス	累積死亡率 (%)		
	1 年	2 年	3 年
0 ～ 3 点	8.6	20.1	29.3
4 ～ 7 点	27.2	45.6	55.9
8 ～ 14 点	37.6	65.0	82.9

(Nishikiori H, et al. A modified GAP model for East-Asian populations with idiopathic pulmonary fibrosis. Respir Investig. 2020 Sep;58 (5) :395-402. より引用)

表 特発性間質性肺炎（IIPs）の臨床診断名と病理組織分類との関係

臨床診断名	病理組織分類
特発性肺線維症（IPF）	通常型間質性肺炎（UIP）
特発性非特異性間質性肺炎 （idiopathic NSIP）	非特異性間質性肺炎（NSIP）
特発性器質化肺炎（COP）	器質化肺炎（OP）
急性間質性肺炎（AIP）	びまん性肺胞傷害（DAD）
呼吸細気管支炎を伴う間質性肺疾患 （RB‐ILD）	呼吸細気管支炎（RB）
剥離性間質性肺炎（DIP）	剥離性間質性肺炎（DIP）
特発性リンパ球性間質性肺炎 （idiopathic LIP）	リンパ球性間質性肺炎（LIP）
特発性 PPFE	PPFE

表 改訂 ATS／ERS 特発性間質性肺炎（IIPs）分類（多面的診断）

主な特発性間質性肺炎

○慢性線維性間質性肺炎
　・特発性肺線維症：idiopathic pulmonary fibrosis（IPF）
　・特発性非特異性間質性肺炎：idiopathic nonspecific interstitial pneumonia（iNSIP）
○喫煙関連間質性肺炎
　・呼吸細気管支炎を伴う間質性肺疾患：respiratory bronchiolitis-associated interstitial lung disease（RB‐ILD）
　・剥離性間質性肺炎：desquamative interstitial pneumonia（DIP）
○急性/亜急性間質性肺炎
　・特発性器質化肺炎：cryptogenic organizing pneumonia（COP）
　・急性間質性肺炎：acute interstitial pneumonia（AIP）

稀少特発性間質性肺炎

○特発性リンパ球性間質性肺炎：idiopathic lymphoid interstitial pneumonia（iLIP）
○ idiopathic pleuroparenchymal fibroelastosis（iPPFE）

分類不能型特発性間質性肺炎

分類不能の原因：
1. 不適切な臨床、画像、病理データ
2. 臨床、画像、病理の主要所見の乖離

（Travis WD, et al. An official American Thoracic Society / European Respiratory Society statement: Update of the international multidisciplinary classification of the idiopathic interstitial pneumonias. Am J Respir Crit Care Med. 2013 Sep 15; 188 (6): 733‑48. より引用）

✎一口メモ

ILA（interstitial lung abnormality）
成人の 7.0 ～ 9.7%にみられる軽微な間質陰影[27], [28]。経過をみながら疾患挙動を確認する。荷重部無気肺や椎体骨棘近傍の線維化は ILA としない。ILA の有病率は年齢とともに直線的に増加する。胸膜直下の非線維性 ILA の約半数は、4 年以上の経過で放射線学的に進行する[29]。

✎一口メモ

DLH（diffuse lymphoid hyperplasia）
従来 LIP パターンと記されたものは、肺胞隔壁主体にリンパ系細胞が浸潤することを前提としているため、DLH パターンと記すほうが適切である。

表　IPF と NSIP の胸部 HRCT パターン

	HRCT パターン			
	UIP パターン	probable UIP パターン	indeterminate for UIP パターン	alternative diagnosis を示唆する CT 所見
組織学的な UIP に対する確診度	確診度は高い（90％超）	暫定的に確診度は高い（70 〜 89％）	確診度は低い（51 〜 69％）	確診度は低〜非常に低い（50％以下）
分布	・胸膜下および肺底部優位 ・分布はしばしば不均一（正常肺と線維化のある領域が混在） ・時にびまん性 ・非対称性の場合もある	・胸膜下および肺底部優位 ・分布はしばしば不均一（正常肺と網状影、牽引性気管支拡張/細気管支拡張が混在）	・胸膜下優位のないびまん性分布	・胸膜直下は保たれ気管支血管束優位（NSIP を考慮） ・リンパ路に沿った分布（サルコイドーシスを考慮） ・上中肺野（fibrotic HP、CTD-ILD、サルコイドーシス） ・胸膜直下は保たれる（NSIP、喫煙関連 ILD を考慮）
CT 画像の特徴	・牽引性気管支拡張または細気管支拡張を伴う、または伴わない蜂巣肺 ・小葉間隔壁の不整な肥厚の存在 ・通常は網状影パターン、軽度 GGO が重なる ・肺骨化を伴うことがある	・牽引性気管支拡張または細気管支拡張を伴う網状パターン ・軽度の GGO がみられる場合がある ・胸膜直下に病変がある	・線維化のパターンがどの疾患にも当てはまらない CT 画像所見	・肺の所見 　−嚢胞（LAM、PLCH、LIP および DIP を考慮） 　−モザイク灌流またはthree-density sign（HP を考慮） 　−GGO 主体（HP、喫煙関連 ILD、薬剤性、線維症の急性増悪を考慮） 　−大量の小葉中心性微小結節（HP、喫煙関連 ILD を考慮） 　−結節（サルコイドーシスを考慮） 　−浸潤影（OP などを考慮） ・縦隔の所見 　−胸膜プラーク（石綿肺を考慮） 　−食道拡張（CTD を考慮）

NSIP パターン
・GGO ・線維化はあるが軽度 ・蜂巣肺は通常ないがあっても軽度 ・GGO と網状影は下葉、胸膜直下優位 ・下葉背側では比較的胸膜直下はスペアされる（subpleural sparing） ✓ GGO が主体のものを cellular NSIP、ネットワークパターン様の線維化が主体のものを fibrotic NSIP と呼ぶ

・CTD：結合組織病（膠原病）、DIP：剥離性間質性肺炎、GGO：すりガラス陰影、HP：過敏性肺炎、LAM：リンパ脈管筋腫症、LIP：リンパ球性間質性肺炎、PLCH：肺 Langerhans 細胞組織球症
（Raghu G, et al. Idiopathic Pulmonary Fibrosis（an Update）and Progressive Pulmonary Fibrosis in Adults:An Official ATS／ERS／JRS／ALAT Clinical Practice Guideline. Am J Respir Crit Care Med. 2022 May 1;205（9）:e18-47. より引用改変）
・経験豊富な胸部放射線科医であっても、UIP パターンの観察者間一致率は高くない[30]。

表　特発性間質性肺炎（IIPs）の病理組織所見の比較

病理組織像	UIP	NSIP	OP	DIP	DAD
分　布	斑状、不均一、胸膜直下・小葉辺縁	びまん性、均一	小葉中心性	びまん性、均一	びまん性、均一
時　相	多様	一様	一様	一様	一様
胞隔炎	軽度、斑状	びまん性、多彩	軽度	軽度	なし
線維芽細胞巣	多数	まれ	なし	なし	びまん性、間質
肺胞内マクロファージ集積	ときどき、局所	ときどき、斑状	斑状（泡沫状）	びまん性高度	なし
ポリープ型腔内線維化	まれ	ときどき、部分的	多数	なし	増殖期以降でときにあり
顕微鏡的蜂巣肺	高頻度	通常なし（一部あり）	なし	まれ	なし
硝子膜形成	なし	なし	なし	なし	高頻度

表　重症度分類判定表

重症度分類	安静時動脈血酸素分圧	6 分間歩行時 SpO₂
I	80 Torr 以上	90％未満の場合は II にする
II	70 Torr 以上 80 Torr 未満	90％未満の場合は III にする
III	60 Torr 以上 70 Torr 未満	90％未満の場合は IV にする（危険な場合は測定不要）
IV	60 Torr 未満	測定不要

> **一口メモ**
>
> AEF（airspace enlargement with fibrosis）（p.24）
> 喫煙に関連する線維化病変の 1 つ。気腔と局所的な線維化を合わせた用語で、疾患概念ではない。AEF が高度になると、肥厚した嚢胞腔の壁破壊が進み、嚢胞の形態や大きさが不整になる[31]。UIP パターンのようになることもあり、気腫合併肺線維症（CPFE）の概念に AEF が含まれている可能性が高い。

> **TOPIC**
>
> CPFE（combined pulmonary fibrosis and emphysema）は症候群？
> CPFE は気腫肺に線維化病変を合併する COPD ＋ ILD のような概念であるが、国際的にも単一疾患ではなく症候群として位置付けられることが明記されている[32]。

References

1) Lederer DJ, et al. Idiopathic Pulmonary Fibrosis. N Engl J Med. 2018 May 10;378（19）:1811-23.
2) Kondoh Y, et al. Prevalence of idiopathic pulmonary fibrosis in Japan based on a claims database analysis. Respir Res. 2022 Feb 8;23（1）:24.
3) Raghu G, et al. Idiopathic Pulmonary Fibrosis（an Update）and Progressive Pulmonary Fibrosis in Adults:An Official ATS/ERS/JRS/ALAT Clinical Practice Guideline. Am J Respir Crit Care Med. 2022 May 1;205（9）:e18-47.
4) Iftikhar IH, et al. Transbronchial Lung Cryobiopsy and Video-assisted Thoracoscopic Lung Biopsy in the Diagnosis of Diffuse Parenchymal Lung Disease. A Meta-analysis of Diagnostic Test Accuracy. Ann Am Thorac Soc. 2017 Jul;14（7）:1197-211.
5) 丹羽崇．他．経気管支鏡下クライオバイオプシーの安全性について．気管支学．2019; 41（Suppl）:S166.
6) Kambouchner M, et al. Prognostic relevance of histological variants in nonspecific interstitial pneumonia. Histopathology. 2014 Oct;65（4）:549-60.
7) King TE Jr, et al. A phase 3 trial of pirfenidone in patients with idiopathic pulmonary fibrosis. N Engl J Med. 2014 May 29;370（22）:2083-92.
8) Richeldi L, et al. Efficacy and safety of nintedanib in idiopathic pulmonary fibrosis. N Engl J Med. 2014 May 29;370（22）:2071-82.

9）Petnak T, et al. Impact of Antifibrotic Therapy on Mortality and Acute Exacerbation in Idiopathic Pulmonary Fibrosis: A Systematic Review and Meta-Analysis. Chest. 2021 Nov; 160（5）:1751-63.

10）Singer D, et al. Impact of timing of nintedanib initiation among patients newly diagnosed with idiopathic pulmonary fibrosis. J Med Econ. 2022 Jan-Dec;25（1）:532-40.

11）Nathan SD, et al. Effect of continued treatment with pirfenidone following clinically meaningful declines in forced vital capacity: analysis of data from three phase 3 trials in patients with idiopathic pulmonary fibrosis. Thorax. 2016 May;71（5）:429-35.

12）日本呼吸器学会，厚生労働科学研究費補助金難治性疾患等政策研究事業「びまん性肺疾患に関する調査研究」班・監，特発性肺線維症の治療ガイドライン作成委員会．特発性肺線維症の治療ガイドライン 2023（改訂第 2 版），2023.

13）Sakamoto S, et al. Pirfenidone plus inhaled N-acetylcysteine for idiopathic pulmonary fibrosis: a randomised trial. Eur Respir J. 2021 Jan 5;57（1）:2000348.

14）Tanja Tran, et al. Effectiveness of proton pump inhibitors in idiopathic pulmonary fibrosis: a population-based cohort study. Chest. 2020 Aug 31;S0012-3692（20）34310-5.

15）Wu Z, et al. Morphine for treatment of cough in idiopathic pulmonary fibrosis（PACIFY COUGH）: a prospective, multicentre, randomised, double-blind, placebo-controlled, two-way crossover trial. Lancet Respir Med. 2024 Jan 15:S2213-2600（23）00432-0.

16）Flaherty KR, et al. Nintedanib in Progressive Fibrosing Interstitial Lung Diseases. N Engl J Med. 2019 Oct 31;381（18）:1718-27.

17）Mankikian J, et al. Rituximab and mycophenolate mofetil combination in patients with interstitial lung disease（EVER-ILD）: a double-blind, randomised, placebo-controlled trial. Eur Respir J. 2023 May 25;2202071.

18）Hellemons ME, et al. Desquamative interstitial pneumonia: a systematic review of its features and outcomes. Eur Respir Rev. 2020 Jun 23;29（156）:190181.

19）Shimoda M, et al. Spontaneous resolution of cryptogenic organizing pneumonia: Observational study. Medicine（Baltimore）. 2023 Jul 7;102（27）:e34277.

20）Natsuizaka M, et al. Epidemiologic survey of Japanese patients with idiopathic pulmonary fibrosis and investigation of ethnic differences. Am J Respir Crit Care Med. 2014 Oct 1;190（7）:773-9.

21）Bando M, et al. A prospective survey of idiopathic interstitial pneumonias in a web registry in Japan. Respir Investig. 2015 Mar;53（2）:51-9.

22）Kataoka K, et al. Cohort study to evaluate prognostic factors in idiopathic pulmonary fibrosis patients introduced to oxygen therapy. Sci Rep. 2023 Aug 22;13（1）:13664.

23）Latsi PI, et al. Fibrotic idiopathic interstitial pneumonia: the prognostic value of longitudinal functional trends. Am J Respir Crit Care Med. 2003 Sep 1; 168（5）: 531-7.

24）Park IN, et al. Clinical course and lung function change of idiopathic nonspecific interstitial pneumonia. Eur Respir J. 2009 Jan; 33（1）: 68-76.

25）Shin KM, et al. Prognostic determinants among clinical, thin-section CT, and histopathologic findings for fibrotic idiopathic interstitial pneumonias: tertiary hospital study. Radiology. 2008 Oct; 249（1）: 328-37.

26）Fainberg HP, et al. Forced vital capacity trajectories in patients with idiopathic pulmonary fibrosis: a secondary analysis of a multicentre, prospective，observational cohort. Lancet Digit Health. 2022 Dec;4（12）:e862-72.

27）Grant-Orser A, et al. Prevalence, Risk Factors, and Outcomes of Adult Interstitial Lung Abnormalities: A Systematic Review and Meta-Analysis. Am J Respir Crit Care Med. 2023 Sep 15;208（6）:695-708.

28）Pesonen I, et al. High prevalence of interstitial lung abnormalities in middle-aged never-smokers. ERJ Open Res. 2023 Sep 25;9（5）:00035-2023.

29）Zhang Y, et al. Reticulation is a Risk Factor for Progressive Subpleural non-Fibrotic Interstitial Lung Abnormalities. Am J Respir Crit Care Med. 2022 Jul 15; 206（2）: 178-85.

30）Walsh SL, et al. Interobserver agreement for the ATS/ERS/JRS/ALAT criteria for a UIP pattern on CT. Thorax. 2016 Jan; 71（1）: 45-51.

31）Otani H, et al. Smoking-related interstitial fibrosis combined with pulmonary emphysema: computed tomography-pathologic correlative study using lobectomy specimens. Int J Chron Obstruct Pulmon Dis. 2016 Jul 4;11:1521-32.

32）Cottin V, et al. Syndrome of Combined Pulmonary Fibrosis and Emphysema: An Official ATS/ERS/JRS/ALAT Research Statement. Am J Respir Crit Care Med. 2022 Aug 15;206（4）:e7-e41.

❷ 特発性肺線維症（IPF）急性増悪、急性間質性肺炎（AIP）

■ 特発性肺線維症（IPF）急性増悪、急性間質性肺炎（AIP）の初期対応はほぼ同じである。いずれも病理学的にびまん性肺胞傷害（DAD）がみられることが多い。

■ 本病態は致死率が 50 ～ 80% と高いため、人工呼吸器、心肺蘇生、延命治療について話し合いを早期に行う。

表　特発性肺線維症（IPF）急性増悪定義

定義
新規に広がる肺胞性の異常によって特徴づけられる、急性発症の臨床的に有意な呼吸器系の増悪

診断基準[1]
・過去にあるいは現在、IPF の診断を受けている[2]
・典型的には 1 ヶ月以内で起こる、呼吸困難の急性発症と増悪がある
・胸部 CT で両側すりガラス陰影もしくはコンソリデーションが、背景の UIP パターンに合致する所見とともにみられる[3]
・増悪は、心不全や過剰輸液では説明できない

※ 1：胸部 CT が撮影できないといった事態で、診断基準をすべて満たせない場合は「IPF 急性増悪疑い」とする。
※ 2：過去に IPF の診断がついていない場合、現在の評価で UIP パターンに合致する放射線学的あるいは病理学的な変化があれば診断してもよい。
※ 3：参照できる過去の胸部 CT 画像がない場合、「新規発症」という言葉をつけてもよい。
(Collard HR, et al. Acute Exacerbation of Idiopathic Pulmonary Fibrosis: An International Working Group Report. Am J Respir Crit Care Med. 2016 Aug 1;194（3）:265-75. より引用)
・日本呼吸器学会の「特発性間質性肺炎 診断と治療の手引き」による臨床診断基準では、動脈血酸素分圧の低下（同一条件下で PaO_2 10 mmHg 以上）が項目に入っており、国際的な定義とは差異がある。

表　特発性肺線維症（IPF）急性増悪の診断基準（日本）

	IPF の経過中に、1 ヶ月以内で以下のすべてがみられる場合を「急性増悪」とする。
1	①呼吸困難の増強 ②HRCT 所見で蜂巣肺所見＋新たに生じたすりガラス陰影・浸潤影 ③動脈血酸素分圧の低下（同一条件下で PaO_2 10 mmHg 以上）
2	明らかな肺感染症、気胸、悪性腫瘍、肺塞栓や心不全を除外する。 参考所見：（1）CRP、LDH の上昇 　　　　　（2）KL-6、SP-A、SP-D などの上昇

(谷口博之，近藤康治．特発性肺線維症の急性増悪の新しい診断基準について（厚生労働科学研究費補助金難治性疾患克服研究事業びまん性肺疾患調査研究班平成 15 年度研究報告書），2004. より引用)

■ IPF の死因の 40% を IPF 急性増悪が占めるとされている。

■ IPF 急性増悪のリスク因子として、以下のものが挙げられる。

・努力性肺活量低値
・A-aDO$_2$ 高値
・6 ヶ月以内の努力性肺活量または肺活量の 10% 以上の低下
・高 GAP ステージ（p.161 **上・下表**）
・気管支肺胞洗浄液（BALF）好酸球比率高値
・ステロイドおよび免疫抑制薬の使用
・BMI 高値
・肺高血圧症合併
・循環器疾患の合併
・手術後（10% の頻度で急性増悪を起こす）

■ IIPs の急性増悪リスクの推定に HAL スコアが用いられる（p.167 **上表**）。2 点以上の場合、10 年で半数近く急性増悪を起こすと推定されるため、綿密なフォローアップが必要になる。

表　HAL スコア

因子	スコア
H：Honeycombing 胸部 HRCT で蜂巣肺あり	1 点
A：Age 年齢＞ 75 歳	1 点
L：Lactate dehydrogenase 血清 LD ＞ 222 U／L	1 点

	IIPs 急性増悪の推定累積リスク				
HAL スコア	1 年	2 年	3 年	5 年	10 年
0 点	1.9%	3.5%	5.1%	7.7%	12.9%
1 点	4.7%	8.3%	12.0%	17.7%	28.4%
2 点以上	8.0%	14.2%	19.7%	28.7%	43.0%

（Karayama M, et al. A predictive model for acute exacerbation of idiopathic interstitial pneumonias. Eur Respir J. 2023 May 5; 61（5）: 2201634. より引用改変）

■肺癌患者における間質性肺炎の術後急性増悪を予測したリスクスコア（**表**）が有用である。

表　リスクスコアと間質性肺炎急性増悪予測発症率

リスク因子	スコア
間質性肺炎の急性増悪発症歴	5 点
術式が区域切除以上	4 点
胸部 HRCT で UIP パターン	4 点
術前ステロイド投与歴	3 点
男性	3 点
KL-6 ＞ 1,000 U/mL	2 点
%肺活量≦ 80%	1 点

低リスク	スコア	0 ～ 10
	予測発症率	0.4 ～ 8.0%
中リスク	スコア	11 ～ 14
	予測発症率	10.7 ～ 23.6%
高リスク	スコア	15 ～ 22 点
	予測発症率	29.8 ～ 79.6%

（Sato T, et al. A simple risk scoring system for predicting acute exacerbation of interstitial pneumonia after pulmonary resection in lung cancer patients. Gen Thorac Cardiovasc Surg. 2015 Mar;63（3）:164-72. より引用改変）

■コロナ禍では、常に COVID-19 を疑う。

⇒ 手順・初期治療

①最重症の呼吸不全として対応する。すなわち、集中治療の準備が必要である。

②ネーザルハイフローや NPPV はともかく、挿管するかどうかは早期に話し合っておくことが望ましい。しかし、実際にはそういう話ができないまま IPF 急性増悪を起こすケースも多い。この急性増悪さえ乗り切れれば助かるかもしれないという希望と、延命治療に至るような苦しい思いをさせたくないという配慮のはざまで苦しむのは医師の宿命である。しかし、目の前の患者さんはもっと苦しい。

③重症化する前に、血液検査、胸部 CT 検査、可能であれば気管支肺胞洗浄（BAL）を行う（ただし呼吸不全を悪化させる可能性があるため症例は選択するべきである）。

④他の疾患が否定されれば、ステロイドパルス療法を行うことが多いが、エビデンスは確立されていない（アウトカムを改善しないという報告すらある[1]）。

> **例** メチルプレドニゾロン　500 mg　1 日 2 回～ 1,000 mg　1 日 1 回点滴　3 日間
> → 以後プレドニゾロン　1 mg／kg／日を 2 ～ 4 週間継続し、以後漸減
> ▫ステロイドパルス療法は反応をみながら 1 週間毎に繰り返してもよい。

▫ステロイドパルス療法（海外では 250 mg／day 以上）を行なっても、非パルス療法群と比較して死亡率は改善しなかったという報告がある[2]。IPF 急性増悪に対する全身性ステロイドは、早期に減量を図るほうが予後が良いとされている（例：ステロイドパルス療法の用量を除き、入院後 2 週間以内にステロイド維持量を 10%以上減量）[3]。IPF に限らず、他の特発性間質性肺炎の急性増悪においても、ステロイドパルス療法の後に少なくともプレドニゾロン 0.6 mg／kg／日は維持したほうがよいとされている[4]。

▫生存に対する利益が EXAFIP 研究で観察されなかったことから、IVCY 併用については近年否定的である[5]（p.171 **表**）。

⑤ ILD急性増悪後にニンテダニブの服用を開始することで、その後の死亡リスクが減少することが示されている[6]。国内のガイドラインでは推奨には至っていないが、今後注目される。

⑥ 他にもPMX-DHP、好中球エラスターゼ阻害薬、遺伝子組み換えヒトトロンボモジュリン製剤などが有効とする報告もあるがコンセンサスは得られていない[7]。

References

1) Farrand E, et al. Corticosteroid use is not associated with improved outcomes in acute exacerbation of IPF. Respirology. 2020 Jun;25(6):629-35.

2) Hyung K, et al. Pulse versus non-pulse corticosteroid therapy in patients with acute exacerbation of idiopathic pulmonary fibrosis. Respirology. 2023 Dec 12. doi: 10.1111/resp.14643.

3) Anan K, et al. Early corticosteroid dose tapering in patients with acute exacerbation of idiopathic pulmonary fibrosis. Respir Res. 2022 Oct 26;23(1):291.

4) Arai T, et al. High-dose prednisolone after intravenous methylprednisolone improves prognosis of acute exacerbation in idiopathic interstitial pneumonias. Respirology. 2017 Oct;22(7):1363-70.

5) Naccache J, et al. Cyclophosphamide added to glucocorticoids in acute exacerbation of idiopathic pulmonary fibrosis (EXAFIP): a randomised, double-blind, placebo-controlled, phase 3 trial. Lancet Respir Med. 2022 Jan;10(1):26-34.

6) Kato M, et al. Nintedanib administration after the onset of acute exacerbation of interstitial lung disease in the real world. Sci Rep. 2023 Aug 2;13(1):12528

7) Kondoh Y, et al. Thrombomodulin alfa for Acute Exacerbation of Idiopathic Pulmonary Fibrosis: A Randomized, Double-blind, Placebo-controlled Trial. Am J Respir Crit Care Med. 2020 May 1;201(9):1110-9.

❸ 膠原病関連間質性肺疾患

ポイント

- 代表的な膠原病(CTD)のほとんどに間質性肺疾患(ILD)の合併が報告されている。
- 呼吸器内科では、関節リウマチ(RA)、多発筋炎/皮膚筋炎(PM/DM)、Sjögren症候群(SjS)に合併したILDに遭遇することが多い。全身性エリテマトーデス(SLE)、混合性結合組織病(MCTD)の症例にはあまり遭遇しない。
- 膠原病毎に胸部HRCTでの間質性肺炎像には差がある(表)。
- 一度起こしたILDは同一のILDを起こしやすい(過去に器質化肺炎[OP]を経験しているRA-ILDは次もOPのことが多い)。

表 各膠原病と間質性肺疾患(ILD)

	DAD	UIP	NSIP	OP	AFOP	DLH・LIP
SSc	±	+	+ +(77.5%) (うち76%がfibrotic NSIP)	±	±	-
RA	+	+ +	+ +	+	±	±
PM/DM	+ チェック：抗MDA5抗体	+	+ +(81%) チェック：抗ARS抗体	+	±	±
SjS	+	±	+ (主にfibrotic NSIP)	-	±	+
SLE	±	+	+	+	±	-
MCTD	±	+	+	+	±	±

・DAD：びまん性肺胞障害、UIP：通常型間質性肺炎、NSIP：非特異性間質性肺炎、OP：器質化肺炎、AFOP：acute fibrinous and organizing pneumonia、DLH：diffuse lymphoid hyperplasia、LIP：リンパ球性間質性肺炎、SSc：全身性強皮症
・頻度は+ +＞+＞±＞-の順。
(種々の文献を参考に著者作成)

■膠原病の診断基準は満たさないが、自己抗体陽性になる例が特発性間質性肺炎（IIPs）の中に少なからず含まれている。この膠原病らしい IIPs の疾患概念はまだ一致をみていないが、2015 年に ATS / ERS の特別調査委員会が IPAF (interstitial pneumonia with autoimmune features) という名称に統一する声明を発表している[1]。

一口メモ

AFOP (acute fibrinous and organizing pneumonia)

臨床的に OP と DAD の間に位置付けられる OP。画像上は OP パターンを呈するが、病理学的には肺胞腔内のフィブリン塊を中心とした肉芽組織形成がみられるものの DAD パターンらしい硝子膜がみられない。ステロイドパルス療法を適用することが多い。

一口メモ

fibrosing OP/NSIP with OP overlap

両側下肺野に対称に収縮傾向を伴う進行性の ILD を指す。抗 ARS 抗体陽性例にみられる NSIP + OP パターンが典型的である。ステロイドパルス療法が適用されることが多い。OP にみられる腔内器質化とは異なり、肺胞隔壁に取り込まれた器質化を示す。

一口メモ

***NUDT15* 遺伝子多型**

アザチオプリン内服早期にみられる白血球減少などの副作用が *NUDT15* 遺伝子多型と関連することがわかっており、使用前に調べることが推奨される（保険適用）。ただし肝障害は予測できない。

➡ 手 順

①膠原病を疑わせる症状があれば、精査を行うべきである。ただし、生検によって膠原病関連間質性肺疾患と IIPs を区別することはできない。

表 膠原病を示唆する症状

・機械工の手
・指尖潰瘍
・炎症性関節炎あるいは多関節の朝のこわばり（60 分超）
・手掌毛細血管拡張
・Raynaud 現象
・光線過敏
・説明できない手指の浮腫
・説明できない手指の伸側の固定的皮疹（Gottron 徴候）
・説明できない発熱、体重減少

②ILD をみたとき、それが「膠原病らしい」かどうかを判断するうえで、nailfold capillaries の異常（爪郭毛細血管の異常、とりわけ拡張、出血所見）は非常に有用[2]。爪郭ビデオ顕微鏡が推奨されるが、発光型ルーペの簡易版（レイメイ藤井）でも観察可能。

③ILD 診断の過程で、病理学的に NSIP パターンやリンパ濾胞が目立つ場合は、膠原病症状がなくとも抗体スクリーニングを行ってもよい。

④膠原病関連間質性肺疾患を疑ったとき、個人的に初診時に測定してよいと思う検査は、リウマトイド因子、抗 CCP 抗体、抗核抗体、抗 Scl-70 抗体、抗 SS-A 抗体、抗 ARS 抗体、MPO-ANCA、PR3-ANCA である。抗 Sm 抗体、抗 RNP 抗体、抗セントロメア抗体などは抗核抗体の結果をみずに測定すべきでない。

⑤SSc では、抗 Scl-70 抗体、抗 RNA ポリメラーゼ抗体（びまん型）、抗セントロメア抗体（限局型）が陽性になりやすい。この 3 抗体は相互排他的。90％以上で抗核抗体が陽性になる。抗 Scl-70 抗体陽性例やびまん皮膚硬化型に ILD 合併が多い。抗セントロメア抗体陽性の SSc では、ILD 合併が少なく、重症化しにくい。HRCT における ILD 範囲 > 20％あるいは FVC < 70％は extensive disease であり、死亡リスクが高い[3]。6 分間歩行試験後の SpO2 ≦ 94％および関節炎のエピソードのいずれもが認められた場合、1 年後の FVC 低下を伴う ILD 進行を特異度 98.6％で予測する[4]。

⑥ PM / DM の約半数で ILD を合併し[5]、両側下肺野優位の気道に沿った浸潤影、subpleural curvilinear shadow (p.29) がみられることが多く、蜂巣肺 (p.23) はみられない。

⑦ 抗 ARS 抗体（**表**）の測定が保険適用される。8 種類の抗 ARS 抗体のうち、製品には抗 Jo-1 抗体、抗 PL-7 抗体、抗 PL-12 抗体、抗 EJ 抗体、抗 KS 抗体が含まれる。抗 PL-7 抗体、抗 PL-12 抗体は、抗 Jo-1 抗体よりも ILD 進行例が多く予後不良である。抗 ARS 抗体陽性例では 70 ～ 90% で ILD を合併する[3]。抗 MDA5 抗体は 90% 強に ILD を合併し、急速進行性 ILD の表現型をとることがあるので警戒が必要である。

表　筋炎特異的自己抗体

	自己抗体	対応抗原	筋炎における頻度	特徴
抗 ARS 抗体（国内の検査で含まれるのは上 5 つ）	抗 Jo-1 抗体	ヒスチジル tRNA 合成酵素	15 ～ 30%	筋炎および ILD を合併しやすい
	抗 PL-7 抗体	スレオニル tRNA 合成酵素	5 ～ 10%	筋炎より ILD を合併しやすい
	抗 PL-12 抗体	アラニル tRNA 合成酵素	5%未満	筋炎より ILD を合併しやすい
	抗 EJ 抗体	グリシル tRNA 合成酵素	5%	皮膚症状が高度
	抗 KS 抗体	アスパラギニル tRNA 合成酵素	5%未満	筋炎より ILD を合併しやすい
	抗 OJ 抗体	イソロイシル tRNA 合成酵素	5%未満	筋炎より ILD を合併しやすい
	抗 Ha / YRS 抗体	チロシル tRNA 合成酵素	まれ	まれ
	抗 Zo 抗体	フェニルアラニル tRNA 合成酵素	まれ	まれ
	抗 MDA5 抗体	MDA5	13 ～ 30%	急速進行性 ILD が多い、筋炎は少ない
	抗 Mi-2 抗体	ヌクレオソーム再構築デアセチラーゼ複合体	4 ～ 20%	古典的 DM、日本では ILD はほぼゼロ、治療反応性はよい
	抗 TIF1-γ 抗体	TIF1	10 ～ 20%	重度の皮膚症状、嚥下障害と関連し、悪性腫瘍合併が多い
	抗 SAE 抗体	SAE	10%未満	重度の皮膚症状、嚥下障害と関連、アジア人で ILD が多い
	抗 NXP-2 抗体	核マトリックスタンパク 2	3 ～ 24%	石灰化を伴う皮膚病変がみられる、悪性腫瘍合併もある、日本では ILD はほぼゼロ
	抗 SRP 抗体	SRP	5 ～ 15%	免疫介在性壊死性ミオパチー
	抗 HMGCR 抗体	HMGCR	6 ～ 10%	免疫介在性壊死性ミオパチー、しばしばスタチン関連
	抗 FHL1 抗体	FHL1	5 ～ 10%	重度の皮膚症状と関連

⑧ RA では抗 CCP 抗体、リウマトイド因子が陽性になりやすい。抗 CCP 抗体は、RA 全臨床経過で特異度 90% 以上、感度は 70 ～ 80% 程度。結核患者では抗 CCP 抗体が陽性になりやすい。リウマトイド因子は偽陽性が多く、関節炎所見がなければ測定する意義は乏しい。ただし、高値陽性（100 U / mL）以上の場合は RA である可能性が高い。RA-ILD のリスク因子は、高齢、男性、喫煙、リウマトイド因子陽性、抗 CCP 抗体高値である[6]。

□ RA の OP は胸膜に接することが多く、OP が関節炎に先行することはまずない。

□ RA の 14％は肺病変が先行する[7]。

⑨ SjS では、抗 SS-A/Ro 抗体が 40 ～ 80％で、抗 SS-B/La 抗体が 20 ～ 50％で陽性になる。抗 SS-B/La 抗体のほうがより疾患特異的。抗 SS-B 抗体単独陽性はまれである。抗核抗体が 90％近くで陽性になり、リウマトイド因子も半数近くで陽性になる。

⑩ SLE では多くの自己抗体が陽性になり、抗核抗体はほぼ 100％陽性。特異的なものに抗 ds-DNA 抗体、抗 RNP 抗体、抗 Sm 抗体がある。抗カルジオリピン抗体陽性、ループスアンチコアグラント陽性も SLE を示唆する。

□ SLE による ILD は NSIP パターンが多いが、頻度はまれであり、他の膠原病を合併していることが多い[8]。

⑪ IPAF については分類基準が示されている (p.176 下表)。UIP パターンが加味されていないため、NSIP パターンが IPAF と判定されやすくなる。

➕ 治 療

■ 呼吸器内科医の多くは膠原病の専門家ではないため、基本的に膠原病科医が診断・治療介入するほうが望ましい。決して無理をせず、患者さんにとって最良の選択をすべきである。

■ 特発性炎症性筋疾患 (IIM) と SSc などの CTD-ILD に対する治療薬として、リツキシマブとシクロホスファミドのいずれも FVC 上げの効果があり、QOL も改善する[9]。副作用の少なさを考慮すると、リツキシマブのほうが良いかもしれない。特定の疾患に対するエビデンスではないため、今後の報告が待たれる。

■ 免疫抑制薬を使用する場合、シクロスポリンはトラフ値 100 ～ 150 ng/mL、タクロリムスはトラフ値 5 ～ 15 ng/mL (PM/DM では高めにする) を目標とする。

表 膠原病領域におけるエンドキサン® の使用法

①内服エンドキサン®：1 ～ 2 mg/kg/日、内服中は水分摂取推奨 半年以上継続はせず、他の免疫抑制薬による維持を考慮する。
②エンドキサン® 間欠的静注 (IVCY) エンドキサン®500 ～ 1,000 mg/m² 生理食塩水 200 ～ 250 mL ｝2 時間で点滴 3 ～ 4 週間毎に 1 回の点滴、6 ヶ月まで □ 嘔気予防：グラニセトロン 3 mg/100 mL 点滴 □ 出血性膀胱炎予防：ウロミテキサン® (メスナ) 200 ～ 400 mg + 5％ブドウ糖液 100 mL 点滴 (エンドキサン® 点滴時、4 時間後、8 時間後に点滴)、水分摂取推奨・輸液を多めに
③低用量 IVCY (IVCY は低用量が主流) 500mg 点滴、2 週毎に 6 回まで (上記同様、出血性膀胱炎対策をしっかりと)

▶ SSc-ILD

■ SSc-ILD の治療で国際的に最も推奨されているのは、ミコフェノール酸モフェチル (MMF) (セルセプト®) (保険適用外) である[10]。

■ 寛解導入治療では中等量のプレドニゾロンに、① MMF (保険適用外) を 500 mg/日より開始し、2,000 mg/日まで増量し 6 ヶ月以上継続、あるいは② IVCY を 4 週毎に 1 回、計 6 ～ 10 回投与などを併用する。

■ 維持療法については、① MMF (500 ～ 1,000 mg/日) (保険適用外) あるいは②アザチオプリン (50 ～ 100 mg/日) のいずれかを選択する。

■ プレドニゾロン単独は腎不全リスクが高いため、腎クリーゼのリスクに注意しながら低用量プレドニゾロンを用いる選択肢もある。

■ ニンテダニブやリツキシマブが SSc-ILD に保険適用されるようになったため、上記治療に併用を試みてもよい[11]。ちなみに、SSc-ILD に対するニンテダニブは、下痢や嘔気などの消化器症状が通常より多い[12]。

■ 重症例ではトシリズマブの効果も報告されているが、保険適用外である。

▶ PM/DM-ILD

- 慢性の場合、進行性であれば抗 MDA5 抗体や抗 ARS 抗体の有無を問わず、プレドニゾロン 0.5 〜 1.0 mg/kg/日＋免疫抑制薬（タクロリムス 3 〜 4 mg/日あるいはシクロスポリン）を用いることが多い。抗体陰性の場合、ステロイド単独で治療を開始することもある。

- 免疫抑制薬にはアザチオプリン（0.5 〜 2.5 mg/kg/日）や MMF（1,500 〜 3,000 mg/日）（保険適用外）が用いられることもある。

- PPF（p.158）と判断すれば、ニンテダニブも使用可能。

- 急速進行性 PM/DM-ILD の場合、ステロイドパルス療法に IVCY あるいはタクロリムス（5 〜 10 mg/日）を併用することが多い。重症例にはステロイド＋免疫抑制薬 2 剤のトリプル治療も考慮する。

- 治療抵抗性の場合、静注用免疫グロブリン製剤（IVIG）またはリツキシマブを使うこともある。

- 抗 MDA5 抗体陽性例の場合、診断早期からトリプル治療は容認される[13]。その場合、ステロイドパルス療法＋エンドキサン®＋タクロリムス（トラフ値 15 〜 20 ng/mL 目標）が用いられることが多い。治療後に抗体価が減少するほど治療反応は良好と言える。トリプル治療は感染症が多いので注意[14]。
  □ IVCY は最初の 6 回は 2 週毎に、7 回目以降は 4 〜 8 週毎に、合計 10 〜 15 回。

- 抗 MDA5 抗体陽性間質性肺炎に対してトファシチニブ（ゼルヤンツ®）が有効とする報告もある[15]。

- 抗 MDA5 抗体陽性例の間質性肺炎の予後不良因子は、① 1 ヶ月以内の急性発症、② フェリチン高値（> 800 ng/mL や ≧ 636 ng/mL という報告）、③ PaO$_2$ < 65 mmHg、④ LDH ≧ 355 U/L、これらのいずれも満たさなければプレドニゾロン＋タクロリムス 2 剤で対応できるかもしれない。

> **📘 TOPIC**
> **抗 SAE 抗体**
> その陽性率は国内では 5%未満とまれであるが、陽性のアジア人では約半数に ILD がみられる。抗 ARS 抗体と抗 MDA5 抗体に続く、第 3 の筋炎特異自己抗体として認識されつつある。ILD は比較的緩徐に進行する。

▶ RA-ILD

- 若年発症で OP、NSIP パターンは治療反応性がよい。

- OP、NSIP ともにプレドニゾロン 0.5 mg/kg/日の治療を導入する。UIP 例には効果は現れにくい。長期ステロイドは好ましくない。短期的な鎮痛・抗炎症作用はある程度期待できるが、長期的なメリットは乏しく関節破壊を抑制できるわけでもない[16]。漸減の際、タクロリムス（0.075 mg/kg/日）やアザチオプリン（0.5 〜 2.5 mg/kg/日）などの免疫抑制薬を併用することもある。

- PPF（p.158）と判断すればニンテダニブも使用可能。

- ステロイドに治療抵抗性の場合も免疫抑制薬の使用を考慮する。

- 重症例あるいは急速進行性には、ステロイドパルス療法に加えて初期からアザチオプリン（0.5 〜 2.5 mg/kg/日）、エンドキサン®（100 〜 120 mg/日）などの免疫抑制薬を併用する。

- メトトレキサート（リウマトレックス®）は RA-ILD に対しては肺障害の懸念から使用されにくい傾向にあるが、むしろ保護的に作用するとされており、慢性 ILD では肺障害を懸念しなくてもよいとする見解が台頭してきた[17],[18]。

- RA の主治療として、メトトレキサートが使用できない場合、タクロリムス（0.075 mg/kg/日）を用いることが多いが病勢制御は不十分である。軽症 RA ではアザルフィジン®EN（1000 mg/日）の使用も考慮。二次無効に注意。

- 合成抗リウマチ薬を 3 ヶ月以上継続して投与してもコントロール不良で、疼痛関節≧ 6、腫脹関節≧ 6、CRP ≧ 2.0 mg/dL あるいは赤沈≧ 28 mm/時を満たす場合は、

生物学的製剤を選択する。RA-ILD では感染リスクの低いオレンシア®、エンブレル® がよく使用される。オレンシア® は RA-ILD 改善に最も期待される。

▶ SjS-ILD

■ PPF（p.158）と判断すれば、ニンテダニブも使用可能。

■ 外分泌腺症状に対する対症療法が中心（サラジェン® 3 錠分 3 or エボザック® 3 カプセル分 3、人工涙液［ソフトサンティア®］、人工唾液［サリベート® エアゾール］など）。

■ NSIP の場合、安定経過をたどることが多いため、積極的治療の適応にはなりにくい。腺外症状があるケースや慢性型に対してはプレドニゾロン（0.5 ～ 1 mg/kg/日）を用いることがある。ステロイドは半年を目安に漸減する。ステロイドが無効ないし使用できない場合はアザチオプリン（0.5 ～ 2.5 mg/kg/日）の使用が考慮される。

■ LIP の場合、プレドニゾロン 0.25 ～ 0.5 mg/kg/日を開始する。治療期間は通常 6 ～ 12 ヶ月。

■ 経過中にリンパ腫合併や RA などそのほかの膠原病の出現がありうるため、評価をおろそかにしない。3 年全生存率は 91.2％と予後良好である[19]。

▶ SLE-ILD

■ 慢性経過の ILD の場合、治療対象になることは少ない。線維性 ILD の場合はなおさらである。

■ プレドニゾロン（0.5 ～ 1 mg/kg/日）や免疫抑制薬が用いられることもある。

✓ 補 足 自己抗体と結核

■ 結核患者では抗 CCP 抗体や ANCA が偽陽性になりやすいため、注意が必要である。

資 料

▼関節リウマチ分類基準（ACR/EULAR2010 年）

項目	スコア
腫脹または圧痛関節数[※1]	
＝ 1 大関節[※2]	0 点
＞ 1 大関節[※2]	1 点
1 ～ 3 小関節[※3]	2 点
4 ～ 10 小関節	3 点
≧ 11（少なくとも 1 つの小関節含む）	5 点
RF または抗 CCP 抗体	
陰性	0 点
低値	2 点
高値（≧施設上限値 3 倍）	3 点
罹病期間	
＜ 6 週間	0 点
≧ 6 週間	1 点
CRP または赤沈	
正常	0 点
高値	1 点

判定

合計スコア≧ 6 点で関節リウマチと分類

※ 1：1 か所以上の滑膜炎を伴い、かつ RA 以外では説明不可能なもの。画像評価で検出可能な関節も含む。
※ 2：大関節：肩、肘、股、膝、足関節
※ 3：小関節：PIP、MCP、第 2 ～ 5MTP、第 1 指 IP、手関節（DIP、第 1 指 CMC、第 1 趾 MTP は評価対象外）

（Aletaha D, et al. Rheumatoid arthritis classification criteria: an American College of Rheumatology/European League Against Rheumatism collaborative initiative. Arthritis Rheum. 2010 Sep;62 (9):2569-81. より引用）

▼ Sjögren 症候群 (厚生労働省研究班の分類基準 1999 年)

1. 生検病理組織検査で次のいずれかの陽性所見を認めること A) 口唇腺組織でリンパ球浸潤が 4 mm² 当たり 1focus 以上 B) 涙腺組織でリンパ球浸潤が 4 mm² 当たり 1focus 以上	
2. 口腔検査で次のいずれかの陽性所見を認めること A) 唾液腺造影で stage I (直径 1 mm 以下の小点状陰影) 以上の異常所見 B) 唾液分泌量低下 (ガムテスト 10 分間で 10 mL 以下、またはサクソンテスト 2 分間 2 g 以下) があり、かつ唾液腺シンチグラフィーにて機能低下の所見	
3. 眼科検査で次のいずれかの陽性所見を認めること A) シルマー (Schirmer) 試験で 5 mm/5 分以下で、かつローズベンガルテスト (van Bijsterveld スコア) で陽性 B) シルマー (Schirmer) 試験で 5 mm/5 分以下で、かつ蛍光色素 (フルオレセイン) 試験 で陽性	
4. 血清検査で次のいずれかの陽性所見を認めること A) 抗 SS-A 抗体陽性 B) 抗 SS-B 抗体陽性	

以上 1、2、3、4 のいずれか 2 項目が陽性であれば Sjögren 症候群と診断する。

▼ ACR/EULAR による全身性強皮症分類基準 (2013 年)

	項目	点
1	両手指の MCP 関節より近位の皮膚硬化	9
2	手指の皮膚硬化:腫れぼったい指 (2 点)、PIP から MCP までの皮膚硬化 (4 点) (高得点をカウント)	2 または 4
3	指尖部病変:指尖部潰瘍 (2 点)、指尖部陥凹瘢痕 (3 点) (高いほうを採用)	2 または 3
4	毛細血管拡張症	2
5	爪郭部の毛細血管異常	2
6	肺動脈性肺高血圧症、および/もしくは間質性肺疾患	2
7	Raynaud 現象	3
8	抗セントロメア抗体、抗トポイソメラーゼ I (Scl70) 抗体、抗 RNA ポリメラーゼIII抗体のいずれか陽性	3

・手指硬化のない場合、類似する疾患 (腎性全身性線維症、全身性斑状強皮症、好酸球性筋膜炎、糖尿病性浮腫性硬化症、硬化性粘液水腫、紅痛症、ポルフィリン症、硬化性苔癬、移植片対宿主病、糖尿病性手関節症など) には適応しない。

・合計 9 点以上で全身性硬化症と分類する (感度 95%、特異度 93%)。

(van den Hoogen F, et al. 2013 classification criteria for systemic sclerosis: an American college of rheumatology/European league against rheumatism collaborative initiative. Ann Rheum Dis. 2013 Nov;72 (11):1747-55. より引用)

▼全身性強皮症診断基準（全身性強皮症診断基準・重症度分類・診療ガイドライン）

大基準	両側性の手指を越える皮膚硬化
小基準	①手指に限局する皮膚硬化※1 ②爪郭部毛細血管異常※2 ③手指尖端の陥凹性瘢痕、あるいは指尖潰瘍※3 ④両肺下肺野の間質性陰影 ⑤抗 Scl-70（トポイソメラーゼ I）抗体、抗セントロメア抗体、抗 RNA ポリメラーゼ III 抗体のいずれかが陽性
除外基準 右の疾患を 除外する	腎性全身線維症、汎発型限局性強皮症、好酸球性筋膜炎、糖尿病性浮腫性硬化症、硬化性粘液水腫、ポルフィリン症、硬化性萎縮性苔癬、移植片対宿主病、糖尿病性手関節症、Crow-Fukase 症候群、Werner 症候群
診断の判定	大基準、あるいは小基準①および②〜⑤のうち 1 項目以上を満たせば全身性強皮症と診断する。

※1：MCP 関節（中手指節間関節）よりも遠位にとどまり、かつ PIP 関節（近位指節間関節）よりも近位に及ぶものに限る。
※2：肉眼的に爪上皮出血点が 2 本以上の指に認められる†1、または capillaroscopy（毛細血管顕微鏡検査）あるいは dermoscopy（皮膚鏡検査）で全身性強皮症に特徴的な所見が認められる†2。
　　†1：爪上皮出血点は出現・消退を繰り返すため、経過中に 2 本以上の指に認められた場合に陽性と判断する。
　　†2：毛細血管の拡張、消失、出血など。
※3：手指の循環障害によるもので、外傷などによるものを除く。
（全身性強皮症診断基準・重症度分類・診療ガイドライン委員会．日本皮膚科学会雑誌 2016; 126: 1831-96 より引用改変）
・厚労省の診断基準は医療費公費負担の症例を抽出するためにある。

▼多発性筋炎/皮膚筋炎の診断基準（多発性筋炎・皮膚筋炎診療ガイドライン［2020年暫定版］）

1. 診断基準項目
(1) 皮膚症状
　　(a) ヘリオトロープ疹：両側または片側の眼瞼部の紫紅色浮腫性紅斑
　　(b) ゴットロン丘疹：手指関節背面の丘疹
　　(c) ゴットロン徴候：手指関節背面および四肢関節背面の紅斑
(2) 上肢または下肢の近位筋の筋力低下
(3) 筋肉の自発痛または把握痛
(4) 血清中筋原性酵素（クレアチンキナーゼまたはアルドラーゼ）の上昇
(5) 筋炎を示す筋電図変化
(6) 骨破壊を伴わない関節炎または関節痛
(7) 全身性炎症所見（発熱、CRP 上昇、または赤沈亢進）
(8) 筋炎特異的自己抗体陽性（抗 ARS 抗体〔抗 Jo-1 抗体を含む〕、抗 MDA5 抗体、抗 Mi-2 抗体、抗 TIF1-γ 抗体、抗 NXP-2 抗体、抗 SAE 抗体、抗 SRP 抗体、抗 HMGCR 抗体）
(9) 筋生検で筋炎の病理所見：筋線維の変性および細胞浸潤

・皮膚筋炎：18 歳以上で発症したもので、(1) の皮膚症状の (a) 〜 (c) の 1 項目以上を満たし、かつ経過中に (2) 〜 (9) の項目中 4 項目以上を満たすもの。18 歳未満で発症したもので、(1) の皮膚症状の (a) 〜 (c) の 1 項目以上と (2) を満たし、かつ経過中に (4) (5) (8) (9) の項目中 2 項目以上を満たすものを若年性皮膚筋炎とする。なお、上記の項目数を満たさないが、(1) 皮膚症状の (a) 〜 (c) の 1 項目以上を満たすものの、(2) 皮膚病理学的所見が皮膚筋炎に合致するか (8) を満たすものは無筋症性皮膚筋炎として皮膚筋炎に含む。
・多発性筋炎：18 歳以上で発症したもので、(1) 皮膚症状を欠き、(2) 〜 (9) の項目中 4 項目以上を満たすもの。18 歳未満で発症したもので、(1) 皮膚症状を欠き、(2) と (4) (5) (8) (9) の項目中 2 項目以上を満たすものを若年性多発性筋炎とする。
（厚生労働科学研究費補助金難治性疾患等政策研究事業 自己免疫疾患に関する調査研究班・編．多発性筋炎・皮膚筋炎診療ガイドライン［2020 年暫定版］［http://www.aid.umin.jp/achievement/PMDMGL2020.pdf］．より引用改変）

表　EULAR／ACR 特発性炎症性筋疾患（IIM）の分類基準

項目		生検なし	生検あり
発症年齢	疾患に関連すると思われる最初の症状の発現年齢が 18 歳以上 40 歳未満	1.3	1.5
	疾患に関連すると思われる最初の症状の発現年齢が 40 歳以上	2.1	2.2
筋力低下	通常は進行性の上肢近位筋の客観的な対称性筋力低下	0.7	0.7
	通常は進行性の下肢近位筋の客観的な対称性筋力低下	0.8	0.5
	頸部伸筋より頸部屈筋が相対的に低下	1.9	1.6
	下肢では遠位筋より近位筋が相対的に低下	0.9	1.2
皮膚症状	ヘリオトロープ疹	3.1	3.2
	Gottron 丘疹	2.1	2.7
	Gottron 徴候	3.3	3.7
臨床症状	嚥下障害または食道運動障害	0.7	0.6
検査所見	抗 Jo-1 抗体陽性	3.9	3.8
	血清 CK、LDH、AST、ALT などの正常上限以上の上昇	1.3	1.4
筋生検	筋線維内には侵入しない筋線維周囲の単核球の浸潤	—	1.7
	筋周囲あるいは血管周囲の単核球の浸潤	—	1.2
	筋束周辺部の萎縮	—	1.9
	縁取り空胞	—	3.1

・筋生検なしで 7.5 以上、筋生検ありで 8.7 以上では確率 90％以上（definite IIM）。
・筋生検なしで 5.5 以上、筋生検ありで 6.7 以下では確率 55％以上（probable IIM）。
・筋生検なしで 5.3 以上 5.5 未満、筋生検ありで 6.5 以上 6.7 未満では確率 50 ～ 55％（possible IIM）。

（Lundberg IE et al. 2017 European League Against Rheumatism/American College of Rheumatology classification criteria for adult and juvenile idiopathic inflammatory myopathies and their major subgroups. Ann Rheum Dis. 2017 Dec;76（12）:1955-64. より引用）

▼ IPAF (interstitial pneumonia with autoimmune features) の分類基準

大項目（以下の 1 ～ 4 のすべてを満たす）
1. 間質性肺炎の存在（HRCT または外科的生検による）
2. 他の原因が除外されている（原因が不明）
3. 膠原病の確定診断が得られない（各膠原病の診断基準を満たさない）
4. 以下の少なくとも 2 つの領域特徴を有する（各領域のうち少なくとも 1 つが陽性）
　A. 臨床領域（clinical domain）
　B. 血清学領域（serologic domain）
　C. 形態学領域（morphologic domain）

A. 臨床領域（clinical domain）
　1. 手指末梢の亀裂（機械工の手）
　2. 手指末梢先端の潰瘍
　3. 関節炎または朝のこわばり（60 分以上）
　4. 手掌の血管拡張
　5. Raynaud 現象
　6. 原因不明の末梢性浮腫
　7. 原因不明の手指（中手指関節）伸側の紅斑性固定疹（Gottron 徴候）

B. 血清学領域（serologic domain）
　1. 抗核抗体 力価 320 倍以上、diffuse、speckled、homogeneous patterns または
　　a. ANA nucleolar pattern（力価は問わない）または
　　b. ANA centromere pattern（力価は問わない）
　2. リウマトイド因子：正常上限値の 2 倍以上
　3. 抗 CCP 抗体
　4. 抗 ds-DNA 抗体

（つづく）

5. 抗 SS-A / Ro 抗体
6. 抗 SS-B / La 抗体
7. 抗 RNP 抗体
8. 抗 Sm 抗体
9. 抗 Scl-70(抗トポイソメラーゼ)抗体
10. 抗 ARS 抗体(Jo-1、PL-7、PL-12、その他の抗体[EJ、OJ、KS、Zo、tRS])
11. 抗 PM-Scl 抗体
12. 抗 MDA-5 抗体(抗 CADM-140 抗体)

C. 形態学領域(morphologic domain)
　　1. 推測される画像パターン(以下のいずれか)
　　　　a. NSIP
　　　　b. OP
　　　　c. NSIP と OP のオーバーラップ
　　　　d. LIP
　　2. 外科的生検
　　　・組織パターン(以下のいずれか)
　　　　a. NSIP
　　　　b. OP
　　　　c. NSIP と OP のオーバーラップ
　　　　d. LIP
　　　・特徴的な組織所見
　　　　a. 間質への胚中心を伴うリンパ球集簇
　　　　b. びまん性リンパ形質細胞浸潤(リンパ濾胞の有無は問わない)
　　3. 多領域の病変(間質性肺炎に加えて)
　　　　a. 原因不明の胸水または胸膜肥厚
　　　　b. 原因不明の心嚢水または心膜肥厚
　　　　c. 原因不明の内因性気道病変(肺機能、画像、または病理により判定)
　　　　　(気流閉塞、細気管支炎、気管支拡張症を含む)
　　　　d. 原因不明の肺血管障害

(Fischer A, et al. An official European Respiratory Society/American Thoracic Society research statement: interstitial pneumonia with autoimmune features. Eur Respir J. 2015 Oct;46(4):976-87. より引用)

References

1) Fischer A, et al. An official European Respiratory Society/American Thoracic Society research statement: interstitial pneumonia with autoimmune features. Eur Respir J. 2015 Oct;46(4):976-87.

2) Jee AS, et al. Nailfold capillaroscopy by smartphone-dermatoscope for connective tissue disease diagnosis in interstitial lung disease:a prospective observational study. ERJ Open Res. 2021 Nov 8;7(4):00416-2021.

3) 日本呼吸器学会・日本リウマチ学会合同 膠原病に伴う間質性肺疾患 診断・治療指針 2020 作成委員会. 膠原病に伴う間質性肺疾患 診断・治療指針 2020. メディカルレビュー社. 2020.

4) Wu W, et al. Prediction of progression of interstitial lung disease in patients with systemic sclerosis: the SPAR model. Ann Rheum Dis. 2018 Sep;77(9):1326-32.

5) Sun KY, et al. Prevalence of interstitial lung disease in polymyositis and dermatomyositis: A meta-analysis from 2000 to 2020. Semin Arthritis Rheum. 2020 Dec 28;51(1):175-91.

6) Spagnolo P, et al. The Lung in Rheumatoid Arthritis: Focus on Interstitial Lung Disease. Arthritis Rheumatol. 2018 Oct;70(10):1544-54.

7) Hyldgaard C, et al. A population-based cohort study of rheumatoid arthritis-associated interstitial lung disease: comorbidity and mortality. Ann Rheum Dis. 2017 Oct;76(10):1700-6.

8) Deneuville L, et al. Chronic interstitial lung disease associated with systemic lupus erythematosus: A multicentric study of 89 cases. Respirology. 2024 Mar 17. doi: 10.1111／resp.14703.

9) Maher TM, et al. Rituximab versus intravenous cyclophosphamide in patients with connective tissue disease-associated interstitial lung disease in the UK [RECITAL]: a double-blind, double-dummy, randomised, controlled, phase 2b trial. Lancet Respir Med. 2023 Jan;11(1):45-54.

10) Raghu G, et al. Treatment of Systemic Sclerosis-associated Interstitial Lung Disease: Evidence-based Recommendations. An Official American Thoracic Society Clinical Practice Guideline. Am J

Respir Crit Care Med. 2024 Jan 15;209 (2):137-52.

11) Distler O, et al. Nintedanib for Systemic Sclerosis-Associated Interstitial Lung Disease. N Engl J Med. 2019 Jun 27; 380 (26):2518-28.

12) Imai M, et al. Comparison of nintedanib-induced gastrointestinal adverse events between patients with systemic sclerosis-associated interstitial lung disease and idiopathic interstitial pneumonias. Respir Investig. 2024 Feb 22;62 (3):317-21.

13) Tsuji H, et al. Multicenter Prospective Study of the Efficacy and Safety of Combined Immunosuppressive Therapy With High-Dose Glucocorticoid, Tacrolimus, and Cyclophosphamide in Interstitial Lung Diseases Accompanied by Anti-Melanoma Differentiation-Associated Gene 5-Positive Dermatomyositis. Arthritis Rheumatol. 2020 Mar;72 (3):488-98.

14) Sugiyama Y, et al. The predictive prognostic factors for polymyositis/dermatomyositis-associated interstitial lung disease. Arthritis Res Ther. 2018 Jan 11;20 (1):7.

15) Chen Z, et al. Tofacitinib in Amyopathic Dermatomyositis-Associated Interstitial Lung Disease. N Engl J Med. 2019 Jul 18;381 (3):291-3.

16) Krause D, et al. The Efficacy of Short-Term Bridging Strategies With High- and Low-Dose Prednisolone on Radiographic and Clinical Outcomes in Active Early Rheumatoid Arthritis:A Double-Blind, Randomized, Placebo-Controlled Trial. Arthritis Rheumatol. 2022 Oct;74 (10):1628-37.

17) Kiely P, et al. Is incident rheumatoid arthritis interstitial lung disease associated with methotrexate treatment? Results from a multivariate analysis in the ERAS and ERAN inception cohorts. BMJ Open. 2019 May 5;9 (5):e028466.

18) Juge PA, et al. Methotrexate and rheumatoid arthritis associated interstitial lung disease. Eur Respir J. 2021 Feb 11;57 (2):2000337.

19) Chen YH, et al. Clinical outcomes and risk factors of progressive pulmonary fibrosis in primary Sjögren's syndrome-associated interstitial lung disease. BMC Pulm Med. 2023 Jul 19;23 (1):268.

4 薬剤性肺障害

- どのような薬剤でも肺障害をきたすため、原因不明の肺内の陰影（特にすりガラス陰影）をみたら必ず薬剤性肺障害を疑ってみること。

- 逆に、なんでもかんでも薬剤性肺障害を疑うと、使える薬剤がどんどん減っていくため、臨床医として常識のある範囲で疑うべき。

- DLST は薬剤性肺障害の確定診断にはなりえないので、参考程度にとどめるべきである。

- 悪性腫瘍や膠原病に対する分子標的薬や生物学的製剤の使用が増加しており、薬剤性肺障害に遭遇する頻度は増えている[1]。

- アフィニトール® やオプジーボ® のように軽症であれば再投与や継続投与が可能な薬剤もある。

- 免疫チェックポイント阻害薬による薬剤性肺障害は、肺の可動制限が多い患側に発症しやすいという特徴がある[2]。

- また、免疫チェックポイント阻害薬による肺障害が生じた患者に再投与すると、約3割に肺障害が再発し、初回よりも広範囲の陰影となることがわかっている[3]。

- 漢方薬による薬剤性肺障害の報告は、多い順に、小柴胡湯（26%）、柴苓湯（16%）、清心蓮子飲（8%）、防風通聖散（8%）であった[4]。

- ダプトマイシンによる好酸球性肺炎のリスク因子として、男性、高齢、治療期間が長い（21日以上）が挙げられる[5]。

- デュピルマブ投与後、一時的に好酸球数が増えるタイミングで好酸球性肺炎が増悪したように見えることがある[6,7]。

表　薬剤性肺障害の診断基準

1. 原因となる薬剤の摂取歴がある（市販薬、健康食品、非合法の麻薬・覚醒剤にも注意）
2. 薬剤に起因する臨床病型の報告がある（臨床所見、画像所見、病理パターンの報告）
3. 他の原因疾患が否定される（感染症、心原性肺水腫、肺疾患増悪などの鑑別）
4. 薬剤の中止により病態が改善する（自然軽快もしくは副腎皮質ステロイドにより軽快）
5. 再投与により増悪する（一般的に誘発試験は勧められないが、その薬剤が患者にとって必要で誘発試験の安全性が確保される場合）

（日本呼吸器学会 薬剤性肺障害の診断・治療の手引き作成委員会．薬剤性肺障害の診断・治療の手引き．メディカルレビュー社．2018．より引用）

表　比較的報告が多い薬剤性肺障害と原因薬剤（50音順）

DAD パターン	BCG、EGFR-TKI、mTOR阻害薬、MTX、TNF-α阻害薬、アミオダロン、シクロホスファミド、セツキシマブ、パニツムマブ、ブレオマイシン、リツキシマブ、レフルノミドなど
肺水腫パターン	MTX、アセタゾラミド、アムホテリシンB、エポプロステノール、塩酸モルヒネなど、ゲムシタビン、シクロスポリン、シクロホスファミド、ドセタキセル、トレチノイン、ビノレルビンなど
OP パターン	mTOR阻害薬、MTX、アザチオプリン、アミオダロン、金製剤、サラゾスルファピリジン、シクロホスファミド、シロリムス、タクロリムス、ブレオマイシン、免疫チェックポイント阻害薬など
NSIP パターン	BCG、mTOR阻害薬など、MTX、アミオダロン、金製剤、ドセタキセル、パクリタキセル、ヒドララジンなど
HP パターン	BCG、EGFR-TKI、MTX、抗菌薬、ドセタキセルなど
EP パターン	NSAIDs、アザチオプリン、アスピリン、アセトアミノフェン、アミノトリプチン、イミプラミン、カプトプリル、カルバマゼピン、カンデサルタン、サラゾスルファピリジン、シンバスタチン、ダプトマイシンなど、デュピルマブ、ヒドロクロロチアジド、フィルグラスチム、フェニトイン、ブシラミン、プロピルチオウラシル、ベンラファキシン、ミノサイクリン、レベチラセタムなど
UIP パターン	アミオダロン、ブレオマイシンなど
肺胞出血	アミオダロン、抗癌薬、抗凝固薬、シロリムス、プロピルチオウラシルなど
胸水貯留	ダサチニブ

・DAD：びまん性肺胞傷害、EP：抗酸球性肺炎、HP：過敏性肺炎、MTX：メトトレキサート、NSIP：非特異性間質性肺炎、OP：器質化肺炎、UIP：通常型間質性肺炎
・関節リウマチでみられるUIPパターンはおそらくRA-ILDであり、MTXの影響は低いと考えられる[8]。

➕ 治　療

- 軽症なら被疑薬の中止、中等症は被疑薬の中止に加えてプレドニゾロン0.5〜1mg/kg/日の投与、重症例には被疑薬の中止に加えてステロイドパルス療法を用いることもある。

- 免疫チェックポイント阻害薬による薬剤性肺障害は全身性ステロイドに反応しやすいが、ステロイド漸減中に再燃しやすいので、慎重に減量する。

📖 References

1) Spagnolo P, et al. Drug-induced interstitial lung disease. Eur Respir J. 2022 Oct 27;60(4):2102776.
2) 楠本昌彦．他．免疫チェックポイント阻害薬による肺障害の画像的特徴．日本臨床．2008;66（増刊6号）:681-4.
3) Nishio M. Imaging of Oncologic Treatment-Related Pneumonitis: A Focused Review on Emerging Issues of Immune Checkpoint Inhibitor Pneumonitis, From the AJR Special Series on Inflammation. AJR Am J Roentgenol. 2022 Jan;218(1):19-27.
4) Enomoto Y, et al. Japanese herbal medicine-induced pneumonitis:A review of 73 patients. Respir

Investig. 2017 Mar;55（2）:138-44.

5）Okada N, et al. harmacovigilance Study on Eosinophilic Pneumonia Induced by Anti-MRSA Agents: Analysis Based on the FDA Adverse Event Reporting System. Open Forum Infect Dis. 2023 Aug 2;10（8）:ofad414.

6）Nishiyama Y, et al. Two cases of dupilumab-associated eosinophilic pneumonia in asthma with eosinophilic chronic rhinosinusitis: IL-5-driven pathology? Allergol Int. 2022 Oct;71（4）:548-51.

7）Kanata K, et al. Eosinophilic pneumonia developed after dupilumab administration in a patient with atopic dermatitis. Respirol Case Rep. 2023 Jul 18;11（8）:e01192.

8）Juge PA, et al. Methotrexate and rheumatoid arthritis associated interstitial lung disease. Eur Respir J. 2021 Feb 11; 57（2）:2000337.

5 肺のリンパ増殖性疾患

■ 肺にリンパ球が数ヶ月～数年単位で増殖・浸潤する疾患の総称であり、炎症性疾患から悪性新生物までの広いスペクトラムを有する[1]。代表的なリンパ増殖性疾患について表に記載する。1 人の患者さんに複数の所見が組み合わさることもあるので注意。

表　代表的なリンパ増殖性疾患

疾患	特徴
非腫瘍性	
濾胞性気管支・細気管支炎 （follicular bronchitis／bronchiolitis：FB）	気管支周囲の BALT（bronchus-associated lymphoid tissue）の過形成による、細気管支壁におけるリンパ濾胞を伴うポリクローナルなリンパ球浸潤が本態。AIDS などの免疫抑制状態、膠原病（関節リウマチ、Sjögren 症候群など）の基礎疾患が報告されている。咳や呼吸困難感などの呼吸器症状が出る。両側下葉優位の小葉中心性粒状影や気管支血管束に沿ったすりガラス陰影・結節を呈することが多い。予後良好で、マクロライド系抗菌薬が効果的であることも。
結節性リンパ組織過形成 （nodular lymphoid hyperplasia：NLH）	単一または複数の肺結節を形成する非クローン性リンパ増殖性肺疾患。ほとんどが無症状。胸膜直下や気管支血管束周囲に辺縁明瞭な結節として観察される。生検前に肺癌と鑑別することは困難である。反応性リンパ節腫脹がみられることも。
リンパ球性間質性肺炎 （lymphocytic interstitial pneumonia：LIP）	IIPs の一型に加えられている。肺胞隔壁にリンパ球浸潤を示す疾患で、腫瘍性増殖ではなく反応性の病態とされる。過去に LIP として報告された多くの症例は、いずれも広義間質のリンパ球浸潤を主体とする病態で、現在では、その多くがリンパ増殖性疾患ないし低悪性度リンパ腫に分類される。
IgG4 関連疾患	血中 IgG4 高値、リンパ球と IgG4 陽性形質細胞の著しい浸潤・線維化により、全身臓器（唾液腺＞涙腺・眼＞肺＞後腹膜）に結節・肥厚性病変がみられる。ステロイド治療が第一選択となるが、減量、中断によって半数で再発がみられる。 **表　IgG4 関連呼吸器疾患の診断基準** **A．診断基準** 画像所見上、下記の所見のいずれかを含む胸郭内病変を認める 1．肺門・縦隔リンパ節腫大、気管支／気管支血管束の肥厚、小葉間隔壁の肥厚、結節影、浸潤影、胸膜病変、傍椎体帯状軟部影 2．血清 IgG4 高値（135 mg/dL 以上）を認める

（つづく）

	3. 病理所見上、呼吸器の組織において以下の①～④の所見を認める（a：3項目以上、b：2項目） ①気管支血管束周囲、小葉間隔壁、胸膜などの広義間質への著明なリンパ球、形質細胞の浸潤 ②IgG4／IgG 陽性細胞比 > 40%、かつ IgG4 陽性細胞 > 10 cells／HPF ③閉塞性静脈炎、もしくは閉塞性動脈炎 ④浸潤細胞周囲の特徴的な線維化[※1] 4. 胸郭外臓器にて、IgG4 関連疾患の診断基準を満たす病変[※2]がある 〈参考所見〉低補体血症 ※1：自己免疫性膵炎診断基準の花筵状線維化に準ずる線維化所見 ※2：硬化性涙腺炎・唾液腺炎、自己免疫性膵炎、IgG4 関連硬化性胆管炎、IgG4 関連腎臓病、後腹膜線維症
	B. 診断
	確定診断（definite）：1 + 2 + 3a、1 + 2 + 3b + 4 組織学的確定診断（definite［histological］）：1 + 3 ①～④すべて 準確診（probable）：1 + 2 + 4、1 + 2 + 3b + 低補体血症、1 + 3a 疑診（possible）：1 + 2 + 3b、1 + 3b + 低補体血症
	□ 好酸球増多やアレルギー疾患で IgG4 は偽陽性となりうる。特に ANCA 関連血管炎と関節リウマチでの偽陽性には注意。
Castleman 病	リンパ組織から IL-6 が過剰に生成され、さまざまな症状を呈する。反応性リンパ節と腫瘍性病変の境界に位置する疾患と考えられる。全体の 35.8% で肺病変が確認されている[2)]。呼吸器科で遭遇するもののほとんどは多中心性（multicentric）である。全身炎症反応に伴う非特異的症状を呈する。小葉中心性結節、嚢胞、気管支血管束の肥厚がみられるが、画像所見は多彩で鑑別は困難。血清 IL-6 は上昇する。IgG4 も偽陽性になりやすい。HIV 患者やその他の免疫不全患者に好発する HHV-8 関連 Castleman 病という予後不良の一群が存在することが知られている。多中心性 Castleman 病に類似するが胸腹水、血小板減少、腎不全などが急速に進む病態を TAFRO 症候群と呼ぶ。限局性の hyaline-vascular variant は切除により治療可能。全身性のものはトシリズマブ、シルツキシマブやステロイド治療。
腫瘍性：B 細胞性	
悪性リンパ腫	縦隔を主体とするリンパ節・胸腺由来のものと、MALT 由来のもの、転移によるものに分けられる。この中では転移性の悪性リンパ腫がほとんどである。血行性に肺内に浸潤するものはリンパ路に沿った陰影ではなく、浸潤影やすりガラス陰影を呈しやすい。
MALT リンパ腫、びまん性大細胞型 B 細胞性リンパ腫（DLBCL）	肺原発の悪性リンパ腫に限れば、ほとんどが MALT リンパ腫。以前は MALT リンパ腫を low grade と high grade に分類していたが、後者はびまん性大細胞型 B 細胞性リンパ腫（DLBCL）へ改定された。MALT リンパ腫は通常無症状で腫瘤影を呈する。リンパ路に広がると多彩な陰影になる。5 年生存率は 60 ～ 70%。DLBCL は咳や体重減少の合併が多い。
リンパ腫様肉芽腫症（lymphomatoid granulomatosis：LYG）	immunoblastic lymphoma の一型。血管中心性に多発結節ないし腫瘤陰影を形成する。悪性リンパ腫と肉芽腫性血管炎を足したような概念だが、真の肉芽腫は病理学的にはみられない。大部分が EB ウイルス関連の B 細胞リンパ腫である。咳、血痰などの呼吸器症状や中枢・末梢神経症状を呈する。病変分布は下葉優位の多発結節で、空洞を形成することもある。5 年生存率 50% と予後不良。
	（つづく）

血管内大細胞型 B 細胞リンパ腫 (intravascular large B-cell lymphoma：IVLBCL)	血管内皮に親和性を有し、血管内進展が高度なリンパ腫。組織学的には B 細胞リンパ腫である。中枢神経、肺、皮膚、骨髄に多彩な症状をもたらし、中高年の不明熱の鑑別診断としても重要。中枢・皮膚病変が乏しく血球貪食症候群を呈する休息型を Asian-variant IVL と呼ぶ。広義間質の肥厚や気管支血管束に沿った陰影を呈することが多いが、画像所見は極めて多彩。過敏性肺炎に類似した画像を呈することもあり、また胸部画像上まったく異常を示さないこともある。肺高血圧症を合併することもある。R-CHOP によって治療を導入するが、予後不良。
免疫不全関連リンパ増殖性疾患 (immunodeficiency-associated lymphoproli-ferative disorders)	原発性免疫異常症関連、HIV 関連、移植後リンパ増殖異常症の 3 つを含む。近年、MTX 関連リンパ増殖性疾患の報告が増えている。活性化された EB ウイルスが関連していると考えられている。MTX の中止により、半数〜2/3 が退縮する。MTX 高用量、抗CCP 抗体高力価、LDH 低値、sIL-2R 低値が自然退縮と関連している[3]。DLBCL は自然退縮しにくい。

悪性：T 細胞性	
成人 T 細胞白血病/リンパ腫 (adult T-cell leukemia /lymphoma：ATLL)	T 細胞への HTLV-1 ウイルス感染が引き金となり、T 細胞の腫瘍性増殖が生じる。病型は急性型、慢性型、くすぶり型、リンパ腫型に分類される。ATLL の肺合併症として、肺胞出血、日和見感染などがみられるが、ATLL 未発症であっても肺病変をきたすことがある (HTLV-1 associated bronchiole-alveolar disorder [HABA])。広義間質分布を示す結節影、腫瘤影、浸潤影、すりガラス陰影など多彩な陰影がみられる。肺門リンパ節腫大がみられることもある。くすぶり型や慢性型の一部は無治療経過観察でよいが、急性転化すると予後不良である。化学療法や骨髄移植も選択肢。

References

1) Travis WD, et al. Non-neoplastic pulmonary lymphoid lesions. Thorax. 2001 Dec;56 (12)：964-71.
2) Zhou J, et al. The evolution of pulmonary involvement in idiopathic multicentric Castleman disease-not otherwise specified: From nodules to cysts or consolidation. Chest. 2023 Mar 22;S0012-3692 (23) 00439-7.
3) Kuramoto N, et al. Characteristics of rheumatoid arthritis with immunodeficiency-associated lymphoproliferative disorders to regress spontaneously by the withdrawal of methotrexate and their clinical course:A retrospective, multicenter, case-control study. Mod Rheumatol. 2022 Jan 5;32 (1)：24-31.

⑥ リンパ脈管筋腫症 (LAM)

ポイント

- 30〜40 代の女性に好発し、平滑筋様の LAM 細胞が肺やリンパ節で増殖する。結節性硬化症に合併する LAM と、孤発例の LAM がある。
- 肺に多数の嚢胞がみられ、閉塞性換気障害を呈し、しばしば気胸や乳び胸を伴う。
- シロリムスの内服が治療の第一選択である。
- 原則、専門施設に紹介するほうが望ましい。
- 指定難病である。

手 順

① クリニックレベルの場合、息切れ、肺嚢胞の指摘、気胸発症などで受診することが多い。総合病院の場合、若年の多発嚢胞や自然気胸例として紹介されることが多い。
② 反復性の女性の気胸をみたとき、本症と月経随伴性気胸の 2 つを念頭に置く。後者

は、月経時に気胸を起こすという特徴があるが、LAM ほど肺内に囊胞は目立たない。

③診断のためには LAM 細胞の証明が必要である（エストロゲン/プロゲステロン受容体陽性、HMB45 陽性）。胸水や腹水から LAM 細胞クラスターを検出して診断することも可能。胸水に対する外科手術時には、検体を採取するのが望ましい。

④診断基準が提唱されている。

表 リンパ脈管筋腫症（LAM）の診断基準

臨床経過および胸部 HRCT 所見で LAM に合致する患者が、以下の 1 つ以上の項目を満たせば確定診断とする。
1. *TSC* 遺伝子異常がある
2. 腎血管筋脂肪腫がある
3. VEGF-D ≧ 800 pg/mL
4. 胸水穿刺および生化学的解析によって確定された乳び胸がある
5. リンパ脈管筋腫（リンパ管腫）がある
6. LAM 細胞あるいは LAM 細胞クラスターが体液やリンパ節の細胞診で確認できる
7. 肺生検や後腹膜・骨盤腫瘤生検で病理学的に LAM の組織病理学的確定が得られる

・VEGF：血管内皮細胞増殖因子

（An Official American Thoracic Society/Japanese Respiratory Society ClinicalPractice Guideline. Lymphangioleiomyomatosis Diagnosis and Management:High-Resolution Chest Computed Tomography, Transbronchial LungBiopsy, and Pleural Disease Management. Am J Respir Crit Care Med. 2017 Nov 15;196（10）:1337-48. より引用）

⑤画像上、肺に多発性の囊胞がみられるが、細胞異型のない II 型肺胞上皮細胞の限局的増殖である MMPH（multifocal micronodular myocyte hyperplasia）もよくみられる（通常 1 〜 3 mm 程度の微小結節）。定まった基準はないが、囊胞が 10 以上ある場合に LAM を考慮する必要がある。

⑥孤発性 LAM の約 30%、結節性硬化症に合併する LAM の 80% 以上に腎血管筋脂肪腫（AML）がある。孤発性 LAM の AML は腎機能には影響を及ぼさない。

⑦吸入気管支拡張薬投与後、20 〜 30% の患者が可逆的な気流閉塞を示す[1,2]。

⑧LAM 診断に対する血清 VEGF-D ≧ 800 pg/mL の感度は 71%、特異度は 100%[3]。ただし、LAM が疑われた女性におけるカットオフ値であり、血清 VEGF-D 陰性で LAM の診断が除外されるわけではない。血清 VEGF-D > 600 pg/mL は状況によっては probable と考えてよいとする見解もある[4]。

➕ 治 療

■ 進行速度に適した治療を行うが、mTOR 阻害薬であるシロリムス（ラパリムス®）の適用を考慮する。シロリムス投与後 8 年間の死亡リスクは、85.1% 減少することが示されている[5]。

例 ラパリムス®（1mg） 2 錠分 1
□ ラパリムス® 内服中は原則生ワクチンを打たないこと。
□ 低用量（1 mg/日）でも有効な症例は多い。
□ シロリムスに忍容性がない場合など、エベロリムス（アフィニトール®）も有効であるが、結節性硬化症の合併がない孤発例では当然保険適用外である。

■ 気胸に対しては診断時に肺を被覆化するのが望ましい（メッシュなどによるカバリング術）。シロリムスを内服しているほうが、気胸の再発は少ないとされている[6]。

■ 気道可逆性がある患者や症状緩和がある患者では気管支拡張薬を用いることも検討される[7]。

■ 低用量ピル、ホルモン補充、排卵誘発剤など、エストロゲンの曝露によって LAM が増悪することがある。外用薬などの局所投与には問題ないとされている。

■ 肺移植

- **「どのくらい生きられますか？」**
  →「無治療で経過が良好な場合もあります。10 年生存率は 85 〜 90％程度とされています」
    - 症状が出始めてからの生存期間中央値は 29 年とされている[8]。

- **「飛行機は良くないですか？」**
  →「酸素飽和度がやや低下することはありますが、気胸のリスクは陸路でも空路でも同じであるという報告があります[9]。過度に懸念しなくてよいと思います」

- **「妊娠しても大丈夫ですか？」**
  →以下の内容を踏まえ、深く話し合うべきである。
    - LAM 患者の 1/3 〜 1/2 に妊娠歴があるが、過去の妊娠中に LAM が存在したかどうかは不明である。
    - 医学的な観点のみで言えば、避妊が望ましい状況ではある。妊娠すると、LAM の増悪や合併症の懸念が生じ、1 秒量は低下し続ける可能性がある[10]。
    - エストロゲンを含む経口避妊薬は避けるべきである。
    - シロリムスは動物実験で早期の胎児死亡を引き起こすことが報告されており、通常妊娠中・授乳中の投与は避けられている。

References

1) Taveira-DaSilva AM, et al. Reversible airflow obstruction in lymphangioleiomyomatosis. Chest. 2009 Dec;136 (6):1596-603.

2) Johnson J, et al. Cross-sectional study of reversible airway obstruction in LAM：better evidence is needed for bronchodilator and inhaled steroid use. Thorax. 2019 Oct;74 (10):999-1002.

3) Young LR, et al. Serum vascular endothelial growth factor-D prospectively distinguishes lymphangioleiomyomatosis from other diseases. Chest. 2010 Sep;138 (3):674-81.

4) McCormack FX, et al. Official American Thoracic Society/Japanese Respiratory Society Clinical Practice Guidelines: Lymphangioleiomyomatosis Diagnosis and Management. Am J Respir Crit Care Med. 2016 Sep 15;194 (6):748-61.

5) Xu W, et al. Determinants of Progression and Mortality in Lymphangioleiomyomatosis. Chest. 2023 Jul;164 (1):137-48.

6) Sakurai T, et al. Reduced risk of recurrent pneumothorax for sirolimus therapy after surgical pleural covering of entire lung in lymphangioleiomyomatosis. Orphanet J Rare Dis. 2021 Nov 3;16 (1):466.

7) Baldi BG, et al. A pilot study assessing the effect of bronchodilator on dynamic hyperinflation in LAM. Respir Med. 2013 Nov;107 (11):1773-80.

8) Oprescu N, et al. Clinical predictors of mortality and cause of death in lymphangioleiomyomatosis: a population-based registry. Lung. 2013 Feb;191 (1):35-42.

9) Taveira-DaSilva AM, et al. Pneumothorax after air travel in lymphangioleiomyomatosis, idiopathic pulmonary fibrosis, and sarcoidosis. Chest. 2009 Sep;136 (3):665-70.

10) Taveira-DaSilva AM, et al. Pregnancy in lymphangioleiomyomatosis：clinical and lung function outcomes in two national cohorts. Thorax. 2020 Oct;75 (10):904-7.

7 肺胞蛋白症（PAP）

ポイント

- 肺胞蛋白症（PAP）は、肺胞サーファクタントの生成または分解過程の異常によって、肺胞腔内、終末気管支内にサーファクタント由来物質の異常貯留をきたす疾患である。
- 全肺洗浄が治療のゴールドスタンダードであるが、本疾患の20%ほどは自然寛解する。
- 指定難病である。
- ヒトの免疫機能に関連するHLA-DRB1遺伝子が強く発症に関連することが明らかとなっている。
- 感染症の合併に注意が必要である。肺ノカルジア症が有意に多いことが知られている[1]。

▶予後

- 自己免疫性PAPの5年生存率は96%、10年生存率は88%であるが、患者はこの間繰り返し全肺洗浄などの治療を要する場合が多い。

手順

①他院から胸部異常陰影で紹介されることが多く、呼吸器内科医が一生涯で数回出合うかどうかという珍しい疾患である。

②男女比は2：1で、自己免疫性とそれ以外に分けられる。PAPの約9割が自己免疫性である。発症年齢中央値は51歳であり、胸部HRCTで特徴的なcrazy-paving appearance（p.25）を呈することが多い。

③続発性PAPの原因として、骨髄異形成症候群、慢性骨髄性白血病、悪性リンパ腫、感染症（肺真菌症、抗酸菌症、放線菌症、サイトメガロウイルスなど）、アルミニウムやシリカの粉塵吸入、アミロイドーシス、Behçet病、臓器移植後（肺移植後）、AIDS、皮膚筋炎、イマチニブなどが挙げられる。

⑤ KL−6、SP−D、SP−Aなどの間質性バイオマーカーの上昇、LDHの上昇がみられる。KL−6は6,000 U/mLくらいまで上がることが多い[2]。

⑥自己抗体の測定：

- 自己免疫性PAP：GM−CSF自己抗体が陽性
- 遺伝性PAP：SP−B遺伝子欠損、SP−C遺伝子異常、ABCA3遺伝子異常、GM−CSF受容体異常、GATA2異常※

※ GATA2異常は、造血系転写因子が正常に機能せず、単球減少、肺胞蛋白症、非結核性抗酸菌症をきたし、"MonoMAC"と呼ばれる。

⑦診断基準およびアルゴリズムを用いて診断する。

⑧ BAL＋TBLBで9割以上が診断可能であり、通常はTBLCは必要ない[3]。

表　肺胞蛋白症（PAP）の診断基準

原則、以下の2項目を満たすこと。

1. 画像所見：胸部CT（原則、高分解能CT）撮影で、PAPを支持する所見を有する。 2. 病理・細胞学的所見：下のa項またはb項を満たす。 a. 気管支肺胞洗浄（BAL）液で白濁の外観を呈し、放置すると沈殿する。光顕で、パパニコロー染色でライトグリーンに染まる顆粒状の無構造物質の沈着と、泡沫状マクロファージ（foamy macrophage）がみられる。 b. 病理組織（経気管支肺生検、外科的肺生検、剖検）でPAPを支持する所見がみられる。
注1）胸部高分解能CTにて、びまん性すりガラス様陰影（GGO）が見られる。GGOの分布は、自己免疫性PAPでは地図状（辺縁が鮮明）であり、続発性PAPでは均一（辺縁が不鮮明）であることが多い。 注2）自己免疫性PAPの診断には血清中の抗GM−CSF自己抗体が陽性であることを必要とする。 抗GM−CSF自己抗体の測定がなされていない場合はこれまでの分類に従い特発性PAPと呼ぶに留める。

（難病情報センターウェブサイト［http://www.nanbyou.or.jp/entry/4775］. より引用）

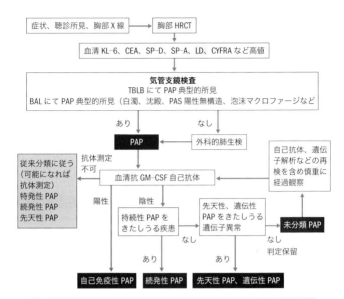

図　肺胞蛋白症（PAP）の診断アルゴリズム
TBLB：経気管支肺生検、PAS：periodic acid-Schiff
（難病情報センターウェブサイト［http://www.nanbyou.or.jp/entry/4775］.より引用改変）

⑧重症度分類を用いて重症度を判定する。

重症度	症状	PaO₂
1	なし	$PaO_2 \geq 70$ Torr
2	あり	$PaO_2 \geq 70$ Torr
3	不問	70 Torr $> PaO_2 \geq 60$ Torr
4	不問	60 Torr $> PaO_2 \geq 50$ Torr
5	不問	50 Torr $> PaO_2$

・（1）明らかな肺線維症の合併、（2）反復、継続する感染症合併、（3）持続陽圧呼吸療法（CPAP）
の場合、（4）6分間歩行試験でSpO₂ 90%未満を認める場合は、難治例として、重症度を1度
加えて管理区分重症度とする（Ⅰ～Ⅵで表記）。その場合、管理区分重症度の後に（　）を付記
し詳細を記入する（例：管理区分重症度Ⅲ［肺線維症合併］）。
（難病情報センターウェブサイト［http://www.nanbyou.or.jp/entry/4775］.より引用）

➕ 治　療

■ 症例の20%は自然寛解する。

■ 全肺洗浄（重症度3以上で適用されることが多い）：全身麻酔下で37℃加温生理食
塩水を洗浄液として準備。胸部バイブレーション・タッピングを併用、片肺ずつ肺
胞洗浄を繰り返す（洗浄液が透明になるまで10～20回反復する）。1回0.5～1 L
の生理食塩水を用いる。

- 自己免疫性 PAP に対して、GM-CSF 療法であるサルグラモスチム（サルグマリン® 吸入 250 μg）が製造販売承認となった。国内外で良好な成績が出ている[4),5)]。皮下注射よりも吸入のほうが成績はよい。
- 全肺洗浄と GM-CSF 吸入療法を比較すると、全肺洗浄のほうが再発率は高いが[6)]、両治療を組み合わせるのが最も効果的である[7)]。全肺洗浄後にサルグラモスチムを吸入することで、レスキューの全肺洗浄の頻度を 7 分の 1 に軽減させたとする小規模な報告がある[8)]。
- リツキシマブは現時点ではコンセンサスがない[9)]。
- 全身性ステロイドは病態を悪化させるため、禁忌である。

References

1) Mabo A, et al. Infections in autoimmune pulmonary alveolar proteinosis: a large retrospective cohort. Thorax. 2023 Dec 15;79（1）:68-74.

2) Takahashi T, et al. Serum and bronchoalveolar fluid KL-6 levels in patients with pulmonary alveolar proteinosis. Am J Respir Crit Care Med. 1998 Oct;158（4）:1294-8.

3) 日本呼吸器学会肺胞蛋白症診療ガイドライン 2022 作成委員会・編. 肺胞蛋白症診療ガイドライン 2022. メディカルレビュー社. 2022.

4) Trapnell BC, et al. Inhaled Molgramostim Therapy in Autoimmune Pulmonary Alveolar Proteinosis. N Engl J Med. 2020 Oct 22;383（17）:1635-44.

5) Tazawa R, et al. Inhaled GM-CSF for Pulmonary Alveolar Proteinosis. N Engl J Med. 2019 Sep 5;381（10）:923-32.

6) Wylam ME, et al. Inhaled Granulocyte-Macrophage Colony-Stimulating Factor Versus Whole Lung Lavage In Pulmonary Alveolar Proteinosis. ATS 2013, May 20, Thematic Poster Session.

7) Weng Y, et al. Granulocyte-Macrophage Colony-Stimulating Factor Inhalation Therapy for Severe Pulmonary Alveolar Proteinosis. Am J Ther. 2020 Mar 25;28（2）:e171-8.

8) Campo I, et al. Inhaled GM-CSF reduces the need for whole lung lavage and improves gas exchange in autoimmune PAP patients. Eur Respir J. 2023 Nov 16:2301233.

9) Soyez B, et al. Rituximab for auto-immune alveolar proteinosis, a real life cohort study. Respir Res. 2018 Apr 25;19（1）:74.

❶ ANCA（抗好中球細胞質抗体）関連血管炎

✎ ポイント

- ANCA 関連血管炎（AAV）は抗好中球細胞質抗体（ANCA）が陽性になる小血管炎の総称であり、多発血管炎性肉芽腫症（GPA）、顕微鏡的多発血管炎（MPA）、好酸球性多発血管炎性肉芽腫症（EGPA）の 3 疾患がある。呼吸器内科で遭遇する血管炎もこの 3 つが主で、MPA の肺出血と間質性肺炎が多い。
- ANCA は偽陽性になることがある。結核、珪肺、石綿肺、その他炎症性腸疾患、悪性リンパ腫、IgG4 関連疾患、薬剤（抗菌薬、アロプリノール、抗甲状腺薬など）で陽性になりうる。

📝 一口メモ

ANCA 陽性率
- GPA：MPO-ANCA 陽性 20%、PR3-ANCA 陽性 75%、ANCA 陰性 5%
  ✓ 日本では MPO-ANCA 陽性率がもう少し高いとする見解もある。
- MPA：MPO-ANCA 陽性 60%、PR3-ANCA 陽性 30%、ANCA 陰性 10%
- EGPA：MPO-ANCA 陽性 45%、PR3-ANCA 陽性 5%、ANCA 陰性 50%

- AAV は多臓器に障害をきたすことがあるため、肺以外にも腎不全や末梢神経障害に注意する。
- AAV の治療は寛解導入療法と寛解維持療法の 2 段階に分けられる。

🔷 疾患概説

▶ 多発血管炎性肉芽腫症（GPA）

- 鼻、眼、耳、上気道および肺の壊死性肉芽腫性炎症、腎の巣状分節性壊死性糸球体腎炎、全身の中・小型動脈の壊死性血管炎を特徴とする。PR3-ANCA が陽性になることが多いが、PR3-ANCA 陽性率は 45.5% と欧米に比べて低い[1]。PR3-ANCA は臨床症状が出る数年前から陽性となる。日本では MPO-ANCA 陽性例が多い。胸部画像検査で、多発性の肺の結節影・腫瘤影がみられ（20〜40 mm が多い）、空洞化するものもある。

表 多発血管炎性肉芽腫症（GPA）指定難病基準（厚生労働省、2024）

1. 主要症状

(1) 上気道（E）の症状：鼻（膿性鼻漏、出血、鞍鼻）、眼（眼痛、視力低下、眼球突出）、耳（中耳炎）、口腔・咽頭痛（潰瘍、嗄声、気道閉塞）
(2) 肺（L）の症状：血痰、咳嗽、呼吸困難
(3) 腎（K）の症状：血尿、蛋白尿、急速に進行する腎不全、浮腫、高血圧
(4) 血管炎による症状
　　①全身症状：発熱（38℃以上、2 週間以上）、体重減少（6 ヶ月以内に 6 kg 以上）
　　②臓器症状：紫斑、多関節炎（痛）、上強膜炎、多発性神経炎、虚血性心疾患（狭心症・心筋梗塞）、消化管出血（吐血・下血）、胸膜炎

2. 主要組織所見

①E、L、K の巨細胞を伴う壊死性肉芽腫性炎
②免疫グロブリン沈着を伴わない壊死性半月体形成腎炎
③小細動脈の壊死性肉芽腫性血管炎

3. 主要検査所見

Proteinase 3-ANCA（PR3-ANCA）（蛍光抗体法で cytoplasmic pattern、C-ANCA）が高率に陽性を示す。

4. 判定

(1) 確実（definite）
　　(a) 上気道（E）、肺（L）、腎（K）のそれぞれ 1 臓器症状を含め主要症状の 3 項目以上を示す例
　　(b) 上気道（E）、肺（L）、腎（K）、血管炎による主要症状の 2 項目以上および、組織所見①、②、③の 1 項目以上を示す例

(つづく)

　　　(c) 上気道 (E)、肺 (L)、腎 (K)、血管炎による主要症状の 1 項目以上と組織所見①、②、③の 1 項目以上および C (PR-3) ANCA 陽性の例

(2) 疑い (probable)
　　　(a) 上気道 (E)、肺 (L)、腎 (K)、血管炎による主要症状のうち 2 項目以上の症状を示す例
　　　(b) 上気道 (E)、肺 (L)、腎 (K)、血管炎による主要症状のいずれか 1 項目および、組織所見①、②、③の 1 項目を示す例
　　　(c) 上気道 (E)、肺 (L)、腎 (K)、血管炎による主要症状のいずれか 1 項目と C (PR-3) ANCA 陽性を示す例

【参考事項】
①上気道 (E)、肺 (L)、腎 (K) のすべてがそろっている例は全身型、上気道 (E)、下気道 (L) のうち単数もしくは 2 つの臓器にとどまる例を限局型と呼ぶ。
②全身型は E、L、K の順に症状が発現することが多い。
③発症後しばらくすると、E、L の病変に黄色ぶどう球菌を主とする感染症を合併しやすい。
④E、L の肉芽腫による占拠性病変の診断に CT、MRI、シンチ検査が有用である。
⑤ PR3-ANCA の力価は疾患活動性と平行しやすい。MPO-ANCA 陽性を認める例もある。

▶顕微鏡的多発血管炎 (MPA)

■ 小血管を侵す壊死性血管炎。腎と肺が侵されることが多いが、GPA とは異なり肉芽腫性炎症はみられない。MPO-ANCA が陽性になることが多い。肺病変として肺胞出血や間質性肺炎の頻度が高い。間質性肺炎は通常型間質性肺炎 (UIP) パターンの報告が多い。

表　顕微鏡的多発血管炎 (MPA) 指定難病基準 (厚生労働省、2024)

(1) 主要症候
①急速進行性糸球体腎炎
②肺出血、もしくは間質性肺炎
③腎・肺以外の臓器症状：紫斑、皮下出血、消化管出血、多発性単神経炎など

(2) 主要組織所見
細動脈・毛細血管・後毛細血管細静脈の壊死、血管周囲の炎症性細胞浸潤

(3) 主要検査所見
① MPO-ANCA 陽性
② CRP 陽性
③蛋白尿・血尿、BUN、血清クレアチニン値の上昇
④胸部 X 線所見：浸潤陰影 (肺胞出血)、間質性肺炎

(4) 判定
①確実 (definite)
(a) 主要症候の 2 項目以上を満たし、かつ組織所見が陽性の例
(b) 主要症候の①および②を含め 2 項目以上を満たし、MPO-ANCA が陽性の例
②疑い (probable)
(a) 主要症候の 3 項目を満たす例
(b) 主要症候の 1 項目と MPO-ANCA 陽性の例

【参考事項】
(1) 主要症候の出現する 1 ～ 2 週間前に先行感染 (多くは上気道感染) を認める例が多い。
(2) 主要症候①、②は約半数例で同時に、その他の例ではいずれか一方が先行する。
(3) 多くの例で MPO-ANCA の力価は疾患活動性と平行して変動する。
(4) 治療を早期に中止すると、再発する例がある。
(5) 除外項目の諸疾患は壊死性血管炎を呈するが、特徴的な症候と検査所見から鑑別できる。

▶好酸球性多発血管炎性肉芽腫症 (EGPA)

■ 喘息を前駆症状とした好酸球性血管炎。典型的には喘息発症から 3 ～ 4 年以内に血管炎を発症する。MPO-ANCA は 30 ～ 40% で陽性である。肺病変は喘息以外に両側胸膜下優位の浸潤影～すりガラス陰影の頻度が高く、局所的な好酸球性肺炎や

器質化肺炎と考えられている。血管周囲の細胞浸潤を反映して小葉中心性の陰影をとることもある。

- 高齢であることが、最も予測能が高い予後不良因子である（p.191 **下表**）。
- 喘息と好酸球性副鼻腔炎（鼻茸）を合併する疾患は EGPA 以外にもアスピリン喘息（AERD、N-ERD）、NSAIDs 過敏喘息があり、鑑別は重要。

表 好酸球性多発血管炎性肉芽腫症（EGPA）指定難病基準（厚生労働省、2024）

1. 主要臨床所見
（1）喘息あるいはアレルギー性鼻炎
（2）好酸球増加（末梢血白血球の 10％以上または 1500/μL 以上）
（3）血管炎による症状：発熱（38℃以上、2 週間以上）、体重減少（6 か月以内に 6 kg 以上）、多発性単神経炎、消化管出血、多関節痛（炎）、筋肉痛（筋力低下）、紫斑のいずれか 1 つ以上
2. 臨床経過の特徴
主要臨床所見の（1）、（2）が先行し、（3）が発症する
3. 主要組織所見
（1）周囲組織に著明な好酸球浸潤を伴う細小血管の肉芽腫性またはフィブリノイド壊死性血管炎の存在
（2）血管外肉芽腫の存在
4. 判定
（1）definite 　（a）1. 主要臨床所見 3 項目を満たし、かつ 3. 主要組織所見の 1 項目を満たす場合 　（b）1. 主要臨床所見 3 項目を満たし、かつ 2. 臨床経過の特徴を示した場合 （2）probable 　（a）1. 主要臨床所見 1 項目を満たし、かつ 3. 主要組織所見の 1 項目を満たす場合 　（b）1. 主要臨床所見を 3 項目満たすが、2. 臨床経過の特徴を示さない場合
【参考となる所見】 （1）白血球増加（≧ 1 万/μL） （2）血小板増加（≧ 40 万/μL） （3）血清 IgE 増加（≧ 600 U/mL） （4）MPO-ANCA 陽性 （5）リウマトイド因子陽性 （6）肺浸潤陰影

表　ANCA 関連血管炎の分類基準（ACR／EULAR 2022）

GPA 分類基準		MPA 分類基準		EGPA 分類基準	
鼻病変：血性鼻漏、潰瘍、痂疲、鼻閉、鼻中隔欠損・穿孔	＋3点	鼻病変：血性鼻漏、潰瘍、痂疲、鼻閉、鼻中隔欠損・穿孔	−3点	鼻茸	＋3点
軟骨病変：耳鼻軟骨炎、嗄声あるいはstridor、気管支内病変、鞍鼻	＋2点			閉塞性換気障害	＋3点
伝音性あるいは感音性難聴	＋1点			多発性単神経炎	＋1点
c-ANCA、PR3-ANCA陽性	＋5点	c-ANCA、PR3-ANCA陽性	−1点	c-ANCA、PR3-ANCA陽性	−3点
p-ANCA、MPO-ANCA陽性	−1点	p-ANCA、MPO-ANCA陽性	＋6点		
胸部画像で、肺結節、腫瘤、空洞	＋2点	胸部画像で、肺の線維化、ILD	＋3点		
画像検査で、鼻・副鼻腔の炎症・均等影・滲出液、乳様突起炎	＋1点				
生検：肉芽腫、血管外肉芽腫性炎症、巨細胞	＋2点			生検：好酸球優位の血管外炎症所見	＋2点
pauci-immune型RPGN	＋1点	pauci-immune型RPGN	＋3点	血尿	−1点
末梢血好酸球数≥1,000/μL	−4点	末梢血好酸球数≥1,000/μL	−4点	末梢血好酸球数≥1,000/μL	＋5点
5点以上：感度93%、特異度94%		5点以上：感度91%、特異度94%		6点以上：感度85%、特異度99%	

RPGN：急速進行性糸球体腎炎、ILD：間質性肺疾患
（Robson JC, et al. 2022 American College of Rheumatology／European Alliance of Associations for Rheumatology classification criteria for granulomatosis with polyangiitis. Ann Rheum Dis. 2022 Mar;81（3）：315-20.／Suppiah R, et al. 2022 American College of Rheumatology／European Alliance of Associations for Rheumatology classification criteria for microscopic polyangiitis. Ann Rheum Dis. 2022 Mar;81（3）：321-6.／Grayson PC, et al. 2022 American College of Rheumatology／European Alliance of Associations for Rheumatology Classification Criteria for Eosinophilic Granulomatosis with Polyangiitis. Ann Rheum Dis. 2022 Mar;81（3）：309-14. より引用改変）

表　好酸球性多発血管炎性肉芽腫症（EGPA）の Five-Factor Score

・年齢＞65歳
・心機能障害
・腎機能障害（血清クレアチニン＞1.7 mg／dL）
・消化器系の障害
・耳・鼻・咽頭症状がない

・各1点で計算。5年死亡率は、0点：9%、1点：21%、2点以上：40%。
（Guillevin L, et a. The Five-Factor Score revisited: assessment of prognoses of systemic necrotizing vasculitides based on the French Vasculitis Study Group （FVSG） cohort. Medicine （Baltimore）. 2011 Jan;90（1）:19-27. より引用）

＋ 治療

MPA、GPA

■ 本書では国内・外の指針を両方とも掲載する。

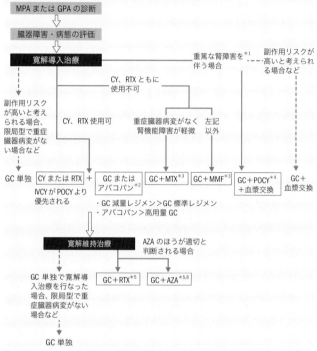

図 GPA／MPA の治療（国内のガイドライン）
・白矢印（⇩）は、MPA または GPA の診断、臓器障害・病態の評価が確定した場合、および寛解導入治療が有効であった場合を示す。
・実線矢印（↓）、実線四角（□）は、ガイドラインの推奨文で推奨・提案した治療またはその代替治療を、点線矢印は推奨文以外の治療を表す。
・GC：グルココルチコイド、CY：シクロホスファミド、RTX：リツキシマブ、IVCY：静注シクロホスファミド、POCY：経口シクロホスファミド、MTX：メトトレキサート、MMF：ミコフェノール酸モフェチル、AZA：アザチオプリン
＊1：血清クレアチニン 5.7 mg／dL を超える場合を目安とする。
＊2：アバコパンは MPA・GPA の治療に対して十分な知識・経験をもつ医師のもとで使用する。
＊3：保険適用外
＊4：POCY ではなく IVCY が使用される場合がある。
＊5：RTX・AZA 以外の薬剤として、MTX、MMF が選択肢となりうる。
＊6：AZA 開始前に NUDT15 遺伝子多型検査を行い、本剤の適応を判断すること。
（厚生労働科学研究費補助金難治性疾患政策研究事業，他・編．ANCA 関連血管炎診療ガイドライン 2023，診断と治療社．より引用改変）

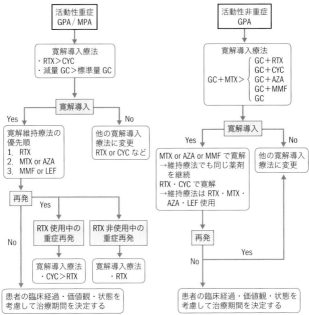

図　GPA / MPA の治療（ACR ガイドライン 2021 推奨）
・GC：グルココルチコイド、CYC：シクロホスファミド、RTX：リツキシマブ、MTX：メトトレキサート、MMF：ミコフェノール酸モフェチル、AZA：アザチオプリン、LEF：レフルノミド
(Chung SA, et al. 2021 American College of Rheumatology/Vasculitis Foundation Guideline for the Management of Antineutrophil Cytoplasmic Antibody-Associated Vasculitis. Arthritis Rheumatol. 2021 Aug;73（8）:1366-383. より引用)

▶寛解導入療法

■ 寛解導入療法では、ステロイド＋エンドキサン®とステロイド＋リツキシマブのいずれも推奨されている。

■ プレドニゾロン 1 mg / kg /日にエンドキサン®間欠的静注（500 〜 1000 mg / m² / 2 週毎 3 〜 6 ヶ月）またはリツキシマブ（1 回量 375 mg / m² / 1 週毎計 4 回）を用いる。エンドキサン®は内服（1.5 〜 2.0 mg / kg /日）でもよいが、点滴のほうが血球減少などの副作用が少ない。

■ ステロイドは初期にパルス療法を行ってもよい。

■ 全身性ステロイドの総投与量を減らすため、減量レジメンを検討する（p.194 **上表**）。重度の腎病変がある AAV については、蛋白尿などが残ることもあり、減量レジメンでないほうがよいかもしれない[2]。

表　GPA / MPA の寛解導入療法におけるステロイドの標準用量レジメンと減量レジメン

週	標準用量レジメン (mg)			減量レジメン (mg)		
	< 50 kg	50 ～ 75 kg	> 75 kg	< 50 kg	50 ～ 75 kg	> 75 kg
0	パルス用量					
1	50	60	75	50	60	75
2	50	60	75	25	30	40
3 ～ 4	40	50	60	20	25	30
5 ～ 6	30	40	50	15	20	25
7 ～ 8	25	30	40	12.5	15	20
9 ～ 10	20	25	30	10	12.5	15
11 ～ 12	15	20	25	7.5	10	12.5
13 ～ 14	12.5	15	20	6	7.5	10
15 ～ 16	10	10	15	5	5	7.5
17 ～ 18	10	10	15	5	5	7.5
19 ～ 20	7.5	7.5	10	5	5	5
21 ～ 22	7.5	7.5	7.5	5	5	5
23 ～ 52	5	5	5	5	5	5
> 52	施設で個別に検討			施設で個別に検討		

・mg はプレドニゾロン換算

(Hellmich B, et al. EULAR recommendations for the management of ANCA-associated vasculitis: 2022 update. Ann Rheum Dis. 2023 Mar 16;ard-2022-223764. より引用改変)

例
エンドキサン® 500 ～ 1000 mg／m²
生理食塩水 200 ～ 250 mL
｝2 時間で点滴

最初の 3 回は 2 週毎に点滴、以降は 3 週毎
寛解後 3 ヶ月まで

　□嘔気予防：グラニセトロン 3 mg／100 mL 点滴。
　□出血性膀胱炎予防：ウロミテキサン®（メスナ）200 ～ 400 mg ＋ 5％ブドウ糖液 100 mL　点滴（エンドキサン® 点滴時、4 時間後、8 時間後に点滴）、水分摂取推奨・輸液を多めに。

表　年齢と腎機能によるエンドキサン® 間欠的静注の用量調節

年齢	血清クレアチニン 1.7 ～ 3.4 mg/dL	血清クレアチニン 3.4 ～ 5.7 mg/dL
60 歳未満	15 mg／kg／回	12.5 mg／kg／回
60 歳以上、70 歳未満	12.5 mg／kg／回	10 mg／kg／回
70 歳以上	10 mg／kg／回	7.5 mg／kg／回

(有村義宏, 他. ANCA 関連血管炎診療ガイドライン 2017. 診断と治療社. 2017. p121. より引用)

例
リツキシマブ　375 mg／m²
生理食塩水（10 倍希釈）
｝1 週毎に 4 回点滴

　□投与 30 分前に抗ヒスタミン薬、解熱鎮痛薬を投与。

■ 重症臓器病変がなく腎機能障害が軽微で、エンドキサン、リツキシマブともに使用できない場合は、ステロイド ＋ MTX が推奨される。
■ プレドニゾロン 1 mg／kg／日にメトトレキサート（15 mg／週から開始し 20 ～ 25 mg／週へ増量［国内では 16 mg／週］）を併用する。血清クレアチニン高値（1.7 mg／dL 以上など）ではメトトレキサートは避ける。
■ 重症臓器病変がある、または腎機能障害が軽微でなく、エンドキサン®、リツキシマブともに使用できない場合は、ステロイド ＋ MMF が推奨される。
■ 寛解導入治療でエンドキサン® またはリツキシマブを用いる場合、高用量ステロイドよりもアバコパンの併用が推奨される。
■ 重篤な腎障害を伴う重症例には血漿交換も考慮する。

▶寛解維持療法

- 寛解導入に成功した後、3 ～ 6 ヶ月以降を目安に寛解維持療法に移行する。
- 寛解維持治療では、ステロイド＋アザチオプリンよりも、ステロイド＋リツキシマブを提案する。
- リツキシマブを中止すると 2 ～ 3 年で半数が再燃する。リツキシマブを年 2 回投与することで寛解が維持できる（B細胞が枯渇していると再燃しにくい）[3]。
- 低用量プレドニゾロン＋免疫抑制薬の寛解維持療法は 18 ～ 24 ヶ月継続する。
- ANCA 抗体が残存すると再燃しやすい（PR3－ANCA は MPO－ANCA よりも再燃リスクが 2 倍）。

EGPA

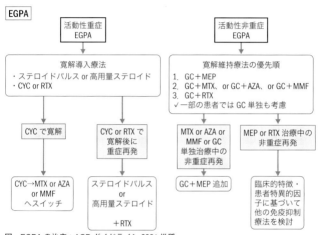

図　EGPA の治療：ACR ガイドライン 2021 推奨
・GC：グルココルチコイド、CYC：シクロホスファミド、RTX：リツキシマブ、MTX：メトトレキサート、MMF：ミコフェノール酸モフェチル、AZA：アザチオプリン、MEP：メポリズマブ
（Chung SA, et al. 2021 American College of Rheumatology / Vasculitis Foundation Guideline for the Management of Antineutrophil Cytoplasmic Antibody-Associated Vasculitis. Arthritis Rheumatol. 2021 Aug;73（8）:1366-83. より引用）

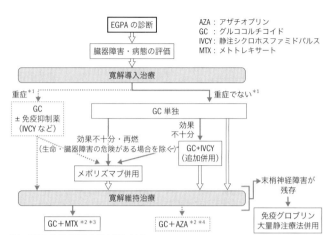

図 EGPA 治療（国内のガイドライン）

＊1：重症とは、1996 FFS ≧ 1、すなわち血清クレアチニン濃度 > 1.58 mg/dL、1 日尿蛋白量 > 1 g、重症の消化管病変（出血、穿孔、梗塞、膵炎）、心筋病変、中枢神経病変、のいずれかを満たす症例を指す。重症でないとは、これらのいずれも満たさない症例を指す。ただし他にも重症と診断されうる臓器病変もある。

＊2：グルココルチコイド単独で寛解導入された場合はグルココルチコイド単独。寛解導入治療でメポリズマブを使用した場合は、メポリズマブを継続することもある。

＊3：保険適用外。使用上の注意（出典の p. xvii）参照。

＊4：アザチオプリンの開始前に NUDT15 遺伝子多型検査を行い、本剤の適応を判断すること。

・白矢印（⇩）は、好酸球性多発血管炎性肉芽腫症の診断・臓器障害・病態評価が確定した場合、および寛解導入治療が有効であった場合を示す。

・実線矢印（↓）、実線の四角（□）は、出典の推奨文で提案された治療法またはその代替治療を示す。

・点線の四角（⃞）、点線矢印（⇣）はその他の治療を示す。

（厚生労働科学研究費補助金難治性疾患政策研究事業，他・編・ANCA 関連血管炎診療ガイドライン 2024．診断と治療社．より引用改変）

▶寛解導入療法（重症でない）

■ プレドニゾロン 0.5 ～ 1 mg/kg/日から開始し、3 ヶ月目までに 10 mg/日以下を目指すのが望ましい。

■ 国際的にはメポリズマブ（ヌーカラ®）を併用することが推奨されているが、国内ではむしろ難治性や再発例に関して言及されるにとどまる。好酸球性炎症が強ければ個人的には使用したい。

■ 末梢神経障害は、発症後数日以内に介入できれば完全寛解、40 日以内に介入できれば部分寛解の見込みがある[4]。

▶寛解導入療法（重症：血清クレアチニン > 1.58 mg/dL、1 日尿蛋白量 > 1 g、重度の消化管病変、心筋病変、中枢神経病変のいずれかを満たす）

■ プレドニゾロン 1 mg/kg/日にエンドキサン® 間欠的静注（500 ～ 1000 mg/m²/3 ～ 4 週毎）を用いる。

> **例** エンドキサン® 500 ～ 1000 mg/m²
> 生理食塩水 200 ～ 250 mL ⎫ 2 時間で点滴　3 ～ 4 週毎に 1 回の
> 点滴、6 ヶ月まで
> □ 嘔気予防：グラニセトロン 3 mg/100 mL　点滴
> □ 出血性膀胱炎予防：ウロミテキサン®（メスナ）200 ～ 400 mg + 5% ブドウ糖液 100 mL　点滴（エンドキサン® 点滴時、4 時間後、8 時間後に点滴）、水分摂取推奨・輸液を多めに。

- 上記でも寛解導入に至らない場合、あるいは再燃する場合は、メポリズマブ（ヌーカラ®）を投与してもよい[5]。1 回量が 300 mg と喘息時の 3 倍である。国内外で投与タイミングに差がある。

▶寛解維持療法

- 重症でない場合、プレドニゾロン単独でコントロール可能。コントロールされていれば、12 〜 18 ヶ月で治療終了を検討する。

- 重症の場合、プレドニゾロン（寛解導入から継続）＋メトトレキサートあるいはプレドニゾロン＋アザチオプリン（0.5 〜 2.5 mg／kg／日）を用いる。

- ステロイド抵抗性の神経障害がある EGPA では、高用量ガンマグロブリン点滴療法（400 mg／kg、5 日間）を考慮する。

References

1) Sada KE, et al. Classification and characteristics of Japanese patients with antineutrophil cytoplasmic antibody-associated vasculitis in a nationwide, prospective, inception cohort study. Arthritis Res Ther. 2014 Apr 23;16 (2) :R101.
2) Nagle S, et al. Real-life Use of the PEXIVAS Reduced-dose Glucocorticoid Regimen in Granulomatosis with Polyangiitis and Microscopic Polyangiitis. Arthritis Rheumatol. 2023; 75 (suppl 9) .
3) Charles P, et al. Long-Term Rituximab Use to Maintain Remission of Antineutrophil Cytoplasmic Antibody-Associated Vasculitis: A Randomized Trial. Ann Intern Med. 2020 Aug 4; 173 (3) : 179-87.
4) 竹下幸男．好酸球性多発血管炎性肉芽腫症-脳神経内科医から呼吸器内科医へ-. 呼吸器内科．2021;40 (3) :295-300.
5) Wechsler ME, et al. Mepolizumab or Placebo for Eosinophilic Granulomatosis with Polyangiitis. N Engl J Med. 2017 May 18;376 (20) :1921-32.

② サルコイドーシス

 ポイント

- サルコイドーシスはいまだに原因不明である[1]。職業曝露、吸入粉塵、*Cutibacterium*・*Mycobacterium* などの抗原と、それに反応する T 細胞受容体 β 鎖可変領域が関連していることが示唆されている。

- 呼吸器内科で出合うサルコイドーシスのほとんどが両側肺門リンパ節腫脹（BHL）、肺野の粒状状〜間質性陰影である。

- 特発性間質性肺炎（IIPs）と同じく、公費負担の対象疾患である。住所地管轄の保健所が窓口である。

- 診断基準がやや複雑だが、①原因不明、② 2 臓器以上が侵される、③肉芽腫性疾患、という 3 点は押さえておきたい。

- BHL がある患者さんの気管支鏡検査において、気管支肺胞洗浄液（BALF）のリンパ球比率が高く生検検体で肉芽腫が検出されればサルコイドーシスと診断してよい。ただし、呼吸器内科領域では**結核性リンパ節炎や悪性リンパ腫と鑑別が困難**なケースが多いため、除外診断は慎重に行う。

- 多くが無治療で定期的（3 ヶ月〜半年毎）に外来で経過をみることになる。自然寛解は 1 ／ 3 〜 1 ／ 2 の症例でみられる[2]。

- 肺サルコイドーシスの他臓器合併例で多いのは眼（61％）、皮膚（20％）である。心臓は少ない（5.2％）[2]。

- 無症状でもブドウ膜炎を発症していることがあり、サルコイドーシスと診断されれば眼科の診察は必須である[3]。

①胸部画像検査でBHLがあるとき、胸部HRCTで広義間質の粒状影や間質性陰影がある場合にサルコイドーシスを鑑別に挙げる必要がある。また、線維化が進んだUIPパターンのようなサルコイドーシスも存在する。

②特に鑑別が重要である結核性リンパ節炎、悪性リンパ腫などを除外した後、サルコイドーシスの診断基準 (p.200 **下表**) に照らし合わせて診断を進める。PETが有用であるという報告もあるが、炎症性疾患でも悪性疾患でも集積がみられるため、実臨床ではPETは確実な鑑別診断のツールにはなり得ない[4]。

③サルコイドーシスが疑わしいときは、肺以外にも**眼病変、心病変、神経病変**には注意が必要。特に心サルコイドーシスの存在は突然死のリスクである。

④肺サルコイドーシスを疑った場合、気管支鏡検査は必須である。リンパ節組織検体を要する場合に縦隔鏡検査を行うこともあるが、超音波気管支鏡ガイド下針生検 (EBUS-TBNA) でリンパ節生検を行うほうが侵襲は少ない。経気管支クライオ肺生検 (TBLC) も診断率が高く、有用である[5]。

⑤血液検査では、ACE、sIL-2R、カルシウムは必須で、年齢によってはクォンティフェロン (QFT) やT-SPOTも有用である。眼サルコイドーシスを発症した場合、ACEが上昇しないことがある。間質性陰影が観察されれば、KL-6、SP-D、SP-Aなどの線維化のマーカーも追加する。結核などのリンパ節を主座とする感染症の除外は積極的に行う。ツベルクリン反応は陰性化することが多い (現在は積極的に陰性化を確認しなくてよいが、サルコイドーシスの場合、国際的にはおおむね硬結10 mm未満を陰性としている)。

⑥公費負担の対象疾患であるため、住所地管轄の保健所へ書類を取りに行ってもらい、申請することができる。

■ 根本的治療法はなく、軽症例では治療は行わない。病期Ⅱ以上 (p.203 **下表**)、心臓病変、眼病変、肺病変、肺高血圧、神経症状、その他全身症状がある症例では、経口ステロイドや免疫抑制薬による治療が行われることもある[6]。%肺活量または%DLcoまたは%1秒量が＜50%、ベースラインから肺活量が＞10%増悪またはDLcoが15%増悪、有意な線維化の進行、といった条件がそろっている場合、全身性ステロイドの治療を開始してもよいとする見解もある[7]。免疫抑制薬はメトトレキサート (リウマトレックス®) やアザチオプリンが使われることが多い[8]。

例 **プレドニゾロン　0.5 mg/kg/日を2～4週間**

→ **その後漸減し、プレドニゾロン　2.5～5 mg/日を6～12ヶ月維持あるいは中止を考慮 (再燃に注意)**

→ **減量後、免疫抑制薬※を併用することもある**

▫ プレドニゾロン40 mg/日と20 mg/日のランダム化比較試験 (SARCORT試験) によると、再発/治療失敗のアウトカムは両群同等であった[9]。
　※メトトレキサート6-20 mg/週、アザチオプリン2 mg/kg/日、ミコフェノール酸モフェチル (セルセプト®) 1-3 g/日など。

■ 積極的治療と経過観察の長期予後を比較したデータはないため、経過観察を選ぶことも決して悪いことではない[10]。

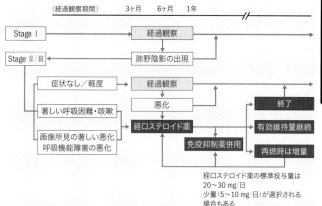

図 肺サルコイドーシスの治療手順
(日本サルコイドーシス/肉芽腫性疾患学会. サルコイドーシス診療の手引き 2023, 克誠堂出版, 2023. より引用)

これだけは説明しておきたい

■ サルコイドーシスは全身性の疾患であり、特に心臓と眼の合併症には注意が必要であること。

■ ほとんどの患者さんは無治療経過観察を選択すること。

■ 公費負担の対象疾患であること。

患者さんからよくある質問

■「サルコイドーシスの原因は何なのでしょうか?」

　→「ある種の菌 (Cutibacterium acnes) や抗原が免疫に影響を与えることで発症するという報告がありますが、現時点では詳しくはわかっていません」

■「サルコイドーシスは治りますか?」

　→「1/3 ～ 1/2 の患者さんは自然に寛解し、残りは不変か増悪すると言われています。他の臓器に合併症がない限りは積極的な治療は行われません。病変や陰影が残存することもあります」

■「サルコイドーシスは何科に通院すればよいのですか?」

　→「診療科を問わずサルコイドーシスを専門に診療している施設に通院することが望ましいですが、日本では呼吸器科が診療していることが多いです」

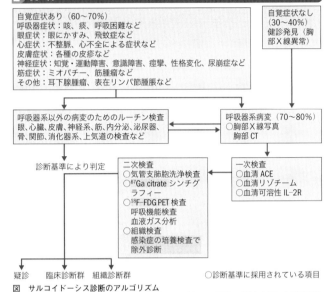

図 サルコイドーシス診断のアルゴリズム
（日本サルコイドーシス/肉芽腫性疾患学会. サルコイドーシス診療の手引き 2023. 克誠堂出版, 2023. より引用）

表 サルコイドーシスの診断基準と重症度分類

組織診断群
全身のいずれかの臓器で壊死を伴わない類上皮細胞肉芽腫が陽性であり、かつ、既知の原因の肉芽腫および局所サルコイド反応を除外できているもの。特徴的検査所見および全身の臓器病変を十分検討することが必要である。

臨床診断群
①類上皮細胞肉芽腫病変は証明されていないが、呼吸器、眼、心臓の3臓器中の2臓器以上において本症を強く示唆する臨床所見を認め、かつ、特徴的検査所見の5項目のうち2項目以上が陽性のもの。
②心臓以外の臓器にサルコイドーシスの所見を認めず、心臓に類上皮細胞肉芽腫病変は証明されていないが、心臓病変所見の主徴候 (a) から (e) の5項目のうち、(d) を含む4項目以上が陽性のもの。

特徴的検査所見
1）両側肺門リンパ節腫脹（BHL）
2）血清アンジオテンシン変換酵素（ACE）活性高値または血清リゾチーム値高値
3）血清可溶性インターロイキン-2受容体（可溶性 IL-2R）高値
4）^{67}Ga クエン酸ガリウム（^{67}Ga citrate）シンチグラフィまたは ^{18}F-フルオロデオキシグルコース（^{18}F-FDG）PET における著明な集積所見
5）気管支肺胞洗浄検査でリンパ球比率上昇、CD4/CD8 比が3.5を超えて上昇

(つづく)

付記
1. 皮膚は生検を施行しやすい臓器であり、皮膚に病変が認められる場合には、診断のためには積極的に生検を行うことが望まれる。微小な皮膚病変は皮膚科専門医でないと発見しづらいことがある。
2. 神経系をはじめとする他の臓器において、本症を疑う病変はあるが生検が得がたい場合がある。このような場合にも、診断確定のためには全身の診察、諸検査を行なって組織診断を得るように努めることが望まれる。
3. 臨床診断群においては類似の臨床所見を呈する他疾患を十分に鑑別することが重要である。

各種臓器におけるサルコイドーシスを示唆する臨床所見

〈呼吸器病変を強く示唆する臨床所見〉
呼吸器系病変は肺領域の病変(胞隔炎)および気管支肺管周囲の病変、肺門および縦隔リンパ節病変、気管・気管支内の病変、胸膜病変を含む。下記の 1)、2) がある場合、呼吸器病変を強く示唆する臨床所見ありとする。

1) 両側肺門リンパ節腫脹(BHL)
2) CT／HRCT 画像において、気管支肺管周囲、小葉間隔壁、胸膜、小葉中心部などのリンパ路に沿った部位(広義間質)に多発粒状陰影を認める。

〈眼病変を強く示唆する臨床所見〉
眼所見にて、下記 6 項目中 2 項目以上有する場合、眼病変を強く示唆する臨床所見ありとする。

1) 肉芽腫性前部ぶどう膜炎(豚脂様角膜後面沈着物、虹彩結節)
2) 隅角結節またはテント状周辺虹彩癒着
3) 塊状硝子体混濁(雪玉状、数珠状)
4) 網膜血管周囲炎(主に静脈)および血管周囲結節
5) 多発するろう様網脈絡膜滲出斑または光凝固斑様の網脈絡膜萎縮病巣
6) 視神経乳頭肉芽腫または脈絡膜肉芽腫

〈心臓病変を強く示唆する臨床所見〉
各種検査所見(徴候)は主徴候と副徴候に分けられ、以下の 1) または 2) のいずれかを満たす場合、心臓病変を強く示唆する臨床所見とする。
1) 主徴候 5 項目のうち 2 項目が陽性の場合。
2) 主徴候 5 項目のうち 1 項目が陽性で、副徴候 3 項目のうち 2 項目以上が陽性の場合。

(1) 主徴候
  (a) 高度房室ブロック(完全房室ブロックを含む)または致死的心室性不整脈(持続性心室頻拍、心室細動など)
  (b) 心室中隔基部の菲薄化または心室壁の形態異常(心室瘤、心室中隔基部以外の菲薄化、心室壁の局所的肥厚)
  (c) 左室収縮不全(左室駆出率 50%未満)または局所的心室壁運動異常
  (d) ^{67}Ga citrate シンチグラフィまたは ^{18}F–FDG／PET での心臓への異常集積
  (e) ガドリニウム造影 MRI における心筋の遅延造影所見
(2) 副徴候
  (a) 心電図で心室性不整脈(非持続性心室頻拍、多源性あるいは頻発する心室期外収縮)、脚ブロック、軸偏位、異常 Q 波のいずれかの所見
  (b) 心筋血流シンチグラフィ(SPECT)における局所欠損
  (c) 心内膜心筋生検:単核細胞浸潤および中等度以上の心筋間質の線維化

付記
1) 虚血性心疾患と鑑別が必要な場合は、冠動脈検査(冠動脈造影、冠動脈 CT または心臓 MRI)を施行する。
2) 心臓以外の臓器でサルコイドーシスと診断後、数年を経て心臓病変が明らかになる場合がある。そのため定期的に心電図、心エコー検査を行い、経過を観察する必要がある。
3) 心臓限局性サルコイドーシスが存在する。
4) 乾酪壊死を伴わない類上皮細胞肉芽腫が、心内膜心筋生検で観察される症例は必ずしも多くない。したがって、複数のサンプルを採取することが望ましい。
5) ^{18}F–FDG PET は、非特異的(生理的)に心筋に集積することがあるので撮像条件に注意が必要である。

(つづく)

〈皮膚病理所見〉

1) 特異的病変（特異疹）
   i 結節型　ii 局面型　iii びまん浸潤型　iv 皮下型　v 瘢痕浸潤型　vi その他（苔癬様型、結節性紅斑様、魚鱗癬型、その他のまれな病変）
2) 非特異的病変（非特異疹）
   肉芽腫のみられない非特異的病変として結節性紅斑があり、Löfgren 症候群などでみられる。

付記

皮膚病変の診断には生検により類上皮細胞肉芽腫の証明を必要とする。

〈呼吸器系、眼、心臓、皮膚以外の臓器におけるサルコイドーシスを強く示唆する臨床所見〉

1) 神経病変
   ①中枢神経
      a. 実質内肉芽腫性病変
         a-1. 限局性腫瘤病変　a-2. びまん性散在性肉芽腫性病変　a-3. 脊髄病変
      b. 髄膜病変
         b-1. 髄膜炎・髄膜脳炎　b-2. 肥厚性肉芽腫性硬膜炎
      c. 水頭症
      d. 血管病変
         d-1. 血管炎　d-2. 脳室周囲白質病変　d-3. 静脈洞血栓症
      e. 脳炎
   ②末梢神経
      a. 脳神経麻痺
         a-1. 顔面神経麻痺　a-2. 舌咽・迷走神経障害　a-3. 聴神経障害　a-4. 視神経障害　a-5. 三叉神経障害　a-6. 嗅神経障害　a-7. その他の脳神経の障害
      b. 脊髄神経麻痺
         b-1. 多発性単神経炎　b-2. 多発神経炎（small fiber neuropathy を含む）　b-3. 単神経麻痺　b-4. その他の障害：神経根障害、馬尾症候群など
2) 肝病変：肝腫、多発性結節
3) 脾病変：脾腫、脾機能亢進症、多発性結節
4) 消化管病変：潰瘍、粘膜肥厚、隆起性病変
5) 腎病変：腎腫瘍、カルシウム代謝異常に伴う腎病変、尿細管間質性腎炎、肉芽腫性腎炎、糸球体腎炎、腎血管炎
6) 胸郭外リンパ節病変：表在性リンパ節腫大、腹腔内リンパ節腫大など
7) 外分泌腺病変：耳下腺腫大、顎下腺腫大、涙腺腫大
8) 上気道病変：鼻腔病変、上気道腫瘤
9) 骨病変：レース状の骨梁像、溶骨性病変、円形のう胞状骨透亮像
10) 筋病変：i 急性〜亜急性筋炎型　ii 慢性ミオパチー　iii 腫瘤型ミオパチー
11) 関節病変：関節の腫脹、変形
12) 生殖器病変：子宮、精巣、精巣上体、精索などの腫瘤
13) その他病変：骨髄病変、膵病変、胆道・胆嚢病変、腹膜病変、乳腺病変、甲状腺病変など

付記

サルコイドーシスでは、以下のような関連病態（およびそれに伴う臓器病変）を呈しうる。これらの関連病態は「臓器病変を強く示唆する臨床所見」とはならないが、サルコイドーシスに伴う所見として重要であるため、ここに記載する。

①カルシウム代謝異常（高カルシウム血症、高カルシウム尿症、腎結石、尿路結石）
②下線を引いた神経病変
③下線を引いた腎臓病変

重症度分類

次の 3 項目によるスコアの合計点で判定する。重症度 III と IV を助成対象とする。

1. 罹患臓器数

1 または 2 臓器病変	1 点
3 臓器病変以上または心臓病変合併	2 点

（つづく）

2. 治療の必要性の有無（全身性ステロイド治療、全身免疫抑制薬治療）

治療なし	0 点
必要性はあるが治療なし	1 点
治療あり	2 点

3. サルコイドーシスに関連した各種臓器の身体障害の認定の程度

身体障害なし	0 点
身体障害 3 級または 4 級	1 点
身体障害 1 級または 2 級	2 点

合計スコアによる判定

1 点	→ 重症度　I
2 点	→ 重症度　II
3 点または 4 点	→ 重症度　III
5 点または 6 点	→ 重症度　IV

（日本サルコイドーシス/肉芽腫性疾患学会. サルコイドーシス診療の手引き 2023，克誠堂出版，2023. より引用））

表　サルコイドーシスの胸部 X 線写真上の病期分類

		頻度（%）	自然寛解率（%）
病期（stage）0	正常な胸部 X 線写真像	5 〜 15	—
病期（stage）I	両側肺門リンパ節腫大	45 〜 65	49 〜 90
病期（stage）II	両側肺門リンパ節腫大＋肺陰影	30 〜 40	31 〜 70
病期（stage）III	肺陰影のみ（両側肺門リンパ節腫大なし）	10 〜 15	10 〜 38
病期（stage）IV	肺線維化	5	0

（Valeyre D, et al. Sarcoidosis. Lancet. 2014 Mar 29;383（9923）:1155-67. / Soto-Gomez N, et al. Diagnosis and Management of Sarcoidosis. Am Fam Physician. 2016 May 15;93（10）:840-8. / Belperio JA, et al. Diagnosis and Treatment of Pulmonary Sarcoidosis: A Review. JAMA. 2022 Mar 1;327（9）:856-67. などを参考に著者作成）

References

1) Fingerlin TE, et al. Genetics of Sarcoidosis. Clin Chest Med. 2015 Dec;36（4）:569-84.
2) Hattori T, et al. Resolution rate of pulmonary sarcoidosis and its related factors in a Japanese population. Respirology. 2017 Nov;22（8）:1604-8.
3) Koh L, et al. Role of screening for uveitis in subjects with sarcoidosis. Respir Med. 2024 Feb 9:107562.
4) Teirstein AS, et al. Results of 188 whole-body fluorodeoxyglucose positron emission tomography scans in 137 patients with sarcoidosis. Chest. 2007 Dec; 132（6）: 1949-53.
5) Jacob M, et al. Diagnostic yield and safety of transbronchial cryobiopsy in sarcoidosis. ERJ Open Res. 2019 Oct 21;5（4）:00203-2019.
6) Paramothayan NS, et al. Corticosteroids for pulmonary sarcoidosis. Cochrane Database Syst Rev. 2005 Apr 18;(2):CD001114.
7) Veltkamp M. Pulmonary sarcoidosis. WASOG 2019- Symposium 3.
8) Vorselaars AD, et al. Methotrexate vs azathioprine in second-line therapy of sarcoidosis. Chest. 2013 Sep;144(3):805-12.
9) Dhooria S, et al. High-dose（40 mg）versus low-dose（20 mg）prednisolone for treating sarcoidosis: a randomised trial（SARCORT trial）. Eur Respir J. 2023 Sep 9;62（3）:2300198.
10) Paramothayan S, et al. Immunosuppressive and cytotoxic therapy for pulmonary sarcoidosis. Cochrane Database Syst Rev. 2006 Jul 19;（3）: CD003536.

ポイント

- 特発性急性好酸球性肺炎（AEP）は、典型的には若年男性が喫煙をして 1 ヶ月以内に呼吸不全を発症する臨床像を呈する。近年、高齢者にも多くみられることがわかっており、二峰性の年齢分布である[1]。慢性好酸球性肺炎（CEP）は、症状がないこともしばしばあり、比較的「おだやか」である。
- AEP は発症初期には末梢血好中球が上昇し、好酸球は上昇しないこともあるため注意が必要である[2]。
- 好酸球性肺炎の診断には肺への好酸球浸潤や BALF 中の好酸球の増多をみる必要があるため、気管支鏡検査は必須である。
- 頻度は低いが、好酸球増多に寄生虫が関与していることもあるので留意する。
- CEP は非喫煙者と女性に多い（男女比は 4：6）。

手 順

①両肺にわたる多彩な陰影を呈するため、症状と胸部画像検査の異常で受診することがほとんどである。CEP では胸部 HRCT で特徴的な所見が得られる（p.26）。AEP では、小葉間隔壁や広義間質の肥厚を伴うすりガラス陰影が特徴的である。牽引性気管支拡張を伴う AEP は予後不良である[3]。

②AEP の急性期以外では、典型的には末梢血好酸球が白血球の 20%以上と著増している（急性期は好中球優位）。

③一般的な血液検査以外にも、病歴から寄生虫感染症が疑わしい場合は抗寄生虫抗体の提出も行う。

④気管支鏡検査は気管支肺胞洗浄（BAL）、経気管支肺生検（TBLB）の両方が必須である。呼吸不全が重度である場合は、気管支鏡などによる確定診断を下せずにステロイドパルス療法を導入せざるを得ないこともある。

　□ 気管支鏡検査が必須ではあるが、診断基準（**資料**［p.205、206］）に定まったコンセンサスはない。

治 療

- 原因と考えられる薬剤（キュビシン®、ペンタサ®、ミノマイシン® が有名［p.179 **下表**]）、サプリメント、食材を中止したり、可能性のある抗原を回避したりする。「疑わしきは罰せよ」ということで回避が行われていることもあるが、患者さんの社会的事情を十分考慮したうえで判断すべきである。

▶特発性急性好酸球性肺炎（AEP）

- 多くの場合ステロイド反応性であり劇的に改善することが多い。再発例は少ない。2 週間程度投与し、漸減することが多い。2 週間の治療と 4 週間の治療で症状や画像所見の改善に差がなかったとされており[4]、経過が良ければ短期治療も検討してよい。

　□ 牽引性気管支拡張のある AEP は予後不良である。

—— 呼吸不全を有する場合

例　ステロイドパルス療法：メチルプレドニゾロン　1,000 mg/日　3 日間
または　呼吸不全が解除されるまで メチルプレドニゾロン　60 ～ 120 mg
点滴　6 時間毎
→　その後、プレドニゾロン　1 mg/kg/日など

—— 呼吸不全を有さない場合

例　プレドニゾロン　0.5 ～ 1.0 mg/kg/日　2 ～ 4 週間
→　その後 1 週間に 5 mg ずつ漸減し、中止

▶慢性好酸球性肺炎（CEP）

- CEP の治療には経口ステロイドを用いることが一般的だが、無治療で自然寛解する例もある。AEP 同様、ステロイド投与によって劇的に改善することが多い。しかし

ながら、AEP と異なり再発が多い（診断時の喫煙が再発リスクを低下させるとされている[5]）。

> **プレドニゾロン　0.5 mg/kg/日を開始**
>
> → **その後漸減することが多いが、合計 3 ヶ月はステロイドを内服したほうがよいとされている[6]**
> - 呼吸機能（％FVC、1秒率）の低下があれば初回から 6 ヶ月治療を試みるという意見もある[7]。
> - 再発を繰り返す場合、ステロイドの維持療法もやむを得ない[7]。

- 全身性ステロイドが使いにくい場合、メポリズマブ、ベンラリズマブなどの好酸球性カスケードを抑制する抗体医薬品がおそらく有効であるが[8]、保険適用外であることに注意する（筆者も、喘鳴を伴っている CEP 患者を何度か喘息病名で治療したことがある）。
  - デュピルマブについては一時的な CEP 増悪の懸念が払拭できていない[9]。

？ 患者さんからよくある質問

- 「再発することはあるのでしょうか？」
  - →「原因がはっきりとわかっていれば、回避することで再発が防げるかもしれませんが、ステロイドの量を減量していく過程で再発することもあります」
    - CEP の再発率は 35 ～ 60 % である[7]。血清 SP-D 高値（> 135 ng/mL）、胸部 HRCT における小葉中心性陰影の存在が、再発の有意な予測因子とされている[10]。

資　料

- 定まった診断基準はない。

表　特発性急性好酸球性肺炎（AEP）の診断基準①

1. 急性の発熱性疾患である（1週間以内）
2. 呼吸不全を伴う
3. 胸部 X 線写真において両側性の浸潤影
4. BALF 中の好酸球＞25%
5. 肺の生検検体において好酸球の浸潤がある（急性あるいは器質性のびまん性肺胞傷害［DAD］を呈する）
6. 薬剤、感染、喘息、アトピー性疾患などの他の原因による好酸球性肺疾患を除外

（Allen JN, et al. Eosinophilic lung diseases. Am J Respir Crit Care Med. 1994 Nov; 150（5 Pt 1）: 1423-38. より引用）

表　特発性急性好酸球性肺炎（AEP）の診断基準②

1. 発熱性の呼吸器症状を 1 ヶ月以内の急性発症できたす
2. 胸部 X 線写真において両側性の浸潤影
3. BALF 中の好酸球＞25%、あるいは肺生検において好酸球性肺炎が証明される
4. 薬剤、毒物、感染などのはっきりとした肺好酸球症の原因がないもの

（Philit F, et al. Idiopathic acute eosinophilic pneumonia: a study of 22 patients. Am J Respir Crit Care Med. 2002 Nov 1;166（9）:1235-9. より引用）

表　特発性急性好酸球性肺炎（AEP）の診断基準③

1. 急性の発熱性疾患である（1 ヶ月以内と定義されるが、通常 7 日以内）
2. 胸部画像検査において両側性の浸潤影
3. 室内気で $PaO_2 \leq 60$ mmHg あるいは $PaO_2/FiO_2 \leq 300$ mmHg あるいは $SpO_2 < 90\%$
4. BALF 中の好酸球≧25%、あるいは肺生検において好酸球性肺炎が証明される
5. 感染や薬剤曝露といった AEP の原因がなく、直近の喫煙や吸入抗原の曝露が存在しうる

（Cottin V, et al. Eosinophilic lung diseases. Immunol Allergy Clin North Am. 2012 Nov;32（4）:557-86. より引用）

表　慢性好酸球性肺炎（CEP）の診断基準①

1. 胸部画像上、肺の外側優位の浸潤影がみられる
2. 末梢血好酸球 ≧ 1,000／μL または BALF 中好酸球 ≧ 40%
3. 全身症状や呼吸器症状が 2 週間を超えて続く
4. 薬剤、寄生虫、アレルギー性気管支肺真菌症、血管炎などの原因の明らかな好酸球性 　肺疾患がないこと

（Marchand E, et al. Idiopathic chronic eosinophilic pneumonia and asthma: how do they influence each other? Eur Respir J. 2003 Jul; 22（1）: 8-13. より引用）

表　慢性好酸球性肺炎（CEP）の診断基準②

1. びまん性肺胞浸潤影やエアブロンコグラム、すりガラス陰影が（特に肺末梢優位にみられる
2. BALF 中の好酸球 ≧ 40%（あるいは末梢血好酸球数 ≧ 1,000/μL）
3. 少なくとも 2 〜 4 週間の呼吸器症状がみられる
4. 他の好酸球性肺疾患の可能性がない（特に薬剤性）

（Cottin V, et al. Eosinophilic lung diseases. Immunol Allergy Clin North Am. 2012 Nov;32（4）:557-86. より引用）

□ 日本の複数の研究では CEP における BALF 中好酸球比率の平均が 30％台になることもよくあるため、クリアカットに 40％とする必要はない[7]。

References

1）Ota K, et al. Age distribution and seasonality in acute eosinophilic pneumonia: analysis using a national inpatient database. BMC Pulm Med. 2019 Feb 12;19（1）:38.

2）Philit F, et al. Idiopathic acute eosinophilic pneumonia: a study of 22 patients. Am J Respir Crit Care Med. 2002 Nov 1; 166（9）: 1235-9.

3）Takei R, et al. Traction bronchiectasis on high-resolution computed tomography may predict fatal acute eosinophilic pneumonia. Respir Investig. 2019 Jan;57（1）:67-72.

4）Rhee CK, et al. Clinical characteristics and corticosteroid treatment of acute eosinophilic pneumonia. Eur Respir J. 2013 Feb;41（2）:402-9.

5）Ishiguro T, et al. The Long-term Clinical Course of Chronic Eosinophilic Pneumonia. Intern Med. 2016; 55（17）: 2373-7.

6）Oyama Y, et al. Efficacy of short-term prednisolone treatment in patients with chronic eosinophilic pneumonia. Eur Respir J. 2015 Jun; 45（6）: 1624-31.

7）Suzuki Y, et al. Long-term management and persistent impairment of pulmonary function in chronic eosinophilic pneumonia: A review of the previous literature. Allergol Int. 2018 Jul;67（3）:334-40.

8）Brenard E, et al. Real-Life Study of Mepolizumab in Idiopathic Chronic Eosinophilic Pneumonia. Lung. 2020 Apr;198（2）:355-60.

9）Zhou X, et al. Dupilumab and the potential risk of eosinophilic pneumonia: case report, literature review, and FAERS database analysis. Front Immunol. 2024; 14: doi.org/10.3389/fimmu.2023.1277734.

10）Takeuchi N, et al. Predictive factors for relapse in corticosteroid-treated patients with chronic eosinophilic pneumonia. J Thorac Dis. 2022 Nov;14（11）:4352-60.

❹ 急性過敏性肺炎、慢性過敏性肺炎（CHP）

🔖 ポイント

- 過敏性肺炎（HP）は①経気道的に吸入した、②有機抗原で惹起される、③Ⅲ、Ⅳ型アレルギーによる肺炎である。

- これまで過敏性肺炎と呼んでいたものは、2020年のATS／JRS／ALATガイドラインの改訂[1]により、fibrotic HP（線維性過敏性肺炎）、それ以外のものをnon-fibrotic HP（cellular HP）と呼称するようになった。このガイドラインを適用すると、外科的肺生検＋MDD（multidisciplinary discussion）によって特発性肺線維症（IPF）と診断されていた患者さんの約半数がfibrotic HPと診断された[2]。

- また、2021年にはACCPガイドライン[3]も刊行されており、国際的にはダブルスタンダードとなる。ACCPガイドラインは、肺野病変と細気管支病変を同レベルに扱い、単一所見のみでtypicalとcompatibleを定義している。

- 2022年に過敏性肺炎診療指針[4]が日本呼吸器学会から刊行された。急性過敏性肺炎と慢性過敏性肺炎（CHP）の2つに大別され、2020年のATS／JRS／ALATガイドライン[1]に準じてfibrotic HP、non-fibrotic HPの分類も採用されている。

- 過敏性肺炎の中では急性過敏性肺炎（夏型過敏性肺炎）が最もよく出合う病型である。

- 日本でよくみられる夏型過敏性肺炎の原因は *Trichosporon asahii* や *T. mucoides* が多い。

- CHPの原因の60％が鳥関連である[5]。

- 急性過敏性肺炎のうちCHPに至るのは5〜6％である。

➡ 手 順

①急性過敏性肺炎は胸部X線写真で同定されないことも多く、2週間程度の経過の咳嗽や呼吸困難などで受診するケースが最も多い。CHPは慢性線維性間質性肺疾患の鑑別診断として挙がるものであり、積極的に疑われることは少ない。

②過敏性肺炎を疑う場合、胸部HRCTを撮影する。急性過敏性肺炎の場合、典型的には小葉中心性の粒状影が観察される。粒状影は淡い陰影（すりガラス濃度）であることが多い。CHPの場合、UIPパターンに類似した陰影をとるが、上葉優位の病変分布であることが多い。胸部HRCTでhexagonal pattern（図）があると、IPFよりもfibrotic HPらしい[6]。

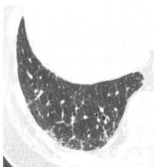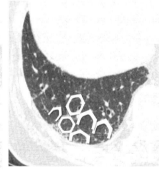

図　hexagonal pattern
・胸膜直下から内層に及ぶ亀甲状の小葉間隔壁肥厚。fibrotic HPを示唆する。

③急性過敏性肺炎では白血球増多、CRP上昇、KL-6上昇がみられる。CHPでもKL-6が上昇するが、急性過敏性肺炎の場合、陰影が軽度であっても予想以上にKL-6

が上昇することがある（3,000 ～ 4,000 U/mL など）。

④診断に気管支鏡検査は必須である。BALF ではリンパ球が典型的には 50 ～ 80%以上と特徴的な所見を呈する。TBLB でも壊死傾向のない肉芽腫や Masson 小体が観察される。CD4/8 比は p.14 **下表**を参照。

⑤過敏性肺炎を疑った時点で、**通常よりも詳細に問診する**。職業、住居環境、加湿器などの電化製品はあるか、布団や枕に羽毛は使用されていないか、ペット飼育歴、鳥との接触、近くに鳥が飛来する神社などはないかなど、クローズドクエスチョンで問診してもよい。過敏性肺炎の原因による分類は p.210 **下表**のとおりである。

⑥急性過敏性肺炎と診断した場合、抗 *T. asahii* 抗体を測定する。抗 *T. asahii* 抗体は、夏型過敏性肺炎の診断に対して、カットオフ値 0.15 で感度・特異度ともに約 90%である。

  ▫ 7 ～ 8 月での検査提出数多いが、陽性率が高いのは 9 ～ 10 月である。直近での温暖・湿潤な気候が増えると検査陽性率が高くなることが分かっている[7]。

⑦鳥関連過敏性肺炎に対して、鳥関連抗原に対する特異的 IgG 抗体を測定する「イムノケア 特異的 IgG 鳥」が保険適用される。推奨度は低いものの原因抗原検索およびその曝露評価の手段として血清 IgG 検査の実施が提案される。本製品はセキセイインコおよびハト抗原により各々特異的 IgG 抗体価を測定し、いずれか一方あるいは両方がカットオフ値（ハト：24.6 mgA/L、セキセイインコ：8.7 mgA/L）以上の場合を陽性（鳥関連過敏性肺炎の疑いがある）と判定し、両者がカットオフ値未満の場合を陰性と判定する。組み合わせで判定する場合、抗原曝露と関連した急性症状を伴う過敏性肺炎（急性型＋慢性型のうち再燃症状軽減型）では感度 85%、特異度 80%であった[8]。慢性鳥関連過敏性肺炎に対しては感度 48%、特異度 80%で、急性症状を伴わない潜在発症型では感度 31%、特異度 80%だった[4]。

⑧診断フローは p.209 **図**のとおりである。2020 年の ATS/JRS/ALAT ガイドライン[1]、2022 年過敏性肺炎診療指針[4]よりも詳細に記載されており、差異も少ないことから、ページの都合上、本書では 2021 年 ACCP ガイドライン[3]を掲載する。胸部 HRCT についてはいずれのガイドラインのものも掲載する（p.211 **中・下表**、p.213 **上・下表**、p.214 **表**）。日本の過去の基準は割愛した。

➕ 治療

■ 抗原からの隔離が最も有効な治療法である。急性過敏性肺炎や CHP の再燃症状軽減型では、入院するだけで症状が軽快する。CHP においても、疑わしい抗原の回避によって、死亡リスクが低下することが示されている[9]。

■ 抗原が自宅にある場合、症状が軽快してから自宅への外泊試験（環境誘発試験）を実施する。急性過敏性肺炎では帰宅後 18 時間程度で症状が再燃する。症状が再燃して、再度同じような検査所見を呈する場合、原因が自宅にあると考えられる。なお、CHP 全般に対する環境誘発試験のエビデンスは現時点では乏しい。

■ 抗原回避だけで不十分な場合、抗炎症治療の適応を考慮しステロイドや免疫抑制薬を適用してもよいが、IPF の場合は炎症病変よりも抗線維化薬のほうが優先されるため、2020 年の ATS/JRS/ALAT ガイドラインに準じて過敏性肺炎の診断が緩和されると、IPF の取りこぼしが懸念される。

■ ステロイドや免疫抑制薬を使用した報告例もあるが、現時点ではこれらを投与する有効性は確立していない。もし、投与する場合、IIPs に対するステロイドや免疫抑制薬と類似の使用法であることが多い（もちろん、IIPs への使用は推奨されているわけではないが）。

■ プレドニゾロン治療を行う場合、線維化所見の少ない症例において 0.5 mg/kg/日で開始し約 1 ヶ月で終了する[4]。

■ 進行性肺線維症（PPF）(p.158) としてニンテダニブを使用することも可能。

❓ 患者さんからよくある質問

■「家に原因があるのなら、引っ越さなければならないのでしょうか？」
  →「家を掃除したり、原因になっているものを遠ざけたりすることで改善すること

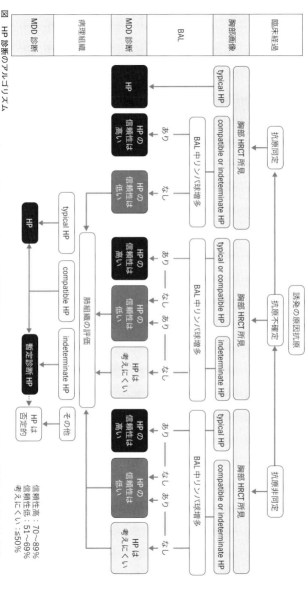

図 HP 診断のアルゴリズム
(Fernández Pérez ER, et al. Diagnosis and Evaluation of Hypersensitivity Pneumonitis: CHEST Guideline and Expert Panel Report. Chest. 2021 Aug;160 (2) :e97-156. より引用)

209

もありますので、必ずしも引っ越さなければならないわけではありません」

- ■「ペットに原因があるのなら、手放さなければならないのでしょうか?」
  → 「確実にペットによるものと判明すれば、可能ならば濃厚に接触しないよう工夫したほうがよいと思います。ペットの剃毛をすることで症状が和らぐこともあります」
- ■「職場に原因があるのなら、仕事を辞めなければならないのでしょうか?」
  → 「社会的に辞めることが難しいことがほとんどなので、この病気と付き合いながら働いている方も少なくありません。職場内で配置換えや部屋替えをすることで改善するケースもあります」

資　料

表　慢性夏型過敏性肺炎 (C-SHP) の診断基準案

1. 抗 *T. asahii* 抗体陽性
2. モザイク灌流、微細粒状影を含む、CHP に合致した HRCT パターン
3. 血清バイオマーカー上昇 (KL-6 > 1500 U/mL、SP-D > 250 ng/mL)

・3 項目を満たすもの:C-SHP と診断
・1 と 2 を満たすもの:probable C-SHP

(Onishi Y, et al. Clinical features of chronic summer-type hypersensitivity pneumonitis and proposition of diagnostic criteria. Respir Investig. 2020 Jan; 58 (1): 59-67. より引用)

表　原因抗原による代表的な過敏性肺炎の分類

疾患名	発生の状況	抗原
鳥飼病 (鳥関連過敏性肺炎)	・鳥の飼育 ・庭や近所の神社などに鳥がたくさん飛来 ・鶏糞肥料の使用 ・羽毛布団の使用	鳥の排泄物・羽毛
夏型過敏性肺炎	住宅 (特に木造):梅雨の時期に注意	*Trichosporon cutaneum* (*Trichosporon asahii*)、*Trichosporon mucoides*、*Aspergillus fumigatus*、
住宅関連過敏性肺炎	住宅	*Aspergillus niger*、*Candida albicans*、*Cephalosporium acremonium*、*Fusarium napiforme*、*Penicillium corylophilum* など
農夫肺	酪農業	*Saccharopolyspora rectivirgula*、*Thermoactinomyces vulgaris* など
タバコ栽培者肺	タバコ栽培	*Aspergillus* 属、*Scopulariopsis brevicaulis*
キノコ栽培者肺	シイタケやエノキダケの栽培	シイタケやエノキダケの胞子、*Thermophilic actinomycetes*、*Thermoactinomyces vulgaris*
ワイン製造者肺	ワイン製造	*Botrytis cinerea*
コーヒー作業者肺	コーヒー製造	コーヒー豆塵埃
さとうきび肺 (bagassosis)	さとうきび製糖	*Thermoactinomyces sacchari*、*Thermoactinomyces vulgaris*
みかん農家肺	みかん選果	*Penicillium* 属、*Aspergillus* 属
堆肥肺	堆肥作業	*Aspergillus* 属
麦芽作業者肺	大麦の作業	*Aspergillus fumigatus*、*Aspergillus clavatus*
小麦粉肺	菓子製造	小麦粉、*Aspergillus fumigatus*
コルク肺	コルク製造作業	*Penicillium glabrum*、*Aspergillus fumigatus*、*Chrysonilia sitophila*
木材肺	木材業	*Alternaria* 属、*Bacillus subtilis*、*Pullularia* 属
線香肺(どちらかといえば有機じん肺)	線香製造業	タブ木皮、杉粉末、除虫菊などの有機粉塵

(つづく)

加湿器肺、空調肺	加湿器（特に長期使用）、エアコン、除湿器	*Aureobasidium pullulans*、*Candida albicans*、*Thermoactinomyces* 属、*Aspergillus flavus*、*Klebsiella oxytoca*、*Acanthamoeba* 属、アメーバ（*Naegleria gruberi*）など
イソシアネート肺	自動車などの塗装業	イソシアネート
機械工肺	自動車工場など	機械洗浄液、*Mycobacterium immunogenum*、*Pseudomonas fluorescens*、*Acinetobacter*?
金属加工液肺	研磨、ドリル加工、旋削	*Mycobacterium* 属、*Pseudomonas* 属
hot tub lung	浴室：特に 24 時間灌流風呂、不衛生な水回りなど	*Mycobacterium avium* complex、*Cladosporium*、アメーバ（*Naegleria gruberi*）など
サウナ肺	サウナ	*Aureobasidium* 属
プール肺	ライフセーバーに多い	エアロゾル化したエンドトキシンなど
下水肺	下水で汚染された地下室	*Cephalosporium* 属
家族性過敏性肺炎	汚染木くず	*Bacillus subtilis*（酵素）

表　胸部 HRCT における non-fibrotic HP パターン（ATS／JRS／ALAT ガイドライン）

	typical HP パターン	compatible with HP パターン
概要	・以下のいずれもが HRCT でびまん性に分布 　− 肺野病変が示唆する所見が 1 つ以上 　− 細気管支病変を示唆する所見が 1 つ以上	・非特異的だが、過去に HP で報告されている非線維化性 HRCT 所見
所見	・肺野病変 　− すりガラス陰影 　− モザイクパターン ・細気管支病変を示唆する所見 　− 境界明瞭な小葉中心性粒状影 　− 呼気 CT での air trapping ・病変の分布 　− 頭尾方向：びまん性（±肺底部スペア） 　− 水平方向：びまん性	・肺野病変 　− 均質で軽微なすりガラス陰影 　− コンソリデーション 　− 薄壁嚢胞 ・病変の分布 　− 頭尾方向：びまん性（下肺野優位でも可） 　− 水平方向：びまん性（気管支血管束周囲優位でも可）

（Raghu G, et al. Diagnosis of Hypersensitivity Pneumonitis in Adults: An Official ATS／JRS／ALAT Clinical Practice Guideline. Am J Respir Crit Care Med . 2020 Aug 1;202（3）:e36-69）

表　胸部 HRCT における non-fibrotic HP パターン（ACCP ガイドライン）

	typical non-fibrotic HP	compatible with non-fibrotic HP
特徴	・以下のいずれか 　− 肺野全体に及ぶ多数の小葉中心性の淡い陰影 　− 吸気撮影：three-density pattern を伴うモザイクパターン 　− 吸気撮影：小葉中心性の淡い陰影を伴うモザイクパターンと air trapping ・上記に加えて 　− その他の診断を示唆する所見なし	・以下のいずれか 　− 小葉中心性の淡い陰影で、多数/びまん性ではない、あるいはモザイクパターン/air trapping を伴わない 　− 斑状ないしびまん性すりガラス陰影 　− モザイクパターンや air trapping で、小葉中心性の淡い陰影を伴わない ・上記に加えて 　− その他の診断を示唆する所見なし

（Fernández Pérez ER, et al. Diagnosis and Evaluation of Hypersensitivity Pneumonitis: CHEST Guideline and Expert Panel Report. Chest. 2021 Aug;160（2）:e97-156. より引用）

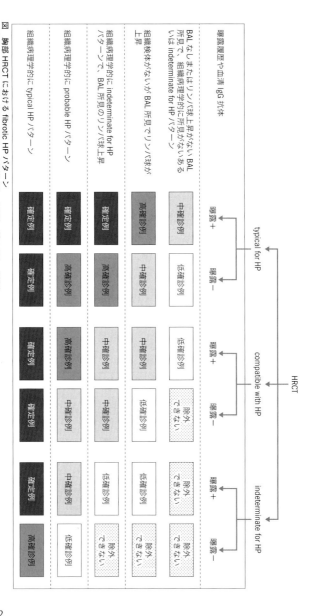

図　胸部 HRCT における fibrotic HP パターン
・確定（≧ 90％）、高い（80 ～ 89％）、中等度（70 ～ 79％）、低い（51 ～ 69％）
（Raghu G, et al. Diagnosis of Hypersensitivity Pneumonitis in Adults; An Official ATS/JRS/ALAT Clinical Practice Guideline. Am J Respir Crit Care Med . 2020 Aug 1;202 (3) :e36-69）

表 胸部 HRCT における fibrotic HP パターン（ATS／JRS／ALAT ガイドライン）

	typical HP パターン	compatible with HP パターン	Indeterminate for HP パターン
概要	・HRCT で肺の線維化所見が下記分布のいずれかにおいてみられる ・細気管支病変を示唆する所見が1つ以上	・HRCT で typical HP パターンとは異なる分布だが、線維化と細気管支病変が共存	・HRCT で typical HP パターン、compatible with HP パターンの所見を満たさない
所見	・肺の線維化を示唆する所見 　− 不整形の線状影／歪み像（distortion）を伴う網状影 　− 牽引性気管支拡張と蜂巣肺は主体ではない ・線維化の分布（以下のいずれかで線維化所見がある） 　− 水平・頭尾方向の両方でランダムな分布 　− 中肺野優位 　− 比較的肺底部はスペア	・typical とは異なる線維化性肺病変 　− UIP パターンに相当 　− 広範なすりガラス陰影に軽度の線維化性肺病変 ・分布の偏り 　− 水平方向：気管支血管束に沿った胸膜下優位 　− 頭尾方向：上肺野優位	・孤立性所見（その他 HP を示唆する所見を伴わない） 　− UIP パターン 　− probable UIP パターン 　− indeterminate for UIP パターン 　− fibrotic NSIP パターン 　− OP-like パターン 　− truly indeterminate HRCT パターン
	・細気管支病変を示唆する所見（以下のいずれか） 　− 境界明瞭な小葉中心性粒状影やすりガラス陰影 　− モザイクパターン、three-density pattern や air trapping	・細気管支病変を示唆する所見（以下のいずれか） 　− 境界明瞭な小葉中心性粒状影やすりガラス陰影 　− モザイクパターン、three-density pattern や air trapping	

（Raghu G, et al. Diagnosis of Hypersensitivity Pneumonitis in Adults: An Official ATS/JRS/ALAT Clinical Practice Guideline. Am J Respir Crit Care Med . 2020 Aug 1;202（3）:e36-69）

表 胸部 HRCT における fibrotic HP パターン（過敏性肺炎診療指針 2022）

	typical HP パターン	compatible with HP パターン	indeterminate for HP パターン
定義	以下の所見と分布を示すもの	以下の所見と分布を示すもの	以下の所見を示すもの
	線維化病変[※1] + 細気管支病変[※2]		下記の線維化病変のみ
特徴	・以下のいずれか 　− 水平・頭尾方向共にびまん性／ランダム 　− 頭尾方向で中肺野優位	・水平・頭尾方向でいずれかの分布に偏り ✓ ただし、頭尾方向で中肺野優位を除く ✓ いわゆる subacute on chronic HP（肺底部の線維化病変＋広範な小葉中心性すりガラス陰影）は compatible に含める	・IIPs 分類に相当する病変 　− UIP パターン（IPF−G） 　− probable UIP パターン（IPF−G） 　− indeterminate for UIP パターン（IPF−G） 　− NSIP + OP パターン 　− truly indeterminate UIP（IPF−G）

※ 1：線維化病変とは以下のいずれか。
・牽引性気管支拡張を伴う網状影／すりガラス陰影
・蜂巣肺
※ 2：細気管支病変は以下のいずれか。
・小葉中心性分岐・粒状影
・低吸収小葉を伴うモザイクパターン
・three-density pattern
・呼気 CT での air trapping
（日本呼吸器学会 過敏性肺炎診療指針 2022 作成委員会・編. 過敏性肺炎診療指針 2022. より引用）

表　胸部 HRCT における fibrotic HP パターン（ACCP ガイドライン）

	typical fibrotic HP	compatible with fibrotic HP	indeterminate for fibrotic HP
特徴	・線維化の CT 所見と以下のいずれかを有する －全領域にわたる小葉中心性の淡い陰影 －three-density pattern を伴う吸気時モザイクパターン ・上記に加えて －その他の診断を示唆する所見なし	・線維化の CT 所見と以下のいずれかを有する －斑状ないしはびまん性小葉中心性の淡い陰影 －斑状だが多数ではない小葉中心性の淡い陰影 －typical の基準に合わないモザイクパターンと小葉性 air trapping ・上記に加えて －その他の診断を示唆する所見なし	・HP を示唆する所見がなく線維化の CT 所見をもつこと

・線維化の CT 所見：牽引性気管支拡張を伴う線状影あるいはすりガラス陰影、葉単位の容積減少、蜂巣肺。線状影単独では線維化としない。

（Fernández Pérez ER, et al. Diagnosis and Evaluation of Hypersensitivity Pneumonitis: CHEST Guideline and Expert Panel Report. Chest. 2021 Aug;160（2）:e97-156. より引用）

一口メモ

加湿器肺の特徴
加湿器肺は、夏型過敏性肺炎と比較して KL-6 が低く、肉芽腫の検出が少ない[10), 11)]。

References

1) Raghu G, et al. Diagnosis of Hypersensitivity Pneumonitis in Adults: An Official ATS/JRS/ALAT Clinical Practice Guideline. Am J Respir Crit Care Med. 2020 Aug 1;202（3）:e36-69
2) Takei R, et al. New Guideline Diagnosis of Fibrotic Hypersensitivity Pneumonitis in Idiopathic Pulmonary Fibrosis. Am J Respir Crit Care Med. 2021 Sep 1;204（5）:603-5.
3) Fernández Pérez ER, et al. Diagnosis and Evaluation of Hypersensitivity Pneumonitis: CHEST Guideline and Expert Panel Report. Chest. 2021 Aug;160（2）:e97-156.
4) 日本呼吸器学会 過敏性肺炎診療指針 2022 作成委員会・編．過敏性肺炎診療指針 2022．日本呼吸器学会．2022.
5) Okamoto T, et al. Nationwide epidemiological survey of chronic hypersensitivity pneumonitis in Japan. Respir Investig. 2013 Sep;51（3）:191-9.
6) Okabayashi H, et al. The new useful high-resolution computed tomography finding for diagnosing fibrotic hypersensitivity pneumonitis: "hexagonal pattern" :a single-center retrospective study. BMC Pulm Med. 2022 May 4; 22（1）:76.
7) Endo S, et al. Effect of warm and humid days on the positivity. Respir Investig. 2024 Jan;62（1）: 150-6.
8) Shirai T, et al. Screening and diagnosis of acute and chronic bird-related hypersensitivity pneumonitis by serum IgG and IgA antibodies to bird antigens with ImmunoCAP®. Allergol Int. 2021 Apr;70（2）:208-14.
9) Petnak T, et al. Antigen identification and avoidance on outcomes in fibrotic hypersensitivity pneumonitis. Eur Respir J. 2022 Oct 6;60（4）:2101336.
10) Sakamoto S, et al. Clinical and radiological characteristics of ultrasonic humidifier lung and summer-type hypersensitivity pneumonitis. Respir Med. 2020 Nov-Dec;174:106196.
11) Shimoda M, et al. Features of humidifier lung and comparison with summer-type hypersensitivity pneumonitis. Respirology. 2021 Apr; 26（4）: 394-5.

5 アレルギー性気管支肺アスペルギルス症（ABPA）

➡ p.64

6 肺悪性腫瘍

■ この章では、EGFR-TKI のように商品名と一般名が 1 対 1 対応になっている場合、実臨床での使いやすさを優先し商品名で記載する（引用図は除く）。

❶ 肺 癌

✎ ポイント

■ 肺癌診療は診断をつけて治療を導入することが目的ではなく、治療、その後の患者さんの社会生活や QOL、最期の場所まで見据えて包括的に患者さんをマネジメントするよう心がける。

■ 早期に病型を決定し、手術が可能かどうか調べる。

■ 非小細胞肺癌の初回診断時には、EGFR 遺伝子変異検査、ALK 融合遺伝子検査、ROS1 融合遺伝子検査、BRAF V600E 変異遺伝子検査、MET 遺伝子エクソン 14 スキッピング検査、RET 融合遺伝子検査、KRAS（G12C）遺伝子検査、HER2 遺伝子変異、NTRK 融合遺伝子、PD-L1 発現の検索を念頭に置きながら生検する必要がある。

■ 単一遺伝子を一つずつ検査すると大量の未染標本が必要になるため、複数の遺伝子を同時検索するために次世代シークエンサー（NGS）の使用を検討する。ただし、解析不能のケースがあったり低感度であったりする点に留意。

■ コンパニオン診断に使用されるのは「オンコマイン Dx Target Test マルチ CDx システム」「FoundationOne® CDx がんゲノムプロファイル」「FoundationOne® Liquid CDx がんゲノムプロファイル」「AmoyDx® 肺癌マルチパネル」「肺がんコンパクトパネル®Dx マルチコンパニオン診断システム」である。

■ オンコマインは、EGFR 遺伝子変異、ALK 融合遺伝子、ROS1 融合遺伝子、BRAF V600E 変異遺伝子、RET 融合遺伝子、HER2 遺伝子変異のコンパニオン診断が可能である。KRAS G12C 変異はオンコマインで検出可能だが、therascreen®KRAS で確認が必要。

■ リアルタイム PCR 法である「AmoyDx® 肺癌マルチ遺伝子 PCR パネル」が EGFR 遺伝子変異、ALK 融合遺伝子、ROS1 融合遺伝子、BRAF V600E 変異、MET 遺伝子エクソン 14 スキッピング変異、RET 融合遺伝子、KRAS G12C 変異のドライバー遺伝子に対するコンパニオン診断薬として承認されている。検査に要する時間（TAT）が 3 日と短く、感度が高い。機能的には HER2 過剰発現/変異、NTRK 融合遺伝子についても検査が可能である。

■ 細胞診検体にも対応可能な、「肺がんコンパクトパネル®Dx マルチコンパニオン診断システム」が用いられている。EGFR 遺伝子変異、ALK 融合遺伝子、ROS1 融合遺伝子、MET 遺伝子エクソン 14 スキッピング変異、KRAS G12C 変異、BRAF V600E 変異、RET 融合遺伝子のコンパニオン診断が可能である。機能的には HER2（ERBB2）遺伝子変異の検出も可能。気管支ブラシ擦過診、針洗浄液などの液体中の細胞診検体でも検出が可能で感度が高い[1]。

■「FoundationOne® CDx がんゲノムプロファイル」「FoundationOne® Liquid CDx がんゲノムプロファイル」については厚生労働省の指定する医療機関でのみ実施可能。

表 肺癌のコンパニオン診断

	オンコマイン	Amoy	コンパクトパネル
EGFR	○	○	○
ALK	○	○	○
ROS1	○	○	○
BRAF	○	○	○
RET	○	○	○
MET	参考	○	○
KRAS	参考	○	○
HER2	○	参考	参考

(つづく)

NTRK	参考	参考	×
検体	組織 腫瘍含有率 ≧ 30%	組織 腫瘍含有率 ≧ 20%	組織・細胞 腫瘍含有率 ≧ 10%
保険点数	1 万 8,000 点	1 万 2,500 点	1 万 1,000 点

➡ 手　順

①「胸部異常陰影」として紹介されてくることが多い。症状受診もあるが、重篤な症状を呈している場合は手術不能であることが多い。

②気管支鏡で診断するのが一般的である。診断困難な場合はバーチャル気管支鏡、CTガイド下生検などの手技を用いて診断するよう努める。外科的に治療的診断を行うこともある。血液検査で腫瘍マーカーを測定しておくと今後の参考になる（CYFRA21－1、CEA、ProGRP、SCC、SLX、NSE など。筆者が勤務する病院では前者 3 つが基本）。

③病期決定のために、頭部造影 MRI、PET あるいは骨シンチグラフィといった転移検索を行う必要がある※。精査を開始する時点で、患者さんに「癌の可能性があること」をある程度伝えなければ、滞りなく検査を行うのは難しい。

> ※ⅠA 期のような早期がんに対しては脳転移の検索は不要とする見解もある[2]。原発巣が 2 cm 以下のすりガラス状結節（GGN）で充実成分の比率が 25%以下の場合、脳転移検索なしに手術可能である。

④病理診断で癌と確定し、パフォーマンスステータス（PS）(p.238 **表**) が良好であるにもかかわらず切除不能であれば、化学放射線療法あるいは化学療法の適応となる。ただし、小細胞癌や分子標的薬の適応である腺癌の場合は PS が不良であっても治療を行うことがある。

⑤癌の告知は原則本人に行う。精神的サポートが重要である。患者さんが安心して治療に臨めるよう配慮する。

⑥緩和ケアチームが早期から介入することが望ましい[3), 4]。

➕ 治　療

■肺癌治療の概略を以下に示す。

概略[5]

非小細胞肺癌：ⅠA、ⅠB 期

・**可能**な場合は、標準手術を行う。

・標準手術不能の場合は、縮小手術　または　放射線単独療法を行う。

✓ 2 cm 以内の非小細胞肺癌では、肺葉切除よりも肺区域切除のほうが 5 年生存率は高かった[6]。3 cm 以下の場合でも、肺区域切除は肺葉切除に劣らなかった[7]。

非小細胞肺癌：ⅡA 期、ⅡB 期（肺尖部胸壁浸潤癌を除く）

・**可能**な場合は、手術を行う（肺葉以上の切除、リンパ節郭清、T3 臓器合併切除）

・手術**不能**の場合は、放射線単独療法　または　化学放射線療法を行う。

非小細胞肺癌：ⅡB 期（肺尖部胸壁浸潤癌）、
ⅢA 期（T3［invasion］N1M0、T4［invasion］N0-1M0）

・手術**可能**の場合は、手術を行う（肺葉以上の切除、リンパ節郭清、T3/T4 臓器合併切除）。術前治療を行う場合と行わない場合がある。

・手術**不能**の場合は、ⅢB、ⅢC 期の治療に準ずる。

非小細胞肺癌：ⅢA-N2 (T1-2N2)、ⅢB-N2 (T3-4N2)

・術前治療を行う場合と行わない場合がある※。

　→手術（肺葉以上の切除、リンパ節郭清、T3/T4 臓器合併切除）

・手術不能の場合、ⅢB、ⅢC 期の治療に準ずる。

　※複数のリンパ節に転移が存在し腫大している場合は、化学放射線療法が第一選択になるが、リンパ節転移が1ヶ所の場合は術前治療のあとに肺葉切除を考慮してもよい。特にダウンステージングができた例では予後がよいとされる。

TOPIC

周術期化学療法

□ 術前化学療法：

・病期Ⅱ～ⅢA 期の *EGFR* 遺伝子変異/*ALK* 融合遺伝子陰性もしくは不明例において、オプジーボ®と化学療法の併用療法は術前補助療法として無イベント生存期間を有意に改善したことが CheckMate-816 試験において示されている[8]。

・現在では術後病理病期に基づく術後補助化学療法が選択されることが多い。

・未治療の切除可能な非小細胞肺癌患者において、術前化学療法に加えて術前・術後にイミフィンジ®を投与することで、術前化学療法単独と比較して無イベント生存期間と病理学的完全奏効を有意に改善する（AEGEAN 試験）[9]。

□ 術後化学療法：タグリッソ®、テセントリク®、アレセンサ®

・完全切除できた病期Ⅱ～ⅢA の非小細胞肺癌に対して、シスプラチン+ビノレルビンなどのシスプラチン併用化学療法を行うことが推奨される。

・病期Ⅱ～ⅢA 期で完全切除できた *EGFR* 遺伝子変異陽性非小細胞肺癌に対してタグリッソ®を術後補助化学療法として用いることで全生存期間が有意に延長した（ADAURA 試験）[10]-[12]。2022 年 8 月、術後補助化学療法として承認された。

・IMpower010 試験において、Ⅱ期あるいはⅢA 期の完全切除例に対して化学療法後にテセントリク®を用いることで、無病生存期間が延長することが示されており[13]、2022 年 5 月に承認された。PD-L1 50%以上の場合、シスプラチン併用化学療法後にテセントリク単剤療法を行うが、1 ～ 49%では勧める根拠に乏しい。

・EGFR 陽性かつ PD-L1 強陽性の場合、テセントリク®よりもタグリッソ®を優先する見解が多い。

・キイトルーダ®についても術後化学療法で良好な成績が報告されており[14]、2023 年 1 月にアメリカ食品医薬品局（FDA）が承認した。またキイトルーダ®は術前・術後の投与の有効性も報告されている（KEYNOTE-671 試験）[15]。

・ALK 陽性の完全切除例において、アレセンサ®はプラチナ製剤併用化学療法と比較して再発または死亡のリスクを 76%低下することから[16]、2023 年 12 月に術後化学療法へ適応拡大となった。

非小細胞肺癌：ⅢB 期、ⅢC 期

・根治照射可能で、化学療法併用が可能な場合、化学放射線療法を行う。

・根治照射可能で、化学療法併用が不能な場合、放射線単独療法を行う。

・根治照射不能の場合、Ⅳ期の 1 次治療に準ずる。

非小細胞肺癌：Ⅳ期

・非扁平上皮癌の場合、遺伝子検査（*EGFR*、*ALK*、*ROS1*、*BRAF*、*MET*、*RET*、*KRAS*、*NTRK*、*HER2*）PD-L1 染色を行う。

　→「ドライバー遺伝子変異/転座陽性」「PD-L1 TPS 50%以上」「PD-L1 TPS 1 ～ 49%、1%未満」の各々の治療を行う。

・扁平上皮癌の場合、PD-L1 染色を行う。

　→「PD-L1 TPS 50%以上」「PD-L1 TPS 1 ～ 49%、1%未満」「ドライバー遺伝子変異/転座陽性※」の各々の治療を行う。

　※ *MET* 遺伝子エクソン 14 スキッピング変異は肺扁平上皮癌や肉腫様癌でも検出頻度が比較的高く、扁平上皮癌と診断された症例においても、臨床背景に

より検査を行うことを考慮してもよい。

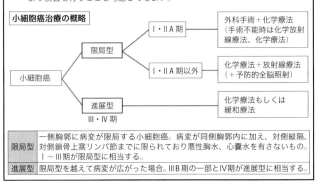

限局型	一側胸郭に病変が限局する小細胞癌。病変が同側胸郭内に加え、対側縦隔、対側鎖骨上窩リンパ節までに限られており悪性胸水、心嚢水を有さないもの。Ⅰ〜Ⅲ期が限局型に相当する。
進展型	限局型を越えて病変が広がった場合。ⅢB期の一部とⅣ期が進展型に相当する。

- 切除可能な低悪性度腫瘍（カルチノイド、粘表皮癌、腺様嚢胞癌）に対しては、非小細胞肺癌に準じた外科治療を行う。
- 以下の各論は、基本的に内科で経験する切除不能Ⅲ期以降の記載とする。

Ⅲ期非小細胞肺癌

- 根治照射が可能（N2ⅢA期、多発結節、対側肺門リンパ節転移を除くⅢB期）で、高齢・PS不良例でなければ化学放射線療法の適応である。化学療法と放射線療法の同時併用は、放射線単独あるいは化学療法と放射線療法の逐次併用に比べ、生存率が有意に良好である。
- 通常分割照射（1.8 〜 2.0 Gy/回、30 〜 35 回）において最低 60 Gy を合計線量とし、74 Gy を超えないようにする。
- 放射線治療と併用する化学療法レジメンとして、カルボプラチン＋パクリタキセル、シスプラチン＋ドセタキセル、シスプラチン＋ビノレルビン、シスプラチン＋S-1、低用量カルボプラチンなどが選択肢として挙げられる。EGFR-TKI は放射線治療と併用しないほうがよい。Ⅲ期で化学療法が難しい場合、放射線単独治療が適応になる。Ⅲ期の根治照射適応外の症例はⅣ期と同様の治療に扱う。
- Ⅲ期非小細胞肺癌の化学放射線療法後に、PD-L1 阻害薬イミフィンジ® の維持療法を適用することで全生存期間が延長する[17]。

▼Ⅲ期非小細胞肺癌（治療レジメン[5]）

例

> **CP 療法**
>
> ——胸部放射線治療
> ○60 Gy/30 回（6 週）、day 1 〜
> ——化学療法
> ○カルボプラチン （AUC = 2）、day 1、8、15、22、29、36
> ○パクリタキセル 40 mg/m², day 1、8、15、22、29、36
> ┌ カルボプラチン （AUC = 5）、day 1 3 週毎 2 コース
> └ パクリタキセル 200 mg/m², day 1 3 週毎 2 コース
>
> （つづく）

CD 療法

――胸部放射線治療
○60 Gy/30 回（6 週）、day 1 ～
――化学療法
○シスプラチン　40 mg/m², day 1、8、29、36
○ドセタキセル　40 mg/m², day 1、8、29、36
→地固め化学療法は行わない。

高齢者カルボプラチン療法

――胸部放射線治療
○60 Gy/30 回（6 週）、day 1 ～
――化学療法
○カルボプラチン　30 mg/m²、合計 20 回の投与を 40 Gy までの照射日に一致して照射前 60 分以内に投与。

デュルバルマブ地固め療法

（同時化学放射線療法後、病勢がコントロールされている III 期非小細胞肺癌に対して）
○イミフィンジ®　1500 mg/body、day 1　4 週毎（最大 1 年間）
▫ 他の免疫チェックポイント阻害薬と同様に、間質性肺疾患の増悪に注意が必要。

IV期非小細胞肺癌

■ 年々複雑化しているので、まず概略を理解する。

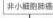

非小細胞癌

ドライバー遺伝子変異／転座陽性
・全 9 遺伝子（2023 年 6 月現在） 　EGFR、ALK、ROS1、BRAF、MET、 　RET、NTRK、KRAS、HER2 ・**各々のドライバー遺伝子に対する標的療法** ・細胞傷害性抗癌薬 ・免疫チェックポイント阻害薬

ドライバー遺伝子変異／転座陰性
・PD-L1 検査によるサブグループ分類 ・**免疫チェックポイント阻害薬を含む治療** ・細胞傷害性抗癌薬

（日本肺癌学会・編. 肺癌診療ガイドライン 2023 年版. IV期非小細胞肺癌. 2023. より引用
https://www.haigan.gr.jp/guideline/2023/1/2/230102070100.html#j_7-0_1）

▼IV期非小細胞肺癌（ドライバー遺伝子変異/転座陰性、PD-L1 TPS 50% 以上）

—— 1次治療（ファーストライン）

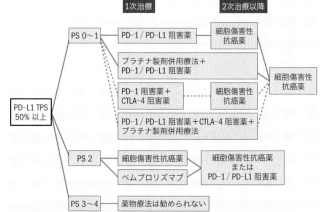

（日本肺癌学会・編. 肺癌診療ガイドライン 2023 年版. IV期非小細胞肺癌. 2023. より引用 https://www.haigan.gr.jp/guideline/2023/1/2/230102070100.html#j_7-1_1）
・ペムブロリズマブ＝キイトルーダ®

■ KEYNOTE-024 試験の事後解析では、キイトルーダ®群全体の 5 年生存率は 31.9%、規定 35 コースを完遂した場合 81.4% という数値だった[18]。IMpower110 試験によるとテセントリク®単剤もきわめて有効であり[19]、2020 年 12 月に保険適用が追加された。

■ 非扁平上皮癌の場合、プラチナ製剤 ＋ ペメトレキセド ＋ キイトルーダ®（KEY-NOTE-189 レジメン）の組み合わせを選ぶことが多い[20]。プラチナ製剤に対する忍容性がなさそうなとき、キイトルーダ®単剤を選ぶ。ただし、組織の免疫染色で TTF-1 陰性の場合、ペメトレキセド、免疫チェックポイント阻害薬単剤の効果が低い可能性がある[21]。

■ 最大最速で腫瘍縮小を狙いたいとき、アテゾリズマブ ＋ ベバシズマブ ＋ カルボプラチン ＋ パクリタキセル（ABCP）療法が検討されるが（IMpower150 試験[22]）、末梢神経障害などの副作用頻度が高い点が懸念である。

■ 扁平上皮癌の場合、カルボプラチン ＋ パクリタキセル or nab-パクリタキセル療法に対するキイトルーダ®の上乗せは PFS と OS を有意に延長することが示されている[23]（KEYNOTE-407 試験）。75 歳以上は慎重に。

■ PD-1/PD-L1 阻害薬と併用する細胞傷害性抗癌薬の組み合わせは、非扁平上皮癌の場合、シスプラチン or カルボプラチン ＋ ペメトレキセド ＋ キイトルーダ®、カルボプラチン ＋ パクリタキセル ＋ ベバシズマブ ＋ テセントリク®、カルボプラチン ＋ nab-パクリタキセル ＋ テセントリク®、扁平上皮癌の場合、カルボプラチン ＋ パクリタキセル or nab-パクリタキセル ＋ キイトルーダ®が推奨される。

■ オプジーボ® ＋ ヤーボイ®の併用療法は、プラチナ製剤併用よりも全生存期間を延長させ（CheckMate-227Part1 試験[24),25)]）、オプジーボ® ＋ ヤーボイ® ＋ プラチナ製剤併用療法はプラチナ製剤併用療法よりも全生存期間を延長させたが（CheckMate-9LA 試験[26),27)]）、現状、ガイドラインではオプジーボ® ＋ ヤーボイ®併用療法および PD-1/PD-L1 阻害薬 ＋ CTLA-4 阻害薬にプラチナ製剤併用療法を用いた治療を行うように推奨するだけの根拠が明確ではないとしている。

一口メモ

免疫関連有害事象
免疫チェックポイント阻害薬は、免疫関連有害事象があったほうが生存期間は延長するという見解がある[28]。

▼Ⅳ期非小細胞肺癌（ドライバー遺伝子変異/転座陰性、PD−L1 TPS 1 〜 49%、1%未満）

—— 1次治療（ファーストライン）

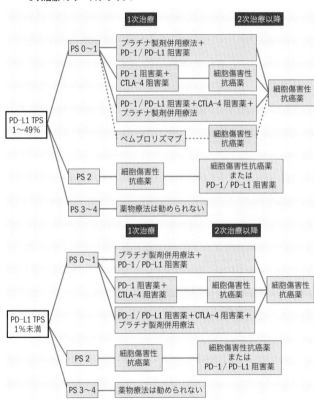

（日本肺癌学会・編. 肺癌診療ガイドライン 2023 年版, Ⅳ期非小細胞肺癌, 2023. より引用
https://www.haigan.gr.jp/guideline/2023/1/2/230102070100.html#j_7-1_1)
・ペムブロリズマブ＝キイトルーダ®

- 現行のガイドライン[5]では、PD−L1 TPS 1 〜 49%には「ペムブロリズマブ単剤療法」の選択肢があるものの、これを行うよう推奨するだけの根拠が明確ではないとされている。PD−L1 TPS 1 〜 49%と 1%未満でのフローで異なるのはこの点である。
- PS 3 〜 4 に関しては化学療法を推奨していない。ただし、癌によって PS が落ちてい

る状態においては、主治医の裁量によってこの限りではない。

■ 遺伝子変異のない PS 0 〜 1 の非小細胞肺癌に対して、プラチナ製剤併用療法にキイトルーダ®[29]、テセントリク®[30]を上乗せすることで、全生存期間が延長することが報告されている（ただし扁平上皮癌に対するテセントリク® 上乗せは OS を有意に延長しない[31]）。

■ 扁平上皮癌の場合、カルボプラチン + パクリタキセル or nab-パクリタキセル療法に対するキイトルーダ® の上乗せは PFS と OS を有意に延長することが示されている[32]（KEYNOTE-407 試験）。75 歳以上は慎重に。

■ PD-1/PD-L1 阻害薬と併用する細胞傷害性抗癌薬の組み合わせは、非扁平上皮癌の場合はシスプラチン or カルボプラチン + ペメトレキセド + キイトルーダ®、カルボプラチン + パクリタキセル + ベバシズマブ + テセントリク®、カルボプラチン + nab-パクリタキセル + テセントリク®、扁平上皮癌の場合はカルボプラチン + パクリタキセル or nab-パクリタキセル + キイトルーダ® が推奨される。

■ オプジーボ® + ヤーボイ® 併用療法は、プラチナ製剤併用よりも全生存期間を延長させたが（CheckMate-227Part1 試験[24]）、PD-L1 TPS 1 〜 49%においてオプジーボ® + ヤーボイ® 併用療法がプラチナ製剤併用療法と比べて生存効果で優れているわけではない[33]。

■ また、オプジーボ® + ヤーボイ® + プラチナ製剤併用療法はプラチナ製剤併用療法よりも OS を延長させ（CheckMate-9LA 試験[26,34]）、標準治療の 1 つとして位置付けられている。

■ 化学療法治療歴はあるが免疫チェックポイント阻害薬の治療歴はないIV期扁平上皮非小細胞肺癌に対するオプジーボ® + ヤーボイ® は、オプジーボ® 単剤と比べて無益とされている[35]。

■ ドライバー遺伝子変異のない PS 0 〜 1 のIV期非小細胞肺癌患者において、イミフィンジ® + イジュド® + プラチナ製剤併用療法はプラチナ製剤併用療法と比較して OS を有意に延長する（POSEIDON 試験）[36]。

■ 間質性肺炎を合併している症例では、カルボプラチン + パクリタキセル、ビノレルビン、S-1 などが用いられることが多い。

■ プラチナ製剤併用療法 + ネシツムマブがプラチナ製剤併用療法 + PD-1/PD-L1 阻害薬より優れているかどうかは明らかではないが、免疫チェックポイント阻害薬が使用できない間質性肺炎や、膠原病合併のレジメン、免疫チェックポイント阻害薬使用後に検討されているのが現状である。PS 0 〜 1 のIV期扁平上皮癌に対してシスプラチン + ゲムシタビン + ネシツムマブ（ポートラーザ®）の併用が選択肢となる[37,38]。

▼IV期非小細胞肺癌（ドライバー遺伝子変異/転座陰性）

── 2 次治療（セカンドライン）以降

■ 基本的に、免疫チェックポイント阻害薬未使用例では PD-1/PD-L1 阻害薬を検討する。既使用例では、細胞傷害性抗癌薬を用いる。

■ ドセタキセル単剤と比較して PD-1/PD-L1 阻害薬は有意に生存期間を延長する[39,40]。

■ 免疫チェックポイント阻害薬はすぐに効果が現れないので、明らかな病勢進行で患者さんの状態が悪化していなければ 120 日後あたりに効果判定を行うのが望ましい。

■ 一度始めた免疫チェックポイント阻害薬をいつまで継続するのか、については CheckMate153 試験において、オプジーボ® は 1 年以上継続したほうが生存期間の延長が見込めるとされている[41]。反面、2 年以上継続しても生存期間に差がなかったことから[42]、2 年間でいったん終了することを検討してもよい。

■ 2 次治療の細胞傷害性抗癌薬として現行のガイドライン[5]で推奨されているのは、ドセタキセル ± サイラムザ®、ペメトレキセド単剤療法（非扁平上皮癌）、S-1 単剤療法、nab-パクリタキセル単剤療法である。75 歳以上、PS2 以上にはサイラムザを使用しない。

■ ドセタキセル + サイラムザ が使えない患者では、同等の効果がある nab-パクリタキセルを選択してもよい（J-AXEL 試験）[43]。

- PD-1 阻害薬と PD-L1 阻害薬はいずれも間質性肺疾患 (ILD) のリスクである。
- ニボルマブによる ILD（全グレード）の発現率は、メタアナリシスによれば 4.0%である[44]。ペムブロリズマブによる ILD（全グレード）の発現率は、国内外の臨床試験の併合解析において 4.3%と報告されている[45]。アテゾリズマブによる ILD（全グレード）の発現率は、種々の臨床試験の報告を合わせると 2.3 ～ 3.3%程度と考えられる。
- 免疫チェックポイント阻害薬治療後早期に間質性肺炎にオシメルチニブを開始すると間質性肺炎のリスクが高くなる。ILD 発現率はニボルマブ投与後 1 ヶ月未満で27.8%[46]。ただし、EGFR-TKI 治療歴がある患者さんに免疫チェックポイント阻害薬を使用しても ILD リスクは増加しない[47]。

▼IV期非小細胞肺癌（ドライバー遺伝子変異/転座陽性）

EGFR 遺伝子変異陽性

── 1 次治療（ファーストライン）

- exon 19 欠失変異や exon 21 L858R 変異といった EGFR 遺伝子変異があれば、1 次治療として EGFR-TKI の使用を考慮する。ただし、75 歳以上や PS 2 以上に対するゲフィチニブ以外の安全性についてはコンセンサスが得られていない[5]。PS3 以上ではゲフィチニブを使用する。
- uncommon mutation である exon18-21 (E709X, G719X, S768I, P848L, L861Q, exon 19 の挿入変異など) の変異でも、EGFR-TKI の感受性を有する変異はあるが奏効率はやや劣る。ガイドラインとしては EGFR-TKI 単剤を推奨している。タグリッソ®よりもジオトリフ®が有効とする研究もある[48]。
- FLAURA 試験において、1 次治療でタグリッソ®を用いることの優位性が示されている[49]が、exon19 欠失変異や exon 21 L858R 変異が陽性の 1 次治療として、EGFR と MET に対する二重特異性抗体アミバンタマブと第 3 世代 EGFR-TKI ラゼルチニブの併用療法[50]が FDA に申請された（MARIPOSA 試験）。同様に、exon 20 挿入変異陽性に対する 1 次治療としても化学療法にアミバンタマブを併用することで PFS の有意な改善を認めている[51]。

例
> タグリッソ®（80 mg） 1 錠分 1（PS 0 ～ 1 の場合）
> または ゲフィチニブ（250 mg） 1 錠分 1 食後 ＋ カルボプラチン（AUC = 5） ＋ ペメトレキセド 500 mg/m² (PS 0 ～ 1 の場合)
> または エルロチニブ（150 mg） 1 錠分 1 朝 空腹時 ＋ 血管新生阻害薬
> または ビジンプロ®（45 mg） 1 錠分 1
> または ジオトリフ®（40 mg） 1 錠分 1 朝 空腹時（75 歳未満、PS 0 ～ 1 の場合）
> または ゲフィチニブ（250 mg） 1 錠分 1 朝食後（PS 0 ～ 4 の場合）
> または エルロチニブ（150 mg） 1 錠分 1 朝 空腹時（PS 0 ～ 2 の場合）
> - 1 次治療にタグリッソ®を用いるエビデンスは変わらないが、日本人サブグループでは全生存期間の有意差はついていない[52]。
> - タグリッソ® は exon19 欠失変異には非常に効きやすいが、L858R ではジオトリフ®に対する優位性はない可能性があり、L858R の場合は先にジオトリフ®を投与してタグリッソ®を温存する戦略もある。
> - ゲフィチニブにカルボプラチン＋ペメトレキセドを併用する治療もゲフィチニブ単剤と比較して良好な成績が出ており、国内のガイドラインにも反映されている（NEJ009 試験）[53]。
> - タグリッソ® とプラチナ製剤＋ペメトレキセドの併用は、タグリッソ® 単剤と比べて PFS を有意に延長した（FLAURA2 試験）[54]。想定より効いていない人に上乗せで追加するという見解や、シークエンスで適用すべきという見解もあり、意見の一致はまだない。
> - エルロチニブにサイラムザ® を併用することで生存期間が延長する[55]。L858R 変異にも有効であるが、T790M 変異を誘導しやすいという見解も

223

あり、皮疹や下痢の上乗せが予想されることを加味すると、現時点ではタグリッソ®に対する優位性は明らかでない。

□ エルロチニブ単剤よりもエルロチニブ＋アバスチン®併用のほうが、無増悪生存期間は延長されるが全生存期間に有意差はない[56),57)]。タグリッソ®に対するアバスチン®の追加メリットはない[58)]。

□ タグリッソ®にサイラムザ®を併用する試験が複数進んでいる。

□ EGFR-TKIでは5％前後で間質性肺炎がみられるため、既往として間質性肺炎を有する患者さんでは慎重を要する。オシメルチニブによる薬剤性肺障害は無症候性一過性肺浸潤影（TAPO）を含め、18％の頻度[59)]。

□ EGFR-TKIでは皮膚障害が多く、使用開始時より保湿剤（ヒルドイド®ローションなど）を併用する。皮疹が出現した場合、適宜ステロイド軟膏を使用する。

□ ジオトリフ®は下痢がほぼ必発であり、適宜ロペミン®を使用する。ジオトリフ®を低用量に減らしても十分効果があるとされている。

□ イレッサ®の後発品として7社からゲフィチニブ錠が、タルセバ®の後発品として1社からエルロチニブ錠が発売されている。

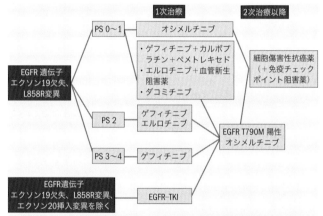

（日本肺癌学会・編. 肺癌診療ガイドライン2023年版, IV期非小細胞肺癌. 2023. より引用 https://www.haigan.gr.jp/guideline/2023/1/2/230102070100.html#j_7-1_1）
・オシメルチニブ＝タグリッソ®、ペメトレキセド＝アムリタ®、ゲフィチニブ＝イレッサ®、エルロチニブ＝タルセバ®、ダコミチニブ＝ビジンプロ®、アファチニブ＝ジオトリフ®

── 2次治療（セカンドライン）以降

■ *EGFR* T790M変異が陽性の場合、未使用なら2次治療としてタグリッソ®が推奨される（用法用量は前述）[5)]。

■ *EGFR* T790M変異が陰性の場合あるいはすでにタグリッソ®を使用している場合、他のEGFR-TKIあるいは「ドライバー遺伝子変異/転座陰性」の1次治療へ[5)]。

■ 免疫チェックポイント阻害薬（併用 or 単剤）を用いる根拠は明確ではない。

■ 3次治療として、抗HER3抗体薬物複合体 patritumab deruxtecan（HER3-DXd）がFDAに申請されている[60)]。

ALK 融合遺伝子陽性

——1 次治療（ファーストライン）

- PS 0 ～ 1 の場合、ALK-TKI のうちいずれかを用いる。すでにザーコリ® は根拠が明確でないとされている。PS 2 ～ 4 の場合、アレセンサ® を用いる[5]。
- アレセンサ® は、J-ALEX 試験[61]および ALEX 試験[62]においてザーコリ® よりも良好な成績で、中枢神経系の病勢コントロールにも有効であった。
- 特に頭蓋内転移がある症例に関しては、ローブレナ® の高い効果が期待されている[63]。

> **例** アレセンサ®（150 mg）　4 カプセル分 2
> または　アルンブリグ®（90 mg）　1 錠分 1　7 日間　→　その後 2 錠分 1
> または　ローブレナ®（100 mg）　1 錠分 1

——2 次治療（セカンドライン）以降

（1 次治療 ALK-TKI 増悪後）

- PS 0 ～ 2 の場合、アレセンサ®、アルンブリグ®、ローブレナ®、ジカディア® のいずれかの ALK-TKI、あるいは「ドライバー遺伝子変異/転座陰性」の 1 次治療を適用する[5]。
- PS 3 ～ 4 の場合、薬物療法は勧められない[5]。

ROS1 融合遺伝子陽性

- 1 次治療として、ザーコリ®[64]あるいはエヌトレクチニブ（ロズリートレク®）[65]を用いる。ローブレナ® とジカディア® の臨床試験が進行中。
- 2 次治療では、「ドライバー遺伝子変異/転座陰性」の 1 次治療を適用する[5]。

> **例** ザーコリ®（250 mg）　2 カプセル分 2
> または　ロズリートレク®（200 mg）　3 カプセル分 1

> **TOPIC**
> レポトレクチニブ
> 次世代 TKI であるレポトレクチニブが *ROS1* 融合遺伝子陽性非小細胞肺癌を対象に FDA から承認となった[66]。現在日本でも申請中。

BRAF V600E 変異陽性

- 1 次治療として、タフィンラー® ＋メキニスト® を用いる[67]。
- 2 次治療では、「ドライバー遺伝子変異/転座陰性」の 1 次治療を適用する[5]。

> **例** タフィンラー®（75 mg）　4 カプセル分 2　空腹時
> メキニスト®（2 mg）　1 錠分 1　空腹時

MET 遺伝子変異（エクソン 14 スキッピング変異）陽性

- 1 次治療として、テポチニブ（テプミトコ®）[68]あるいはカプマチニブ（タブレクタ®）[69]を用いる。
- 2 次治療では、「ドライバー遺伝子変異/転座陰性」の 1 次治療を適用する[5]。

> **例** テプミトコ®（250 mg）　2 錠分 1　食後
> または　タブレクタ®（200 mg）　4 錠分 2

RET 融合遺伝子陽性

- 1 次治療として、セルペルカチニブ（レットヴィモ®）[70]を用いる。免疫チェックポイント阻害薬の前治療歴がある患者においては、過敏症の頻度が高いので注意する。
- 2 次治療では、「ドライバー遺伝子変異/転座陰性」の 1 次治療を適用する[5]。

> **例** レットヴィモ®（80 mg）　4 カプセル分 2

NTRK 融合遺伝子陽性（検査が実施可能な施設は限られる）

- エヌトレクチニブ（ロズリートレク®)[71] あるいはラロトレクチニブ[72]（ヴァイトラックビ®）を用いる。
- 非小細胞肺癌における *NTRK* 融合遺伝子陽性の頻度は 0.23％程度であるが、全生存期間が 40 ヶ月と長いことから、できるだけ治療が導入される仕組みづくりが重要である。融合パートナーが多く、オンコマインや AmoyDx® でスルーされることがあり、FoundationOne® CDx で検索する必要がある。

> **例** ロズリートレク®（200 mg） 3 カプセル分 1
> または ヴァイトラックビ®（100 mg） 2 カプセル分 2

KRAS G12C 変異陽性

- 2 次治療以降でソトラシブ（ルマケラス®）を用いる。CodeBreaK100 試験において *KRAS* G12C 変異陽性非小細胞肺癌に対するソトラシブの有効性が示された[73]。
- ソトラシブとドセタキセルを比較した CodeBreak 200 試験において、ソトラシブ群はドセタキセル群より奏効率が高かった[74]。
- 免疫チェックポイント阻害薬後早期にソトラシブを使用すると、肝機能障害が起こりやすい。肝障害には全身性ステロイドで対応する。
- G12C 変異陽性例に、RAS GTPase 阻害薬アダグラシブの有効性が示されている[75]。

> **例** ルマケラス®（120 mg） 8 錠分 1

HER2 遺伝子変異

- 2 次治療以降においてトラスツズマブ デルクステカン（エンハーツ®）を用いる。*HER2* 陽性非小細胞肺癌に対するトラスツズマブ デルクステカンの効果を検証した DESTINY-Lung01 試験において、客観的奏効率は 54.9％、ほとんどの症例で腫瘍縮小が確認された[76]。

> **例** エンハーツ® 5.4 mg/kg/回 3 週毎点滴

遺伝子変異/転座陽性扁平上皮癌

- ドライバー遺伝子変異/転座陽性の扁平上皮癌患者に対して、それぞれのキナーゼ阻害薬の効果は限定的だが、奏効例も存在する。

▼IV期非小細胞肺癌（治療レジメン[5]）

> **例** ●すべてのサブグループ
>
> **細胞傷害性抗癌薬と免疫チェックポイント阻害薬の併用レジメン**
>
> ——ペムブロリズマブ併用レジメン
>
> （非扁平上皮癌のみ）
>
> ○シスプラチン 75 mg/m², day 1
> もしくはカルボプラチン （AUC = 5）、day 1
> ○ペメトレキセド※ 500 mg/m²、day 1 ⎫
> ○キイトルーダ® 200 mg/body、day 1 ⎭ ⇒ 3 週毎
>
>   □4 コース終了後、増悪を認めなければペメトレキセド + キイトルーダ® 併用の維持療法を考慮する。
>   ※ペメトレキセド投与に当たって、ビタミンの補充が必要である。
>   ①投与の 7 日以上前から葉酸 1 日 1 回 0.5 mg を連日経口投与する（例：パンビタン®末 1 g 分 1 など）。なお、抗癌薬を中止または終了する場合は、最終投与日から 22 日目まで可能なかぎり葉酸を補充する。
>   ②初回投与の少なくとも 7 日前に、ビタミン B₁₂ として 1 回 1 mg を筋肉注射する。抗癌薬投与中および投与中止後 22 日目まで 9 週毎（3 コース毎）に 1 回投与する。

（扁平上皮癌のみ）

> ○**カルボプラチン** （AUC = 6）、day 1
> ○**パクリタキセル**※ 200 mg/m², day 1
>   もしくは nab-**パクリタキセル** 100 mg/m²、day 1、8、15
> ○**キイトルーダ®**
> □ 4 コース終了後、増悪を認めなければキイトルーダ® 単剤の維持療法を考慮する。
> ※パクリタキセル投与 30 分前までにデキサメタゾン、H₁、H₂ blocker の前投与を行う。

⇒ 3 週毎

——アテゾリズマブ併用レジメン

（非扁平上皮癌のみ）

> ○**カルボプラチン** （AUC = 6）、day 1
> ○**パクリタキセル**※ 200 mg/m²、day 1
> ○**ベバシズマブ** 15 mg/kg、day 1
> ○**テセントリク®** 1,200 mg/body、day 1
> □ 4 ～ 6 コース終了後、増悪を認めなければベバシズマブ + テセントリク® 併用の維持療法を考慮する。
> ※パクリタキセル投与 30 分前までにデキサメタゾン、H₁、H₂ blocker の前投与を行う。

⇒ 3 週毎

（非扁平上皮癌のみ）

> ○**カルボプラチン** （AUC = 6）、day 1
> ○nab-**パクリタキセル** 100 mg/m²、day 1、8、15
> ○**テセントリク®** 1,200 mg/body、day 1
> □ 4 コース終了後、増悪を認めなければテセントリク® 単剤の維持療法を考慮する。

⇒ 3 週毎

——ニボルマブ + イピリムマブ併用レジメン

（非扁平上皮癌のみ）

> ○**シスプラチン** 75 mg/m²、day 1、22
>   もしくは**カルボプラチン** （AUC = 5）、day 1、22
> ○**ペメトレキセド**※ 500 mg/m²、day1、22
> ○**オプジーボ®** 360 mg/body、day 1、22
> ○**ヤーボイ®** 1 mg/kg、day 1
> □ 2 サイクル（6 週間投与）終了後、増悪を認めなければオプジーボ® + ヤーボイ® 併用の維持療法を考慮する。
> ※ペメトレキセド投与に当たって、ビタミンの補充が必要である。
> ①投与の 7 日以上前から葉酸 1 日 1 回 0.5 mg を連日経口投与する（例：パンビタン® 末 1 g 分 1 など）。なお、抗癌薬を中止または終了する場合は、最終投与日から 22 日目まで可能なかぎり葉酸を補充する。
> ②初回投与の少なくとも 7 日前に、ビタミン B₁₂ として 1 回 1 mg を筋肉注射する。抗癌薬投与中および投与中止後 22 日目まで 9 週毎（3 コース毎）に 1 回投与する。

⇒ 6 週毎

（つづく）

（扁平上皮癌のみ）

○カルボプラチン （AUC = 6）、day1、22
○パクリタキセル※ 200 mg/m²、day1、22
○オプジーボ® 360 mg/body、day 1、22 ⟩ ⇒ 6 週毎
○ヤーボイ® 1 mg/kg、day 1、22
  □2 サイクル（6 週間投与）終了後、増悪を認めなければオプジーボ®
  ＋ヤーボイ® 併用の維持療法を考慮する。
  ※パクリタキセル投与 30 分前までにデキサメタゾン、H₁、H₂ blocker
  の前投与を行う。

——デュルバルマブ＋トレメリムマブ併用レジメン

○カルボプラチン （AUC = 5 または 6）、day1
○nab-パクリタキセル 100 mg/m²、day1、8、15 ⟩ ⇒ 3 週毎
○イミフィンジ® 1500 mg/body、day1
○イジュド® 75 mg/body、day1
  □4 サイクル（12 週間投与）終了後、増悪が認められなければイミフィ
  ンジ® の維持療法（4 週毎）に移行する。16 週（6 サイクル目）に
  イジュド® を併用する（イジュド® は全 5 回投与）

（非扁平上皮癌のみ）

○シスプラチン 75 mg/m²、day1 またはカルボプラチン
  （AUC = 5 または 6）、day1
○ペメトレキセド※ 500 mg/m²、day1 ⟩ ⇒ 3 週毎
○イミフィンジ® 1500 mg/body、day1
○イジュド® 75 mg/body、day1
  □4 サイクル（12 週間投与）終了後、増悪を認めなければイミフィン
  ジ® ＋ペメトレキセドの維持療法（4 週毎）に移行する。16 週（6
  サイクル目）にイジュド® を併用する（イジュド® は全 5 回投与）
  ※ペメトレキセド投与に当たって、ビタミンの補充が必要である。
  ①投与の 7 日以上前から葉酸 1 日 1 回 0.5 mg を連日経口投与する
  （例：パンビタン® 末 1 g 分 1 など）。なお、抗癌薬を中止または終
  了する場合は、最終投与日から 22 日目まで可能なかぎり葉酸を補
  充する。
  ②初回投与の少なくとも 7 日前に、ビタミン B12 として 1 回 1 mg を
  筋肉注射する。抗癌薬投与中および投与中止後 22 日目まで 9 週毎
  （3 コース毎）に 1 回投与する。

（扁平上皮癌のみ）

○シスプラチン 75 mg/m²、day1 またはカルボプラチン
  （AUC = 5 または 6）、day1
○ゲムシタビン 1000 または 1250 mg/m²、day 1、8 ⟩ ⇒ 3 週毎
○イミフィンジ® 1500 mg/body、day1
○イジュド® 75 mg/body、day1
  □4 サイクル（12 週間投与）終了後、増悪を認めなければイミフィン
  ジ® 維持療法（4 週毎）に移行する。16 週（6 サイクル目）にイジュ
  ド® を併用する（イジュド® は全 5 回投与）

（つづく）

6
肺
悪
性
腫
瘍

❶
肺
癌

プラチナ製剤と第3世代以降の細胞傷害性抗癌薬のレジメン
—— シスプラチンレジメン

○**シスプラチン** 75 mg/m², day 1
○**ペメトレキセド**※ 500 mg/m², day 1 ⎫⎬⇒ 3週毎

  □ 4コース終了後、増悪を認めなければペメトレキセド単剤の維持療法を考慮する。
  ※ペメトレキセド投与に当たって、ビタミンの補充が必要である。
  ①投与の7日以上前から葉酸1日1回0.5 mgを連日経口投与する(例:パンビタン®末1g分1など)。なお、抗癌薬を中止または終了する場合は、最終投与日から22日目まで可能なかぎり葉酸を補充する。
  ②初回投与の少なくとも7日前に、ビタミンB₁₂として1回1 mgを筋肉注射する。抗癌薬投与中および投与中止後22日目まで9週毎(3コース毎)に1回投与する。

○**シスプラチン** 80 mg/m², day 1
○**ドセタキセル** 60 mg/m², day 1 ⎫⎬⇒ 3週毎

○**シスプラチン** 80 mg/m², day 1
○**ゲムシタビン** 1,000 mg/m², day 1、8 ⎫⎬⇒ 3週毎

○**シスプラチン** 80 mg/m², day 1
○**ビノレルビン** 25 mg/m², day 1、8 ⎫⎬⇒ 3週毎

○**シスプラチン** 80 mg/m², day 1
○**イリノテカン** 60 mg/m², day 1、8、15 ⎫⎬⇒ 4週毎

○**シスプラチン** 60 mg/m², day 8
○**S-1** 40 mg/m²、1日2回、day 1〜21 ⎫⎬⇒ 4〜5週毎

□ 増悪しなければ、上記を6コース以内で繰り返す。

—— カルボプラチンレジメン

○**カルボプラチン** (AUC = 6)、day 1
○**パクリタキセル**※ 200 mg/m²、day 1 ⎫⎬⇒ 3週毎
  ※パクリタキセル投与30分前までにデキサメタゾン、H₁、H₂ blockerの前投与を行う。

○**カルボプラチン** (AUC = 5)、day 1
○**ゲムシタビン** 1,000 mg/m²、day 1、8 ⎫⎬⇒ 3週毎

○**カルボプラチン** (AUC = 5)、day 1
○**S-1** 40 mg/m²、1日2回、day 1〜14 ⎫⎬⇒ 3週毎

○**カルボプラチン** (AUC = 6)、day 1
○**nab-パクリタキセル** 100 mg/m²、day 1、8、15 ⎫⎬⇒ 3週毎

○カルボプラチン （AUC = 5 ～ 6）、day 1
○ペメトレキセド※ 500 mg/m², day 1 ⎫⬯⟶ 3 週毎
　□ 4 コース終了後、増悪を認めなければペメトレキセド単剤の維持療法
　を考慮する。
　※ペメトレキセド投与に当たって、ビタミンの補充が必要である。
　①投与の 7 日以上前から葉酸 1 日 1 回 0.5 mg を連日経口投与する（例：
　　パンビタン® 末 1 g 分 1 など）。なお、抗癌薬を中止または終了する
　　場合は、最終投与日から 22 日目まで可能なかぎり葉酸を補充する。
　②初回投与の少なくとも 7 日前に、ビタミン B₁₂ として 1 回 1 mg を
　　筋肉注射する。抗癌薬投与中および投与中止後 22 日目まで 9 週毎
　　（3 コース毎）に 1 回投与する。

　□ 増悪しなければ上記を 6 コース以内で繰り返す。

――ネダプラチンレジメン（扁平上皮癌に推奨される）

○ネダプラチン 100 mg/m², day 1
○ドセタキセル 60 mg/m², day 1 ⎫⬯⟶ 3 週毎
　□ 増悪しなければ、上記を 6 コース以内で繰り返す。

細胞傷害性抗癌薬と分子標的治療薬併用レジメン

――ベバシズマブ併用レジメン（75 歳未満、PS 0 ～ 1 に推奨される）

○カルボプラチン （AUC = 6）、day 1
○パクリタキセル※ 200 mg/m², day 1 ⎫⬯⟶ 3 週毎
○ベバシズマブ 15mg/kg、day 1
　※パクリタキセル投与 30 分前までにデキサメタゾン、H₁、H₂ blocker
　の前投与を行う。
　□ 増悪しなければ上記を 6 コース以内で繰り返す。ベバシズマブに
　ついてはプラチナ製剤併用療法の終了後、病勢増悪もしくは毒性中
　止まで単剤投与を継続する。血痰や喀血があればベバシズマブを中
　止する。

――ラムシルマブ併用レジメン（75 歳未満、PS 0 ～ 1 に推奨される）

○ドセタキセル 60 mg/m², day 1
○サイラムザ® 10 mg/kg、day 1 ⎫⬯⟶ 3 週毎

――ネシツムマブ併用レジメン

○シスプラチン 75 mg/m², day 1
○ゲムシタビン 1,250 mg/m²、day 1、8 ⎫⬯⟶ 3 週毎
○ネシツムマブ 800 mg/body、day 1、8
　□ 4 コース終了後、増悪を認めなければネシツムマブの単剤投与を継続
　する。

（つづく）

◢ TOPIC

新たなドライバー遺伝子 *CLIP1-LTK* 融合遺伝子
LC-SCRUM-Asia がスクリーニングした 542 例中 2 例で *CLIP1-LTK* 融合遺伝子が検出
され、既知のドライバー遺伝子とは相互排他的であった[77]。ロルラチニブにキナーゼ活性抑
制効果があるとされている。

> **TOPIC**
>
> 免疫チェックポイント阻害薬の投与間隔
> キイトルーダ® は 400 mg 6 週毎、オプジーボ® は 480 mg 4 週毎の投与が可能となっている。患者負担の観点からは、投与間隔が長いほうがよいかもしれない。

> **TOPIC**
>
> 免疫チェックポイント阻害薬の効果と投与のタイミング
> 免疫チェックポイント阻害薬は、午後よりも午前に投与したほうが効果が高いという報告がある。サーカディアンリズム（概日リズム）の影響と考えられている[78]。

免疫チェックポイント阻害薬併用レジメン

○**オプジーボ®**　240 mg/body、day 1、15、29
○**ヤーボイ®**　1 mg/kg、day 1 ｝⇒ 6 週毎

免疫チェックポイント阻害薬単剤レジメン

○（PD-L1 TPS ≧ 1%のみ）**キイトルーダ®**　200 mg/body、day 1　⇒ 3 週毎

○**オプジーボ®**　240 mg/body、day 1　⇒ 2 週毎

○（初回治療においては PD-L1 TC3/IC3 のみ）**テセントリク®**　1,200 mg/body、day 1　⇒ 3 週毎

細胞傷害性抗癌薬単剤レジメン

○**ドセタキセル**　60 mg/m²、day 1　⇒ 3 週毎

○**ペメトレキセド**※　500 mg/m²、day 1　⇒ 3 週毎
※ペメトレキセド投与にあたって、ビタミンの補充が必要である。
①投与の 7 日以上前から葉酸 1 日 1 回 0.5 mg を連日経口投与する（例：パンビタン®末 1 g 分 1 など）。なお、抗癌薬を中止または終了する場合は、最終投与日から 22 日目まで可能なかぎり葉酸を補充する。
②初回投与の少なくとも 7 日前に、ビタミン B₁₂ として 1 回 1 mg を筋肉注射する。抗癌薬投与中および投与中止後 22 日目まで 9 週毎（3 コース毎）に 1 回投与する。

○**S-1**　80 ～ 120 mg/body、1 日 2 回、day 1 ～ 28　⇒ 6 週毎（4 週 2 休）

○**ゲムシタビン**　1,000 mg/m²、day 1、8、15　⇒ 4 週毎

○**ビノレルビン**　25 mg/m²、day 1、8　⇒ 3 週毎

○**nab-パクリタキセル**　100 mg/m²、day 1、8、15　⇒ 3 週毎

●ドライバー遺伝子変異/転座陽性

EGFR 遺伝子変異陽性例

○**オシメルチニブ（タグリッソ®）**（80 mg）　1 錠分 1

○**ゲフィチニブ（イレッサ®）**（250 mg）　1 錠分 1　食後

（つづく）

○エルロチニブ（タルセバ®）（150 mg）　1 錠分 1　空腹時

○アファチニブ（ジオトリフ®）（40 mg）　1 錠分 1　空腹時

○ダコミチニブ（ビジンプロ®）（45 mg）　1 錠分 1

――併用レジメン

○エルロチニブ（タルセバ®）（150 mg）　1 錠分 1　空腹時
○ベバシズマブ　15 mg/kg、day 1　⇒ 3 週毎

○エルロチニブ（タルセバ®）（150 mg）　1 錠分 1　空腹時
○ラムシルマブ（サイラムザ®）　10 mg/kg、day 1　⇒ 2 週毎

○ゲフィチニブ（250 mg）　1 錠分 1　食後
○カルボプラチン　（AUC = 5）、day 1　⎤
○ペメトレキセド※　500 mg/m²、day 1　⎦ ⇒ 3 ～ 4 週毎

　□4 ～ 6 コース終了後、増悪を認めなければゲフィチニブ＋ペメトレ
　　キセド併用の維持療法を考慮する。
　※ペメトレキセド投与に当たって、ビタミンの補充が必要である。
　①投与の 7 日以上前から葉酸 1 日 1 回 0.5 mg を連日経口投与する（例:
　　パンビタン® 末 1 g 分 1 など）。なお、抗癌薬を中止または終了する
　　場合は、最終終了後 22 日目まで可能なかぎり葉酸を補充する。
　②初回投与の少なくとも 7 日前に、ビタミン B_{12} として 1 回 1 mg を
　　筋肉注射する。抗癌薬投与および投与中止後 22 日目まで 9 週毎
　　（3 コース毎）に 1 回投与する。

ALK 融合遺伝子陽性例

○クリゾチニブ（ザーコリ®）（250 mg）　2 カプセル分 2

○アレクチニブ（アレセンサ®）（150 mg）　4 カプセル分 2

○セリチニブ（ジカディア®）（150 mg）　3 カプセル分 1　食後

○ロルラチニブ（ローブレナ®）（100 mg）　1 錠分 1

○ブリグチニブ（アルンブリグ®）（90 mg）　1 錠分 1　7 日間　⇒
　その後　2 錠分 1

ROS1 融合遺伝子陽性例

○クリゾチニブ（ザーコリ®）（250 mg）　2 カプセル分 2

○エヌトレクチニブ（ロズリートレク®）（200 mg）　3 カプセル分 1

BRAF V600E 変異陽性例

○ダブラフェニブメシル（タフィンラー®）（75 mg）　4 カプセル分 2　空
腹時

○トラメチニブ（メキニスト®）（2 mg）　1 錠分 1　空腹時

（つづく）

MET 遺伝子変異（エクソン 14 スキッピング変異）陽性例

○テポチニブ（テプミトコ®）（250 mg）　2 錠分 1　食後

○カプマチニブ（タブレクタ®）（200 mg）　4 錠分 2

RET 融合遺伝子陽性例

○セルペルカチニブ（レットヴィモ®）（80 mg）　4 カプセル分 2

NTRK 融合遺伝子陽性例

○エヌトレクチニブ（ロズリートレク®）（200 mg）　3 カプセル分 1

○ロトレクチニブ（ヴァイトラックビ®）（100 mg）　2 カプセル分 2

KRAS G12C 変異陽性例

○ソトラシブ（ルマケラス®）（120 mg）　8 錠分 1

HER2 遺伝子変異陽性例

○トラスツズマブ デルクステカン（エンハーツ®）　5.4 mg/kg/回
　3 週毎点滴

限局型小細胞肺癌（LD-SCLC）

■ Ｉ～ⅡA 期、特に cT1N0M0 については外科治療を含む治療が推奨される。医学的な理由で手術ができない場合、定位照射を行う。

■ 術後補助化学治療に明確なエビデンスはないが、ガイドラインでは推奨されている。

■ 放射線を併用する可能性がある場合、プラチナ製剤と組み合わせる抗癌薬としてはエトポシドを使用するほうがよい（イリノテカンは肺毒性のリスクが高い）。

■ 細胞傷害性抗癌薬は 4 コース使用するのが一般的である。

■ 間質性肺炎を合併している症例では、カルボプラチン＋エトポシド、シスプラチン＋エトポシド、などが用いられる。

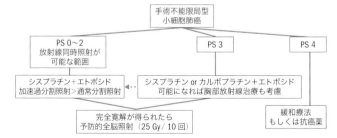

▼限局型小細胞肺癌（治療レジメン[5]）

胸部放射線治療

加速過分割照射法　1日2回、45 Gy/30回　⇒ 3週

化学療法

○ シスプラチン 80 mg/m², day 1
○ エトポシド 100 mg/m², day 1、2、3
⎫
⎬ ⇒ 3～4週毎（放射線
⎭ 治療施行中は4週毎）

（シスプラチン＋エトポシドが難しい場合）
○ カルボプラチン　（AUC＝5）、day 1
○ エトポシド 80 mg/m², day 1、2、3
⎫
⎬ ⇒ 3～4週毎（放射線治療を
⎭ 併用する場合は逐次）

▫ 放射線治療は化学療法1コース目の第2日目から開始（早期併用）。
▫ 化学療法は放射線治療完遂後も合計4コースまで継続。
▫ 加速過分割照射法が困難であれば、通常分割照射法 50～60 Gy/25～30回（5～6週）を推奨。

進展型小細胞肺癌（ED-SCLC）

■ PS が癌によって不良であると判断された場合、状態が悪くても抗癌薬の適応になることがある。ただし、現行のガイドライン[5]では PS 4 に対しては化学療法は推奨されていない。

■ ED-SCLC に対しては、予防的全脳照射を追加する意義は国内では乏しいとされている[79]。

■ 細胞傷害性抗癌薬は4コース使用するのが一般的である。

■ ED-SCLC に対する1次治療として、カルボプラチン＋エトポシドにテセントリク® を上乗せすることで全生存期間が延長した（IMpower 133試験）[80]。これにより、PS 0～1 の ED-SCLC に対して3剤併用療法→テセントリク®維持療法が推奨されるようになった。プラチナ製剤＋エトポシド＋イミフィンジ® 併用療法もエビデンスがあり（CASPIAN試験）[81]、2020年に保険適用された。カルボプラチン＋エトポシド＋キイトルーダ® は全生存期間の延長が示されていない。

■ 間質性肺炎を合併している症例では、カルボプラチン＋エトポシド、シスプラチン＋エトポシド、などが用いられる。

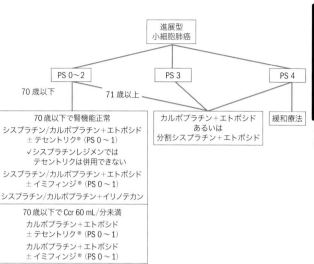

▼進展型小細胞肺癌（治療レジメン[5])）

CDDP + CPT-11 療法

例

○シスプラチン　60 mg/m²、day 1
○イリノテカン　60 mg/m²、day 1、8、15　　⇒ 4 週毎

CDDP + ETP 療法

○シスプラチン　80 mg/m²、day 1
○エトポシド　100 mg/m²、day 1、2、3　　⇒ 3 週毎

CBDCA + ETP 療法

○カルボプラチン　（AUC = 5)、day 1
○エトポシド　80 mg/m²、day 1、2、3　　⇒ 3 ～ 4 週毎

CDPP + ETP 療法（CDDP 分割）

○シスプラチン　25 mg/m²、day 1、2、3
○エトポシド　80 mg/m²、day 1、2、3　　⇒ 3 ～ 4 週毎

アテゾリズマブ併用

○カルボプラチン　（AUC = 5)、day 1
○エトポシド　100 mg/m²、day 1、2、3
○テセントリク®　1,200 mg/body、day 1　　⇒ 3 週毎
　□ 4 コース終了後、増悪を認めなければアテゾリズマブ単剤の維持療
　　法を継続する。

（つづく）

デュルバルマブ併用

○ **カルボプラチン** （AUC = 5 または 6）、day 1
○ **エトポシド** 80 〜 100 mg/m², day 1、2、3 ⎫
○ **イミフィンジ®** 1,500 mg/body、day 1 ⎬ ⇒ 3 週毎
⎭
　□ 4 コース終了後、増悪を認めなければイミフィンジ® の単剤投与を
　4 週毎に継続する。

○ **シスプラチン** 75 〜 80 mg/m²、day 1
○ **エトポシド** 80 〜 100 mg/m²、day 1、2、3 ⎫
○ **イミフィンジ®** 1,500 mg/body、day 1 ⎬ ⇒ 3 週毎
⎭
　□ 4 コース終了後、増悪を認めなければイミフィンジ® の単剤投与を
　4 週毎に継続する。

TOPIC

セルプルリマブ、アデブレリマブ

ED-SCLC に対するプラチナ製剤併用療法に、新規 PD-L1 抗体であるセルプルリマブ（ASTRUM-005 試験）やアデブレリマブ（CAPSTONE-1 試験）を上乗せすると全生存期間が延長することが示されている[82), 83)]。今後期待される薬剤である。

再発小細胞肺癌

■ sensitive relapse か refractory relapse か判断し、レジメンを選択する。

再発形式	定　義	治療レジメン
sensitive relapse	初回治療で良好な反応が得られた患者さんで治療完遂後から再発までの期間が 60 〜 90 日以上の場合 ✓sensitive relapse のほうが再発時の治療効果が高い。	・re-challenge（エビデンス不明） ・カルボプラチン＋エトポシド ・ノギテカン単剤 ・シスプラチン＋エトポシド＋イリノテカン（70 歳以下の症例が望ましい） ・アムルビシン単剤
refractory relapse	初回治療で良好な反応が得られなかった患者さん、あるいは初回治療で良好な効果が得られた患者さんで治療完遂後から再発までの期間が 60 〜 90 日以内の場合	・アムルビシン単剤 ・（ノギテカン単剤） ・（イリノテカン単剤）

▼再発小細胞肺癌（治療レジメン[5]）

例

AMR 療法

○アムルビシン　40 mg/m², day 1、2、3　⇒ 3 週毎

NGT 療法

○ノギテカン　1 mg/m², day 1、2、3、4、5　⇒ 3 週毎

CDDP + ETP + CPT-11 療法（G-CSF 製剤予防投与あり）

○シスプラチン　25 mg/m², day 1、8
○エトポシド　60 mg/m², day 1、2、3　⎬ ⇒ 2 週毎（5 コースまで）
○イリノテカン　90 mg/m², day 8

CBDCA + ETP 療法（再投与）

○カルボプラチン　（AUC = 5）、day 1
○エトポシド　100 mg/m², day 1、2、3　⎬ ⇒ 3 週毎（6 コースまで）

- FDA は、再発小細胞肺癌の 2 次治療に lurbinectedin、3 次治療以降にオプジーボ® を承認した。

❓ これだけは説明しておきたい

- 細胞傷害性抗癌薬の副作用として、以下の 3 つは最低限説明しておく。
  - 1 週目：吐き気が出やすい
  - 2 週目：血球が減りやすい
  - 3 ～ 4 週目以降：毛が抜けやすい（特にタキサン系）
- EGFR-TKI の使用による皮膚や消化器系の副作用が多いこと。
- 高額療養費制度（p.312）が使えるため、常識はずれの自己負担額にはならないこと。

❓ 患者さんからよくある質問

- 「いつから私は肺癌があったのですか？」
  →「進行速度が人によってまちまちなので、いつから肺癌が発生したのかを知ることはできません。昔の画像があれば推測は可能かもしれません」

- 「肺癌は治るのですか？」
  →「肺癌の場合、外科的に完全切除できた場合に完治があり得ます。また、抗癌薬によって完全寛解という状態になることもあります。しかし、多くの場合完全に治ることはなく、長く付き合っていかねばならない病気と考えたほうがよいでしょう」

- 「ある種のキノコが効くと聞いたのですが……」
  →「現時点では、肺癌を診療している医師は、補完代替療法を第一に推奨していないことが多いです。ただ、絶対に効果がないとは断言できませんので、抗癌薬とケンカしないものであれば、一緒に飲んでもらってもかまわないと私は考えています」

- 「免疫療法を受けたいのですが」
  →「免疫療法と呼ばれるものは多種多様です。臨床試験で効果が確認されている免疫チェックポイント阻害薬や、民間で行われている食事免疫療法などです。免疫療法も全例に効果が出るわけではないので、どういった免疫療法を耳にされたのか、またそれが肺癌に効果があるのか話し合いましょう」

- 「あとどのくらい生きられますか？」
  →「ドラマなどで余命何年と宣告するシーンがありますが、現実的に未来を予想することは不可能です。ただし、肺癌の病期によって統計的な数値は出せますが、これも個人差が大きいものです。また、新しい抗癌薬により生存期間は延びてき

ています」

　　□ おおまかな 1 年生存率は、III期：50 ～ 60%、IV期：30 ～ 40%
　　□ おおまかな 5 年生存率は、III期：20 ～ 30%、IV期：8%（免疫チェックポイント阻害薬併用レジメンで約 20%まで改善）
　　□ おおまかな 10 年生存率は、III期：10 ～ 20%、IV期：3 ～ 4%
　→提示することで精神的なダメージを与えるため、あえて濁す選択肢もある。

資　料

表　ECOG（Eastern Cooperative Oncology Group）のパフォーマンスステータス（PS）

0	まったく問題なく活動できる。発病前と同じ日常生活が制限なく行える
1	肉体的に激しい活動は制限されるが、歩行可能で、軽作業や座っての作業は行うことができる。例：軽い家事、事務作業
2	歩行可能で自分の身の回りのことはすべて可能だが作業はできない。日中の 50%以上はベッド外で過ごす
3	限られた自分の身の回りのことしかできない。日中の 50%以上をベッドか椅子で過ごす
4	まったく動けない。自分の身の回りのことはまったくできない。完全にベッドか椅子で過ごす

・この PS が化学療法の適応を決める絶対的なものではない。肺癌とは関係のない疾患によって車椅子や介護を要する、本質的に PS が 0 の患者さんもいる。

表　原発性肺癌の TNM 分類（肺癌取扱い規約 第 8 版）

T−原発腫瘍

TX：原発腫瘍の存在が判定できない、あるいは喀痰または気管支洗浄液細胞診でのみ陽性で画像診断や気管支鏡では観察できない

T0：原発腫瘍を認めない

Tis：上皮内癌（carcinoma in situ）：肺野型の場合は、充実成分径 0 cm かつ病変全体径 ≦ 3 cm

T1：腫瘍の充実成分径 ≦ 3 cm、肺または臓側胸膜に覆われている、葉気管支より中枢への浸潤が気管支鏡上認められない（すなわち主気管支に及んでいない）

　T1mi：微小浸潤性腺癌：部分充実型を示し、充実成分径 ≦ 0.5 cm かつ病変全体径 ≦ 3 cm

　T1a：充実成分径 ≦ 1 cm かつ Tis・T1mi には相当しない
　T1b：充実成分径 > 1 cm でかつ ≦ 2 cm
　T1c：充実成分径 > 2 cm でかつ ≦ 3 cm

T2：充実成分径 > 3 cm でかつ ≦ 5 cm、または充実成分径 ≦ 3 cm でも以下のいずれかであるもの
　　・主気管支に及ぶが気管分岐部には及ばない
　　・臓側胸膜に浸潤
　　・肺門まで連続する部分的または一側全体の無気肺か閉塞性肺炎がある

　T2a：充実成分径 > 3 cm でかつ ≦ 4 cm
　T2b：充実成分径 > 4 cm でかつ ≦ 5 cm

T3：充実成分径 > 5 cm でかつ ≦ 7 cm、または充実成分径 ≦ 5 cm でも以下のいずれかであるもの
　　・壁側胸膜、胸壁（superior sulcus tumor を含む）、横隔神経、心膜のいずれかに直接浸潤
　　・同一葉内の不連続な副腫瘍結節

T4：充実成分径 > 7 cm、または大きさを問わず横隔膜、縦隔、心臓、大血管、気管、反回神経、食道、椎体、気管分岐部への浸潤、あるいは同側の異なった肺葉内の副腫瘍結節

（つづく）

N-所属リンパ節

NX: 所属リンパ節評価不能

N0: 所属リンパ節転移なし

N1: 同側の気管支周囲かつ/または同側肺門、肺内リンパ節への転移で原発腫瘍の直接浸潤を含める

N2: 同側縦隔かつ/または気管分岐下リンパ節への転移

N3: 対側縦隔、対側肺門、同側あるいは対側の前斜角筋、鎖骨上窩リンパ節への転移

M-遠隔転移

M0: 遠隔転移なし

M1: 遠隔転移がある

M1a: 対側肺内の副腫瘍結節、胸膜または心膜の結節、悪性胸水（同側・対側）、悪性心囊水

M1b: 肺以外の一臓器への単発遠隔転移がある

M1c: 肺以外の一臓器または多臓器への多発遠隔転移がある

□ M1は転移臓器によって以下のように記載する

肺 PUL　骨髄 MAR　骨 OSS　胸膜 PLE　リンパ節 LYM
肝 HEP　腹膜 PER　脳 BRA　副腎 ADR　皮膚 SKI　その他 OTH

（日本肺癌学会．臨床・病理 肺癌取扱い規約，金原出版．第8版．2017．p.3-4. より引用）

表　原発性肺癌の病期分類（肺癌取扱い規約 第8版）

病期	T	N	M
潜伏癌	TX	N0	M0
0 期	Tis	N0	M0
ⅠA 期	T1	N0	M0
ⅠA1 期	T1mi, T1a	N0	M0
ⅠA2 期	T1b	N0	M0
ⅠA3 期	T1c	N0	M0
ⅠB 期	T2a	N0	M0
ⅡA 期	T2b	N0	M0
ⅡB 期	T1a ～ T2b	N1	M0
	T3	N0	M0
ⅢA 期	T1a ～ T2b	N2	M0
	T3	N1	M0
	T4	N0、N1	M0
ⅢB 期	T1a ～ T2b	N3	M0
	T3、T4	N2	M0
ⅢC 期	T3、T4	N3	M0
Ⅳ期	AnyT	AnyN	M1
ⅣA 期	AnyT	AnyN	M1a、M1b
ⅣB 期	AnyT	AnyN	M1c

（日本肺癌学会．臨床・病理 肺癌取扱い規約，金原出版．第8版，補訂版．2021．p.6. より引用）

表　原発性肺癌の TNM 分類（第 9 版）（移行期であり第 8 版と両方掲載する）

T-原発腫瘍
TX：原発腫瘍の存在が判定できない、あるいは喀痰または気管支洗浄液細胞診でのみ陽性で画像診断や気管支鏡では観察できない

T0：原発腫瘍を認めない

Tis：上皮内癌（carcinoma in situ）：肺野型の場合は、充実成分径 0 cm かつ病変全体径 ≦ 3 cm

T1：腫瘍の充実成分径 ≦ 3 cm、肺または臓側胸膜に覆われている、葉気管支より中枢への浸潤が気管支鏡上認められない（すなわち主気管支に及んでいない）
- **T1mi**：微小浸潤性腺癌：部分充実型を示し、充実成分径 ≦ 0.5 cm かつ病変全体径 ≦ 3 cm
- **T1a**：充実成分径 ≦ 1 cm かつ Tis・T1mi には相当しない
- **T1b**：充実成分径 > 1 cm かつ ≦ 2 cm
- **T1c**：充実成分径 > 2 cm かつ ≦ 3 cm

T2：充実成分径 > 3 cm でかつ ≦ 5 cm、または充実成分径 ≦ 3 cm でも以下のいずれかであるもの
- ・主気管支に及ぶが気管分岐部には及ばない
- ・臓側胸膜に浸潤
- ・肺門まで連続する部分的または一側全体の無気肺か閉塞性肺炎がある
- **T2a**：充実成分径 > 3 cm でかつ ≦ 4 cm
- **T2b**：充実成分径 > 4 cm でかつ ≦ 5 cm

T3：充実成分径 > 5 cm でかつ ≦ 7 cm、または充実成分径 ≦ 5 cm でも以下のいずれかであるもの
- ・壁側胸膜、胸壁（superior sulcus tumor を含む）、横隔神経、心膜のいずれかに直接浸潤
- ・同一葉内の不連続な副腫瘍結節

T4：充実成分径 > 7 cm、または大きさを問わず横隔膜、縦隔、心臓、大血管、気管、反回神経、食道、椎体、気管分岐部への浸潤、あるいは同側の異なった肺葉内の副腫瘍結節

N-所属リンパ節
NX：所属リンパ節評価不能

N0：所属リンパ節転移なし

N1：同側の気管支周囲かつ/または同側肺門、肺内リンパ節への転移で原発腫瘍の直接浸潤を含める

N2：同側縦隔かつ/または気管分岐下リンパ節への転移
- **N2a**：1 つの同側縦隔または気管分岐下リンパ節への転移
- **N2b**：複数の同側縦隔/気管分岐下リンパ節への転移

N3：対側縦隔、対側肺門、同側あるいは対側の前斜角筋、鎖骨上窩リンパ節への転移

M-遠隔転移
M0：遠隔転移なし

M1：遠隔転移がある
- **M1a**：対側肺内の副腫瘍結節、胸膜または心膜の結節、悪性胸水（同側・対側）、悪性心嚢水
- **M1b**：肺以外の一臓器への単発遠隔転移がある
- **M1c**：肺以外の一臓器または多臓器への多発遠隔転移がある
  - **M1c1**：肺以外への一臓器への多発遠隔転移
  - **M1c2**：肺以外への多臓器への多発遠隔転移
  - ◦ M1 は転移臓器によって以下のように記載する

肺 PUL	骨髄 MAR	骨 OSS	胸膜 PLE	リンパ節 LYM	
肝 HEP	腹膜 PER	脳 BRA	副腎 ADR	皮膚 SKI	その他 OTH

（Rami-Porta R, et al. The IASLC Lung Cancer Staging Project: Proposals for Revision of the TNM Stage Groups in the Forthcoming（Ninth）Edition of the TNM Classification for Lung Cancer. J Thorac Oncol. 2024 Mar 4:S1556-0864（24）00079-0. より引用改変）

表　原発性肺癌の病期分類（第9版）（移行期であり第8版と両方掲載する）

		N0	N1	N2		N3
				N2a	N2b	
T1	T1a	IA1	IIA	IIB	IIIA	IIIB
	T1b	IA2	IIA	IIB	IIIA	IIIB
	T1c	IA3	IIA	IIB	IIIA	IIIB
T2	T2a	IB	IIB	IIIA	IIIB	IIIB
	T2b	IIA	IIB	IIIA	IIIB	IIIB
T3		IIB	IIIA	IIIA	IIIB	IIIC
T4		IIIA	IIIA	IIIB	IIIB	IIIC
M	M1a	IVA	IVA	IVA	IVA	IVA
	M1b	IVA	IVA	IVA	IVA	IVA

（Rami-Porta R, et al. The IASLC Lung Cancer Staging Project: Proposals for Revision of the TNM Stage Groups in the Forthcoming (Ninth) Edition of the TNM Classification for Lung Cancer. J Thorac Oncol. 2024 Mar 4:S1556-0864 (24) 00079-0. より引用改変）

▶ TOPIC

オリゴメタ

転移臓器・転移個数が限られている synchronous oligometastatic disease、通称「オリゴメタ」に関しては、薬物療法によって病勢が安定している場合、定位放射線治療などの局所治療の追加を行ってもよい。9割の臨床試験では転移病変が2個以内であることに注意が必要である。

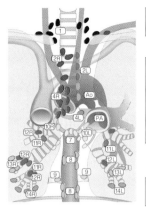

鎖骨上窩 リンパ節	#1R、 1L	鎖骨上窩リンパ節	●

	#2R	右上部気管傍リンパ節	●
	#2L	左上部気管傍リンパ節	◑
上縦隔 リンパ節	#3a	血管前リンパ節	●
	#3p	気管後リンパ節	◑
	#4R	右下部気管傍リンパ節	◑
	#4L	左下部気管傍リンパ節	○

大動脈 リンパ節	#5	大動脈下リンパ節	●
	#6	大動脈傍リンパ節	○

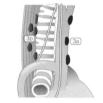

下縦隔 リンパ節	#7	気管分岐下リンパ節	○
	#8	食道傍リンパ節	○
	#9	肺靭帯リンパ節	○

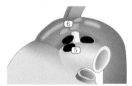

肺門 リンパ節	#10	主気管支周囲リンパ節	○
	#11	葉気管支間リンパ節	●
肺内 リンパ節	#12	葉気管支周囲リンパ節	●
	#13	区域気管支周囲リンパ節	○
	#14	亜区域気管支周囲リンパ節	●

図 リンパ節の部位と命名
(IASLC lymph node map [©Memorial Sloan-Kettering Cancer Center, 2009])

一口メモ

アナモレリン（エドルミズ®）
非小細胞肺癌に伴う悪液質に対するアナモレリン（エドルミズ®）は、プラセボと比較して有意に体重を増加させる効果がある。食欲亢進に起因する終末期の誤嚥性肺炎に注意する。

例 エドルミズ®（50 mg） 2錠分1 空腹時

242

◆ References

1) Morikawa K, et al. A Prospective Validation Study of Lung Cancer Gene Panel Testing Using Cytological Specimens. Cancers（Basel）. 2022;14.

2) Balekian AA, et al. Brain Imaging for Staging of Patients With Clinical Stage IA Non-small Cell Lung Cancer in the National Lung Screening Trial: Adherence With Recommendations From the Choosing Wisely Campaign. Chest. 2016 Apr; 149（4）: 943-50.

3) Temel JS, et al. Early palliative care for patients with metastatic nonsmall-cell lung cancer. N Engl J Med. 2010 Aug 19; 363（8）: 733-42.

4) Sullivan DR, et al. Association of Early Palliative Care Use With Survival and Place of Death Among Patients With Advanced Lung Cancer Receiving Care in the Veterans Health Administration. JAMA Oncol. 2019 Dec 1;5（12）:1702-9.

5) 日本肺癌学会. 肺癌診療ガイドライン 2023 年版.

6) Saji H, et al. Segmentectomy versus lobectomy in small-sized peripheral non-small-cell lung cancer （JCOG0802/WJOG4607L）: a multicentre, open-label, phase 3, randomised, controlled, non-inferiority trial. Lancet. 2022 Apr 23;399（10335）:1607-17.

7) Aokage G, et al. Segmentectomy for ground-glass-dominant lung cancer with a tumour diameter of 3 cm or less including ground-glass opacity （JCOG1211）: a multicentre, single-arm, confirmatory, phase 3 trial. Lancet Respir Med. 2023 Jun;11（6）:540-9.

8) Forde PM, et al. Neoadjuvant Nivolumab plus Chemotherapy in Resectable Lung Cancer. N Engl J Med. 2022 May 26;386（21）:1973-85.

9) Heymach J V, et al. Perioperative Durvalumab for Resectable Non-Small-Cell Lung Cancer. N Engl J Med. 2023 Nov 2;389（18）:1672-84.

10) Wu YL, et al. Osimertinib in Resected EGFR-Mutated Non-Small-Cell Lung Cancer. N Engl J Med. 2020 Oct 29;383（18）:1711-23.

11) Tsuboi M, et al. Overall Survival with Osimertinib in Resected EGFR-Mutated NSCLC. N Engl J Med. 2023 Jul 13;389（2）:137-47.

12) Herbst RS, et al. Adjuvant Osimertinib for Resected EGFR-Mutated Stage IB-IIIA Non-Small-Cell Lung Cancer: Updated Results From the Phase III Randomized ADAURA Trial. J Clin Oncol. 2023 Apr 1;41（10）:1830-40.

13) Felip E, et al. Adjuvant atezolizumab after adjuvant chemotherapy in resected stage IB-IIIA non-small-cell lung cancer （IMpower010）: a randomised, multicentre, open-label, phase 3 trial. Lancet. 2021 Oct 9;398（10308）:1344-57.

14) O'Brien M, et al. Pembrolizumab versus placebo as adjuvant therapy for completely resected stage IB-IIIA non-small-cell lung cancer （PEARLS/KEYNOTE-091）: an interim analysis of a randomised, triple-blind, phase 3 trial. Lancet Oncol. 2022 Oct;23（10）:1274-86.

15) Wakelee H, et al. Perioperative Pembrolizumab for Early-Stage Non-Small-Cell Lung Cancer. N Engl J Med. 2023;389:491-503.

16) Solomon B et al. ALINA: efficacy and safety of adjuvant alectinib versus chemotherapy in patients with early-stage ALK+ non-small cell lung cancer （NSCLC）. Presentation at: European Society for Medical oncology Congress; 2023 October 20-24. Late-breaking abstract #LBA2.

17) Spigel DR, et al. Five-Year Survival Outcomes From the PACIFIC Trial: Durvalumab After Chemoradiotherapy in Stage III Non-Small-Cell Lung Cancer. J Clin Oncol. 2022 Apr 20;40（12）: 1301-11.

18) Reck M, et al. Five-Year Outcomes With Pembrolizumab Versus Chemotherapy for Metastatic Non-Small-Cell Lung Cancer With PD-L1 Tumor Proportion Score ≥ 50. J Clin Oncol. 2021 Jul 20;39 （21）:2339-49.

19) Herbst RS, et al. Atezolizumab for First-Line Treatment of PD-L1-Selected Patients with NSCLC. N Engl J Med. 2020 Oct 1;383（14）:1328-39.

20) Garassino MC, et al. Pembrolizumab Plus Pemetrexed and Platinum in Nonsquamous Non-Small-Cell Lung Cancer: 5-Year Outcomes From the Phase 3 KEYNOTE-189 Study. J Clin Oncol. 2023 Apr 10;41（11）:1992-8.

21) Iso H, et al. Thyroid transcription Factor-1 （TTF-1） expression and the efficacy of combination therapy with immune checkpoint inhibitors and cytotoxic chemotherapy in non-squamous non-small cell lung cancer. Transl Lung Cancer Res. 2023;12:1850-61.

22) Socinski MA, et al. Atezolizumab for First-Line Treatment of Metastatic Nonsquamous NSCLC. N

Engl J Med. 2018 Jun 14;378(24):2288-301.

23) Novello S, et al. Pembrolizumab Plus Chemotherapy in Squamous Non-Small-Cell Lung Cancer: 5-Year Update of the Phase III KEYNOTE-407 Study. J Clin Oncol. 2023 Apr 10;41(11):1999-2006.

24) Paz-Ares LG, et al. First-line nivolumab plus ipilimumab in advanced NSCLC：4-year outcomes from the randomized, open-label, phase 3 CheckMate 227 part 1 trial. J Thorac Oncol. 2022 Feb;17(2):289-308.

25) Brahmer JR, et al. Five-Year Survival Outcomes With Nivolumab Plus Ipilimumab Versus Chemotherapy as First-Line Treatment for Metastatic Non–Small-Cell Lung Cancer in CheckMate 227. Journal of Clinical Oncology. 2023;41:1200.

26) Paz-Ares L, et al. First-line nivolumab plus ipilimumab combined with two cycles of chemotherapy in patients with non-small-cell lung cancer（CheckMate 9LA）: an international, randomised, open-label, phase 3 trial. Lancet Oncol. 2021 Feb;22(2):198-211.

27) Paz-Ares LG, et al. First-Line Nivolumab Plus Ipilimumab With Chemotherapy Versus Chemotherapy Alone for Metastatic NSCLC in CheckMate 9LA: 3-Year Clinical Update and Outcomes in Patients With Brain Metastases or Select Somatic Mutations. J Thorac Oncol. 2023;18:204-22.

28) Shankar B et al. Multisystem Immune-Related Adverse Events Associated With Immune Checkpoint Inhibitors for Treatment of Non-Small Cell Lung Cancer. JAMA Oncol. 2020 Dec; 6(12):1-6.

29) Garassino MC, et al. Pembrolizumab Plus Pemetrexed and Platinum in Nonsquamous Non-Small-Cell Lung Cancer: 5-Year Outcomes From the Phase 3 KEYNOTE-189 Study. J Clin Oncol. 2023 Apr 10;41(11):1992-8.

30) Socinski MA, et al. Atezolizumab for First-Line Treatment of Metastatic Nonsquamous NSCLC. N Engl J Med. 2018;378:2288–301.

31) Jotte R, et al. Atezolizumab in combination with carboplatin and nab-paclitaxel in advanced squamous NSCLC（IMpower131）: results from a randomized phase III trial. J Thorac Oncol. 2020; 15(8): 1351-60.

32) Novello S, et al. Pembrolizumab Plus Chemotherapy in Squamous Non-Small-Cell Lung Cancer: 5-Year Update of the Phase III KEYNOTE-407 Study. J Clin Oncol. 2023 Apr 10;41(11):1999-2006.

33) Brahmer JR, et al. Five-Year Survival Outcomes With Nivolumab Plus Ipilimumab Versus Chemotherapy as First-Line Treatment for Metastatic Non-Small-Cell Lung Cancer in CheckMate 227. J Clin Oncol. 2023 Feb 20;41(6):1200-12.

34) Paz-Ares LG, et al. First-Line Nivolumab Plus Ipilimumab With Chemotherapy Versus Chemotherapy Alone for Metastatic NSCLC in CheckMate 9LA: 3-Year Clinical Update and Outcomes in Patients With Brain Metastases or Select Somatic Mutations. J Thorac Oncol. 2023 Feb 20;18(2):204-22.

35) Gettinger SN, et al. Nivolumab Plus Ipilimumab vs Nivolumab for Previously Treated Patients With Stage IV Squamous Cell Lung Cancer: The Lung-MAP S1400I Phase 3 Randomized Clinical Trial. JAMA Oncol. 2021 Sep 1;7(9):1368-77.

36) Johnson ML, et al. Durvalumab With or Without Tremelimumab in Combination With Chemotherapy as First-Line Therapy for Metastatic Non-Small-Cell Lung Cancer: The Phase III POSEIDON Study. J Clin Oncol. 2023 Feb 20;41(6):1213-27.

37) Thatcher N, et al. Necitumumab plus gemcitabine and cisplatin versus gemcitabine and cisplatin alone as rst-line therapy in patients with stage IV squamous non-small-cell lung cancer（SQUIRE）: an open-label, randomised, controlled phase 3 trial. Lancet Oncol. 2015 Jul;16(7):763-74

38) Watanabe S, et al. Necitumumab plus gemcitabine and cisplatin versus gemcitabine and cisplatin alone as first-line treatment for stage IV squamous non-small cell lung cancer: A phase 1b and randomized, open-label, multicenter, phase 2 trial in Japan. Lung Cancer. 2019 Mar;129:55-62.

39) Brahmer J, et al. Nivolumab versus Docetaxel in Advanced Squamous-Cell Non-Small-Cell Lung Cancer. N Engl J Med. 2015 Jul 9;373(2):123-35.

40) Rittmeyer A, et al. Atezolizumab versus docetaxel in patients with previously treated non-small-cell lung cancer（OAK）: a phase 3, open-label, multicentre randomised controlled trial. Lancet. 2017 Jan 21;389(10066):255-65.

41) Waterhouse DM, et al. Continuous Versus 1-Year Fixed-Duration Nivolumab in Previously Treated Advanced Non-Small-Cell Lung Cancer: CheckMate 153. J Clin Oncol. 2020 Nov 20;38(33): 3863-73.

42) Sun L, et al. Association Between Duration of Immunotherapy and Overall Survival in Advanced

Non-Small Cell Lung Cancer. JAMA Oncol. 2023 Aug 1;9 (8) :1075-82.

43) Yoneshima Y, et al. Phase 3 Trial Comparing Nanoparticle Albumin-Bound Paclitaxel With Docetaxel for Previously Treated Advanced NSCLC. J Thorac Oncol. 2021 Sep;16 (9) :1523-32.

44) Huang J, et al. The efficacy and safety of nivolumab in previously treated advanced non-small-cell lung cancer: a meta-analysis of prospective clinical trials. Onco Targets Ther. 2016 Sep 23;9:5867-74.

45) MSD 株式会社，大鵬薬品工業株式会社．キイトルーダ® 点滴静注適正使用ガイド．2022 年 10 月．

46) Schoenfeld AJ, et al. Severe immune related adverse events are common with sequential PD- (L) 1 blockade and osimertinib. Ann Oncol. 2019 May 1;30 (5) :839-44.

47) Okada N, et al. Effect of pre-treatment with EGFR-TKIs on immune checkpoint inhibitor-associated interstitial lung disease in lung cancer patients: Analysis using a Japanese claims database. Int J Clin Pharmacol Ther. 2024 Feb;62 (2) :69-76.

48) Wang C, et al. Clinical Outcomes of Afatinib Versus Osimertinib in Patients With Non-Small Cell Lung Cancer With Uncommon EGFR Mutations: A Pooled Analysis. Oncologist. 2023 Jun 2;28 (6) : e397-405

49) Ramalingam SS, et al. Overall Survival with Osimertinib in Untreated, EGFR-Mutated Advanced NSCLC. N Engl J Med. 2020 Jan 2; 382 (1) : 41-50.

50) Cho BC, et al. LBA14 Amivantamab plus lazertinib vs osimertinib as first-line treatment in patients with EGFR-mutated, advanced non small cell lung cancer (NSCLC) : Primary results from MARIPOSA, a phase III, global, randomized, controlled trial. Ann Oncol. 2023;34:S1306.

51) Zhou C, et al. Amivantamab plus Chemotherapy in NSCLC with EGFR Exon 20 Insertions. N Engl J Med. 2023 Nov 30;389 (22) :2039-51.

52) Nogami N, et al. Osimertinib as first-line therapy for EGFRm advanced NSCLC : Final FLAURA OS. 第 60 回日本肺癌学会学術集会，PS-1.

53) Hosomi Y, et al. Gefitinib Alone Versus Gefitinib Plus Chemotherapy for Non-Small-Cell Lung Cancer With Mutated Epidermal Growth Factor Receptor: NEJ009 Study. J Clin Oncol. 2020 Jan 10:38 (2) :115-23.

54) Planchard D, et al. Osimertinib with or without Chemotherapy in EGFR-Mutated Advanced NSCLC. N Engl J Med. 2023 Nov 23;389 (21) :1935-48.

55) Nakagawa K, et al. Ramucirumab plus erlotinib in patients with untreated, EGFR-mutated, advanced non-small-cell lung cancer (RELAY) : a randomised, double-blind, placebo-controlled, phase 3 trial. Lancet Oncol. 2019 Dec; 20 (12) 1655-69.

56) Saito H, et al. Erlotinib plus bevacizumab versus erlotinib alone in patients with EGFR-positive advanced non-squamous non-small-cell lung cancer (NEJ026) : interim analysis of an open-label, randomised, multicentre, phase 3 trial. Lancet Oncol. 2019 May;20 (5) :625-35.

57) Piccirillo MC, et al. Addition of Bevacizumab to Erlotinib as First-Line Treatment of Patients With EGFR-Mutated Advanced Nonsquamous NSCLC: The BEVERLY Multicenter Randomized Phase 3 Trial. J Thorac Oncol. 2022 Sep;17 (9) :1086-97.

58) Akamatsu H, et al. Efficacy of Osimertinib Plus Bevacizumab vs Osimertinib in Patients With EGFR T790M-Mutated Non-Small Cell Lung Cancer Previously Treated With Epidermal Growth Factor Receptor-Tyrosine Kinase Inhibitor: West Japan Oncology Group 8715L Phase 2 Randomized Clinical Trial. JAMA Oncol. 2021 Mar 1;7 (3) :386-94.

59) Sato Y, et al. Drug-related pneumonitis induced by osimertinib as first-line treatment for EGFR-positive non-small cell lung cancer: a real-world setting. Chest. 2022 Jun 1;S0012-3692 (22) 01068-6.

60) Yu HA, et al. HERTHENA-Lung01, a Phase II Trial of Patritumab Deruxtecan (HER3-DXd) in Epidermal Growth Factor Receptor-Mutated Non-Small-Cell Lung Cancer After Epidermal Growth Factor Receptor Tyrosine Kinase Inhibitor Therapy and Platinum-Based Chemotherapy. J Clin Oncol. 2023 Dec 10;41 (35) :5363-75.

61) Hida T, et al. Alectinib versus crizotinib in patients with ALK-positive non-small-cell lung cancer (J-ALEX) : an open-label, randomised phase 3 trial. Lancet. 2017 Jul 1;390 (10089) :29-39.

62) Peters S, et al. Alectinib versus Crizotinib in Untreated ALK-Positive Non-Small-Cell Lung Cancer. N Engl J Med. 2017 Aug 31; 377 (9) : 829-38

63) Solomon BJ, et al. Efficacy and safety of first-line lorlatinib versus crizotinib in patients with advanced, ALK-positive non-small-cell lung cancer: updated analysis of data from the phase

3, randomised, open-label CROWN study. Lancet Respir Med. 2022 Dec 16;S2213-2600（22）00437-4.

64) Shaw AT, et al. Crizotinib in ROS1-rearranged advanced non-small-cell lung cancer（NSCLC）: updated results, including overall survival, from PROFILE 1001. Ann Oncol. 2019 Jul 1;30（7）: 1121-6.

65) Dziadziuszko R, et al. Updated integrated analysis of the efficacy and safety of entrectinib in locally advanced or metastatic ROS1 fusion-positive non-small-cell lung cancer. J Clin Oncol. 2021 Apr 10;39（11）:1253-63.

66) Drilon A, et al. Repotrectinib in ROS1 Fusion-Positive Non-Small-Cell Lung Cancer. N Engl J Med. 2024 Jan 11;390（2）:118-31.

67) Planchard D, et al. Phase 2 study of dabrafenib plus trametinib in patients with BRAF V600E-mutant metastatic NSCLC: updated 5-year survival rates and genomic analysis. J Thorac Oncol. 2022 Jan;17（1）:103-15.

68) Paik PK, et al. Tepotinib in non-small-cell lung cancer with MET exon 14 skipping mutations. N Engl J Med. 2020 Sep 3;383（10）:931-43.

69) Wolf J, et al. Capmatinib in MET exon 14-mutated or MET-amplified non-small-cell lung cancer. N Engl J Med. 2020 Sep 3;383（10）:944-57.

70) Drilon A, et al. Efficacy of selpercatinib in RET fusion-positive non-small-cell lung cancer. N Engl J Med. 2020 Aug 27;383（9）:813-24.

71) Demetri GD, et al. Updated Integrated Analysis of the Efficacy and Safety of Entrectinib in Patients With NTRK Fusion-Positive Solid Tumors. Clin Can Res. 2022;28:1302-12.

72) Drilon A, et al. Efficacy and Safety of Larotrectinib in Patients With Tropomyosin Receptor Kinase Fusion-Positive Lung Cancers. JCO Precis Oncol. 2022;1-10.

73) Skoulidis F, et al. Sotorasib for Lung Cancers with KRAS p.G12C Mutation. N Engl J Med. 2021 Jun 24;384（25）:2371-81.

74) de Langen AJ, et al. Sotorasib versus docetaxel for previously treated non-small-cell lung cancer with KRASG12C mutation: a randomised, open-label, phase 3 trial. Lancet. 2023 Mar 4;401（10378）:733-46.

75) Jänne PA, et al. Adagrasib in Non-Small-Cell Lung Cancer Harboring a KRASG12C Mutation. N Engl J Med. 2022 Jul 14;387（2）:120-31.

76) Goto K, et al. Trastuzumab Deruxtecan in Patients with HER2-Mutant Metastatic Non-Small-Cell Lung Cancer: Primary Results from the Randomized, Phase II DESTINY-Lung02 Trial. J Clin Oncol. 2023;41:4852-63.

77) Izumi H, et al. The CLIP1-LTK fusion is an oncogenic driver in non-small-cell lung cancer. Nature. 2021 Dec;600（7888）:319-23.

78) Karaboué A, et al. Time-Dependent Efficacy of Checkpoint Inhibitor Nivolumab: Results from a Pilot Study in Patients with Metastatic Non-Small-Cell Lung Cancer. Cancers（Basel）. 2022;14.

79) Takahashi T, et al. Prophylactic cranial irradiation versus observation in patients with extensive-disease small-cell lung cancer: a multicentre, randomised, open-label, phase 3 trial. Lancet Oncol. 2017 May; 18（5）: 663-71.

80) Liu SV, et al. Updated Overall Survival and PD-L1 Subgroup Analysis of Patients With Extensive-Stage Small-Cell Lung Cancer Treated With Atezolizumab, Carboplatin, and Etoposide（IMpower133）. J Clin Oncol. 2021 Feb 20;39（6）:619-30.

81) Goldman JW, et al. Durvalumab, with or without tremelimumab, plus platinum-etoposide versus platinum-etoposide alone in first-line treatment of extensive-stage small-cell lung cancer（CASPIAN）: updated results from a randomised, controlled, open-label, phase 3 trial. Lancet Oncol. 2021 Jan;22（1）:51-65.

82) Cheng Y, et al. Effect of First-Line Serplulimab vs Placebo Added to Chemotherapy on Survival in Patients With Extensive-Stage Small Cell Lung Cancer: The ASTRUM-005 Randomized Clinical Trial. JAMA. 2022 Sep 27;328（12）:1223-32.

83) Wang J, et al. Adebrelimab or placebo plus carboplatin and etoposide as first-line treatment for extensive-stage small-cell lung cancer（CAPSTONE-1）: a multicentre, randomised, double-blind, placebo-controlled, phase 3 trial. Lancet Oncol. 2022 Jun;23（6）:739-47.

❷ EGFR‐TKI による皮膚障害

✎ ポイント

- EGFR‐TKI による皮膚障害の薬物療法は、ステロイド外用薬塗布（顔面は medium クラス以上、その他は strong クラス以上）、保湿剤、ミノサイクリンの内服の 3 つである。
- 皮膚障害があろうとなかろうと事前の保湿（ヒルドイド®など）とスキンケアは必須である。

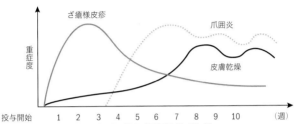

図　EGFR‐TKI による皮膚障害の典型的な時間経過（筆者作成）

- 皮膚障害のうち爪囲炎は治療に難渋することが多い。

表　主なステロイド薬

クラス	商品名
1 群：strongest	デルモベート、ダイアコート、ジフラール
2 群：very strong	フルメタ、アンテベート、トプシム、リンデロン‐DP、マイザー、ビスダーム、ネリゾナ、テクスメテン、パンデル
3 群：strong	エクラー、メサデルム、ボアラ、ベトネベート、リンデロン‐V、フルコート、ベクラシン
4 群：medium	リドメックス、アルメタ、キンダベート、ロコイド、レダコート、グリメサゾン、オイラゾン
5 群：weak	オイラックス H、プレドニゾロン

- 皮膚障害があるほうが、ない場合よりも死亡リスクや病勢進行リスクが低いとされている[1]。

表　ざ瘡様皮疹と爪囲炎の治療

ざ瘡様皮疹

グレード 1	グレード 2	グレード 3	グレード 4
・体表面積＜ 10%	・体表面積 10～30% ・社会心理学的な影響 ・身の回り以外の日常生活動作が制限	・体表面積＞ 30% ・身の回りの日常生活動作が制限	・紅色丘疹または膿疱が広範囲で抗菌薬を要する二次感染を伴う ・生命を脅かす
・ステロイド外用 顔面：medium ～ strong その他：strong	・ステロイド外用 顔面：strong その他：very strong ・経口ミノサイクリン[※1] 100～200 mg/日	・ステロイド外用 very strong 以上 ・ディフェリン® ゲル[※2] ・経口ミノサイクリン[※1] ・経口プレドニゾロン（10 mg/日、7 ～ 10 日間など）	・皮膚科専門医コンサルト

爪囲炎[※3]

グレード 1	グレード 2	グレード 3
・軽度の発赤、腫脹	・発赤、腫脹により疼痛 ・爪の陥入に伴う肉芽形成	・高度の腫脹、発赤 ・肉芽形成 ・激しい疼痛を伴い日常生活に支障をきたす
・洗浄＋クーリング＋保湿剤＋テーピング・ガーゼ保護 ・ステロイド外用 very strong 以上	・洗浄＋クーリング＋保湿剤＋テーピング・ガーゼ保護 ・凍結療法（液体窒素） ・ステロイド外用 strongest 以上 ・経口ミノサイクリン[※1]	・グレード 2 の治療 ・部分的抜爪、爪形成術

※ 1：ミノサイクリンの代替として経口ドキシサイクリン 100 ～ 200 mg/日、ST 合剤（4 錠分 2）なども有効とされる（保険適用外）。

※ 2：アダパレンは EGFR–TKI によるざ瘡様皮疹に対して無効とする見解もある[2]。

※ 3：爪囲炎は治療に難渋することが多いので、筆者は strongest でもよいと考える。

例 （具体例：顔面・体幹にグレード 2 のざ瘡様皮疹がある場合）
　　・ヘパリン類似物質（ヒルドイド®）　1 日 2 回　腕や体幹に塗布
　　・ベタメタゾン（リンデロン®-V クリーム 0.12%）　1 日 2 回　顔に塗布
　　・ジフルプレドナート（マイザー® 軟膏）　1 日 2 回　顔以外に塗布
　　□ 頭皮に対してはローションタイプの外用薬を用いる。
　　・ミノサイクリン（ミノマイシン®）（50 mg）　2 錠分 2　1 ～ 3 ヶ月
　　　→　その後休薬または間欠投与

◇ References

1) Petrelli F, et al. Relationship between skin rash and outcome in non-small-cell lung cancer patients treated with anti-EGFR tyrosine kinase inhibitors: a literature-based meta-analysis of 24 trials. Lung Cancer. 2012 Oct;78（1）:8-15.

2) Chayahara N, et al. Adapalene Gel 0.1% Versus Placebo as Prophylaxis for Anti-Epidermal Growth Factor Receptor-Induced Acne-Like Rash: A Randomized Left-Right Comparative Evaluation（APPEARANCE）. Oncologist. 2019 Jul;24（7）:885-e413.

❸ 発熱性好中球減少症（FN）

ポイント

- 発熱性好中球減少症（FN）は、以下の2つを満たすものである（日本臨床腫瘍学会の定義）。あくまで目安であり、病状によってはこの限りでない。
  ①末梢血好中球数 500/μL 未満、もしくは 1,000/μL 未満で 48 時間以内に 500/μL 未満への低下が予想されること
  ②腋窩温 37.5℃以上もしくは口腔温 38.0℃以上が 1 時間以上持続すること
- 抗癌薬の副作用による死因のトップであるため、FN を疑った場合には 1 時間以内に抗菌薬を投与すべきである。
- 細胞傷害性抗癌薬で起こりやすく、抗癌薬投与後 10 ～ 14 日で好中球の底（nadir）を迎える。
- FN を起こす確率が 20%以上の場合にはルーチンで G-CSF による予防を行ってもよいが、コロナ禍においては 10%以上のリスクで G-CSF 予防投与を検討してよいとされた[1]。
- FN を発症した場合には次コースから G-CSF を用いてもよいが、ルーチンで二次予防を行うよりも次コースで抗癌薬の投与量を減らすほうが理にかなっている。

手順

①細胞傷害性抗癌薬投与 1 週間程度で好中球が減少に転じていれば、FN のリスクが高いため注意する。
②nadir を過ぎるまでは血球の動きに注意する。好中球だけでなく、全系統の動きに注意。
③FN を発症した場合、速やかに血液検査、血液培養などを実施し、MASCC スコア（**表**）でリスク評価を行う。入っているカテーテルなどのデバイスを常に感染源として疑う。
④MASCC 分類や CISNE スコア（p.250 **表**）に応じて速やかに治療を行う。

表　MASCC (Multinational Association for Supportive Care in Cancer) 分類

症状（次の中から 1 つ選ぶ）	
症状なし～軽度の症状	5 点
中等度の症状	3 点
重症	0 点
血圧低下なし（収縮期血圧＞ 90 mmHg）	5 点
COPD でない	4 点
固形癌である、または真菌感染症の既往のない造血腫瘍	4 点
脱水症状がない	3 点
外来患者	3 点
60 歳未満（16 歳未満には適用しない）	2 点
60 歳以上	0 点
・21 ～ 26 点：低リスク：外来での経口抗菌薬治療	
・0 ～ 20 点：高リスク：入院での点滴抗菌薬治療	

（Klastersky J, et al. The Multinational Association for Supportive Care in Cancer risk index: A multinational scoring system for identifying low-risk febrile neutropenic cancer patients. J Clin Oncol. 2000 Aug;18 (16):3038-51. より引用）

表　CISNE (Clinical Index of Stable Febrile Neutropenia) スコア

PS2 以上	2 点
ストレス性高血糖	2 点
閉塞性肺疾患	1 点
心血管病変	1 点
粘膜炎 ≧ NCI grade2※	1 点
末梢血単核球＜ 200 / μL	1 点

・0 点：低リスク（合併症の頻度は 1.1%、死亡率は 0%）
・1 ～ 2 点：中リスク（合併症の頻度は 6.2%、死亡率は 0%）
・3 点以上：高リスク（合併症の頻度は 36.0%、死亡率は 3.1%）

※ NCI grade2：中等度の疼痛があり、経口摂取に支障がないもの。
(Carmona-Bayonas A, et al. Prediction of serious complications in patients with seemingly stable febrile neutropenia: validation of the Clinical Index of Stable Febrile Neutropenia in a prospective cohort of patients from the FINITE study. J Clin Oncol. 2015 Feb 10;33（5）:465-71. より引用)

□ CISNE スコアは MASCC 分類より感度は低いが特異度が高い。外来ベースでの低リスク患者の同定には CISNE スコアが有用で、除外には MASCC 分類が有用である。

✚ 治　療

■ FN 時でのルーチンの治療的 G-CSF 投与は必ずしも推奨されていない。

■ 低リスクの場合、外来を基本としキノロンにサワシリン®・オーグメンチン® を併用するレジメンがよく用いられる。無理に外来で粘る必要はなく、リスクが高そうなら入院のうえ点滴抗菌薬を適用すべきである。

例　経口シプロフロキサシン 500 ～ 750 mg　1 日 2 回　＋　サワシリン®
（250 mg）　3 錠分 3　＋　オーグメンチン®（250 mg）　3 錠分 3　など
□ アモキシシリン量が少ないので、サワシリン® とオーグメンチン® の両方を用いてもよい。
□ 錠数が多くなるので、レボフロキサシンやモキシフロキサシンを用いることもある。

■ 高リスクの場合や、入院を要する場合はピペラシリン/タゾバクタム、セフタジジム、セフェピム、カルバペネムなど抗緑膿菌活性がある抗菌薬を用いる。カテーテル関連血流感染症や皮膚軟部組織感染症が FN の原因として考えられるときは、バンコマイシンも併用する。

例　セフェピム 2 g　1 日 2 ～ 3 回点滴（保険適用は 1 日 4 g まで）　など
□ 耐性菌のリスクが高い患者さんや入院歴が長い患者さんでは、アミノグリコシドを併用してもよい。

例　ゲンタマイシン 5mg / kg　1 日 1 回点滴　など

■ 広域スペクトラムの抗菌薬を開始してから 4 日～ 1 週間を超えて発熱が続く場合、抗真菌薬による経験的治療を考慮する。

例　ファンガード® 150 mg　1 日 1 回点滴　など
□ 肺に浸潤影などが出現している場合には、ボリコナゾールを選択する。

📖 References

1）肺癌学会 COVID-19 対策ステートメント作成ワーキンググループ．COVID-19 パンデミックにおける肺癌診療：Expert opinion. 2021 年 2 月 14 日第 2.0 版.

❹ 悪性胸膜中皮腫

ポイント

■ 中皮腫の患者さんの 75％以上はアスベストに職業性曝露しているため、詳しい職歴を聞くことが重要である（学校卒業後から現在まで事細かに）（p.252 **表**）。環境曝露以外の可能性もあるため、家族歴、生活歴、居住歴など細かい問診が必要である。

■ 中皮腫発症までの潜伏期間は 20 ～ 40 年と言われている。

■ 根治を目指した標準的治療はなく、予後不良の悪性腫瘍である。

■ 組織型は上皮型、二相型、肉腫型に分けられ、後者ほど予後不良である。肉腫型中皮腫と、肺肉腫様癌、滑膜肉腫の鑑別は困難なことがある。

■ 悪性胸膜中皮腫と診断された時点で、労働者災害補償保険制度（労災保険制度）あるいは環境再生保全機構による石綿健康被害救済制度のいずれかの社会保障が受けられることを情報提供すべきである（労働基準監督署・都道府県労働局あるいは環境再生保全機構フリーダイヤル［0120-389-931］で聞くことも可能）。悪性胸膜中皮腫の 3 人に 1 人がこれら保障を受けていない現状がある。

手 順

①「胸部異常陰影」として紹介されてくることもあるが、症状受診も多い。

②胸部 X 線や胸部 CT で胸膜肥厚・胸水などがみられる。石灰化した胸膜プラークが胸腔に観察されると、石綿曝露の確からしさは増す。横隔膜直上に集塊となって存在する場合はなおさらである。

③血清 SMRP が診断補助や効果判定に有用とされている（ただし肉腫型は上昇しにくい）。CYFRA が上昇することがある。

④胸水検査でヒアルロン酸が高値（> 10 万 ng/mL）であると悪性胸膜中皮腫の可能性は高くなる（特異度は 90％以上）。胸水中 SMRP も 8 ～ 15 nmol／L を超えることが多い。なお、胸水中の CEA は上昇しないことが知られている。

⑤病期決定のために、頭部造影 MRI、PET あるいは骨シンチグラフィといった転移検索を行う必要がある（ただし脳転移の頻度は 3％以下であり、全例への検索は不要である）。

⑥基本的に胸水検査のみで確定診断を行わない。中皮腫の確定診断のためには複数の免疫組織化学的検討が必要であり、生検組織を必要とする（盲目的生検は診断率が低いので CT ガイド下生検や胸腔鏡を推奨する）。生検が困難な場合は疑い診断として対応せざるをえない。

　▫ 胸水のセルブロックは必ずつくること！

⑦病期の決定を TNM 分類に基づいて行う（p.253 **表**）。現在広く用いられている悪性胸膜中皮腫の TNM 分類は、治療方針決定・予後の観点から妥当なものだが、T1／T2 間、N1／N2 間、病期 Ⅰ／Ⅱ間で生存率に有意な差がないため改良が必要とされている。

⑧肺癌と同様、緩和ケアチームが早期から介入することが望ましい[1]。

治 療

▶**外科治療**：臨床病期Ⅰ、Ⅱ、Ⅲ期の N0、N1 症例かつ上皮型あるいは二相型の中皮腫

■ 胸膜肺全摘術（EPP）と胸膜切除/肺剥皮術（P／D）の 2 種類がある。シスプラチン＋ペメトレキセドの抗癌薬を 3 コース行った後に外科治療を行う。

■ EPP 後は、術後片側全胸郭照射 1.8 Gy × 30 回（54 Gy）、P／D 後はペメトレキセドの維持療法あるいはシスプラチン＋ペメトレキセドを追加投与する。

▶**抗癌薬治療**：外科治療に適応がない場合

■ 最もエビデンスがある細胞傷害性抗癌薬はシスプラチン＋ペメトレキセドである。無増悪生存期間の延長の有無から、維持療法はペメトレキセドよりもゲムシタビンのほうが有効とされるが（NVALT19 試験）[2]、ゲムシタビンは保険適用外。

- 切除不能な進行・再発の悪性胸膜中皮腫の1次治療に対して、オプジーボ® ＋ヤーボイ® 併用療法が保険適用となった。標準的化学療法と比較してOSを延長することがCheckMate 743試験で示された（PS 0 ～ 2）[3]。これまで効果抵抗性であった肉腫型や二相型にも効果的である。

- シスプラチン＋ペメトレキセドにベバシズマブを併用することでOSが延長するが[4]、現時点ではベバシズマブに悪性胸膜中皮腫に対する保険適用はない。

- 2次治療においては、1次治療に免疫チェックポイント阻害薬を使用した場合、白金製剤＋ペメトレキセドなど悪性胸膜中皮腫に従来使用していた化学療法が推奨される。1次治療に免疫チェックポイント阻害薬を使用していない場合、オプジーボ® が推奨される。オプジーボ® は、既治療例の日本人を対象にした研究で、組織型にかかわらず全奏効率29％、PFS6.1ヶ月、6ヶ月生存率85％であった[5]。3割に効果が出るというイメージでよいだろう。

- キイトルーダ®、イミフィンジ® の効果が期待されるが[6)-9)]、現時点で国内外で強い推奨は出ていない。

■ 資 料 （その他の石綿に関連した事項は7章「じん肺」[p.261 ～]も参照）

表　アスベストの職業性曝露

・石綿原料に関連した作業
(1) 石綿鉱山またはその附属施設において行う石綿を含有する鉱石または岩石の採掘、搬出または粉砕その他石綿の精製に関連する作業
(2) 倉庫内等における石綿原料等の袋詰めまたは運搬作業

・石綿製品の製造工程における作業
(3) 次のアからオまでに掲げる石綿製品の製造工程における作業
  ア．石綿糸、石綿布等の石綿紡織製品
  イ．石綿セメントまたはこれを原料として製造される石綿スレート、石綿高圧管、石綿円筒等のセメント製品
  ウ．ボイラーの被覆、船舶用隔壁のライニング、内燃機関のジョイントシーリング、ガスケット（パッキング）等に用いられる耐熱性石綿製品
  エ．自動車、捲揚機等のブレーキライニング等の耐摩耗性石綿製品
  オ．電気絶縁性、保温性、耐酸性等の性質を有する石綿紙、石綿フェルト等の石綿製品（電線絶縁紙、保温材、耐酸建材等に用いられている）。または電解隔膜、タイル、プラスター等の充填材、塗料等の石綿を含有する製品

・石綿原料に関連した作業
(4) 石綿の吹付け作業
(5) 耐熱性の石綿製品を用いて行う断熱もしくは保温のための被覆またはその補修作業
(6) 石綿製品の切断等の加工作業
(7) 石綿製品が被覆材または建材として用いられている建物、その附属施設等の補修または解体作業
(8) 石綿製品が用いられている船舶または車両の補修または解体作業
(9) 石綿を不純物として含有する鉱物（タルク［滑石］、バーミキュライト［蛭石］、繊維状ブルサイト［水滑石］）等の取扱い作業
(10) 上記 (1) から (9) までに掲げるもののほか、これらの作業と同程度以上に石綿粉じんの曝露を受ける周辺等の作業

（独立行政法人環境再生保全機構ウェブサイトより引用）

表　悪性胸膜中皮腫 TNM 分類（AJCC 2017）

■ T-原発腫瘍

TX	原発腫瘍の評価が不可能
T0	原発腫瘍を認めない
T1	臓側胸膜、縦隔胸膜、横隔膜胸膜への病巣浸潤に関係なく、同側の壁側胸膜に浸潤する腫瘍
T2	同側の胸膜表面（壁側・縦隔・横隔膜・臓側）に浸潤し、次のいずれか1つを伴う腫瘍 ・横隔膜の筋層への浸潤 ・臓側胸膜から肺実質への浸潤
T3	局所進行性だが、潜在的に切除可能で、同側の全胸膜表面（壁側・縦隔・横隔膜・臓側）に浸潤し、次のいずれかの1つを伴う腫瘍 ・胸内筋膜への浸潤 ・縦隔脂肪への浸潤 ・胸壁の軟部組織に浸潤する切除可能な孤立性腫瘍病巣 ・心膜の非貫通性浸潤
T4	局所進行性で、技術的に切除不能で、同側の全胸膜表面（壁側・縦隔・横隔膜・臓側）に浸潤し、次のいずれかの1つを伴う腫瘍 ・肋骨破壊との関連は問わず、胸壁への散在性または多病巣性浸潤 ・横隔膜を越える腹膜への浸潤 ・縦隔のいずれかの臓器への浸潤 ・対側胸膜への直接浸潤 ・脊椎、神経孔、脊髄への浸潤 ・心囊液の有無を問わない心膜の内部表面への浸潤、または心筋層への浸潤

■ N-所属リンパ節

NX	所属リンパ節転移の評価が不可能
N0	所属リンパ節転移なし
N1	同側の気管支肺、肺門、縦隔（内胸、横隔膜、心膜外脂肪、肋間リンパ節を含む）リンパ節転移
N2	対側の胸腔内リンパ節、同側および対側の鎖骨上リンパ節転移

■ M-遠隔転移

M0	遠隔転移なし
M1	遠隔転移あり

■病期分類

病期	T	N	M
ⅠA 期	T1	N0	M0
ⅠB 期	T2〜T3	N0	M0
Ⅱ 期	T1〜T2	N1	M0
ⅢA 期	T3	N1	M0
ⅢB 期	T4	any N	M0
	any T	N2	M0
Ⅳ 期	any T	any N	M1

（AJCC（American Joint Committee on Cancer）Cancer Staging Manual, 8th edition, Amin MB, Edge SB, Greene FL et al.（Eds）, Springer, Chicago 2017. より引用改変）

References

1）Temel JS, et al. Early palliative care for patients with metastatic nonsmall-cell lung cancer. N Engl J Med. 2010 Aug 19: 363（8）: 733-42

2）de Gooijer CJ, et al Switch-maintenance gemcitabine after first-line chemotherapy in patients with malignant mesothelioma（NVALT19）: an investigator-initiated, randomised, open-label, phase 2 trial. Lancet Respir Med. 2021; 9（6）: 585-92.

3) Peters S, et al. First-line nivolumab plus ipilimumab versus chemotherapy in patients with unresectable malignant pleural mesothelioma: 3-year outcomes from CheckMate 743. Annals of Oncology. 2022;33:488-99.

4) Zalcman G, et al. Bevacizumab for newly diagnosed pleural mesothelioma in the Mesothelioma Avastin Cisplatin Pemetrexed Study (MAPS): a randomised, controlled, open-label, phase 3 trial. Lancet. 2016 Apr 2;387 (10026): 1405-14.

5) Goto Y, et al. A Phase II Study of Nivolumab: A Multicenter, Open-Label, Single Arm Study in Malignant Pleural Mesothelioma (MERIT). J Thoracic Oncol. 2017;12 (11):S1883.

6) Popat S, et al. LBA91_PR A multicentre randomized phase III trial comparing pembrolizumab (P) vs single agent chemotherapy (CT) for advanced pre-treated malignant pleural mesothelioma (MPM): Results from the European Thoracic Oncology Platform (ETOP 9-15) PROMISE-meso trial. Ann Oncol. 2019 Oct;30 (5): mdz394.091.

7) Forde PM, et al. Durvalumab with platinum-pemetrexed for unresectable pleural mesothelioma: survival, genomic and immunologic analyses from the phase 2 PrE0505 trial. Nat Med. 2021 Nov; 27 (11): 1910-20.

8) Yap TA, et al. Efficacy and safety of pembrolizumab in patients with advanced mesothelioma in the open-label, single-arm, phase 2 KEYNOTE-158 study. Lancet Respir Med. 2021 Jun;9 (6): 613-21.

9) Chu Q, et al. Pembrolizumab plus chemotherapy versus chemotherapy in untreated advanced pleural mesothelioma in Canada, Italy, and France: a phase 3, open-label, randomised controlled trial. Lancet. 2023 Dec 16;402 (10419): 2295-306.

5 胸腺腫、胸腺癌

ポイント

- 成人の縦隔腫瘍で最多で、中高年に多い。
- 胸腺腫は、臨床的に悪性であることに留意する。
- ほとんどが無症状だが、重症筋無力症の存在に注意する（合併率 30 ～ 50%）。
- 赤芽球癆や低 γ グロブリン血症が存在することもあるため、血球、血清 γ グロブリンを測定する。
- 重症筋無力症を疑う症状があれば、抗 AChR 抗体を測定する。陰性であればさらに抗 MuSK 抗体を測定する。
- 他の自己免疫性疾患を合併することも少なくない。
- 治療は基本的に外科手術である。

治療

- 日本では正岡分類に基づいて治療方針が決定される。

表 胸腺腫の病期分類（正岡分類）と治療

Ⅰ期	肉眼的に完全に被包され、組織学的に被膜浸潤がない	外科的切除
Ⅱ期	肉眼的に周囲脂肪組織または縦隔胸膜に浸潤を認める。または組織学的に被膜浸潤を認める	
Ⅲ期	肉眼的に心臓、大血管、肺など隣接臓器に浸潤を認める	外科的切除を狙う。減量手術も検討される。切除不能の場合、根治照射可能であれば、放射線治療法または化学放射線療法を行う
Ⅳ期	Ⅳa：胸膜または心膜播種を認める	
	Ⅳb：リンパ行性または血行性転移	

- 治療可能例は手術が推奨され、完全切除できれば予後良好である。
- 術前治療として、局所進行胸腺腫に対しては化学療法を、胸腺癌に対しては化学（放射線）療法を行うことを考慮してよい。

- 線量分割はいくつかの後ろ向き解析および NCCN ガイドラインを参考とし、1回 1.8 〜 2 Gy の通常分割法で、完全切除例では 40 〜 50 Gy、顕微鏡的不完全切除例ではさらに断端陽性残存が疑われる部分に追加照射を行い計 50 〜 54 Gy 程度、肉眼的不完全切除例では 54 〜 60 Gy 程度が勧められる。
- 胸腺腫、胸腺癌ともに、化学療法は、PAC 療法（シスプラチン、ドキソルビシン、シクロホスファミド）、ADOC 療法（ドキソルビシン、シスプラチン、ビンクリスチン、シクロホスファミド）を用いることが多い。胸腺癌の場合、カルボプラチン＋パクリタキセルやカルボプラチン＋アムルビシンを選択してもよい。胸腺腫においては、アンスラサイクリン系と非アンスラサイクリン系レジメンとの間に奏効率の差はなく、キードラッグはプラチナ製剤である。

PAC 療法：3 週毎に以下のレジメン	ADOC 療法：3 週毎に以下のレジメン
シスプラチン　50 mg/m², day1	シスプラチン　50 mg/m², day1
ドキソルビシン　50 mg/m², day1	ドキソルビシン　40 mg/m², day1
シクロホスファミド　500 mg/m², day1	ビンクリスチン　0.6mg/m², day 2 or 3
	シクロホスファミド　700 mg/m², day4

- 胸腺癌の再発例に対しては、2021 年レンバチニブ（レンビマ®）が保険適用された（REMORA 試験）[1]。

> **例** レンビマ®（10 mg）2 カプセル　＋　（4 mg）1 カプセル　1 日 1 回

- 免疫チェックポイント阻害薬やカルボプラチン＋パクリタキセル、カルボプラチン＋アムルビシンなども有効であるが 2 次治療以降はエビデンスに乏しい。
  - 自己免疫疾患の既往がない胸腺癌に対してキイトルーダ® が有効というデータもある[2]。保険適用外。
- 重症筋無力症に対しては、全身性ステロイドやカルシニューリン阻害薬が用いられるが、リツキシマブ（リツキサン®）やエクリズマブ（ソリリス®）が用いられることもある。

References

1) Sato J, et al. Lenvatinib in patients with advanced or metastatic thymic carcinoma（REMORA）: a multicentre, phase 2 trial. Lancet Oncol. 2020 Jun;21（6）:843-50.
2) Giaccone G, et al. Durable Response in Patients With Thymic Carcinoma Treated With Pembrolizumab After Prolonged Follow-Up. J Thorac Oncol. 2021 Mar;16（3）:483-5.

❻ 脳転移

🔖 ポイント

- 肺癌の治療前、治療効果判定時に造影脳 MRI で脳転移の有無を検索する。
- 肺癌治療中におかしな言動、せん妄、神経症状が出現した場合、中枢への癌の移行を考慮する。

➕ 治 療

- 単発の脳転移の場合、定位手術的照射や腫瘍摘出術が推奨される。

▶ 放射線療法

- 定位放射線照射と全脳照射がある。定位放射線治療は、非小細胞肺癌の場合、病巣が 3 cm 以下・4 個以下で、少なくとも予後 3 ヶ月以上が見込める場合は推奨される。5 〜 10 個の脳転移に対しても、定位放射線照射を行うよう検討してもよい。小細胞肺癌の場合、10 個までの脳転移に対して、定位放射線照射を検討してもよい。多発性脳転移に対しては全脳照射が推奨される。

- 定位放射線治療は、リニアックでの照射のように数回に分けて照射する場合と、ガンマナイフやサイバーナイフによる 1 回照射(約 20 Gy/回)の 2 通りがある。全脳照射は、30 Gy / 10 Fr(2 週間)、37.5 Gy / 15 Fr(3 週間)の治療が一般的である。
  - □ 全脳照射後の認知機能低下について、2 法に差はなかった[1]。

▶ 脳浮腫療法

- ステロイド(特にデカドロン®、ベタメタゾン)[2]、高張グリセロール(グリセオール®)[3]の点滴によって脳浮腫を軽減することができる。ただし、予後を改善するものではない。イソソルビド(イソバイド®)(30 mL 1 日 3 回)を用いることもある。

> **例** **デカドロン® 10 mg*** + **生理食塩水 100 mL 初回点滴**
> → **その後 4 mg + 生理食塩水 100 mL 1 日 4 回点滴を継続してもよいが、漸減してもよい**
> ※日本では 3.3 mg、6.6 mg 注が一般的であるため、近い量に調整する。
> または **ベタメタゾン 10 mg** + **生理食塩水 100 mL 点滴**
> **以後 2 〜 8 mg** + **生理食塩水 100mL 1 日 2 回点滴**
> または **グリセオール® 200 mL 1 日 2 回点滴**

▶ 抗痙攣薬

- レバチラセタム(イーケプラ®)、ラコサミド(ビムパット®)、バルプロ酸ナトリウム(デパケン®)などを用いる。

🔖 References

1) Trifiletti DM, et al. Optimizing Whole Brain Radiation Therapy Dose and Fractionation: Results From a Prospective Phase 3 Trial (NCCTG N107C [Alliance] /CEC.3). Int J Radiat Oncol Biol Phys. 2020 Feb 1;106 (2):255-60.
2) Batchelor T, et al. Medical management of cerebral metastases. Neurosurg Clin N Am. 1996 Jul;7 (3):435-46.
3) Bedikian AY, et al. Glycerol: a successful alternative to dexamethasone for patients receiving brain irradiation for metastatic disease. Cancer Treat Rep. 1978 Jul;62 (7):1081-3.

❼ 骨転移

✓ ポイント

- 肺癌患者さんが痛みを訴えたら積極的に骨転移を疑う。診断は骨シンチグラフィや PET 検査で行う。
- 基本的には放射線照射と骨修飾薬が推奨される。

➕ 治療

- 未治療の骨転移例では抗癌薬治療が優先される。
- 病的骨折のリスクが高い、脊髄圧迫を生じている場合は抗癌薬よりも放射線治療や外科手術を優先する（可能なら 48 時間以内に）。
- 脊髄圧迫により麻痺が生じている場合は、緊急照射に加えてステロイド投与を行う。

> **例** ✓レジメン・用量についてはさまざまな報告がある。
> **デカドロン® 10 mg**※ ＋ **生理食塩水 100 mL 初回点滴**
> → **その後漸減**
> ※日本では 3.3 mg、6.6 mg 注が一般的であるため、近い量に調整する。
> **または ベタメタゾン 8 mg ＋ 生理食塩水 100 mL 1 日 1 回点滴5 日間**
> → **ベタメタゾン 4 mg ＋ 生理食塩水 100 mL 1 日 1 回点滴5 日間**
> → **ベタメタゾン 2 mg ＋ 生理食塩水 100 mL 1 日 1 回点滴5 日間 など**

- 一般的な骨転移は放射線治療により疼痛が改善するため、基本的には照射することが望ましい。
- 標準的な照射方法は、20 Gy／5 回、30 Gy／10 回などの分割照射である。
- 腎不全がない患者さんでは、骨転移例に対して骨修飾薬（ゾレドロン酸またはデノスマブ）が推奨される。ゾメタ® よりもランマーク® のほうが骨折イベントを減らすが、顎骨壊死や低カルシウム血症のリスクはやや高い[1,2]。顎骨壊死は使用期間が 2 年を超えてくるとリスクが高くなるので、長期投与例では歯科定期受診は必須である。

> **例** **ゾメタ® 4mg ＋ 生理食塩水 100 mL 点滴 3 ～ 4 週毎**
> **または ランマーク® 120 mg 皮下注 4 ～ 5 週毎 ＋ デノタス® 2 錠分 1 内服毎日**
> ▫ゾメタ® に関しては 3 ヶ月（12 週）毎の投与でよいとするエビデンスがある[3]。

📝 References

1) Chen J, et al. Meta-analysis of clinical trials to assess denosumab over zoledronic acid in bone metastasis. Int J Clin Pharm. 2021 Feb;43（1）:2-10.
2) Higuchi T, et al. Replacing zoledronic acid with denosumab is a risk factor for developing osteonecrosis of the jaw. Oral Surg Oral Med Oral Pathol Oral Radiol. 2018 Jun;125（6）:547-51.
3) Himelstein AL, et al. Effect of Longer-Interval vs Standard Dosing of Zoledronic Acid on Skeletal Events in Patients With Bone Metastases: A Randomized Clinical Trial. JAMA. 2017 Jan 3;317（1）: 48-58.

8 放射線肺障害

ポイント

- 肺癌・縦隔リンパ節・乳癌に対する胸部放射線照射で、画像上放射線肺障害がみられるのは6割程度と高頻度である（症状を呈するものは少ない）[1]。
- 放射線肺障害を引き起こす指標として V_{20}（正常肺組織が20 Gy以上照射される肺容積）が使用される。V_{20} は、肺全体の30〜35%が照射上限である。
- 肺癌で使用しうる抗癌薬のうち、ゲムシタビン、パクリタキセル、EGFR-TKIは放射線肺障害の発症を高める。
- 照射線量の増加によって発症時期は早まるが、多くは照射終了後1〜6ヶ月後に発症する。
- 放射線照射部位と一致しない肺浸潤影をみた場合、放射線に関連した器質化肺炎（OP）も考慮するが、治療法はいずれにしてもステロイドである。
- 放射線治療後、抗癌薬（EGFR-TKI、エトポシド、ゲムシタビン、パクリタキセル、ペメトレキセド、エベロリムス、免疫チェックポイント阻害薬）を投与した場合に以前の照射部位に肺炎を発症することがある（radiation recall）[2]。

手 順

①市中肺炎と類似しているため、肺野の放射線照射部位と病変が一致しているかどうか確認する。多くは胸部CTで直線的な境界をつくる。

②グレード2以上であれば薬物治療の適応となる。

表　NCI CTCAE v5.0 肺炎（他の原因による肺炎と共通）

グレード	概要
1	無症状：臨床的または診断的な観察のみで介入は適用されない
2	有症状：医療介入の適応があり、ADLに制限がみられる
3	症状が重度：ADL不良でセルフケアに制限、酸素吸入の適応がある
4	生命を脅かす呼吸困難、緊急的な介入の必要性（例：気管切開、挿管）
5	死亡

治 療

- 通常グレード2以上が治療対象となる。治療にはステロイドを用いる。

　プレドニゾロン　0.5〜0.75 mg/kg　1日1回　2週間継続
　→　その後1〜3ヶ月で漸減中止

- ステロイド減量に伴って再増悪した場合は、アザチオプリン50 mg/日などの免疫抑制薬を用いることもあるが、まれ。

References

1) McDonald S, et al. Injury to the lung from cancer therapy: clinical syndromes, measurable endpoints, and potential scoring systems. Int J Radiat Oncol Biol Phys. 1995 Mar 30;31（5）: 1187-203.
2) Burris HA 3rd, et al. Radiation recall with anticancer agents. Oncologist. 2010;15（11）:1227-37.

❾ 肺結節影のフォローアップ

ポイント

- ガイドライン(**上図**)では肺結節影で紹介となった患者さんの結節影が 10mm を超えていれば確定診断を試みるべきとされているが、気管支鏡が到達困難な場合もあるため、クリアカットに分類できるものではない。
- 確定診断が難しい場合、3 ヶ月毎に胸部 CT を撮影することもあるが、低分化の肺癌の場合増大が早いため、1.5 ヶ月毎くらいに撮影してもよいと筆者は考える。
- 一般的に 2 年程度、経過観察するが、3 年以内でも増大する病変があることが指摘されており[1]、特に多発性の場合は注意が必要である[2]。
- 孤立性肺結節は大きいほど、また喫煙歴があるほど肺癌のリスクが高い(**下表**)。

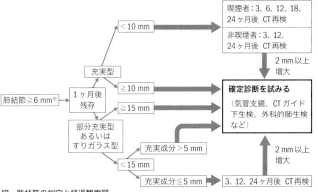

図 肺結節の判定と経過観察図
※大きさの基準は、検診 CT 上の最大径と短径の平均値を使う。医療機関における精密検査のときは最大径を使う。
(日本 CT 検診学会 肺がん診断基準部会. 肺がん CT 検診ガイドライン. 低線量 CT による肺がん検診の肺結節の判定基準と経過観察の考え方,第 5 版.2017 年 10 月改訂. より作成)

表 肺結節における肺癌の頻度

Swensen SJ ら	頻度	NELSON	頻度	NLST	頻度	Vachani A ら	頻度
4 mm 未満	0%	5 mm 未満	0.4%	10 mm 未満	1.3%	9-15 mm	5.7% 喫煙なし群:2.8% 喫煙あり群:10.9%
4-7 mm	1%	5-10 mm	1.3%	10-19 mm	5.7%	15-20 mm	12.1% 喫煙なし群:6.2% 喫煙あり群:20.3%
8-20 mm	15%	10 mm 超	15.2%	20-29 mm	9.0%	20-30 mm	18.4% 喫煙なし群:11.2% 喫煙あり群:30.0%
20 mm 超	75%						

(Swensen SJ, et al. CT screening for lung cancer: five-year prospective experience. Radiology. 2005 Apr;235 (1) :259-65. / Horeweg N, et al. Lung cancer probability in patients with CT-detected pulmonary nodules: a prespecified analysis of data from the NELSON trial of low-dose CT screening. Lancet Oncol. 2014 Nov;15 (12) :1332-41. / Hammer MM, et al. Cancer Risk in Subsolid Nodules in the National Lung Screening Trial. Radiology. 2019 Nov;293 (2) :441-8. / Vachani A, et al. The Probability of Lung Cancer in Patients With Incidentally Detected Pulmonary Nodules: Clinical Characteristics and Accuracy of Prediction Models. Chest. 2022 Feb;161 (2) :562-71. より引用)
・NELSON と NLST は研究グループ名.

◈ References

1) Kobayashi Y, et al. How long should small lung lesions of ground-glass opacity be followed? J Thorac Oncol. 2013 Mar;8（3）: 309-14.

2) Sato Y, et al. Natural history and clinical characteristics of multiple pulmonary nodules with ground glass opacity. Respirology. 2017 Nov; 22（8）: 1615-21.

3) Swensen SJ, et al. CT screening for lung cancer: five-year prospective experience. Radiology. 2005 Apr;235（1）:259-65.

7 じん肺

ポイント

- じん肺に関する手続きは複雑である。
- じん肺の診断には職歴の問診が不可欠である。
- じん肺に関する手続きの第一歩は管理区分の申請である。
- 2000年には約35万人まで減少していた粉じん作業労働者の数は、製造業、鉱業、建設業などを中心に2021年時点で、60万人以上に増加している[1]。

手 順

①じん肺が疑われ、本人および家族がじん肺に関連する申請を希望する場合、その手続きに詳しくなければ都道府県労働局で説明を聞くよう勧める。以下、粉じん作業に従事している、またはしていた労働者が申請を進める場合について記載する。

②管理区分の申請を行う（管理区分を決定するのは都道府県労働局長であって医師ではない）。そのために、医療機関などによる「じん肺健康診断」を受診する必要がある。患者さんに最寄りの都道府県労働局に行ってもらい、必要書類を確認してもらう。

③患者さんに都道府県労働局へ以下の書類を提出してもらう。病院としては、肺機能検査で著しい肺機能の障害＊の有無を判定し、胸部X線写真を貸し出す必要がある。

※著しい肺機能の障害とは、以下のいずれかを満たすもの。
- (a) ％肺活量（％VC）が60％未満である場合
- (b) 1秒率が70％未満かつ％1秒量が50％未満
- (c) 2次検査を要するもの（①％肺活量が60％以上80％未満、②1秒率が70％未満かつ％1秒量が50％以上80％未満、③呼吸困難の程度が第3度以上、④胸部X線写真が第3型または第4型［A、B］のいずれかを満たす）のうち、動脈血酸素分圧（PaO_2）が60 Torr以下である場合、または肺胞気動脈血酸素分圧較差（$A\text{-}aDO_2$）が年齢別の限界値を超える場合

- ・じん肺管理区分決定申請書（様式第6号）
- ・じん肺健康診断結果証明書（様式第3号）（医師が書く）
- ・じん肺管理区分決定診査用X線写真確認表
- ・胸部X線写真（直接撮影・胸部全域）
- ✓原則として、粉じん作業に従事した最終の事業場から、労働者であったことの証明が必要。例外的に事業場の証明が得られない場合は、当時の同僚2人の粉じん作業職歴証明が必要。

一口メモ

じん肺の申請におけるハードル（その1）
会社を通じてじん肺の申請が行われることはまれで、個人が症状を訴えたり健診で異常を指摘されたりして、随時申請が行われることが多い。随時申請の場合であっても、基本的には会社側（最後の粉じん作業所）から粉じん作業に従事していたという証明が必要になる。会社がすでに倒産してしまっている場合は、上記のごとく当時の同僚2人の証明が原則必要になる（あくまで原則である）。

一口メモ

じん肺の申請におけるハードル（その2）
厚生労働省のじん肺標準X線写真の所見分類第1型相当（p.266 **上表**）またはそれ以上の病変の存在については、胸部CT上陰影が存在しても、単純X線写真で第1型に到達していなければ（0/1）、じん肺と診断されない。

④じん肺管理区分によって健康管理手帳の交付を申請できる。管理区分2以上（p.265 **下表**）のじん肺患者または石綿による肺、胸膜陰影がある石綿作業歴のある者が申請すれば、健康管理手帳が交付され、**公費で健康診断を受けることができる**（じん

肺：1 〜 3 年毎、石綿：6 ヶ月毎）。健康管理手帳交付の申請も都道府県労働局で行う。以下の書類が必要。

・健康管理手帳交付申請書（様式第 7 号）
・従事歴申告書（様式第 1 号）
・従事歴証明書（様式第 2 号）

⑤管理区分 2 または 3 で合併症（**肺結核、結核性胸膜炎、続発性気管支炎、続発性気管支拡張症、続発性気胸、原発性肺癌**）にかかっているときや、管理区分 4 の場合に労災申請が可能である（この時から、実利的に健康管理手帳は意味をなさなくなる）。労災が認められれば、療養補償給付（入院費や治療費）、休業補償給付などが支払われる。

⑥「続発性気管支炎」という病名で労災申請が行われている事例が多いが、実際に続発性気管支炎が認められたのは 24.1％だったという報告もあり[2]、安易にこの合併症名をつけるのは望ましくない[3]。

🖉 一口メモ

続発性気管支炎の判定

□ 精密検査を必要とする者：胸部 X 線写真、胸部臨床検査で結核などの明らかな病変が認められないが、胸部臨床検査の自覚病状症状の調査で「1 年のうち 3 ヶ月以上毎日のように咳たん がある」場合で、自覚症状、他覚所見などから罹患が疑われる者（これは判定の基準ではない）。

□ 続発性気管支炎と判定される者：覚醒後 1 時間以内の喀痰において、痰の量が区分 2（3 mL 以上 10 mL 未満）以上で、痰の性状が P_1（粘膿性痰 1 度 [膿が痰の 1/3 以下]）〜 P_3（粘膿性痰 3 度 [膿が痰の 2/3 以上]）の場合。
 ✓ 肺機能が低下したり、気管支炎がひどくて入院していたりしても、痰の量・性状で判定されるため、実際の医療必要度を正しく反映していない点に注意。
 ✓ 続発性気管支拡張症の判定についても、続発性気管支炎と同様の痰の量・性状の条件を満たす必要がある。

⑦石綿の場合、労働者として石綿曝露作業に従事していたことが原因である業務上疾病と認められた場合には、労災保険給付または特別遺族給付金が支給される。石綿との関連が明らかな業務上疾病として（1）石綿肺、（2）中皮腫、（3）肺癌、（4）良性石綿胸水、（5）びまん性胸膜肥厚がある（p.264 **表**）。このうち（1）石綿肺は、通常のじん肺の労災申請と同じ条件である。石綿肺の場合、石綿小体の数が重要な評価項目になることがあるため、気管支肺胞洗浄液を行うならば必ず測定を依頼する。
 □ 胸膜プラークの広がりが大きいほど、肺内石綿小体濃度が高い[4]。

⑧仕事で石綿を取り扱ったことがないなどの理由で 労災保険等の給付を受けられなかった人やその遺族は、**環境再生保全機構**に問い合わせることで石綿健康被害救済制度の適用を受けることができるかもしれない。

⑨石綿に関する健康管理手帳を交付された場合は半年に 1 回、じん肺の健康管理手帳を交付された場合は 1 年に 1 回の健診を継続することになる。じん肺患者の10％以上が膠原病を合併しているというデータもあり[5]、本人もじん肺との関連を想定していないことから、自覚症状の問診に注意する。

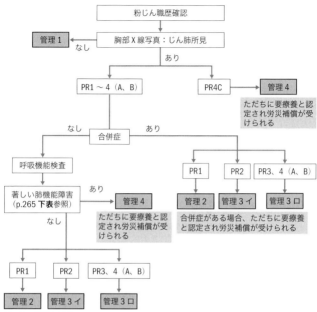

粉じん職歴確認

胸部X線写真：じん肺所見 → 管理1（なし）

あり

PR1～4（A、B） ／ PR4C → 管理4
ただちに要療養と認定され労災補償が受けられる

合併症
なし ／ あり

呼吸機能検査

著しい肺機能障害（p.265 下表参照） → 管理4（あり）
ただちに要療養と認定され労災補償が受けられる

なし

PR1 → 管理2
PR2 → 管理3 イ
PR3、4（A、B）→ 管理3 ロ

PR1 → 管理2
PR2 → 管理3 イ
PR3、4（A、B）→ 管理3 ロ
合併症がある場合、ただちに要療養と認定され労災補償が受けられる

図　じん肺管理区分フローチャート
（労災病院じん肺研究グループ編集委員会．よくわかる じん肺健康診断．産業医学振興財団，
2017，p48．より引用改変）
・PRは小陰影分布密度（p.266 **表2番目**参照）。慣例的に、大陰影があると認められるものは
　PR4（大陰影の大きさによってA～Cに分かれる）と記載される（p.266 **表3番目**参照）。

表　石綿との関連が明らかな業務上疾病

疾病名	認定要件
(1) 石綿肺 (石綿肺合併症 を含む)	石綿ばく露労働者に発症した疾病であって、じん肺法に規定するじん肺管理区分（管理1～4）に基づき、以下の①、②のいずれかに該当する場合、業務上の疾病と認められる。 なお、原則として、都道府県労働局長によってじん肺管理区分の決定がなされた後に、業務上の疾病か否かが判断される。 **①管理4の石綿肺（石綿肺によるじん肺症）** **②管理2、管理3、管理4の石綿肺に合併した疾病**※ ※合併した疾病とは、次の疾病をいう。 ◆肺結核 ◆結核性胸膜炎 ◆続発性気管支炎 ◆続発性気管支拡張症 ◆続発性気胸
(2) 中皮腫	石綿ばく露労働者に発症した胸膜、腹膜、心膜または精巣鞘膜の中皮腫であって、じん肺法に定める胸部X線写真の像の区分（第1～4型）または石綿ばく露作業従事期間が、以下の①、②のいずれかに該当する場合、業務上の疾病と認められる。 ただし、最初の石綿ばく露作業（労働者として従事したものに限らない）を開始したときから10年未満で発症したものは除く。 **①胸部X線写真で、第1型以上の石綿肺所見がある** **②石綿ばく露作業従事期間1年以上** ✓中皮腫は診断が困難な疾病であるため、認定に当たっては、病理組織検査結果に基づき、中皮腫であるとの確定診断がなされていることが重要だが、病理組織検査が実施できない場合には、臨床検査結果、画像所見、臨床経過、他疾患との鑑別などを総合して判断される。
(3) 肺がん	石綿ばく露労働者に発症した「原発性肺がん」（原発性とは、他の部位から肺に転移したものではないという意味）であって、以下の①から⑥のいずれかに該当する場合に業務上の疾病と認められる。 ただし、最初の石綿ばく露作業（労働者として従事したものに限らない）を開始したときから10年未満で発症したものは除く。 **①石綿肺所見**※**がある** ※じん肺法に定める胸部X線写真の像が第1型以上である石綿肺所見をいう。 **②胸膜プラーク所見がある＋石綿ばく露作業従事期間10年以上**※ ※石綿製品の製造工程における作業については、平成8年以降の従事期間を実際の従事期間の1/2として算定する。 **③広範囲の胸膜プラーク所見がある**※**＋石綿ばく露作業従事期間1年以上** ※広範囲の胸膜プラークとは…… ◆胸部正面X線写真により胸膜プラークと判断できる明らかな陰影が認められ、かつ、胸部CT画像によりその陰影が胸膜プラークとして確認される場合 ◆胸部CT画像で、胸膜プラークの広がりが胸壁内側の1/4以上ある場合 **④石綿小体または石綿繊維**※**の所見＋石綿ばく露作業従事期間1年以上** ※石綿小体または石綿繊維の所見については、以下のいずれかであることが必要。 ◆石綿小体が乾燥肺重量1g当たり5,000本以上ある ◆石綿小体が気管支肺胞洗浄液1mL中に5本以上ある ◆5μmを超える大きさの石綿繊維が乾燥肺重量1g当たり200万本以上ある ◆1μmを超える大きさの石綿繊維が乾燥肺重量1g当たり500万本以上ある ◆肺組織切片中に石綿小体または石綿繊維がある （つづく）

(3) 肺がん	⑤びまん性胸膜肥厚に併発
	びまん性胸膜肥厚の認定要件を満たすものに限る。
	⑥特定の3作業^{※1}に従事＋石綿ばく露作業従事期間^{※2}5年以上
	※1：「特定の3作業」とは……
	◆石綿紡織製品製造作業　◆石綿セメント製品製造作業
	◆石綿吹付作業
	※2：「従事期間」とは……
	上記3作業のいずれかに従事した期間、またはそれらを合算した期間をいう。ただし、平成8年以降の従事期間は、実際の従事期間の1/2として算定する。
(4) 良性石綿胸水	胸水は、石綿以外にもさまざまな原因（結核性胸膜炎、リウマチ性胸膜炎など）で発症するため、良性石綿胸水の診断は、石綿以外の胸水の原因をすべて除外することにより行われる。胸水確認後3年以内に悪性腫瘍を認めない場合に本症を考慮する。
	診断が非常に困難であることから、労働基準監督署長が厚生労働省と協議したうえで、業務上の疾病として認定するか否かの判断をする。
(5) びまん性胸膜肥厚	石綿ばく露労働者に発症したびまん性胸膜肥厚であって、肥厚の広がりが下記の一定の基準に該当し、著しい呼吸機能障害を伴うもので、石綿ばく露作業従事期間が3年以上ある場合（以下の①〜③すべてを満たす場合）に、業務上の疾病として認められる。
	①石綿ばく露作業3年以上
	②著しい呼吸機能障害がある
	◆％肺活量が60％未満である場合　など（下表）
	③一定以上肥厚の広がりがある
	胸部CT画像上に
	◆片側のみ肥厚がある場合　→　側胸壁の1/2以上
	◆両側に肥厚がある場合　→　側胸壁の1/4以上

（厚生労働省：http://www.vill.nakagusuku.okinawa.jp/UserFiles/File/rousainintei.pdf より引用改変）

資　料

表　じん肺管理区分（じん肺法）

管理1	じん肺の所見がないと認められるもの
管理2	X線写真の像が第1型で、じん肺による著しい肺機能の障害がないと認められるもの
管理3イ	X線写真の像が第2型で、じん肺による著しい肺機能の障害がないと認められるもの
管理3ロ	X線写真の像が第3型または第4型（大陰影の大きさが一側の肺野の1/3以下のものに限る）で、じん肺による著しい肺機能の障害がないと認められるもの
管理4	①X線写真の像が第4型（大陰影の大きさが一側の肺野の1/3を超えるものに限る）と認められるもの②X線写真の像が第1型、第2型、第3型または第4型（大陰影の大きさが一側の肺野の1/3以下のものに限る）で、じん肺による著しい肺機能の障害があると認められるもの

・著しい肺機能の障害とは、以下のいずれかを満たすもの。
 (a)％肺活量（％VC）が60％未満である場合
 (b)1秒率が70％未満かつ％1秒量が50％未満
 (c)2次検査を要するもの（①％肺活量が60％以上80％未満、②1秒率が70％未満かつ％1秒量が50％以上80％未満、③呼吸困難の程度が第3度以上、④胸部X線写真が第3型または第4型［A、B］のいずれかを満たす）のうち、動脈血酸素分圧（PaO$_2$）が60 Torr以下である場合、または肺胞気動脈血酸素分圧較差（A-aDO$_2$）が年齢別の限界値を超える場合

表　じん肺胸部 X 線所見の分類（じん肺法）

第 0 型	じん肺の所見がないと認められるもの
第 1 型	両肺野にじん肺による粒状影または不整形陰影が少数あり、かつ、じん肺による大陰影がないと認められるもの
第 2 型	両肺野にじん肺による粒状影または不整形陰影が多数あり、かつ、じん肺による大陰影がないと認められるもの
第 3 型	両肺野にじん肺による粒状影または不整形陰影がきわめて多数あり、かつ、じん肺による大陰影がないと認められるもの
第 4 型	じん肺による大陰影があると認められるもの

表　小陰影の読影

分類	小陰影分布密度（PR） 0			PR1			PR2			PR3		
細分類	0/−	0/0	0/1	1/0	1/1	1/2	2/1	2/2	2/3	3/2	3/3	3/+

・第 1 型の場合、胸部 X 線写真の第 1 型に一致するものを 1/1 とし、それより軽いが第 0 型でないものを 1/0、それより重く第 2 型に満たないものを 1/2 と表現する。同様に、第 2 型は 2/1、2/2、2/3、第 3 型は 3/2、3/3、3/+ と分ける。じん肺の陰影はあるが、第 1 型と判定するに至らないものは 0/1、じん肺の陰影がないものを 0/0、正常構造が特によくみえるものを 0/− とする。0/1 は法的には「じん肺なし」に該当する。
・粒状影の径が 1.5 mm までを p、1.5 mm 〜 3.0 mm を q、3.0 mm 〜 10 mm を r とする。
（労災病院じん肺研究グループ編集委員会．よくわかる じん肺健康診断．産業医学振興財団．2017．p.21．より引用）

表　大陰影の読影

A	大陰影が 1 つの場合には、径が 1 〜 5cm のもの。数個の場合には、その最大径の和が 5cm までのもの。
B	大陰影が 1 つまたはそれ以上あり、A を超えており、その面積が片肺面積の 1/3 を超えないもの。
C	大陰影が 1 つまたはそれ以上で、その面積が片肺面積の 1/3 を超えるもの。

・径が 1 cm を超えるものを大陰影と呼ぶ。
（労災病院じん肺研究グループ編集委員会．よくわかる じん肺健康診断．産業医学振興財団．2017．p.22．より引用）

表　付加記号の記載

①胸膜肥厚等の胸膜変化	pl
②胸膜石灰化像	plc
③心臓の大きさ、形状の異常	co
④ブラ（嚢胞）	bu
⑤空洞	cv
⑥著明な肺気腫	em
⑦肺門あるいは縦隔リンパ節の卵殻状石灰化	es
⑧肺または胸膜のがん	ca
⑨気胸	px
⑩肺結核	tb

（労災病院じん肺研究グループ編集委員会．よくわかる じん肺健康診断．産業医学振興財団．2017．p.22．より引用）

表　じん肺の種類

疾患名	原因	特徴
珪肺	遊離珪酸（石英、珪石）	トンネル・岩石・炭鉱の採石・掘削・加工、セメント製造業などによる遊離珪酸曝露から10年以上を経て発症。上葉優位、リンパ節の卵殻状石灰化、1 cm以上の線維性結節（いわゆる大陰影。進行性線維化塊状状とも言う）がみられる。
急性珪肺症（シリカ蛋白症）		短期間に高濃度の遊離珪酸を吸入することで発症する肺胞蛋白症に似た病態。
急性珪肺		高濃度の遊離珪酸を含む粉じんを吸入することで5〜10年後に生じる珪肺。
慢性珪肺症（単純型珪肺症）		高濃度の遊離珪酸を含む粉じんを吸入することで、10年後以降に発症する。珪肺結節が上肺野背側中心に多数みられる珪肺症。
慢性珪肺症（複合型珪肺症）		高濃度の遊離珪酸を含む粉じんを吸入することで、10年後以降に発症する。珪肺結節が癒合してできる進行性線維化塊状状に至る珪肺症。
炭鉱夫肺	石炭粉塵と遊離珪酸	金属鉱山や隧道で働いていた労働者に多い古典的じん肺。臨床的にはほとんど珪肺と同じであるが、炭塵を取り込んでいるため気道〜肺胞内が黒くなる。
溶接工肺	酸化鉄	アーク溶接、グラインダー研磨などによって発症。曝露後10年以降に発症することが多い。新規認定患者数が近年増加しており、日本で現在最も多いじん肺。小葉中心性のびまん性粒状影、血清フェリチン高値を呈する。金属ヒューム熱を起こすこともある。粉じん曝露を中止すると胸部X線写真所見が改善する唯一のじん肺。
金属ヒューム熱	金属ヒューム（金属蒸気の凝集物）	酸化亜鉛ヒューム、酸化銅ヒュームによる肺水腫やびまん性肺胞障害。
石綿肺	石綿（アスベスト）［クリソタイル、クロシドライト、アモサイト、アンソフィライト、トレモライト、アクチノライト］	過去に建材・断熱材として使用されていたため、職歴が重要。曝露後10年以降に発症する。悪性胸膜中皮腫（曝露後から30年以上経過して発症）、肺癌、良性石綿胸水、胸膜プラーク、びまん性胸膜肥厚の原因でもある。
滑石肺	滑石（タルク）	滑石粉砕作業やゴム工場作業などによって発症。
蝋石肺	蝋石	ガラス溶融用坩堝製造などにより発症。早期に粒状影は癒合する。
珪藻土肺	生珪藻土	七輪や輪島塗などで用いられる珪藻土の吸入によって発症する。
ベリリウム肺	酸化ベリリウム	半導体の製造工場などで、酸化ベリリウムに曝露して発症する。サルコイドーシスに類似の所見を呈する（ACE上昇、気管支肺胞洗浄液［BALF］中リンパ球増加、CD4/8比上昇）。まれだが急性症もある。
アルミニウム肺	アルミニウム	アルミニウム粉塵の吸入による。曝露後数年間程度で呼吸器症状が現れる。
ボーキサイト肺	酸化アルミニウムと遊離珪酸	ボーキサイト精錬作業などによって発症。
インジウム肺	インジウム	半導体、液晶パネル、プラズマディスプレイの原料に使用。曝露後数年間程度で呼吸器症状が現れる。びまん性すりガラス陰影や粒状影、チェックバルブによる気腫肺を呈する。

（つづく）

| 超硬合金肺 | コバルト、タングステン | 超硬合金の製造・加工時に曝露されることで発症する。数ヶ月〜数年で間質性肺炎型のじん肺を呈する。肺門部リンパ節腫大がみられることもある。巨細胞性間質性肺炎 (GIP) が特徴的な病理所見である。コバルトによるアレルギー反応のため、平日勤務時に悪化するという過敏性肺炎様の病態を呈することもある。 |
| レアアース肺 | セリウム、ランタン | オフセット印刷業 (アーク灯燃焼煙) にみられる。びまん性の小粒状線状影を呈する。 |

━━ 一口メモ

じん肺における FDG-PET
じん肺にみられる結節が肺癌であるかどうかの判断は難しい[6), 7)]。FDG-PET の SUVmax のカットオフ値は通常よりも高め (結節径 < 3 cm：4.0、3 cm ≦結節径 < 4 cm：6.0、結節径 ≧ 4 cm：9.0) に設定したほうがよいとする見解もある[6)]。

◇ References

1) 中央労働災害防止協会・編．労働衛生のしおり 令和 3 年度．中央労働災害防止協会，2021．
2) 木村清延，他．じん肺合併症の続発性気管支炎に関する研究．日職災医誌，55：136-40．2007．
3) 中野郁夫，他．労災病院におけるじん肺合併症の発生状況について．日職災医誌，61：236-42，2013．
4) 由佐俊和，他．胸膜プラークと肺内石綿小体濃度の関係に関する検討．日職災医誌，68 (3)：180-7，2020．
5) Xu W, et al. Pneumoconiosis combined with connective tissue disease in China: a cross-sectional study. BMJ Open. 2023 Apr 3;13 (4) :e068628.
6) Choi EK, et al. The clinical value of F-18 FDG PET/CT in differentiating malignant from benign lesions in pneumoconiosis patients. Eur Radiol. 2020 Jan; 30 (1)：442-51.
7) 中野 郁夫，他．じん肺における FDG，MET-PET の検討．日職災医誌，56：221-8，2008

8 慢性咳嗽

ポイント

- 咳嗽を呈する期間によって以下のように分類されている。

  急性咳嗽（3週間以内）：呼吸器感染症のことが多い。多くがウイルス性か治癒過程にある細菌性だが、マイコプラズマ肺炎、百日咳も隠れていることがあるので注意。
  慢性咳嗽（8週間以上）：3〜8週間の咳嗽を遷延性咳嗽と呼ぶこともあるが、診療スタンスとしては慢性咳嗽に準じる。

- ガイドライン[1]のフローチャート上はマクロライド系抗菌薬を処方してもよい慢性咳嗽例が多くなるが、安易に抗菌薬を処方しないよう心がける。呼吸器内科は最もマクロライドが濫用される診療科の1つである。

- 慢性咳嗽の原因として咳喘息、アトピー咳嗽、副鼻腔気管支症候群が多い（表参照）。

  □ Kanemitsu らは、慢性咳嗽の 45.8%がプロトンポンプ阻害薬（PPI）にて改善する胃食道逆流症によるものと報告している[2]。

〈以下は p.270 表「遷延性咳嗽・慢性咳嗽の各国の原因」（倉原優. 咳のみかた考えかた. 中外医学社，2017. より引用改変）の注釈〉
・15%以上のものは濃いアミ＋文字を白にしている。
・海外の文献で副鼻腔炎とだけ記載されているものは UACS に入れた（中には SBS もあるだろうが、国によって疾患概念が異なるのでやむを得ない）。
・有効数字2桁で記載し、重複疾患をカウントしている研究もあるため、合計100%にならないことがある。
・GERD：胃食道逆流症、SBS：副鼻腔気管支症候群、UACS：上気道咳症候群
※1：診断可能だった165人を母数として計算。※2：咳喘息の診断を受けた62人中24人は疑い例。※3：百日咳1.3%を含む。※4本研究では334人に同定できた慢性咳嗽の原因は515あるため母数を515に設定。※5：本研究では102人に同定できた慢性咳嗽の原因数が131あるため母数を131に設定。※6：本研究では合併例が多いが、GERDに関しては重複例がデータで示されていないため最小限の数値を記載。※7：本研究では合併例が多い。

慢性咳嗽の原因疾患に特徴的（特異的）な病歴

▶慢性咳嗽の原因疾患別に問診しておきたいこと

慢性咳嗽の原因疾患	有用な問診
最初は何が何でも喫煙歴	
喘息	他の病院で喘息と言われているか？　夜間・明け方やストレス下で咳が出やすいか？　症状の季節性・変動性はないか？　寒暖差・運動・会話などで咳が悪化するか？
咳喘息	
アトピー咳嗽	アトピー素因はないか？　アレルギー疾患の合併（特に花粉症）はないか？　のどがイガイガしないか？
上気道咳症候群（UACS）（従来の後鼻漏）	横になると咳が出やすいか？　鼻汁は多くないか？
胃食道逆流症	胸焼けはないか？　会話時・食後・起床直後・上半身前屈時の悪化はないか？
副鼻腔気管支症候群	膿性痰はないか？　慢性副鼻腔炎の既往・症状はないか？
結核、非結核性抗酸菌症、気管支拡張症、肺癌	血痰はないか？
感染後咳嗽	上気道炎が先行していないか？　徐々に自然軽快傾向にあるか？
COPD（慢性気管支炎）、肺癌	喫煙歴はないか？
ACE阻害薬による咳嗽	薬剤歴は？
百日咳	吸気がしにくい咳嗽（医療者が予想しているよりも咳嗽は激しい）
somatic cough syndrome（以前の心因性咳嗽※）	就寝時にはまったく咳嗽が出ない

※心因性咳嗽という用語は推奨されない[3]。

表　遷延性咳嗽・慢性咳嗽の各国の原因

	筆頭著者（報告年・国）	症例数	感染後咳嗽	咳喘息/喘息	アトピー咳嗽	GERD	SBS	UACS（後鼻漏）	COPD/慢性気管支炎	不明	好酸球性気管支炎・その他・複合因子
日本	Fujimura M (2005 日本)	165	※1	55%	29%	1.8%	17%				1.8%
	Matsumoto H (2007 日本)	112	6.3%	55%※2		7.1%	8.0%	15%		3.6%	3.7%
	Yamasaki A (2010 日本)	54	11%	9.3% / 45%	15%	4.8%	7.4%			3.2%	3.7%
	Ishida T (2010 日本)	218	8.7% / 7.8%	39%	4.1%	0.9%	2%	2.9%	15%	3.2%	0.5% (ACE阻害薬)
	Niimi A (2013 日本)	313	8.0%※3	42% / 28%	7.3%	2%	1.9%			6.7%	3.2%
	Watanabe K (2016 日本)	77	13%	51%	5.2%	1.3%	1.3%			18%	9.1%
	Ishiura Y (2024 日本)	334	0.78%	36.7% / 2.7%	20.2%	7.4%	1.3%	21.4%	1.2%	3.9%	5.7%
米	Irwin RS (1981 アメリカ)	49	7.4%	43%		10%		47%	12%		6.1%
	Poe RH (1989 アメリカ)	139	11%	33%		5.0%		28%	7.2%		8.6%
	Irwin RS (1990 アメリカ)	102※5		24%		21%		41%	4.6%		8.4%
	O'Connell F (1994 イギリス)	87	10%			32%		34%			
	Mello CJ (1996 アメリカ)	88		14%		40%		38%			
	McGarvey LP (1998 イギリス)	43	7%	23%		15%		21%		23%	
	Birring SS (2004 イギリス)	236		17%		19%※6		12%	4.2%	40%	16%
欧	Niimi A (2005 イギリス)	50		26%		15%		14%		23%	
	Kastelik JA (2005 イギリス)	131	8.4%	24%		10%		6.1%	4.6%	6.8%	6.8%
	Dabrowska M (2015 ポーランド)	131※7		25%		62%		14%		40%	26%
	Kosiela HO (2017 フィンランド)	68		50%		25%	47%	46%	26%	26%	36%
中・韓	Joo JH (2002 韓国)	92		16%				33%	15%		12%
	Ma HN (2003 中国)	86		28%		14%		26%			15%
	Yang ZM (2005 中国)	105	8.5%	51%		1.9%		27%			5.7%
	Lai KF (2006 中国)	194		14%	12%	12%		17%			22%
	Wang ZH (2007 中国)	106	3.8%	66%	3%	10%		14%			1.9%
	Cao CQ (2009 中国)	233	2.1%	33%	12%	9.1%		44%			5%
	Lu GL (2009 中国)	123		26%		20%		24%			1.9%
	Si SY (2010 韓国)	96		39%	12%	1.9%		14%			12.5%
	Lai KF (2013 中国)	704	8.1%	33%	13%	5%		19%			17%
	Liu WY (2016 中国)	173		26%		8.1%		20%	4.6%		33.3%
	Jiang G (2016 中国)	510		26%		34%		19%			8.1%
	Ding H (2019 中国)	1311	3.0%	34.2%	14.3%	28.5%		18.4%			11.2%
	An TJ (2020 韓国)	42		46.8%		14.8%		53.6%			16.7%

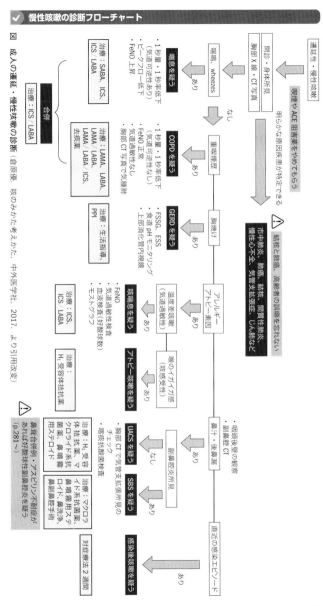

慢性咳嗽の診断フローチャート

遷延性・慢性咳嗽

問診・身体所見
胸部X線・CT写真

明らかな原因疾患が特定できる → 原疾患やACE阻害薬をやめてもらう

なし

⚠ 結核と肺癌、高齢者の誤嚥を忘れない
市中肺炎、肺癌、結核、間質性肺炎、
慢性心不全、気管支拡張症、じん肺など

喘息を疑う
喘鳴、wheezes あり
・1秒率・1秒量低下
（気道可逆性あり）
・ピークフロー低下
・FeNO上昇

治療：SABA、ICS、
ICS/LABA

COPDを疑う
重喫煙歴 あり
・1秒率・1秒量低下
（気道可逆性なし）
・FeNO正常
・気道過敏性なし
・胸部CT写真で気腫陰影

治療：LAMA、LABA、
LAMA/LABA、LAMA/LABA/ICS、
去痰薬

合併
治療：ICS/LABA

GERDを疑う
胸やけ あり
・FSSG、ESS
・食道pHモニタリング
・上部消化管内視鏡

治療：生活指導、
PPI

咳喘息を疑う
（気道過敏性）
アレルギー素因 あり
・温度差咳嗽

治療：ICS、
ICS/LABA

アトピー咳嗽を疑う
（咳感受性）
喉のイガイガ感 あり
・FeNO
・気道過敏性検査
・血液検査（好酸球数）
・モストグラフ

治療：
H₁受容体拮抗薬

UACSを疑う
鼻汁・後鼻漏 あり
・胸部CTで気管支拡張所見の
チェック
・喀痰抗菌薬治療

治療：H₁受容体
拮抗薬、抗ロイコト
リエン系拮抗薬、マ
クロライド系抗菌薬、
鼻噴霧用ステ
ロイド、鼻汁吸引、
鼻噴霧用スプレー、
鼻副鼻腔手術

・咽頭後壁の観察
・副鼻腔CT
・咽頭後壁炎所見
・副鼻腔炎 なし → あり

SBSを疑う
治療：マクロラ
イド系抗菌薬、
鼻噴霧用ステ
ロイド、鼻洗浄、
鼻副鼻腔手術

感染後咳嗽を疑う
・直近の感染エピソード あり → 対症療法（最大2週間）

⚠
鼻副鼻腔合併例・アスピリン不耐症が
あれば好酸球性副鼻腔炎を疑う
（p.281〜）

図　成人の遷延・慢性咳嗽の診断（倉原優．咳のみかた考えかた．中外医学社．2017．より引用改変）

- 血液検査：白血球数、好酸球数、総 IgE、アレルゲン検査（ハウスダスト、ダニ、カビ、動物上皮、スギ花粉、イネ科花粉などの特異 IgE）、CRP、マイコプラズマ抗体・百日咳抗体（必要があれば）、クォンティフェロン・T-SPOT（必要があれば）
- 胸部 X 線写真：肺炎、肺癌、気腫肺などの有無を確認。胸部 CT を撮影してもよい。
- 喀痰検査：特に抗酸菌塗抹・培養（結核を見逃してはならない）
- 呼吸機能検査：1 秒量、努力肺活量の測定（可能であれば呼気中一酸化窒素濃度［FeNO］も。ただしこれらを同日に行うと保険適用外）、気道可逆性検査
- 気道過敏性検査、メサコリン咳誘発検査
- 副鼻腔検査：副鼻腔 CT、耳鼻科コンサルト

- 喘息・咳喘息：気管支拡張薬
- アトピー咳嗽・咽頭アレルギー：ヒスタミン H_1 受容体拮抗薬
- 胃食道逆流症：プロトンポンプ阻害薬またはヒスタミン H_2 受容体拮抗薬
- 副鼻腔気管支症候群：マクロライド系抗菌薬、鼻噴霧用ステロイド
- 上気道咳症候群：特異的治療はないがアレルギー性の場合はステロイド点鼻、ヒスタミン H_1 受容体拮抗薬など
- COPD：禁煙、気管支拡張薬
- ACE 阻害薬による咳：薬剤中止

References

1) 日本呼吸器学会咳嗽・喀痰の診療ガイドライン 2019 作成委員会．咳嗽・喀痰の診療ガイドライン 2019．メディカルビュー社．2019.
2) Kanemitsu Y, et al. Clinical impact of gastroesophageal reflux disease in patients with subacute/chronic cough. Allergology International.2019;68:478-85.
3) Vertigan AE, et al. Somatic Cough Syndrome (Previously Referred to as Psychogenic Cough) and Tic Cough (Previously Referred to as Habit Cough) in Adults and Children:CHEST Guideline and Expert Panel Report. Chest. 2015 Jul;148 (1):24-31.

❶ 咳喘息

✎ ポイント

- 診断基準（p.273 表）にも記載されているように、喘鳴がないという点が重要である。wheezes を聴取しない。しかし、これ以外の臨床所見は喘息と共通している。咳嗽主体で咳喘息が疑われても、喘鳴や wheezes が軽度ある場合は咳優位型喘息と呼ばれる。
- 咳喘息が喘息に移行するのは全体の 30％程度と考えられている。

➡ 手順

①古典的に、気道過敏性が亢進しているのが喘息、気管支平滑筋収縮による咳嗽反応が亢進しているのが咳喘息である。

②咳嗽が強く、8 週間以上続く咳嗽をみたときに考慮すべき疾患である。咳喘息の呼吸機能検査では、1 秒量やピークフロー値はほぼ正常になることが多い。日本人の咳喘息における FeNO の平均は 59.4 ± 12.1 ppb である[1]。喀痰から気管支肺胞洗浄液（BALF）まですべての気道における好酸球数が上昇し、これは重症度と相関する。

③アトピー咳嗽との鑑別が非常に難しい。気道過敏性検査はこの2者を鑑別できるほど診断精度は高くない。

④気管支平滑筋収縮誘発咳嗽反応検査（弱い気管支収縮を誘発して咳嗽をカウントする方法）では、咳喘息において咳嗽反応の亢進がみられ、喘息やアトピー咳嗽において咳嗽反応の亢進がみられない[2]。

表　咳喘息の診断基準

下記1～2のすべてを満たす。
1. 喘鳴を伴わない咳嗽が8週間以上[※]持続
   聴診上もwheezesを認めない
2. 気管支拡張薬（β_2刺激薬など）が有効

※ 3～8週間の遷延性咳嗽であっても診断できるが、3週間未満の急性咳嗽では原則として確定診断しない。

参考所見
　（1）末梢血・喀痰好酸球増多、FeNO濃度高値を認めることがある（特に後2者は有用）。
　（2）気道過敏性が亢進している。
　（3）咳症状にはしばしば季節性や日差があり、夜間～早朝優位のことが多い。

（日本呼吸器学会　咳嗽・喀痰の診療ガイドライン2019作成委員会．咳嗽・喀痰の診療ガイドライン2019．メディカルレビュー社．2019．より引用）

➕ 治　療

- 吸入ステロイド薬（ICS）およびICS/LABAが主体である。中等症以上ではLAMAも有効。

- 患者さんが早期に咳嗽の診断的治療に当たってほしいと希望しているときは、ICSあるいはICS/LABA（咳喘息治療）＋ヒスタミンH₁受容体拮抗薬（アトピー咳嗽治療）＋SABAを処方してもよいと考える。

- 咳嗽が強ければ、喘息と同じように全身性ステロイドを短期間導入して発作をリセットしてもよいかもしれない（プレドニゾロン0.5 mg/kg/日を5～7日間、など）。

> **例**　──軽症咳喘息に対する処方例
>
> **アニュイティ100 エリプタ　1回1吸入　1日1回定期　＋　メプチン®スイングヘラー2吸入（咳が強いとき）　など**
>
> ──中等症咳喘息に対する処方例
>
> **レルベア100 エリプタ　1回1吸入　1日1回定期　＋　メプチン®スイングヘラー2吸入（咳が強いとき）**
> **または　シムビコート®（ブデホル®）　1回1～2吸入　1日2回定期　＋　MART療法（p.111）　など**
>
> □ 他の吸入薬選択肢は p.105～108表を参照。
> □ 上記にシングレア®（10 mg）1錠分1などロイコトリエン受容体拮抗薬（LTRA）の併用も考慮[3]。LTRA単独でも効果的とされる報告もあるが[4]、ICSゼロだと増悪率が高く、筆者はLTRA単剤でのコントロールには反対である。
> □ アトピー咳嗽との鑑別が困難なときは、ヒスタミンH₁受容体拮抗薬の併用も考慮。
> □ 症状がひどい場合は、プレドニゾロンなどの全身性ステロイドも考慮。

表　咳喘息の治療開始前の重症度と、重症度別治療指針

治療前重症度	軽症	中等症以上
症状	・症状は毎日ではない ・日常生活や睡眠への妨げは週1回未満 ・夜間症状は週1回未満	・症状が毎日ある ・日常生活や睡眠が週1回以上妨げられる ・夜間症状は週1回以上
長期管理薬	・中用量ICS（使用できない場合はLTRA）	・中～高用量ICS、＋LABAまたはLTRA、LAMA、テオフィリン徐放製剤（LABAは配合剤の使用可）2剤以上の追加やLTRA以外の抗アレルギー薬の併用も考慮してよい
発作治療	・吸入SABA頓用 ・効果不十分なら短期経口ステロイド薬	・吸入SABA頓用 ・中用量シムビコート®（ブデホル®）のMART療法 ・効果不十分なら経口ステロイド薬（症状に応じて治療開始時から数日間併用してもよい）

・LTRA：ロイコトリエン受容体拮抗薬、SABA：短時間作用性 β_2 刺激薬、LABA：長時間作用性 β_2 刺激薬、LAMA：長時間作用性抗コリン薬

（日本呼吸器学会 咳嗽・喀痰の診療ガイドライン2019作成委員会．咳嗽・喀痰の診療ガイドライン2019．メディカルレビュー社．2019．より引用改変）

References

1) Hanibuchi M, et al. Clinical significance of fractional exhaled nitric oxide and periostin as potential markers to assess therapeutic efficacy in patients with cough variant asthma. Respir Investig. 2023 Jan;61(1):16-22.
2) Ohkura N, et al. Heightened cough response to bronchoconstriction in cough variant asthma. Respirology. 2012 Aug;17(6):964-8.
3) Xu C, et al. Efficacy and safety of montelukast adjuvant therapy in adults with cough variant asthma: A systematic review and meta-analysis. Clin Respir J. 2023 Oct;17(10):986-97.
4) Yi F, et al. Effects of treatment with montelukast alone, budesonide/formoterol alone and a combination of both in cough variant asthma. Respir Res. 2022 Oct 10;23(1):279.

2 アトピー咳嗽

ポイント

■ アトピー素因による咳感受性の亢進が本態で、喘息や咳喘息のように気道過敏性が亢進しているわけではない。

■ 咳喘息にもアレルギーが関与することはあるが、アトピー咳嗽は気管支拡張薬が無効でヒスタミン H_1 受容体拮抗薬が著効するという特徴的な臨床像を有する点が大きな違いである。

手順

①咳喘息と同様の8週間以上の強い咳嗽を呈して受診する。

②アトピー咳嗽では誘発喀痰や気管・気管支の粘膜に好酸球がみられるが、BALFには好酸球がみられず、呼気一酸化窒素濃度（FeNO）もほとんど増加しない。

③気管支拡張薬が無効である（例：1秒量改善が5%未満）。まず治療してみないとアトピー咳嗽だとわからないこともしばしばある。

④典型的アトピー咳嗽では気道過敏性検査が陰性である。スパイロメトリーやフロー

ボリュームカーブにも異常はみられず、ピークフロー値の日内変動もない。

表 アトピー咳嗽の診断基準

以下の 1. ~ 4. のすべてを満たす。
1. 喘鳴や呼吸困難を伴わない乾性咳嗽が 3 週間以上持続
2. 気管支拡張薬が無効
3. アトピー素因を示唆する所見※または誘発喀痰中好酸球増加の 1 つ以上を認める
4. ヒスタミン H_1 受容体拮抗薬または/およびステロイド薬にて咳嗽発作が消失
※アトピー素因を示唆する所見
1) 喘息以外のアレルギー疾患の既往あるいは合併
2) 末梢血好酸球増加
3) 血清総 IgE 値の上昇
4) 特異的 IgE 抗体陽性
5) アレルゲン皮内テスト陽性

(日本呼吸器学会 咳嗽・喀痰の診療ガイドライン 2019 作成委員会. 咳嗽・喀痰の診療ガイドライン 2019. メディカルレビュー社. 2019. より引用)

➕ 治 療

- β 刺激性の気管支拡張薬はまったく効かず、ヒスタミン H_1 受容体拮抗薬が特効薬である。
- ICS が効くこともあるが、そのエビデンスはヒスタミン H_1 受容体拮抗薬ほど確立されていない。

> **例** **クラリチン®(10 mg)　1 錠食後**
> **または　アレグラ®(60 mg)　2 錠分 2**
> **または　ビラノア®(20 mg)　1 錠空腹時　など**
> □ 効果がなければ ICS を併用する(筆者は最初から併用してもよいと考える)。
> □ さらに効果がなければ短期的に経口ステロイド(プレドニゾロン 20 ~ 30 mg/日を約 10 日)を併用してもよい。

❸ 喉頭アレルギー

🔍 ポイント

- 吸入抗原により喉頭粘膜に引き起こされる、I 型アレルギーによる咳嗽である。慢性咳嗽の場合、環境アレルゲンの同定が重要になる。

➡ 手 順

① 8 週間以上の慢性咳嗽を呈して受診するが、咳嗽は乾性咳嗽であり、咽喉頭に症状が集中する。

② アトピー咳嗽よりも明確にアレルギーの病歴が存在する。

③ 診断基準に沿って診断する。

表 通年性喉頭アレルギー (慢性) の診断基準

1. 喘鳴を伴わない 8 週間以上持続する乾性咳嗽
2. 8 週間以上持続する咽喉頭異常感 (痰の絡んだような感じ、瘙痒感、イガイガ感、チクチクした咽頭痛など)
3. アトピー素因を示唆する所見[注1] の 1 つ以上を認める
4. 急性感染性喉頭炎、非特異的喉頭感染症 (結核、梅毒、ジフテリアなど)、喉頭真菌症、異物、腫瘍など、その他の咳や異常感の原因となる局所所見がないこと (典型的所見としては披裂部蒼白浮腫状腫脹を認める)[注2]
5. 症状にヒスタミン H_1 受容体拮抗薬が有効[注3]

(つづく)

追加事項：上記のうち 1 が欠落してもよい。
注 1：アトピー素因を示唆する所見：①喘息以外のアレルギー疾患の既往あるいは合併、②末梢血好酸球増加、③血清総 IgE 値の上昇、④特異的 IgE 陽性、⑤アレルゲン皮内テスト即時型反応陽性（1 つ以上認める）
注 2：必要に応じて耳鼻咽喉科専門医による喉頭内視鏡所見による確認が望ましい。また、下気道疾患、胃食道逆流症、後鼻漏症候群の鑑別も必要に応じて行う。
注 3：有効とは自覚症状の 50%以上の改善とする。
※季節性の診断基準は下線部を「原因花粉飛散時期の前後を含めた」に読み替えたものである。
（日本呼吸器学会 咳嗽・喀痰の診療ガイドライン 2019 作成委員会. 咳嗽・喀痰の診療ガイドライン 2019. メディカルレビュー社. 2019. より引用）

➕ 治 療

■ ヒスタミン H_1 受容体拮抗薬が有効である。

例　クラリチン®（10 mg）　1 錠食後
　　または　アレグラ®（60 mg）　2 錠分 2
　　または　ビラノア®（20 mg）　1 錠空腹時　など
　　□ 効果がなければ ICS を併用する。
　　□ 喉頭異常感に対しては、ヒスタミン H_1 受容体拮抗薬に抵抗性の場合、麻黄附子細辛湯が有効の場合もある。

❹ 副鼻腔気管支症候群（SBS）・上気道咳症候群（UACS）

🔍 ポイント

■ 副鼻腔気管支症候群（SBS）は、慢性・反復性の好中球性気道炎症を上気道と下気道に合併した病態である。
■ 海外では上気道咳症候群（UACS）（後鼻漏症候群を含む）という別の疾患概念が定着している。UACS は上気道の炎症性病変に続発する慢性咳嗽であるが、特異的治療法はなく、後鼻漏・SBS と重複する部分があるためくわしい記載は割愛する。後鼻漏は疾患として理解するより、一症状として理解したほうがよい。後鼻漏と SBS は重複する部分がある（図）。
■ SBS の下気道の病変は**慢性気管支炎型、気管支拡張症型、びまん性汎細気管支炎（DPB）型**の 3 つに分類される。

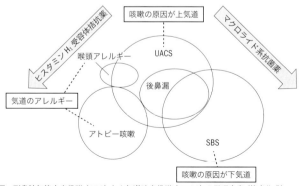

図　副鼻腔気管支症候群（SBS）と上気道咳症候群（UACS）の周辺疾患（筆者作成）

➡ 手 順

① 8 週間以上の慢性咳嗽を呈して受診するが、咳嗽は湿性咳嗽である。

②胸部 CT で気管支拡張症、副鼻腔 CT で副鼻腔の niveau があることが多く、咳喘息やアトピー咳嗽と比べて診断は容易。

③ SBS の診断基準は**上表**のとおり。これとは別に DPB の診断基準（**中表**）、慢性副鼻腔炎の診断基準（**下表**）も併せて提示する。

表　副鼻腔気管支症候群（SBS）の診断基準

1. 8 週間以上続く呼吸困難発作を伴わない湿性咳嗽。
2. 次の所見のうち 1 つ以上を認める。
   1）後鼻漏、鼻汁、咳払いなどの副鼻腔炎症状
   2）敷石状所見を含む口腔鼻咽頭における粘液性あるいは粘膿性の分泌液
   3）副鼻腔炎を示唆する画像所見
3. 14・15 員環マクロライド系抗菌薬や喀痰調整薬による治療が有効。

（日本呼吸器学会 咳嗽・喀痰の診療ガイドライン 2019 作成委員会. 咳嗽・喀痰の診療ガイドライン 2019. メディカルレビュー社. 2019. より引用）

表　びまん性汎細気管支炎（DPB）の診断の手引き

必須項目	
①臨床症状：持続性の咳・痰、および労作時息切れ	
②慢性副鼻腔炎の合併ないし既往	
③胸部画像所見：胸部 X 線写真で両肺野びまん性散布性粒状影または胸部 CT で小葉中心性粒状状影	
参考項目	
・胸部聴診所見：断続性ラ音	
・呼吸機能および血液ガス所見：1 秒率低下（70%以下）および低酸素血症（80 Torr 以下）	
・血液検査所見：寒冷凝集素価高値（64 倍以上）	
診断の判定	
確実	必須項目の 3 項目に加え、参考項目の 2 項目以上を満たすもの
ほぼ確実	必須項目の 3 項目を満たすもの
可能性あり	必須項目の①②を満たすもの

（Kudoh S, et al. Diffuse panbronchiolitis. Clin Chest Med. 2012 Jun; 33（2）: 297-305. より引用）

表　慢性副鼻腔炎の診断基準

以下の 4 項目のうち 2 項目以上が 3 ヶ月を超えて続く（ただしそのうち 1 項目は鼻閉あるいは鼻汁のいずれか）。
・顔面の圧痛
・鼻閉
・鼻汁（前鼻漏あるいは後鼻漏）
・嗅覚の低下
- -
以下の客観的徴候 3 項目のうち 1 項目以上が認められる。
・鼻茸が前鼻鏡検査あるいは経鼻内視鏡で観察される
・中鼻道内に浮腫あるいは膿が観察される
・副鼻腔 CT で炎症所見がある

（Rudmik L, et al. Medical Therapies for Adult Chronic Sinusitis: A Systematic Review. JAMA. 2015 Sep 1;314（9）:926-39. より引用）

➕ 治 療

■ 14・15 員環マクロライド系抗菌薬の長期少量投与に去痰薬を併用することが多い。SBS に対するマクロライド系抗菌薬のなかでは、14 員環マクロライド系抗菌薬であるエリスロマイシン（例：400 ～ 600 mg/日）がよく用いられる。非結核性抗酸菌症（NTM）の耐性化予防のため、クラリスロマイシンは第一選択にはならない※。
　※ SBS に NTM 症を合併することがあるが、NTM 症にクラリスロマイシン単剤治療を導入すると同剤耐性 NTM を誘発しうる。

■ 慢性副鼻腔炎に対する生理食塩水の鼻洗浄や局所ステロイド療法が有効とする見解は多く、鼻噴霧用ステロイド薬の使用が推奨されている。

例

SBS−気管支拡張症
—— DPB 合併例

エリスロシン®（200 mg）　2 錠分 2 〜 3 錠分 3　6 ヶ月〜 2 年
または　クラリスロマイシン（200 mg）　1 錠分 1 〜 2 錠分 2　6 ヶ月〜 2 年
　□ ムコダイン®（500 mg）3 錠分 3 あるいはムコソルバン®L（45 mg）1 錠眠
　　前などの去痰薬を併用してもよい。

SBS−慢性副鼻腔炎
—— 共通治療
〈acute on chronic の場合〉
サワシリン®（250 mg）　3 錠分 3　＋　オーグメンチン®（250 mg）　3 錠分 3　など
〈慢性期〉
○生理食塩水による鼻洗浄　1 回当たり 200 〜 240 mL 以上　毎日
○アラミスト®点鼻薬 27.5 μg　2 噴霧 1 日 1 回
　または　リノコート® パウダースプレー鼻用 25 μg　1 噴霧 1 日 2 回　な
　ど（鼻噴霧用ステロイド薬の表を参考に）
　□ 保存治療に効果がみられない場合、内視鏡下鼻副鼻腔手術を考慮

—— 鼻茸非合併例

エリスロシン®（200 mg）　2 錠分 2 〜 3 錠分 3　3 ヶ月
または　クラリスロマイシン（200 mg）　1 錠分 1 〜 2 錠分 2　3 ヶ月
　□ 鼻茸非合併例に対する全身性ステロイドの使用は議論の余地がある。
　□ 膿性分泌物がある場合は感受性を調べて適切な抗菌薬を投与。

—— 鼻茸合併例（おおむね好酸球性副鼻腔炎）
□ 治療内容は p.281 参照。
□ 内視鏡下鼻副鼻腔手術も考慮する。再発が多いので鼻噴霧用ステロイドは
　術後も必須。再発した場合、好酸球性であればデュピクセント® が推奨さ
　れる。
　□ シングレア®（10 mg）　1 錠分 1　眠前など LTRA の併用を考慮してよい。
　□ 膿性分泌物がある場合は感受性を調べて適切な抗菌薬を投与。

表　代表的な成人用鼻噴霧用・点鼻用ステロイド

一般名	商品名	用法用量	薬剤タイプ
モメタゾンフランカルボン酸エステル水和物	・ナゾネックス点鼻液 50 μg 　56 噴霧用・112 噴霧用 ・モメタゾン点鼻液 50 μg 　56 噴霧用・112 噴霧用	各鼻腔に 2 噴霧ずつ 1 日 1 回	液体
フルチカゾンフランカルボン酸エステル	・アラミスト点鼻液 27.5 μg 　56 噴霧用・120 噴霧用 ・フルチカゾンフランカルボン酸エステル点鼻液 27.5 μg 56 噴霧用	各鼻腔に 2 噴霧ずつ 1 日 1 回	液体
デキサメタゾンシペシル酸エステル	・エリザス点鼻粉末 200 μg 28 噴霧用 ・エリザスカプセル外用 400 μg	各鼻腔に 1 噴霧ずつ 1 日 1 回	粉末
フルチカゾンプロピオン酸エステル	・フルナーゼ点鼻液 50 μg 　28 噴霧用・56 噴霧用 ・フルチカゾン点鼻液 50 μg 　56 噴霧用・56 噴霧用	各鼻腔に 1 噴霧ずつ 1 日 2 回	液体
ベクロメタゾンプロピオン酸エステル	・ベクロメタゾンパウダー 25 μg	各鼻腔に 1 噴霧ずつ 1 日 2 回	粉末
	・ベクロメタゾン点鼻液 50 μg	各鼻腔に 1 噴霧ずつ 1 日 4 回	液体
		（つづく）	

一般名	商品名	用法用量	薬剤タイプ
ベタメタゾンリン酸エステル	・リンデロン点眼・点耳・点鼻液0.1% ・ベタメタゾンリン酸エステルNa・PF眼耳鼻科用液0.1%	1日1～数回，適量を点鼻	液体
デキサメタゾンリン酸エステル	・オルガドロン点眼・点耳・点鼻液0.1% ・テイカゾン点眼・点耳・点鼻液0.1%	1日1～数回，適量を点鼻	液体

一口メモ

慢性咳嗽患者では，綿棒で外耳道を刺激すると咳嗽が誘発されるArnold神経反射の頻度が健常者の12倍高いとされている（25.5% vs 2.0%）[1]。この反射は，典型的には女性に多く，片耳にみられる。

資料

表　咳喘息とその類似疾患のまとめ

	咳喘息	アトピー咳嗽	非喘息性好酸球性気管支炎（NAEB）
病変の場所	中枢気道～末梢気道 ✓主に末梢気道	**中枢気道** **✓末梢気道には起こらない**	中枢気道～末梢気道
咳嗽症状	必須	必須	不要
アトピー合併	40～80%	40～50%	20～70%
咳嗽機序	**気管支平滑筋収縮**	咳受容体感受性亢進	咳受容体感受性亢進
わかりやすく書くと	・喘息の前段階 ・喘鳴を伴わない咳嗽型の喘息	・気道の蕁麻疹・イガイガ ・咳喘息と同じ症状だが，気管支拡張薬無効	・生理学的にさほど異常がない好酸球性気道炎症 ・日本ではほとんど使用されない概念
気道可逆性	軽度あり	なし	不明
気道過敏性（寒暖差，運動など）	**亢進（軽度）**	正常	正常
咳感受性（気道のイガイガ・ヒリヒリ）	ほぼ正常※	**亢進**	**亢進**
メサコリン咳誘発検査	**陽性**	陰性	陰性
呼気一酸化窒素濃度（FeNO）	**上昇**	正常	**上昇**
喀痰中好酸球数	**増加**	**増加**	**増加**
気管支肺胞洗浄液中好酸球数	**増加**	正常	**増加**
気道リモデリング	あり	なし（諸説あり）	あり
喘息への移行	**あり（30%）**	なし	**あり（5～10%）**

（つづく）

治療法	・気管支拡張薬（SABA、テオフィリン） ・ロイコトリエン受容体拮抗薬（咳嗽軽減に有効） ・ICS（長期）	・ヒスタミン H_1 受容体拮抗薬 ・ICS（短期）、経口ステロイド（短期） ★ ICS 以外の気管支拡張薬は無効だが、SABA を試さないと診断できないため、初期にはSABAを使用。	・気管支拡張薬（SABA、テオフィリン） ・ICS（エビデンスはないが長期使用例が多い）

※健常者と比べて咳感受性が亢進しているという報告[2]もある。

表　長引く咳嗽を病態的診断するための専門的検査所見

	喘息	咳喘息	アトピー咳嗽	SBS	胃食道逆流症
誘発喀痰検査	好酸球	好酸球	好酸球	好中球	リンパ球体・好中球
気道可逆性検査	**陽性**	―	―	―	―
気道過敏性検査	**陽性**	―※	―	―	―
カプサイシン咳感受性検査	―	―	**陽性**	―	**陽性**
メサコリン咳誘発検査	―	**陽性**	―	―	―

※咳喘息で気道過敏性検査が陽性になるのは、一部の症例と考えられている。
（藤村政樹，他．慢性咳嗽の病態的診断によるアウトカム：治療成績，第77回呼吸器合同北陸地方会．2016．より引用）

? 患者さんからよくある質問

■「咳の原因は、いったい何なのでしょうか？」

→疑い病名で咳喘息やアトピー咳嗽と診断しても、治療の結果咳嗽が止まらなければ必ず聞かれる質問である。慢性咳嗽は、一般市中病院ではどれだけ検査をしても異常が同定できないこともあるため、安易な疑い診断を早期に言及するのはやめたほうがよい。近医で咳喘息と診断され、その後咳嗽が2年間続いた患者さんが、アトピー咳嗽であったと判明したケースもある。

References

1) Dicpinigaitis PV, et al. Prevalence of Arnold Nerve Reflex in Adults and Children With Chronic Cough. Chest. 2018 Mar; 153 (3):675-79.
2) Nakajima T, et al. Cough sensitivity in pure cough variant asthma elicited using continuous capsaicin inhalation. Allergol Int. 2006 Jun; 55: 149-55.

5 好酸球性副鼻腔炎

🔍 ポイント

- 難治性喘息や SBS をみたとき、必ずこの疾患を疑う。諸外国でいう CRSwNP (chronic rhinosinusitis with nasal polyp) がおおむねこれに該当する。末梢血好酸球比率が高い SBS 例では、好酸球性副鼻腔炎の確からしさは増す。

- 合併リスクが高い N-ERD（喘息や鼻炎を伴う NSAIDs 誘発性呼吸困難）の存在を見逃さない。

- 中等症および重症の好酸球性副鼻腔炎は指定難病に認定される。ただし、手術などによる病理学的所見がないと厳しい。

➡ 手 順

①嗅覚障害が主症状で、病難治性喘息 + 鼻茸、SBS + 鼻茸で疑う疾患であるため、鼻茸の存在診断は必須である。鼻閉は両側に起こる。個人的には耳鏡を用いて観察しているが、耳鼻咽喉科に診断を仰ぐほうがよい。

②診断は JESREC スコア（病側が両側1点、鼻茸あり2点、副鼻腔 CT で上顎洞より篩骨洞の陰影が優位2点、末梢血好酸球比率 2 ～ 5%で4点、5 ～ 10%で8点、> 10%で10点）で判定されるが、総スコアが11点以上で好酸球性副鼻腔炎の可能性が高く、鼻茸の病理組織において 400 倍視野で好酸球数が 70 個以上存在した場合に確定診断となる。

③重症度分類はチャート（**図**）にしたがって行う。

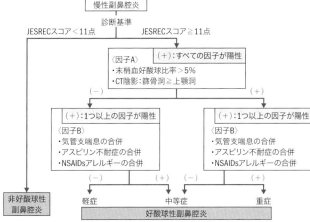

図 好酸球性副鼻腔炎の診断チャート
(藤枝重治, 他. 好酸球性副鼻腔炎：診断ガイドライン (JESREC Study). 日耳鼻会報. 2015；118：728-35. より引用)

➕ 治 療

- 基本的には耳鼻咽喉科にコンサルトすべき疾患である。

- マクロライド系抗菌薬は無効である。

- 鼻噴霧用ステロイド (p.278**表**) + ロイコトリエン受容体拮抗薬・ヒスタミン受容体拮抗薬の併用治療が一般的である。吸入ステロイド薬（キュバール® など）の経鼻呼出（①スペーサーを介して吸入、② 2 ～ 3 秒息こらえをする、③口を閉じて鼻か

らゆっくり呼出する）も有効とされている[1]。

- 経口ステロイドが最も効果的で、2週間程度で鼻茸縮小と嗅覚障害を改善する効果が期待される。プレドニゾロン 0.5 mg / kg / 日から開始するが、中止すると増悪することが多いため、現時点で至適治療期間は不明と言わざるを得ない。

- 重症の場合に内視鏡下鼻副鼻腔手術が適用されるが、術後再発が半数にみられるとされている。長期にコントロールできる患者さんは2割にとどまる[2]。再発が多いので鼻噴霧用ステロイドは術後も必須。再発した場合は、再手術よりも生物学的製剤がすすめられる。

- 喘息合併例に対しては、ヌーカラ®、ファセンラ®、デュピクセント® が効果的とされている[3]。2024年3月時点ではデュピクセント® のみが保険適用。

■—ロメモ

UCC (unexplained chronic cough)

□ 慢性咳嗽のうち、原因疾患が不明でかつ既知の疾患の empiric な治療にも抵抗性のものを UCC という。適切な日本語訳はないが、難治性咳嗽と総称されることが多い。

□ 病態の根底に CHS（咳嗽過敏性症候群：低レベルの温度性、機械性、化学性曝露によってしばしば咳嗽が誘発される臨床的症候群）が存在することが多く、疼痛過敏性の「アロディニア」と類似の用語として「アロタッシア（通常では咳嗽を起こさない刺激によって引き起こされる咳嗽）」という状態にある。

□ 疼痛と咳嗽の経路には類似点が多く、UCC に対しては、神経因性疼痛に有効とされるガバペンチン（ガバペン®）やプレガバリン（リリカ®）が有効なこともある（保険適用外）。ミロガバリン（タリージェ®）には現時点ではエビデンスがない。

□ UCC に対して、選択的 P2X3 受容体拮抗薬であるゲーファピキサントクエン酸塩（リフヌア®）が用いられている。咳嗽頻度は 17.6% 減少するとされているが[4]、65.4% に味覚異常の副作用がみられる。現状リフヌア® の有効性と副作用のバランスが悪いことから、味覚障害の少ない治療薬が望まれる。エリアピキサントなどはその候補である。

■—ロメモ

真菌関連慢性咳嗽

□ 慢性咳嗽患者さんのうち、喀痰から環境真菌、特に糸状担子菌のヤケイロタケ（*Bjerkandera adusta*）が検出される一群が存在する[5]。

□ 「痰の引っ掛かり感」（a sensation of mucus in the throat：SMIT）が本症に特異的とされている[6]。

□ 低用量の抗真菌薬が有効な可能性はあるが[7]、疾患概念や診断・治療についてはまだコンセンサスが確立していない。

✐ References

1) Kobayashi Y, et al. HFA-BDP Metered-Dose Inhaler Exhaled Through the Nose Improves Eosinophilic Chronic Rhinosinusitis With Bronchial Asthma: A Blinded, Placebo-Controlled Study. Front Immunol. 2018 Sep 25;9:2192.

2) van der Veen J, et al. Real-life study showing uncontrolled rhinosinusitis after sinus surgery in a tertiary referral centre. Allergy. 2017 Feb;72（2）:282-90.

3) Oykhman P, et al. Comparative efficacy and safety of monoclonal antibodies and aspirin desensitization for chronic rhinosinusitis with nasal polyposis: a systematic review and network meta-analysis. J Allergy Clin Immunol. 2021 Sep 17;S0091-6749（21）01393-2.

4) Kum E, et al. Efficacy and Tolerability of Gefapixant for Treatment of Refractory or Unexplained Chronic Cough: A Systematic Review and Dose-Response Meta-Analysis. JAMA. 2023 Oct 10;330（14）:1359-69.

5) Ogawa H, et al. Sensitization to Bjerkandera adusta enhances severity of cough symptom in patients with fungus-associated chronic cough（FACC）. Med Mycol J. 2011;52（3）:205-12.

6) Ogawa H, et al. Chronic cough management: dealing with a sensation of mucus in the throat. Respirology. 2013 May;18（4）:732-3.

7) Ogawa H, et al. Clinical experience with low-dose itraconazole in chronic idiopathic cough. Cough. 2013 Jan 14;9（1）:1.

9 呼吸不全

❶ 急性呼吸不全

- 集中治療については本書では書ききれないため、ここでは呼吸器内科病棟で経験することが多い急性呼吸不全について、病棟で使用勝手のよい資料を独断と偏見で掲載した。
  - PaO₂ 55 ~ 80 mmHg を目標にしても、PaO₂ 110 ~ 150 mmHg を目標にした場合と比べて死亡リスクは同等である[1]。
- 新 ARDS 基準（グローバル定義）は、以前の Berlin 基準を拡張したものである。

表　新 ARDS 基準（グローバル定義）（2024 年）

リスク因子と原因：肺炎、肺以外の感染症、外傷、輸血、誤嚥、ショックなど、急性のリスク因子によって誘発される。肺水腫は心原性肺水腫/体液過多によるものに限らず、低酸素血症/ガス交換異常は無気肺に起因しないものとする。しかし ARDS のリスク因子が存在すれば、これらの病態があっても ARDS と診断できる。

タイミング：リスク因子の発症または呼吸器症状の新規もしくは悪化から 1 週間以内の低酸素性呼吸不全の急性発症または悪化。

胸部画像：胸部 X 線検査および CT 検査で両側性透過性低下、または肺エコーで両肺 B-line やコンソリデーションがみられ、無気肺・結節/腫瘤で説明できないもの。

定義	non-intubated ARDS	intubated ARDS	ARDS in resource-limited settings
基準	HFNC ≧ 30L/分あるいは NIV / CPAP の PEEP ≧ 5 cmH₂O のもと ・PaO₂/F₁O₂ ≦ 300 mmHg または ・SpO₂/F₁O₂ ≦ 315 mmHg（SpO₂ ≦ 97%の場合）	・mild：200 mmHg < PaO₂/F₁O₂ ≦ 300 mmHg または 235 mmHg < SpO₂/F₁O₂ ≦ 315 mmHg（SpO₂ ≦ 97%の場合） ・moderate：100 mmHg < PaO₂/F₁O₂ ≦ 200 mmHg または 148 mmHg < SpO₂/F₁O₂ ≦ 235 mmHg（SpO₂ ≦ 97%の場合） ・severe：PaO₂/F₁O₂ ≦ 100 mmHg または SpO₂/F₁O₂ ≦ 148 mmHg（SpO₂ ≦ 97%の場合）	・SpO₂/F₁O₂≦315 mmHg（SpO₂ ≦ 97%の場合） ※限られた環境では酸素流量・NIV/CPAP は問わない

(Matthay MA, e al. A New Global Definition of Acute Respiratory Distress Syndrome. Am J Respir Crit Care Med. 2024 Jan 1;209（1）:37-47. より引用)

表　NPPV の適応基準（1 項目以上満たす場合に適応）

1. 呼吸性アシドーシスを伴う高二酸化炭素血症（pH ≦ 7.35 かつ PaCO₂ ≧ 45Torr）
2. 呼吸補助筋の使用、腹部の奇異性動作、肋間筋の陥没などの呼吸筋疲労または呼吸仕事量増加を示唆する重度の呼吸困難
3. 酸素療法で改善しない持続性の低酸素血症

(日本呼吸器学会 COPD ガイドライン第 6 版作成委員会. COPD 診断と治療のためのガイドライン. 第 6 版, メディカルレビュー社, 2022. より引用改変)

表　NPPV が成功しやすい条件

1. 若年
2. 重症度が低い
3. 精神的に落ち着いており協力できる
4. 人工呼吸器に同調している
5. マスクのエアリークが少なく、歯が揃っている
6. 中等度の高炭酸ガス血症（45 < PaCO₂ < 92 mmHg）
7. 中等度のアシドーシス（7.10 < pH < 7.35）
8. NPPV 導入 2 時間以内にガス交換、心拍数、呼吸数が改善

(Liesching T, et al. Acute applications of noninvasive positive pressure ventilation. Chest. 2003 Aug;124（2）:699-713. より引用)

- COPD 増悪に対する NPPV 導入の設定例（p.140 **表**）
- 鼻カニューラによる高流量酸素療法（ネーザルハイフロー）が用いられることが多

くなったが、陽圧の効果には期待できないため、酸素化や呼吸努力の改善が見込めない場合は気管挿管を考慮すべきである。

- ネーザルハイフローの成否を予測する因子として、ROX がある。ネーザルハイフローを開始してから 6 〜 12 時間の評価で ROX が 4.88 以上の場合、気管挿管を要するリスクは低いと言える[2),3)]。

$$ROX = \frac{SpO_2/FiO_2}{呼吸回数（回/分）}$$

例：SpO_2 が90％、FiO_2 が0.80、呼吸回数が30回/分の場合、ROXは3.75である。

表　ネーザルハイフローの指示（例）

・FiO_2 40％・酸素流量 40 L/分で開始
・$SpO_2 < 90$％のとき
　→　FiO_2 10％ずつアップ、最大 60％
　→　上記で $SpO_2 < 90$％なら、酸素流量を 10 L/分ずつアップ、最大 50 L/分
・$SpO_2 \geqq 95$％のとき
　→　FiO_2 10％ずつダウン、最小 30％
　→　上記で $SpO_2 \geqq 95$％なら酸素流量を 5 L/分ずつダウン、最小 30 L/分
　→　上記で $SpO_2 \geqq 95$％なら鼻カニューラへ切り替え

表　low tidal strategy の人工呼吸器設定

1. 換気モード例：A/C で VCV、PCV いずれでもよい
　1 回換気量：6 mL/kg（理想体重）：1 mL/kg 増加する毎に死亡リスクが 15％上昇する
　　□ 理想体重：男性 50 + 0.91 ×（身長［cm］− 152.4）
　　　　　　　　女性 45.5 + 0.91 ×（身長［cm］− 152.4）
2. プラトー圧：30 cmH$_2$O 以下
3. 呼吸回数：動脈血液ガス分析で pH が 7.4 前後になるよう設定
4. 目標酸素飽和度：SpO_2 88 〜 95％
5. PEEP：以下の表に準じて

FiO_2	0.3	0.4	0.5	0.6	0.7	0.8	0.9	1.0
PEEP (cmH$_2$O)	5	5 〜 8	8 〜 10	10	10 〜 14	14	14 〜 18	19 〜 24

トリガー感度：圧トリガー：− 1 〜 2 cmH$_2$O、フロートリガー：2 〜 3 L/分

表　鎮痛・鎮静薬

	鎮痛	鎮静		
	フェンタニル	ミダゾラム（ドルミカム®）	プロポフォール（ディプリバン®）	デクスメデトミジン（プレセデックス®）
メニュー	500 μg/10 mL + 生理食塩水 40 mL・濃度 10 μg/mL・維持量 1〜2 mL/時	50 mg/10 mL + 生理食塩水 40 mL・濃度 1 mg/mL・維持量 0.5〜5 mL/時	原液 500 mg/50 mL・濃度 10 mg/mL・維持量 0.03〜0.3 mL/kg/時	シリンジ 200 μg/50 mL・濃度 4 μg/mL・維持量 0.05〜0.175 mL/kg/時
呼吸抑制	―	あり	あり	なし
作用発現	2 〜 5 分	0.5 〜 2 分	1 分以内	15 分
作用持続	0.5 〜 2 時間	1 〜 3 時間	10 〜 20 分	2 時間

一口メモ

口腔ケア
人工呼吸管理中の歯磨きは VAP を減少させるというエビデンスが示されている[4)]。

表　RSBI (rapid-shallow breathing index)

呼吸数 (f) / 1 回換気量 (Vt [L])
✓ 正常 30 〜 50 / L で、100 / L を超えるとウィーニングおよび抜管困難が予想される。

(Yang KL, et al. A prospective study of indexes predicting the outcome of trials of weaning from mechanical ventilation. N Engl J Med. 1991 May 23;324 (21) :1445-50. より引用)

表　人工呼吸器離脱自発呼吸トライアル (SBT)

〈SBT 開始安全基準〉

①〜⑤をすべてクリアした場合、SBT 実施が可能。SBT は FiO_2 0.5 以下の設定で CPAP ≦ 5 cmH$_2$O (PS ≦ 5 cmH$_2$O) または T ピース 30 分〜 2 時間継続して離脱可能かどうか評価する。

①酸素化が十分である
・FiO_2 ≦ 0.5 かつ PEEP ≦ 8 cmH$_2$O のもとで SpO_2 > 90%

②血行動態が安定している
・急性の心筋虚血、重篤な不整脈がない
・心拍数 ≦ 140 回/分
・昇圧薬の使用について少量は許容する (ドパミン ≦ 5 µg / kg /分、ドブタミン ≦ 5 µg / kg /分、ノルアドレナリン ≦ 0.05 µg / kg /分)

③十分な吸気努力がある
・1 回換気量 > 5 mL / kg
・分時換気量 < 15 L /分
・rapid shallow breathing index
　(1 分間の呼吸回数/ 1 回換気量 [L]) < 105 回/分/L
・呼吸アシドーシスが少ない (pH > 7.25)

④異常呼吸パターンを認めない
・呼吸補助筋の過剰な使用がない
・シーソー呼吸 (奇異性呼吸) がない

⑤全身状態が安定している
・発熱がない
・重篤な電解質異常を認めない
・重篤な貧血を認めない
・重篤な体液過剰を認めない

〈SBT 成功基準〉
・呼吸数 < 30 回/分
・開始前と比べて明らかな低下がない (たとえば SpO_2 ≧ 94%、PaO_2 ≧ 70 mmHg)
・心拍数 < 140 回/分、新たな不整脈や心筋虚血の徴候を認めない
・過度の血圧上昇を認めない
・以下の呼吸促迫の徴候を認めない (SBT 前の状態と比較する)
　1. 呼吸補助筋の過剰な使用がない
　2. シーソー呼吸 (奇異性呼吸)
　3. 冷汗
　4. 重度の呼吸困難感、不安感、不穏状態

(日本集中治療医学会，日本呼吸療法医学会，日本クリティカルケア看護学会．人工呼吸器離脱に関する 3 学会合同プロトコル．2015 [Chest. 2001;120 (6 Suppl) :375S-95S. / Eur Respir J. 2007;29 (5) :1033-56. / NIH NHLBI ARDS Clinical Network Mechanical Ventilation Protocol Summary. 2000 /日本集中治療医学会．人工呼吸関連肺炎予防バンドル 2010 改訂版．] より引用改変)

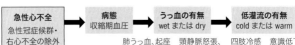

	急性心不全 急性冠症候群・右心不全の除外	→	病態 収縮期血圧	→	うっ血の有無 wet または dry	→	低灌流の有無 cold または warm

肺うっ血、起座呼吸・発作性夜間呼吸困難、末梢浮腫

頸静脈怒張、肝腫大、腹水、食思不振

四肢冷感、冷汗、乏尿

意識低下、脈拍微弱

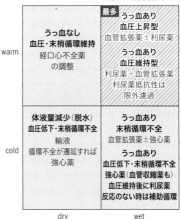

クリニカルシナリオと治療指針

収縮期血圧 (mmHg)

クリニカルシナリオ1（肺水腫）
血管拡張薬±利尿薬

140

クリニカルシナリオ2（体液貯留）
利尿薬＋血管拡張薬

100

クリニカルシナリオ3（低心拍出）
・体液貯留がない場合は容量負荷
・強心薬で改善がない場合は血行動態評価
・低血圧・低灌流が持続する場合は血管収縮薬

心原性ショック
薬物治療＋補助循環

90

warm / cold

Nohria-Stevenson分類と治療指針

うっ血なし 血圧・末梢循環維持
経口心不全薬の調整

最多 うっ血あり 血圧上昇型
血管拡張薬±利尿薬

うっ血あり 血圧維持型
利尿薬＋血管拡張薬
利尿薬抵抗性は限外濾過

体液量減少（脱水）血圧低下・末梢循環不全
輸液
循環不全が遷延すれば強心薬

うっ血あり 末梢循環不全
血管拡張薬±強心薬

うっ血あり 血圧低下・末梢循環不全
強心薬（血管収縮薬も）
血圧維持後に利尿薬
反応のない時は補助循環

dry / wet

図　急性心不全の初期対応から急性期病態に応じた治療の基本方針

注：本ガイドラインは「2021年JCS/JHFSガイドラインフォーカスアップデート版急性・慢性心不全診療」（2024年1月15日更新）に改訂されているが、急性心不全に対する初期対応から急性期対応のフローチャートは2017年版を使用することになっているため、当該表記のままとしている。

（日本循環器学会/日本心不全学会．急性・慢性心不全診療ガイドライン（2017年改訂版）[Crit Care Med 2008; 36: S129-39./Eur J Heart Fail 1999; 1: 251-7. より改変] http://www.j-circ.or.jp/guideline/pdf/JCS2017_tsutsui_h.pdf. [2020年3月8日閲覧] より引用改変）

表　心原性肺水腫に対するNPPV導入の設定例

・モード：CPAP
・CPAP圧：8〜10 cmH$_2$O（低血圧時は低めのCPAP圧から）
・FiO$_2$：1.0から
　✓PaCO$_2$が高い場合はS/TあるいはPCVでもよい
　→　初期導入時の目標：呼吸困難感の改善、SpO$_2$の改善、心拍数の低下、尿量0.5 mL/kg/時以上の確保

References

1) van der Wal L, et al. Conservative versus Liberal Oxygenation Targets in Intensive Care Unit Patients (ICONIC): A Randomized Clinical Trial. Am J Respir Crit Care Med. 2023 Oct 1;208 (7): 770-9.

2) Roca O, et al. An Index Combining Respiratory Rate and Oxygenation to Predict Outcome of Nasal High Flow Therapy. Am J Respir Crit Care Med. 2019 Jun 1; 199 (11):1368-76.

3) Praphruetkit N, et al. ROX index versus HACOR scale in predicting success and failure of high-flow nasal cannula in the emergency department for patients with acute hypoxemic respiratory failure: a prospective observational study. Int J Emerg Med. 2023 Jan 10;16 (1):3.

4) Ehrenzeller S, et al. Association Between Daily Toothbrushing and Hospital-Acquired Pneumonia: A Systematic Review and Meta-Analysis. JAMA Intern Med. 2023 Dec 18:e236638.

❷ 動脈血液ガス分析の解釈

✓ 動脈血液ガス分析の正常値

- pH 7.35 ～ 7.45、PaCO₂ 35 ～ 45 mmHg、PaO₂ 70 ～ 100 mmHg、SaO₂ 93 ～ 99 %、HCO₃⁻ 22 ～ 25 mEq
  - 静脈血液ガス分析をしてしまった場合、おおむね、①動脈血液ガス pH = 静脈血液ガス pH + 0.036、②動脈血液ガス PCO₂ = 静脈血液ガス PCO₂ − 6.0 Torr、③動脈血液ガス HCO₃⁻ = 静脈血液ガス HCO₃⁻ − 1.5 mEq と考えてよい。

➡ 手 順（時間がないときは、④、⑤、⑧を省略する。）

① pH の評価：pH<7.38 をアシデミア、pH>7.42 をアルカレミアという。

② アシドーシス・アルカローシスの評価（呼吸器内科で経験する症例のほとんどは呼吸性アシドーシスである）

HCO₃⁻ の低下→代謝性アシドーシス　　HCO₃⁻ の上昇→代謝性アルカローシス

PaCO₂ の低下→呼吸性アルカローシス　PaCO₂ の上昇→呼吸性アシドーシス

③ アニオンギャップ（AG）の計算
  - AG = Na⁺ − Cl⁻ − HCO₃⁻ で、12 を超えていたら AG 上昇と判断。低アルブミンの場合、補正 AG = 2.5 ×（4 − アルブミン値）+ AG を用いる。AG が高い場合、すでに AG 上昇性代謝性アシドーシスが存在することを意味する。

④ 補正 HCO₃⁻ の計算
  - 補正 HCO₃⁻ とは AG の開大がないと仮定したときの HCO₃⁻ の値である。これが 26 を超えるときは代謝性アルカローシスの共存、22 ～ 26 のときは AG 開大性アシドーシス、22 未満のときは AG 非開大性代謝性アシドーシスの共存を疑う。

$$補正 HCO_3^- = \Delta アニオンギャップ（AG）+ 実測 HCO_3^-$$

$$\Delta AG = 実測 AG - 正常 AG$$

$$= 実測 AG - \{12 - 2.5 ×（4 - アルブミン値 [g/dL]）\}$$

⑤ 代償の評価

1 次性病態	代償の範囲	代償の限界	
代謝性アシドーシス	$\Delta PaCO_2 = 1.25 × \Delta HCO_3^- ± 5$	PaCO₂	15 mmHg
代謝性アルカローシス	$\Delta PaCO_2 = 0.75 × \Delta HCO_3^- ± 5$	PaCO₂	60 mmHg
急性呼吸性アシドーシス	$\Delta HCO_3^- = 0.1 × \Delta PaCO_2$	HCO₃⁻	30 mEq/L
慢性呼吸性アシドーシス	$\Delta HCO_3^- = 0.4 × \Delta PaCO_2 ± 3$	HCO₃⁻	42 mEq/L
急性呼吸性アルカローシス	$\Delta HCO_3^- = 0.2 × \Delta PaCO_2$	HCO₃⁻	18 mEq/L
慢性呼吸性アルカローシス	$\Delta HCO_3^- = 0.4 × \Delta PaCO_2 ± 3$	HCO₃⁻	12 mEq/L

⑥ 高 CO₂ 血症の確認
  - PaCO₂ が 45 mmHg を下回っている呼吸不全を I 型呼吸不全、45 mmHg 以上の呼吸不全を II 型呼吸不全という。呼吸器内科では圧倒的に後者が多い。特に II 型呼吸不全に対する高濃度酸素投与は CO₂ ナルコーシスを惹起するため注意が必要である。

⑦ 低酸素血症の確認
  - 室内気（room air）で PaO₂60 mmHg 以下なら呼吸不全である。P/F（PaO₂/FiO₂）比を計算する。PaO₂ が 80 mmHg で FiO₂ が 40%（0.4）なら P/F 比は 80 ÷ 0.4 で 200 になる。酸素流量と吸入酸素濃度については p.288 **下表**を参照。

⑧ 拡散能（A−aDO₂）をみる：正常値は 5 ～ 15 mmHg
  - 測定機器が自動的に計算してくれることもある。

$$A-aDO_2 = FiO_2 ×（760 - 47）- PaO_2 - \frac{PaCO_2}{0.8}$$

室内気の場合は、$150 - PaO_2 - \dfrac{PaCO_2}{0.8}$ である。

⑨病態把握

- □ 呼吸性アシドーシス（呼吸器内科で最も多い）：換気不全、意識障害、COPD、喘息、ARDS など。
- □ 呼吸性アルカローシス：過換気、敗血症、疼痛、発熱、肺血栓塞栓症など。
- □ AG 開大性代謝性アシドーシス：敗血症（乳酸貯留）、ケトアシドーシス（糖尿病性、アルコール性）、腎不全、サリチル酸など。
- □ AG 非開大性代謝性アシドーシス：下痢、尿細管アシドーシス、生理食塩水の過剰輸液など。
- □ 代謝性アルカローシス：嘔吐、利尿薬、アルドステロン症、低カリウム血症、低マグネシウム血症など。

❸ 慢性呼吸不全、在宅酸素療法

表　在宅酸素療法の保険適用基準

1) **高度慢性呼吸不全例**：PaO_2 が 55 Torr（$SpO_2$88 %）以下の者、および PaO_2 60 Torr（$SpO_2$90%）以下で睡眠時または運動負荷時に著しい低酸素血症をきたす者であって、医師が在宅酸素療法を必要であると認めた者

2) **肺高血圧症**

3) **慢性心不全の対象患者**：医師の診断により、NYHA Ⅲ度以上であると認められ、睡眠時のチェーン-ストークス呼吸がみられ、無呼吸低呼吸指数（AHI）が 20 以上であることが睡眠ポリグラフィー上で確認されている症例

4) **チアノーゼ型先天性心疾患**：チアノーゼ型先天性心疾患に対する在宅酸素療法とは、ファロー四徴症、大血管転位症、三尖弁閉鎖症、総動脈幹症、単心室症などのチアノーゼ型先天性心疾患患者のうち、発作的に低酸素または無酸素状態になる患者について、発作時に在宅で行われる救命的な酸素吸入療法をいう

・在宅酸素療法の適応基準はあくまで目安であり、この基準を満たすからといって導入しなければならないわけではない。患者さんの生活を考慮し、話し合って決定すべきである。

表　酸素流量と吸入酸素濃度（FiO_2）

吸入デバイス	100%酸素流量（L/分）	吸入酸素濃度（%）の参考値
鼻カニューラ	1	24
	2	28
	3	32
	4	36
	5	40
	6	44
酸素マスク	5 〜 6	40
	6 〜 7	50
	7 〜 8	60
オキシマスク™	1	21 〜 27
	2	28 〜 31
	4	32 〜 35
	6	36 〜 39
	8	40 〜 43
	10	44 〜 47
	12	48 〜 50
		（つづく）

リザーバー付き鼻カニューラ(オキシマイザー®)	0.5	24
	1.5	25 〜 30
	2	30 〜 32
	4	35 〜 41
	6	41.5 〜 46.5
	8	47 〜 51.5
	10	51 〜 56
	12	57 〜 60
	15	64 〜 69
	20	77.5 〜 78.8
リザーバー付き酸素マスク	6	60
	7	70
	8	80
	9	90
	10	99

(一部個人的見解を含む)

表　酸素供給源の特色

	最大流量	特徴
吸着型酸素濃縮器(90%タイプ)	7 L/分	・取り扱いが簡単 ・安全性が高い ・充填不要
吸着型酸素濃縮器(40%タイプ)	6L/分	・安全性が高い ・微量な濃度調整が可 ・取り扱いが簡単 ・充填不要
液体酸素(100%)	6L/分	・患者自身で携帯用に移充填可能(都道府県に届出必要) ・電気代負担がない
携帯型濃縮器装置 (帝人酸素:ハイサンソ ポータブル®α、αⅡ、αⅢ[90%タイプ])	連続流: 0.25 〜 1 L/分 同調モード: 1 〜 4 L/分	・酸素濃縮と携帯の両機能を併せもつ ・別階や庭などに延長チューブなしで移動ができる ・持ち運び外出も可能(重量は約 2 〜 2.5 kg)。流量によるが、予備バッテリーと合わせて 5 時間くらいもつ

表　在宅酸素療法の費用 (令和 4 年 4 月改訂)

負担割合 機器	健康保険または国民保険		
	1 割負担	2 割負担	3 割負担
指導管理料	2,400 円	4,800 円	7,200 円
酸素濃縮器	4,000 円	8,000 円	1 万 2,000 円
携帯酸素ボンベ	880 円	1,760 円	2,640 円
呼吸同調器デマンドバルブ	291 円	582 円	873 円
在宅酸素材料	100 円	200 円	300 円
計	7,671 円	1 万 5,342 円	2 万 3,013 円

※自治体によっては在宅酸素療法を受けている患者に電気料金の一部が助成される仕組みがあるので、確認すること。

表　酸素ボンベ使用時間の目安（19.6 MPa［200 kg／cm²］充填でサンソセーバー®5を使用した場合）

吸入流量 (L/分)	酸素ボンベタイプ				
	V1.0 (DF1020A)	V1.1 (ALT764J/ ALT501Y)	V2.0 (ALT765J/ALT502Y / DF2020A/EHB)	V2.1 (212C)	V2.8 (EN)
0.5	19 時間	21 時間	38 時間 15 分	40 時間	53 時間 30 分
1	10 時間 15 分	11 時間 15 分	20 時間 30 分	21 時間 30 分	28 時間 45 分
1.5	7 時間	7 時間 45 分	14 時間	14 時間 45 分	19 時間 45 分
2	5 時間 15 分	5 時間 45 分	10 時間 30 分	11 時間 15 分	15 時間
2.5	4 時間 15 分	4 時間 45 分	8 時間 45 分	9 時間 15 分	12 時間 30 分
3	3 時間 30 分	3 時間 45 分	7 時間	7 時間 15 分	9 時間 45 分
3.5	3 時間	3 時間 15 分	6 時間	6 時間 15 分	8 時間 30 分
4	2 時間 30 分	2 時間 45 分	5 時間 15 分	5 時間 30 分	7 時間 30 分
4.5	2 時間 15 分	2 時間 30 分	4 時間 45 分	5 時間	6 時間 45 分
5	2 時間	2 時間 15 分	4 時間 15 分	4 時間 30 分	6 時間
6	1 時間 45 分	2 時間	3 時間 45 分	4 時間	5 時間 15 分
7	1 時間 30 分	1 時間 45 分	3 時間 15 分	3 時間 30 分	4 時間 30 分

※総重量は V1.1 で 2.98 kg、V2.1 で 3.24 kg となる。
※単三電池を 2 本使うので、外出時は予備を持っておく。
（帝人ヘルスケア株式会社より許諾を得て掲載）

▶飛行機内の酸素療法

■具体的な手順は以下のとおり。

①航空会社に酸素ボンベの使用について申請。

　▫航空会社によるが、申請はおおよそ 2 ～ 3 日前まで。書類の提出が必要。

②診断書・酸素ボンベ等仕様証明書の作成

　▫診断書は**搭乗日を含めて 14 日以内**に作成したものが有効。

③搭乗可否の決定

　▫患者さん自身が診断書等を航空会社に FAX あるいは郵送し、診断書の内容が検証され搭乗可否が決定する。

4 呼吸困難感の評価

■国際的には MRC が最も使用されている（例：「主訴は呼吸困難感で、mMRC はグレード 2 です」）。6 分間歩行試験時の主観的運動強度の評価には修正 Borg スケールがよく用いられる（p.291 **表**）。

表　修正 MRC 質問票（mMRC）

グレード 分類	
0	激しい運動をしたときだけ息切れがある。
1	平坦な道を早足で歩く、あるいは緩やかな上り坂を歩くときに息切れがある。
2	息切れがあるので、同年代の人よりも平坦な道を歩くのが遅い、あるいは平坦な道を自分のペースで歩いているとき、息継ぎのために立ち止まることがある。
3	平坦な道を約 100 m、あるいは数分歩くと息継ぎのために立ち止まる。
4	息切れがひどく家から出られない、あるいは衣服の着替えをするときにも息切れがある。

（日本呼吸器学会 COPD ガイドライン第 6 版作成委員会. COPD（慢性閉塞性肺疾患）診断と治療のためのガイドライン，第 6 版. メディカルレビュー社. 2022. より引用）

表　修正 Borg スケール

0	感じない（nothing at all）
0.5	非常に弱い（very very weak）
1	やや弱い（very weak）
2	弱い（weak）
3	
4	多少強い（somewhat strong）
5	強い（strong）
6	
7	とても強い（very strong）
8	
9	
10	非常に強い（very very strong）

一口メモ

非がん性呼吸器疾患におけるオピオイドの適用

保険適用外であるが、非がん性呼吸器疾患による呼吸困難感に対するモルヒネなどのオピオイドの使用は検討されるべきである[1]。ただし、mMRC 3 以上の呼吸困難がある COPD において、モルヒネ徐放製剤を毎日使用しても、呼吸困難に対する寄与はないという報告もある[2]。

References

1) 日本呼吸器学会・日本呼吸ケア・リハビリテーション学会合同 非がん性呼吸器疾患緩和ケア指針 2021 作成委員会. 非がん性呼吸器疾患緩和ケア指針 2021. 2021.
2) Ekström M, et al. Effect of Regular, Low-Dose, Extended-release Morphine on Chronic Breathlessness in Chronic Obstructive Pulmonary Disease: The BEAMS Randomized Clinical Trial. JAMA. 2022 Nov 22;328（20）:2022-32.

❺ 身体障害者（呼吸機能障害）認定基準

- 症状、指数®、動脈血酸素分圧をもとに認定基準が定められている。患者さんが区市町村の障害福祉担当窓口で申請書類を入手し、指定医師による身体障害者診断書・意見書を含めた必要書類を提出する。その後、審議され約 1 ヶ月後に結果が判明する。身体障害者手帳を取得すると、障害の等級に応じたサービスが受けられる。

$$※指数（予測肺活量 1 秒率）＝\frac{1秒量}{予測肺活量}× 100$$

- 2 つ以上の障害が重複する場合（例：心機能障害＋呼吸機能障害）、等級が上がる可能性がある。
- 障害者手帳は住民票のある自治体に申請する。
- 障害者手帳を持っていることで制度上何かのデメリットを受けることはない。そのため、手帳を返納することも可能である。
- 呼吸器科の場合、身体障害 1 級になると医療費がかなり安くなる（自治体によるが無料になることもある）。在宅酸素療法が必要な慢性呼吸不全の患者さんであっても身体障害者手帳を認識していないケースが多いため、主治医としても制度の概要は理解しておくべきである。
- 障害者控除を適用することで所得税、住民税、相続税、贈与税が減免される。自動車税も減免される。
- その他、JR、高速道路など交通機関に関する費用、携帯電話料金なども割引される。
- 障害年金は普段の生活や仕事ができなくなった場合、年金事務所に申請する年金保険であり、障害者手帳の等級とは無関係である。

表　身体障害者（呼吸機能障害）の等級と認定基準

等級	区分	解説
1 級	呼吸器の機能の障害により自己の身辺の日常生活活動が極度に制限されるもの	呼吸困難が強いため歩行がほとんどできないもの、呼吸障害のため指数の測定ができないもの、指数が 20 以下のものまたは動脈血 O_2 分圧が 50 Torr 以下のものをいう。
2 級	なし	
3 級	呼吸器の機能の障害により家庭内での日常生活活動が著しく制限されるもの	指数が 20 を超え 30 以下のものもしくは動脈血 O_2 分圧が 50 Torr を超え 60 Torr 以下のもの、またはこれらに準ずるものをいう。
4 級	呼吸器の機能の障害により社会での日常生活活動が著しく制限されるもの	指数が 30 を超え 40 以下のものもしくは動脈血 O_2 分圧が 60 Torr を超え 70 Torr 以下のもの、またはこれに準ずるものをいう。
5～6 級	なし	

（身体障害者福祉法施行規則別表第 5 号）

6 気 胸

ポイント

- 治療の原則は胸腔ドレナージであるが、国際ガイドライン上、無症状や症状が軽度の場合、虚脱率と関係なく保存治療や穿刺吸引（脱気）で経過をみることは可能[1]。難治性の場合は胸膜癒着術や外科手術を検討する。
- すべての患者さんに胸腔ドレナージが必要というわけではない。
- 女性の気胸の約 3％が月経随伴性気胸と言われている（月経時に繰り返す女性の気胸をみたら本疾患を疑うこと）[2]。99％が右側の気胸であり、肝臓を支持する靭帯がポケットを形成するため、腹腔内を遊走した子宮内膜がこの部位に定着することが病因と考えられる（pocket theory）[3]。

手 順

① 気胸患者の 8 割に胸痛、4 割に呼吸困難感が観察される。聴診で呼吸音が減弱していることが多いが、COPD を有していると左右差がよくわからないため、胸部画像で診断をつける必要がある。

② 胸部 X 線写真で虚脱がないと思っていても、胸部 CT 写真で軽微な気胸がみられることがある。呼吸器疾患を有している患者さんでは肺の周囲に癒着がみられ、いびつな虚脱になることがあるため、胸腔ドレナージの部位を検討するために胸部 CT 写真を撮影してもよい。

③ 緊急性が高い場合、エコーで気胸の診断をつけることも可能である（p.32）。

④ 胸腔ドレナージが必要かどうかを判断する（p.293 上図）。虚脱が軽度であれば、経過観察のみでもよい。国内外で胸腔ドレナージを行う基準は異なるが、基本的に臓側胸膜と壁側胸膜の距離が 2 cm を下回るような軽症例には適用しない点は同じである。代表的な ACCP と BTS の small-large の基準を p.293 下図に示す。large 以上で胸腔ドレナージを考慮する。BTS では large 以上であっても 2.5 L までまずは穿刺吸引のみの治療を試みてもよいとしている。

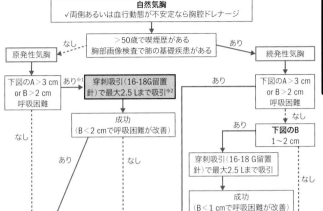

図　胸腔ドレナージが必要かどうかを判定するためのフローチャート
※1：large 症例でも呼吸器症状が乏しければ経過観察することも可。
※2：4 L まで吸引をトライすべきという見解もある（エキスパートオピニオン）。

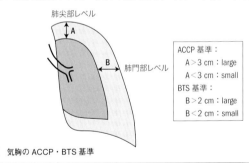

図　気胸の ACCP・BTS 基準

➕ **治 療**

- 胸腔ドレーンを挿入しない small 例であっても、酸素を吸入するほうがよいとされている（酸素は胸膜による空気の再吸収を促進するとされる）。陽圧がかかるため、高流量鼻カニュラ酸素療法や非侵襲性換気は適用すべきでない。
- 抗凝固薬や抗血小板薬を内服している場合、胸腔ドレーンの留置には細心の注意を払う。
- 臨床的に安定している large 症例の場合、穿刺脱気もすすめられるが、日本ではまだこの手法は浸透していない。呼吸器疾患を有する高齢者に続発した気胸は、多くの場合持続的エアリークがみられるため穿刺脱気のみでは治らない可能性が高い[4]。ルーチンに穿刺脱気を適用する有効性も報告されており[5]、将来胸腔ドレーンを留置するプラクティスは減るかもしれない。国によって推奨する治療に差があ

るため[6]、また日本ではマンパワー不足の施設だとこのプラクティスは難しい可能性があるため、現時点では「迷ったならば胸腔ドレーン」というスタンスのほうが望ましいと筆者は考える。

一口メモ

胸腔ドレーンを入れない選択肢

ちなみに、軽症ではない原発性自然気胸に対して胸腔ドレーンを入れないという極端なランダム化比較試験の結果が 2020 年 1 月に報告されている[7]。少なくとも 8 割以上の患者さんが、胸腔ドレーンを入れなくても治療することに驚かされた。もしかすると、症状が軽度の場合、初期マネジメントで「胸腔ドレーンを入れない」という選択肢が推奨される時代が来るかもしれない。

- 穿刺脱気は、16 G 側孔つき静脈留置用カテーテル（サーフロー®、インサイト® など）を用い、第 2 肋間鎖骨中線上から挿入して行う。脱気中に抵抗を感じれば、肺が拡張している可能性が高いので一旦終了する（成功例は 1,000 〜 1,500 mL 程度で抵抗を感じるようになる）。穿刺脱気は、2 〜 4 人に 1 人は失敗すると考えておいたほうがよい。ただ、気管支鏡後の気胸に対する穿刺脱気の成功率はかなり高い。

- 胸腔ドレーンは、「安全三画」（**図**）から挿入することが多い。外科手術時のポートに転用できるため、第 4 肋間前〜中腋窩線から挿入することが多い。あまり下から挿入すると、葉間裂にドレーン先端が迷入してしまうことがある。挿入する長さは事前に決めておく（挿入部位から鎖骨裏［ドレーンの先端］くらいまでの長さをだいたい概算しておく）。ドレーン径は細径でもよいとされているが、個人的には 16 Fr 以上のダブルルーメンを挿入している（胸膜癒着術を行う可能性があるためダブルルーメンを最初から選択する）。吸引圧は − 5 〜 − 10 cmH2O あたり（上限 − 20 cmH2O）にすることが多いが、水封でも治療することが多い。水封だけで明らかに全拡張しないときは、ある程度の陰圧をかけるべきである。

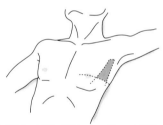

図　安全三画（腋窩 − 大胸筋 − 広背筋 − 乳頭レベルに囲まれた領域）

- エアリークがおさまらないとき、外科手術を回避するためにも胸膜癒着術（p.38 〜）を考慮することがある。ただ、胸膜癒着が失敗すると、外科医が術中つらい思いをするので、外科とカンファレンスなどで事前の治療方針を決めておくほうが望ましい。気胸の場合、自己血、タルク、50％ブドウ糖などが選ばれることが多い。ユニタルク® が継続性難治性気胸に対して承認された。

  □ ≧ 55 歳、気腫肺、間質性肺炎、胸腔ドレーンの持続吸引例では胸膜癒着術を適用しなければならないリスクが高くなる[8]。

  □ 50％ブドウ糖液による胸膜癒着術は 200 mL など多めに入れるプロトコルが多いが、50 mL でも気胸の 91％でエアリーク抑制可能だったとする報告もある[9]。

- 難治性気胸に対しては、気管支鏡下気管支充填術（EWS を該当気管支に挿入する）も有効である。

- 外来で治療できる簡易型気胸ドレナージキット（ソラシックエッグ®、Thoracic Vent®、Rocket® PleuralVent™）も開発されているが、これを使用している施設はごくわずかである。

- 胸腔ドレーン挿入中は、鎮痛薬の約束指示を出しておくほうがよい。

- エアリークがなくなれば、胸腔ドレーンは抜去する。クランプテストについてはエビデンスはないが、クランプがいつでも開放できる状態で観察すれば安全に施行できる。クランプしたまま人手の少ない夜をまたがないことが重要である。ドレーン抜去時の息止めについては明確なエビデンスはないが、個人的には軽く吸気した状態で息を止めてもらっている。
- 女性の月経随伴性気胸の場合、手術で異所性子宮内膜症を摘出することが有効だが、ホルモン療法（偽閉経療法）が必要になることもある。

これだけは説明しておきたい

- 気胸の治りが悪いとき、外科手術の適応になる可能性があること。
- 複数回繰り返す気胸の場合、外科手術の適応になる可能性があること。
- 胸腔ドレーンは 1 ～ 2 週間くらい継続的に挿入される可能性があること。
- 胸腔ドレーンが挿入されている間、あまり激しく動かないこと（ドレーンが折れたり抜けたりするリスクがある）。
- 自然気胸の 3 ～ 4 人に 1 人くらいは再発する[8)-11)]。1 年以内の再発が最も多い[10)]。
  - 自然気胸の術後再発は男性より女性のほうが少ない[12)]。

? 患者さんからよくある質問

- 「なぜ気胸になったのですか？」（自然気胸の場合）
  - →「嚢胞という肺の中にある風船が破れてしまったためです。成長期にできた嚢胞が破れることで高身長の男性に起こることが多く、また COPD などの呼吸器疾患がある人にも起こりやすいとされています」
- 「（治療後）何に注意すればよいですか？」
  - →「激しい運動をしたり、重いものを持ったり、いきんだりすると気胸になりやすいと言われています。過度な身体的な負荷は避けるようにしてください」
    「タバコは再発のリスクとされているので、禁煙が必要です」

References

1) Roberts ME, et al. British Thoracic Society Guideline for pleural disease. Thorax. 2023 Jul;78 (Suppl 3) :s1-42.
2) Hiyama N, et al. The three peaks in age distribution of females with pneumothorax: a nationwide database study in Japan. Eur J Cardiothorac Surg. 2018 Sep 1;54 (3) :572-8.
3) 栗原正司. 肺病態から見た気胸 5. 女性気胸. 日本気胸・嚢胞性肺疾患学会雑誌. 2020; 20:23-30.
4) Kim MJ, et al. Systematic review and meta-analysis of initial management of pneumothorax in adults: Intercostal tube drainage versus other invasive methods. PLoS One. 2017 Jun 22;12 (6) :e0178802.
5) Thelle A, et al. Randomised comparison of needle aspiration and chest tube drainage in spontaneous pneumothorax. Eur Respir J. 2017 Apr 12;49 (4) :1601296.
6) Yoon J, et al. A need to reconsider guidelines on management of primary spontaneous pneumothorax? Int J Emerg Med. 2017 Dec;10 (1) :9.
7) Brown SGA, et al. Conservative versus Interventional Treatment for Spontaneous Pneumothorax. N Engl J Med. 2020 Jan 30;382 (5) :405-15.
8) Shimoda M, et al. Analysis of factors predicting the application of chemical pleurodesis for pneumothorax: An observational study. Medicine (Baltimore) . 2022 Jan 7;101 (1) :e28537.
9) 太田安彦, 他. 手術困難な気胸に対する低用量 50％ブドウ糖液を用いた胸膜癒着療法. 胸部外科. 2022; 75 (9) : 659-62.
10) Hallifax RJ, et al. Trends in the Incidence and Recurrence of Inpatient-Treated Spontaneous Pneumothorax, 1968-2016. JAMA. 2018 Oct 9;320 (14) :1471-1480.
11) Walker SP, et al. Recurrence rates in primary spontaneous pneumothorax: a systematic review and meta-analysis. Eur Respir J. 2018 Sep 6;52 (3) :1800864.
12) Tsuboshima K, et al. Does a gender have something to do with clinical pictures of primary spontaneous pneumothorax? Gen Thorac Cardiovasc Surg. 2020 Aug;68 (8) :741-5.

10 睡眠時無呼吸症候群

ポイント

- 睡眠時無呼吸症候群のほとんどが閉塞性睡眠時無呼吸である。
- AHI ≧ 15 の有病率は 50 歳代の女性で 10％弱、男性で 10 〜 20％程度である。
- 閉塞性睡眠時無呼吸を疑ったら、心血管系疾患（高血圧、狭心症など）、糖尿病の合併も疑う。
- 日中の傾眠などの症状が出ている状態で、運転業務などリスクの高い仕事に就いている場合は、一時的な休業もしくは早急な治療を勧めるべきである。

診断

① 睡眠中のいびき・無呼吸やエプワース眠気尺度で過眠症状（11 点以上、p.297 **表**）を有する場合、アプノモニターを実施する。自宅でも可能であるため、これで簡易的に AHI（正確には呼吸イベント指数 [REI]）が判断できる。AHI が 5 未満の場合は閉塞性睡眠時無呼吸を除外しても問題ない。

② 最初から眠気だけを訴える閉塞性睡眠時無呼吸の診断は容易だが、グレーゾーンの患者さんは多い。「いびきがあるか」「日中の疲労感・眠気があるか」「無呼吸を目撃されたことはあるか」「高血圧症はあるか」「肥満はあるか」「50 歳以上か」「首回りが 40 cm 以上あるか」「男性か」という 8 項目（STOP-Bang）を用いて 3 項目以上該当すれば 70％以上の確率で閉塞性睡眠時無呼吸が存在すると言われている[1]。

③ ICSD-3 では簡易モニター（OCST：在宅での検査）でも閉塞性睡眠時無呼吸の診断が可能としている（p.298 **上表**）。

④ 適正な診断と治療効果判定のスタンダードはポリソムノグラフィ（PSG）である。
  - 2020 年度の診療報酬改定において、PSG の安全精度管理加算が新設された。ただしこれはアテンド（監視下）PSG に限る。

治療

① AHI が 20 以上の閉塞性睡眠時無呼吸では CPAP 療法が適応になる。また AHI が 40 以上の場合は、ポリソムノグラフィを行わずとも CPAP 療法を導入してもよい（p.298 **下表**）。在宅 CPAP 療法を行うに当たって、病院と提携している業者を把握しておく。初期は、下限圧 4 cmH₂O、上限圧 12 〜 16 cmH₂O 程度に設定することが多い。
  - 心血管系イベントのリスク低減まで含めた最良の効果を得るためには、1 日 4 時間以上の使用が望ましい[2]。
  - CPAP 療法は低圧だと効果が出ず、高圧だと不快感を訴えることがある。auto-CPAP による調節は医療従事者によるタイトレーションと同等の効果である。
  - CPAP 療法ができない患者さんには歯科医を受診して口腔内装置（OA、スリープスプリント）も選択肢に入れる[3],[4]。下顎を前進させた状態を固定することで、上気道の閉塞を防ぐ効果がある。上下一体型が主流。
  - 睡眠中の無呼吸、低呼吸、覚醒反応が消失する圧を調節し適正圧を決定するが、現在は auto CPAP 処方の流れが確立されつつある。
  - CPAP 療法が長期安定しても 3 ヶ月に 1 回以上の通院が必要である（年 4 回）。
  - 鼻閉がある場合は、加温加湿器を併用するほうがよい。最近は加温加湿器一体型の CPAP 処方が増えており、加湿器内の水を毎朝捨てること、チェンバーを洗うことなどを指導する必要がある。
  - CPAP 療法を導入した後、むしろ体重増加をきたす可能性が示唆されている[5]。
  - AHI が 5 〜 20 の場合、自覚症状があれば OA 療法を行う（CPAP 療法は適応とならない）。

② 効果的な生活指導は**減量**である[6],[7]。減量によって CPAP 療法が中止できることもある。

- □ 日中の眠気が強いとダイエット意欲も低くなるため、肥満合併例の減量も重要だ が CPAP 療法導入は躊躇しないほうがよい。
③ 飲酒、喫煙などの生活習慣も徹底的に見直すべきである[6]。
④ 体位療法（側臥位）も有効である。
⑤ 軽度～中等度の閉塞性睡眠時無呼吸患者に睡眠薬を用いる場合はメラトニン受容体 作動薬（ロゼレム®）や非ベンゾジアゼピン系薬（マイスリー® など）が選択され、 CPAP 療法のアドヒアランス向上が期待できる。
⑥ 45 歳未満かつ非肥満例かつ扁桃肥大例では、咽頭手術も考慮して耳鼻咽喉科に紹 介する。

表 エプワース眠気尺度（Epworth Sleepiness Scale）

もし、以下の状況になったとしたら、どのくらいうとうとする（数秒～数分眠ってしまう） と思いますか。最近の日常生活を思い浮かべてお答えください。

以下の状況になったことが実際になくても、その状況になればどうなるかを想像してお答えください（1～8の各項目で、〇は1つだけ）。 すべての項目にお答えしていただくことが大切です。 できる限りすべての項目にお答え下さい。	うとうとする可能性はほとんどない	うとうとする可能性は少しある	うとうとする可能性は半々くらい	うとうとする可能性が高い
1	座って何かを読んでいる時（新聞、雑誌、本、書類など）	0 点	1 点	2 点	3 点
2	座ってテレビを見ている時	0 点	1 点	2 点	3 点
3	会議、映画館、劇場などで静かに座っている時	0 点	1 点	2 点	3 点
4	乗客として 1 時間続けて自動車に乗っている時	0 点	1 点	2 点	3 点
5	午後に横になって、休息をとっている時	0 点	1 点	2 点	3 点
6	座って人と話をしている時	0 点	1 点	2 点	3 点
7	昼食をとった後（飲酒なし）、静かに座っている時	0 点	1 点	2 点	3 点
8	座って手紙や書類などを書いている時	0 点	1 点	2 点	3 点

・0 ～ 5 点：日中の眠気少ない
・6 ～ 10 点：日中軽度の眠気あり
・11 点以上：日中の強い眠気あり
・眠気があることに慣れてしまってスコアが低く出ることもある。
（Johns MW. A new method for measuring daytime sleepiness: the Epworth sleepiness scale. Sleep. 1991 Dec; 14（6）: 540-5. より引用）

表　閉塞性睡眠時無呼吸の診断基準（ICSD-3）

診断基準：次の【A と B】または【C】を満たす場合※
【A】 ①〜④のうち最低 1 つを満たす： 　①患者は眠気，非回復性の睡眠，疲労感，あるいは不眠の症状を訴える 　②患者は呼吸停止，あえぎ，あるいは窒息感とともに目覚める 　③ベッドパートナーや他の観察者が患者の睡眠中に習慣性いびき，呼吸の中断，あるいはその両方を報告する 　④患者が高血圧，気分障害，認知機能障害，冠動脈疾患，脳卒中，うっ血性心不全，心房細動，あるいは 2 型糖尿病と診断されている
【B】 ポリソムノグラフィで 1 時間当たり，あるいは検査施設外睡眠検査（OCST）で記録時間 1 時間当たり，5 回以上の閉塞性優位な呼吸イベント（閉塞性あるいは混合性無呼吸，低呼吸や呼吸努力関連覚醒反応［RERA］）が認められる場合
【C】 ポリソムノグラフィで睡眠 1 時間当たり，あるいは OCST で記録時間 1 時間当たり，15 回以上の閉塞性優位な呼吸イベント（無呼吸，低呼吸や RERA）が認められる場合

※症状がなくとも C 単独で診断は可能である。
（American Academy of Sleep Medicine. International classification of sleep disorders, American Academy of Sleep Medicine, 3rd ed, 2014. より引用）

表　閉塞性睡眠時無呼吸の重症度

軽症：1 時間当たり AHI が 5 以上 15 未満 中等症：1 時間当たり AHI が 15 以上 30 未満 重症：1 時間当たり AHI が 30 以上

（Epstein LJ, et al. Clinical guideline for the evaluation, management and long-term care of obstructive sleep apnea in adults. J Clin Sleep Med. 2009 Jun 15;5（3）:263-76. より引用）

表　CPAP 療法の保険適用基準

・アプノモニターで REI（AHI）が 40 以上 ・ポリソムノグラフィで AHI が 20 以上

上記を満たし，日中の傾眠，起床時の頭痛などの自覚症状が強く，日常生活に支障をきたしている症例

？ 患者さんからよくある質問

■「検査にはどのくらい費用がかかりますか？」
　→「検査だけだと，3 割負担の場合，簡易式の検査（アプノモニター）で約 3,000 円，精密検査（ポリソムノグラフィ）で約 1 万 4,000 円かかります。後者の場合、さらに入院費などがかかることもあります」

■「CPAP 療法やマウスピースはどのくらい費用がかかりますか？」
　→「CPAP 療法は、装置をレンタルする場合、3 割負担の場合だと月々約 4,500 円の負担です。マウスピースは 3 割負担の場合、作製に 1 万〜 2 万円程度かかることが多いです」

● TOPIC

スルチアム
閉塞性睡眠時無呼吸に対して、スルチアム（オスポロット®）が AHI を 20 低下させるという報告がある[3]（保険適用外）。

◇ References

1) Chung F, et al. STOP-Bang Questionnaire: A Practical Approach to Screen for Obstructive Sleep Apnea. Chest. 2016 Mar;149（3）:631-8.
2) Sánchez-de-la-Torre M, et al. Adherence to CPAP Treatment and the Risk of Recurrent Cardiovascular Events: A Meta-Analysis. JAMA. 2023 Oct 3;330（13）:1255-65.

3) Lim J, et al. Oral appliances for obstructive sleep apnoea. Cochrane Database Syst Rev. 2006 Jan 25;(1):CD004435.

4) Bratton DJ, et al. Comparison of the effects of continuous positive airway pressure and mandibular advancement devices on sleepiness in patients with obstructive sleep apnoea: a network meta-analysis. Lancet Respir Med. 2015 Nov;3(11):869-78.

5) Tachikawa R, et al. Changes in Energy Metabolism After Continuous Positive Airway Pressure for Obstructive Sleep Apnea. Am J Respir Crit Care Med. 2016 Sep 15;194(6):729-38.

6) Araghi MH, et al. Effectiveness of lifestyle interventions on obstructive sleep apnea (OSA): systematic review and meta-analysis. Sleep. 2013 Oct 1;36(10):1553-62, 1562A-1562E.

7) Edwards BA, et al. Assessing the impact of diet, exercise and the combination of the two as a treatment for OSA: A systematic review and meta-analysis. Respirology. 2019 Aug;24(8):740-51.

8) Hedner J, et al. A Randomized Controlled Trial Exploring Safety and Tolerability of Sulthiame in Sleep Apnea. Am J Respir Crit Care Med. 2022 Jun 15;205(12):1461-9.

11 肺血管疾患

❶ 肺高血圧症

- ニース会議 2018 で、肺動脈性肺高血圧症（PAH）の定義が平均肺動脈圧「25 mmHg 以上」から「20 mmHg 以上」に引き下げられたが、これは 20 ～ 25 mmHg でも予後不良群が存在するという配慮があってのことである。

- 特発性/遺伝性 PAH は若年女性に多いので、高齢男性にみられた場合は続発性を考える。

- 肺高血圧症の初期では、心拍出量が保たれて自覚症状はないとされており、自覚症状が出始めた時点では心拍出量が低下していると考えられている。

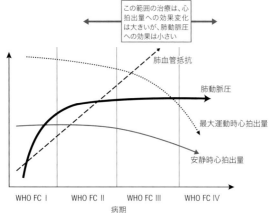

WHO FC：WHO機能分類クラス

図　肺動脈性肺高血圧症（PAH）の経過の模式図
（倉原優. 呼吸器の薬の使い方、考え方 Ver.2. 中外医学社. 2016. より引用）

- 肺高血圧症には現在はニース分類を用いる（p.301 **表**）。呼吸器疾患で重要なのは第 1 群と第 3 ～ 5 群である。

- 呼吸器科において最も遭遇する頻度が高いのは、呼吸器疾患に続発した二次性肺高血圧症（第 3 群）である。COPD における肺高血圧症の頻度は高いと想定されるが[1]、診断にまで至っている症例は少ないと考えられる。気腫合併肺線維症（CPFE）があると、特発性肺線維症や COPD 単独よりも肺高血圧症のリスクは 2 ～ 3 倍高い[2]。また、慢性血栓塞栓性肺高血圧症（CTEPH）も多い。

  □ ％ 1 秒量＜ 60％、％努力性肺活量＜ 70％を伴う肺高血圧症は第 3 群を支持する。

- 併用療法のほうが効果的と考えられており（ヴォリブリス® ＋アドシルカ® など）。国内の生存率向上に寄与している[3]。

- 治療目標は、最低でも平均肺動脈圧 40 mmHg 以下、できれば 30 mmHg 以下に。

- 平均肺動脈圧 42.5 mmHg 未満を達成できれば、10 年生存率はほぼ 100％である[4]。

- PAH と CTEPH は指定難病である。

- 若年患者では、心拍出量の増加により見かけ上改善することがあるが、肺動脈圧が低下していなければ治療を強化する必要がある。

- 血清 BNP が高値（＞ 340 pg／mL）で上昇傾向にある患者さんは予後不良である[5]。

表 肺高血圧症（PH）の分類

まれ	**第 1 群：肺動脈性肺高血圧症（PAH）**	
	1.1	特発性
	1.1.1	肺血管反応試験で非反応のもの
	1.1.2	肺血管反応試験で反応を示すもの
	1.2	遺伝性
	1.3	薬物および毒物誘発性との関連
	1.4	各疾患に伴う PAH
	1.4.1	結合組織病
	1.4.2	HIV 感染症
	1.4.3	門脈圧亢進症
	1.4.4	先天性心疾患
	1.4.5	住血吸虫症
	1.5	静脈/毛細血管病変（肺静脈閉塞症［PVOD］/ 肺毛細血管腫症［PCH］）の特徴を有する PAH
	1.6	新生児の持続性 PH
よくみる	**第 2 群：左心疾患に伴う心不全**	
	2.1	心不全
	2.1.1	HFpEF
	2.1.2	HFrEF あるいは HFmrEF
	2.2	心臓弁膜症
	2.3	先天性/後天性心血管系疾患による後毛細血管性 PH
よくみる	**第 3 群：肺疾患および/または低酸素に関連した PH**	
	3.1	閉塞性肺疾患または肺気腫
	3.2	肺の拘束性疾患
	3.3	拘束性/閉塞性の混合型障害を有する肺疾患
	3.4	低換気症候群
	3.5	肺疾患を伴わない低酸素症（例：高地）
	3.6	発達障害
まれ	**第 4 群：肺動脈閉塞による PH**	
	4.1	慢性血栓塞栓性 PH（CTEPH）
	4.2	その他の肺動脈閉塞（肉腫・血管肉腫、その他悪性腫瘍［腎細胞癌、子宮体癌、精巣腫瘍など］、非悪性腫瘍［子宮平滑筋腫など］、先天性肺動脈狭窄、包虫症など）
まれ	**第 5 群：詳細不明や複合的要因による PH**	
	5.1	血液疾患（慢性溶血性貧血、骨髄増殖性疾患など）
	5.2	全身性疾患（サルコイドーシス、肺 Langerhans 細胞組織球症、リンパ脈管筋腫症、神経線維腫症など）
	5.3	代謝性障害（糖原病、Gaucher 病など）
	5.4	透析の有無を問わない慢性腎不全
	5.5	肺腫瘍血栓性微小血管症
	5.6	線維性縦隔洞炎

（Humbert M, et al. 2022 ESC / ERS Guidelines for the diagnosis and treatment of pulmonary hypertension. Eur Heart J. 2022 Oct 11;43 (38) :3618-731. より引用改変）

➡ 手 順

①労作時呼吸困難などの症状、心電図や胸部画像検査で本症を疑ったとき、まず心エコー検査を実施する。

　□ 高度の右心不全がない限りは、安静時の低酸素血症はほとんどみられない。

　□ 全身性強皮症の場合、$DL_{CO} \leq 60\%$、TRPG > 30 mmHg、BNP が上昇しているよ

うなケースでは肺高血圧症の精査が望ましい。

②どの時点においても、強く肺高血圧症を疑う所見があれば、早期に専門施設に紹介することが望ましい。

③右心カテーテルでは、平均肺動脈圧（mPAP）≧ 25 mmHg※、肺動脈楔入圧（PAWP）≦ 15 mmHg、肺血管抵抗（PVR）＞ 3 Wood であれば PAH の診断となる。右心カテーテル検査時に急性肺血管反応性試験（一酸化窒素吸入、エポプロステノール持続静注、アデノシン静注、カルシウム拮抗薬内服など）を施行して平均肺動脈圧が 10 mmHg 以上低下し、40 mmHg 以下となる場合にはカルシウム拮抗薬の内服が望ましいと考えられる。

※前述したように、海外ではすでに平均肺動脈圧≧ 20 mmHg が基準値として用いられている。

□陽性例はまれだが、反応があるとカルシウム拮抗薬が長期的に効果を発揮しやすく予後がよい（ニフェジピン徐放剤 40 mg/日など）。

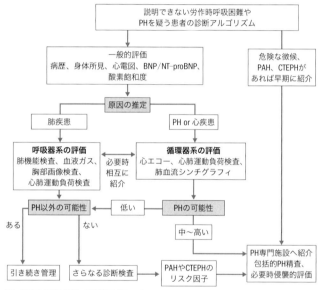

図　肺高血圧症（PH）の診断アプローチ
（Humbert M, et al. 2022 ESC/ERS Guidelines for the diagnosis and treatment of pulmonary hypertension. Eur Heart J. 2022 Oct 11;43（38）:3618-731. より引用改変）

━一口メモ━

肺高血圧症に対する気管支鏡
気管支鏡下肺生検を行なっても、肺高血圧症があろうとなかろうと出血リスクは変わらないとする報告がある[6]。これは、気管支鏡による出血が気管支動脈由来であるためである。

表　右心カテーテル結果と各群の対応

定義	右心カテーテルの結果	グループ（p.301 表）
PH	mPAP > 20 mmHg	全群
pre-capillary PH	mPAP > 20 mmHg PAWP ≦ 15 mmHg PVR > 2 Wood units	1 群、3 〜 5 群
isolated post-capillary PH	mPAP > 20 mmHg PAWP > 15 mmHg PVR ≦ 2 Wood units	
combined pre- and post-capillary PH	mPAP > 20 mmHg PAWP > 15 mmHg PVR > 2 Wood units	2 群、5 群
運動時 PH	安静時と運動時の mPAP／CO slope が > 3 mmHg／L／分	

・PH：肺高血圧症、PAP：肺動脈圧、PAWP：肺動脈楔入圧、PVR：肺血管抵抗
（Humbert M, et al. 2022 ESC/ERS Guidelines for the diagnosis and treatment of pulmonary hypertension. Eur Heart J. 2022 Oct 11;43（38）:3618-731. より引用改変）

➕ 治療

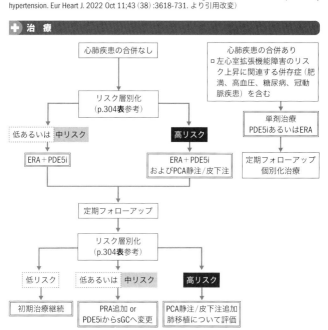

図　特発性、遺伝性、薬剤関連、膠原病関連の肺動脈性肺高血圧症（PAH）の治療選択肢
（Humbert M, et al. 2022 ESC/ERS Guidelines for the diagnosis and treatment of pulmonary hypertension. Eur Heart J. 2022 Oct 11;43（38）:3618-731. より引用改変）

表 肺高血圧症（PH）のリスク評価

	低リスク	中リスク	高リスク
1年推定死亡率	＜5%	5〜20%	＞20%
右心不全の臨床所見	なし	なし	あり
疾患の進行	なし	緩徐に進行	速く進行
失神	なし	偶発的な失神	繰り返す失神
WHO機能分類	Ⅰ、Ⅱ	Ⅲ	Ⅳ
6分間歩行距離	＞440 m	165〜440 m	＜165 m
心肺運動負荷試験	・peak $\dot{V}O_2$＞15 mL/分/kg（＞65%予測値） ・$\dot{V}E/\dot{V}CO_2$ slope＜36	・peak $\dot{V}O_2$ 11〜15 mL/分/kg（35〜65%予測値） ・$\dot{V}E/\dot{V}CO_2$ slope 36〜44	・peak $\dot{V}O_2$＜11 mL/分/kg（＜35%予測値） ・$\dot{V}E/\dot{V}CO_2$ slope＞44
BNP/NT-ProBNP	・BNP＜50 ng/L ・NT-proBNP＜300 ng/L	・BNP 50〜800 ng/L ・NT-proBNP 300〜1,100 ng/L	・BNP＞800 ng/L ・NT-proBNP＞1,100 ng/L
心エコー	・右房面積＜18 cm² ・TAPSE/sPAP＞0.32 mm/mmHg ・心嚢水なし	・右房面積 18〜26 cm² ・TAPSE/sPAP 0.19-0.32 mm/mmHg ・心嚢水なし、または少量	・右房面積＞26 cm² ・TAPSE/sPAP＜0.19 mm/mmHg ・心嚢水あり
心臓MRI	RVEF＞54% SVI＞40 mL/m² RVESVI＜42 mL/m²	RVEF 37-54% SVI 26-40 mL/m² RVESVI 42-54 mL/m²	RVEF＜37% SVI＜26 mL/m² RVESVI 54 mL/m²
血行動態（カテーテル検査）	右房圧＜8 mmHg 心係数≧2.5 L/分/m² SVI＞38 mL/m² SvO_2＞65%	右房圧 8〜14 mmHg 心係数 2.0〜2.4L/分/m² SVI 31〜38 mL/m² $SvO_2$60〜65%	右房圧＞14 mmHg 心係数＜2.0 L/分/m² SVI＜31 mL/m² SvO_2＜60%

（Humbert M, et al. 2022 ESC/ERS Guidelines for the diagnosis and treatment of pulmonary hypertension. Eur Heart J. 2022 Oct 11;43（38）:3618-731. より引用改変）

▶呼吸器疾患（COPD、間質性肺炎など）に続発した二次性肺高血圧症

- 根本的治療法はないため、在宅酸素療法の適応にあるかどうか判断する。肺高血圧症治療薬は換気血流不均衡やシャントのリスクであるため議論の余地がある。

- 基本的に2剤併用療法を検討するが、カルシウム拮抗薬レスポンダー、5〜10年単剤治療されている低リスク例、75歳以上で左室拡張不全リスクが高い例、PVOD/PCHが疑わしい例などでは、単剤で治療を開始する。

- JRPHSコホートでは、全体の68%に肺高血圧症に対する薬物治療が導入され、その58%がホスホジエステラーゼ5阻害薬を用いていた[7]。

- 可溶性グアニル酸シクラーゼ刺激薬であるアデムパス®は基本的に間質性肺疾患には用いないこと（プラセボと比較してリオシグアト投与により重篤な有害事象や死亡が多かったため）。

- 第3群における1年、2年、3年生存率はそれぞれ79.0%、61.9%、54.3%である[7]。

- 全身性強皮症の21.7%にPAHを合併し、予後不良因子である[8]。

  □ この場合、できるだけ早期に3系統の薬剤を併用することが望ましい。全身性強皮症の場合、プロスタサイクリン製剤が入っていることが多い。そうであれば追加でエンドセリン受容体拮抗薬と一酸化窒素経路系の薬剤を投与する（オプスミット®＋アドシルカ®など）。

▶慢性血栓塞栓性肺高血圧症（CTEPH）

- CTEPHは指定難病である。

- ワルファリン治療によってINRを1.5〜2.5に維持する。深部静脈血栓があれば下大静脈フィルターを考慮。手術非適応例および術後残存・再発例に対してアデムパ

ス®およびウプトラビ®に保険適用がある。重症例では手術適応を検討する。

- ▫ CTEPHで最も効果が期待される治療は手術である。そのため、まずは肺動脈血栓内膜摘除術やバルーン肺動脈形成術が可能な施設へ紹介するほうがよい。

例 **アデムパス®（1.0 mg）　3錠分3　→　2週間毎に増量するが、収縮期血圧＜95 mmHgでは増量できない**
または　ウプトラビ®（0.2 mg）　2錠分2　→　7日以上の間隔で増量するが1回1.6 mgまで
- ▫ CTEPHに対するセレキシパグはPVRを改善させるが運動耐容能を改善するほどには至らない[9]。

▶肺動脈性肺高血圧症（PAH）

——内服の場合：早期から異なる作用機序の肺血管拡張薬を併用することもある（upfront combination therapy）

- 平均肺動脈圧が40 mmHgを超える症例では、単剤治療で十分な治療効果を維持するのは不可能である。通常、併用治療では、ホスホジエステラーゼ阻害薬あるいは可溶性グアニル酸シクラーゼ刺激薬＋エンドセリン受容体拮抗薬の組み合わせが用いられる（例：ヴォリブリス®＋アドシルカ®［エビデンスが最も豊富］、オプスミット®＋アドシルカ®など）。今後合剤化が進むと思われ、すでにPAHに対するマシテンタン＋タダラフィルの合剤がFDA承認を取得している。

- 平均肺動脈圧が50 mmHgを超える症例では、3剤併用であっても十分な治療効果を維持するのは困難である。

- カルシウム拮抗薬：血管反応試験陽性時に試みられるが、陽性率が低いため近年行わないことも多い。

- プロスタサイクリン製剤：ベラプロストナトリウム（ドルナー®、ベラサス®LAなど）

例 **ドルナー®（20 μg）　3錠分3〜6錠分3**
または　ベラサス®LA（60 μg）　2錠分2

- エンドセリン受容体拮抗薬：ボセンタン（トラクリア®）、アンブリセンタン（ヴォリブリス®）、マシテンタン（オプスミット®）

例 **トラクリア®（62.5 mg）　投与開始から4週間は2錠分2　→　5週目から4錠分2**
または　ヴォリブリス®（2.5 mg）　2錠分1
または　オプスミット®（10 mg）　1錠分1
- ▫ トラクリア®は肝機能障害の発現率が10％と高いため、50 kg以下のような体重が少ない患者さんでは1日3錠以下にしたほうがよい。
- ▫ ヴォリブリス®は肺線維症を増悪させる可能性があるため、呼吸器疾患合併例では用いないほうがよい。
- ▫ 上記3剤のなかではオプスミット®が最も副作用が軽度である。

- ホスホジエステラーゼ阻害薬：シルデナフィル（レバチオ®）、タダラフィル（アドシルカ®）

例 **レバチオ®（20 mg）　3錠分3**
または　アドシルカ®（20 mg）　2錠分1

- 可溶性グアニル酸シクラーゼ刺激薬（CTEPHにも使用することがある）：リオシグアト（アデムパス®）

例 **アデムパス®（1.0 mg）　3錠分3　→　2週間毎に増量するが、収縮期血圧＜95 mmHgでは増量できない**

——注射の場合

- プロスタグランジン I_2 静注製剤：エポプロステノールナトリウム（フローラン®、エポアクト®）
- ▫ 体内に入るとすぐに分解されてしまうため、静脈内にカテーテルを留置して携帯型小型ポンプから24時間持続静注。患者さんが薬の調合やカテーテル管理を行う必要がある。

- プロスタグランジン I_2 皮下注製剤：トレプロスチニル（トレプロスト®）
  □ 皮下ルートを留置し、持続皮下注する。患者さんが薬の調合やカテーテル管理を行う必要がある。ルートを外して入浴も可能（作用時間が長いため）。
  □ トレプロスト® 吸入液は、TD-300/J ネブライザを用いて 1 日 4 回吸入する。1 回当たり 3 吸入から始め、副作用などを確認したうえで、7 日以上の間隔で、1 回当たり 3 吸入ずつ最大 9 吸入まで増やす。

> ✓ 1 日 4 回、専用の吸入器を用いて吸入
> ✓ 吸入間隔は約 4 時間あける

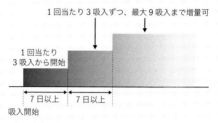

- 注射製剤は、内服治療で効果不十分な WHO 機能分類 III の症例や、初期から WHO 機能分類 IV の症例が適応となる。
- 内科的治療が奏効しなければ肺移植。

TOPIC

ソタテルセプト

新クラスの PAH 治療薬であるアクチビンシグナル伝達阻害剤ソタセルセプトが FDA に承認された[10]。

TOPIC

吸入トレプロスチニル

膠原病関連間質性肺疾患、CPFE などを含む間質性肺疾患における肺高血圧症に対して、トレプロスチニル吸入がプラセボと比較して 6 分間歩行距離、NT-proBNP、臨床的増悪のアウトカムを改善したことが示された[11), 12)]、2022 年 12 月、トレプロスト® 吸入液 1.74 mg が承認された。間質性肺疾患または気腫合併肺線維症に伴う肺高血圧症に対する効能・効果追加が承認申請された。

資　料

表　肺高血圧症（PH）機能分類

NYHA 心機能分類
　I 度：通常の身体活動では無症状
　II 度：通常の身体活動で症状発現、身体活動がやや制限される
　III 度：通常以下の身体活動で症状発現、身体活動が著しく制限される
　IV 度：どんな身体活動あるいは安静時でも症状発現

WHO 肺高血圧症機能分類
　I 度：身体活動に制限のない肺高血圧症患者
　　　　普通の身体活動では呼吸困難や疲労、胸痛や失神など生じない。
　II 度：身体活動に軽度の制限のある肺高血圧症患者
　　　　安静時には自覚症状がない。普通の身体活動で呼吸困難や疲労、胸痛や失神などが起こる。

(つづく)

Ⅲ度：身体活動に著しい制限のある肺高血圧症患者
　　　安静時に自覚症状がない。普通以下の軽度の身体活動では呼吸困難や疲労、胸
　　　痛や失神などが起こる。
Ⅳ度：どんな身体活動もすべて苦痛となる肺高血圧症患者
　　　これらの患者は右心不全の症状を表している。安静時にも呼吸困難および/また
　　　は疲労がみられる。どんな身体活動でも自覚症状の増悪がある。

（日本循環器学会・他．肺高血圧症治療ガイドライン（2017年改訂版）．より引用）

表　肺高血圧症（PH）の治療薬

経路	薬剤	一般名	商品名
エンドセリン経路	エンドセリン受容体拮抗薬（ERA）	ボセンタン水和物	トラクリア
		アンブリセンタン	ヴォリブリス
		マシテンタン	オプスミット
プロスタサイクリン経路	プロスタグランジンI₂誘導体（PCA）	ベラプロストナトリウム	ドルナー、プロサイリンなど
		エポプロステノールナトリウム	フローラン
		トレプロスチニル	トレプロスト
		イロプロスト	ベンテイビス
	プロスタグランジンI₂受容体作動薬（PRA）	セレキシパグ	ウプトラビ
一酸化窒素経路	ホスホジエステラーゼ−5阻害薬（PDE5i）	シルデナフィルクエン酸塩	レバチオ
		タダラフィル	アドシルカ
	可溶性グアニル酸シクラーゼ刺激薬（sGC）	リオシグアト	アデムパス

・併用禁忌薬が多いので必ず添付文書を確認すること。

🔖 References

1）Zhang L, et al. The Incidence and Prevalence of Pulmonary Hypertension in the COPD Population: A Systematic Review and Meta-Analysis. Int J Chron Obstruct Pulmon Dis. 2022 Jun 10;17:1365-79.

2）Ni H, et al. An increased risk of pulmonary hypertension in patients with combined pulmonary fibrosis and emphysema: a meta-analysis. BMC Pulm Med. 2023 Jun 21;23（1）:221.

3）Tamura Y, et al. Effectiveness and Outcome of Pulmonary Arterial Hypertension-Specific Therapy in Japanese Patients With Pulmonary Arterial Hypertension. Circ J. 2017 Dec 25;82（1）:275-82.

4）Ogawa A, et al. Long-term patient survival with idiopathic/heritable pulmonary arterial hypertension treated at a single center in Japan. Life Sci. 2014 Nov 24; 118（2）: 414-9.

5）Frantz RP, et al. Baseline and Serial Brain Natriuretic Peptide Level Predicts 5-Year Overall Survival in Patients With Pulmonary Arterial Hypertension: Data From the REVEAL Registry. Chest. 2018 Jul; 154（1）: 126-35.

6）Ali MS, et al. Safety of Transbronchial Biopsies in Patients with Pulmonary Hypertension: Systematic Review and Meta-Analysis. Ann Am Thorac Soc. 2023 Jun;20（6）:898-905.

7）Tanabe N, et al. Multi-Institutional Prospective Cohort Study of Patients With Pulmonary Hypertension Associated With Respiratory Diseases. Circ J. 2021 Mar 25;85（4）:333-42.

8）Moinzadeh P, et al. Impact of Systemic Sclerosis-Associated Interstitial Lung Disease With and Without Pulmonary Hypertension on Survival: A Large Cohort Study of the German Network for Systemic Sclerosis. Chest. 2024 Jan;165（1）:132-45.

9）Oto T, et al. Selexipag for the treatment of chronic thromboembolic pulmonary hypertension. Eur Respir J. 2022 Jul 7;60（1）:2101694.

10）Hoeper MM, et al. Phase 3 Trial of Sotatercept for Treatment of Pulmonary Arterial Hypertension. N Engl J Med. 2023 Apr 20;388（16）:1478-90.

11）Waxman A, et al. Inhaled Treprostinil in Pulmonary Hypertension Due to Interstitial Lung Disease. N Engl J Med. 2021 Jan 28;384（4）:325-34.

12) Waxman A, et al. Long-term inhaled treprostinil for pulmonary hypertension due to interstitial lung disease: INCREASE open-label extension study. Eur Respir J. 2023 Jun 29;61 (6) :2202414.

❷ 肺血栓塞栓症

ポイント

- 肺血栓塞栓症 (PE) のほとんどは下肢の深部静脈血栓 (DVT) が原因である。
- 初期治療に引き続いて長期治療を 3 ヶ月行う。
- 初期治療、長期治療に直接経口抗凝固薬 (DOAC) がしばしば使われる。

手順

①慢性肺血栓塞栓症を除いて、急性のエピソードで来院することが多い。呼吸困難、胸痛、血痰に注意する。

表　PE の症状

症状
呼吸困難：73%
胸痛：66%
大腿の疼痛・腫脹：44%
咳：37%
呼吸困難：28%
喘鳴：21%
血痰・喀血：13%

(Stein PD, et al. Clinical, laboratory, roentgenographic, and electrocardiographic findings in patients with acute pulmonary embolism and no pre-existing cardiac or pulmonary disease. Chest. 1991 Sep;100 (3) :598-603. より引用)

②他疾患との鑑別のために胸部単純 X 線、心電図、BNP・トロポニンなどの測定を行なう。胸部造影 CT とその後の治療の判断のために **Wells スコア (表)** が有用である (Geneva スコアも有用だが本書では Wells スコアを推奨する)[1]。低リスクで D-dimer が陰性なら PE はほぼ 100% 否定される (50 歳未満では 0.5 μg/mL、50 歳超では年齢× 0.1 μg/mL をカットオフ値にする)。中リスク以上で D-dimer が陽性なら胸部造影 CT が推奨される。

- Wells スコア (**表**)2 点未満で、PERC 8 基準 (p.309 **上表**) をすべて満たす場合、これ以上の PE 検索は不要である。

表　Wells スコア

1) DVT の症状・身体所見 (下肢腫脹、深部静脈の圧痛) (3 点)
2) PE 以外の疾患の可能性が低い (3 点)
3) 心拍数> 100 回/分 (1.5 点)
4) 3 日以上の臥床または 4 週以内の手術歴 (1.5 点)
5) PE または DVT の既往 (1.5 点)
6) 喀血 (1 点)
7) 悪性腫瘍 (1 点)

2 点未満：低リスク (検査前確率 3%)、2 ～ 6 点：中リスク (検査前確率 28%)、6 点超：高リスク (検査前確率 78%)

低リスク + D-dimer 陰性 …………… PE は否定的 (PE の確率 1.5%)
中・高リスク + D-dimer 陽性 ……… PE を疑い胸部造影 CT を行う

(Wells PS, et al. Use of a clinical model for safe management of patients with suspected pulmonary embolism. Ann Intern Med. 1998 Dec 15;129 (12) : 997-1005. / Wells PS, et al. Derivation of a simple clinical model to categorize patients probability of pulmonary embolism: increasing the models utility with the SimpliRED D-dimer. Thromb Haemost. 2000 Mar;83 (3) :416-20. より引用改変)

表　PERC 8 基準

| 1) 年齢 50 歳未満 |
| 2) 心拍数＜ 100 回/分 |
| 3) 酸素飽和度≧ 95% |
| 4) 喀痰なし |
| 5) エストロゲン製剤などの使用なし |
| 6) DVT または PE の既往がない |
| 7) 片側の下腿腫脹がない |
| 8) 過去 4 週間以内に入院を要する手術や外傷を受けていない |

(Kline JA, et al. Prospective multicenter evaluation of the pulmonary embolism rule-out criteria. J Thromb Haemost. 2008 May;6（5）:772-80. より引用)

③心エコーでは右室の拡大がみられる。下肢静脈エコーでは DVT が明らかになることもある。急性冠症候群の否定ができない場合、12 誘導心電図は必須であるが、肺血栓塞栓症の特異的な診断には用いられない。

④肺換気血流シンチグラフィは実臨床では即座に実施できる施設は多くないため、急性期にはあまり用いられない。

⑤実臨床でよく遭遇する、ショックでない PE の重症度・死亡率評価には、Pulmonary Embolism Severity Index（PESI）が有用である（表）。

表　ショックでない PE に用いる重症度指標（PESI）

指標	PESI	simplified PESI
年齢	患者年齢を点数にする	＞ 80 歳で 1 点
男性	10 点	なし
悪性腫瘍	30 点	1 点
慢性心不全	10 点	いずれかで 1 点
慢性肺疾患	10 点	
脈拍≧ 110/分	20 点	1 点
収縮期血圧＜ 100 mmHg	30 点	1 点
呼吸数＞ 30 回/分	20 点	なし
体温＜ 36℃	20 点	なし
精神疾患	60 点	なし
酸素飽和度＜ 90%	20 点	1 点

リスク	PESI		30 日死亡率※	simplified PESI	30 日死亡率
低リスク	クラスⅠ：≦ 65 点		0 ～ 1.6%	0 点	1.0%
	クラスⅡ：66 ～ 85 点		1.7 ～ 3.5%		
高リスク	クラスⅢ：86 ～ 105 点		3.2 ～ 7.1%	≧ 1 点	10.9%
	クラスⅣ：106 ～ 125 点		4.0 ～ 11.4%		
	クラスⅤ：＞ 125 点		10.0 ～ 24.5%		

※幅があるが、外的妥当性の検証では死亡率は低めになる。

(Aujesky D, et al. Derivation and validation of a prognostic model for pulmonary embolism. Am J Respir Crit Care Med. 2005 Oct 15;172（8）:1041-6. / Jiménez D, et al. Simplification of the pulmonary embolism severity index for prognostication in patients with acute symptomatic pulmonary embolism. Arch Intern Med. 2010 Aug 9;170（15）:1383-9. より引用改変)

✚ 治　療

- 上記診断を行いながら、呼吸循環の安定化を図る。酸素投与を行う。

- ショックなどの重症例であればモンテプラーゼ（クリアクター®）による線溶療法が行われるが、まれである。抗凝固療法よりも血行動態安定に有用だが、出血リスクが高いので要注意である。

- 初期治療における抗凝固療法は、保険適用の観点からヘパリンが用いられることが多い（低分子ヘパリンのほうが出血性梗塞のリスクが低いが保険適用外）。**腎機能に問題がなければ**、ヘパリンの代わりにフォンダパリヌクス（アリクストラ®）、リバーロキサバン（イグザレルト®）、アピキサバン（エリキュース®）などを用いてもよい。

例 ヘパリン　80 単位/kg 静注　→　18 単位/kg/時で継続し APTT でモニタリング（コントロールの 1.5 ～ 2.5 倍で調節）
または　アリクストラ® 皮下注（体重 50 kg 未満で 5 mg 皮下注 24 時間毎、50 ～ 100 kg で 7.5 mg 皮下注 24 時間毎、100 kg 超で 10 mg 皮下注 24 時間毎）
または（再発リスクが高くない場合）　イグザレルト®（15 mg）　2 錠分 2 を 3 週間　→　1 錠分 1 で継続
または（再発リスクが高くない場合）　エリキュース®（5 mg）　4 錠分 2 を 1 週間　→　2 錠分 2 で継続

　□ ダビガトラン（プラザキサ®）は静脈血栓塞栓症治療に対して保険適用がない。
　□ エドキサバン（リクシアナ®）は初期治療には用いられない。

■ 維持療法として、抗凝固療法に引き続いてワルファリンを併用する。**腎機能に問題がなければ、**ワルファリンの代わりにエドキサバン（リクシアナ®）を用いてもよい。初期治療をリバーロキサバン（イグザレルト®）、アピキサバン（エリキュース®）で開始した場合、そのまま引き続き使用する。治療期間は最低でも 3 ヶ月であるが、癌などの基礎疾患がある場合は長期投与もありうる。

例 ワルファリン　1 ～ 4 mg　1 日 1 回　INR 1.5 ～ 2.5 に安定するまでヘパリン継続
または　ヘパリン中止後にワルファリンの代替としてリクシアナ®（体重 60 kg 以下で［30 mg］1 錠分 1、60 kg 超で［60 mg］1 錠分 1）
または　初期治療に引き続きイグザレルト®（15 mg）　1 錠分 1
または　初期治療に引き続きエリキュース®（5 mg）　2 錠分 2
　□ ヘパリンから DOAC に切り替える場合、ヘパリンとの併用は不要。

　□ ダビガトラン（プラザキサ®）は静脈血栓塞栓症治療に対して保険適用がない。

■ DVT が顕著な場合で、抗凝固療法でコントロールが困難であったり慢性 PE を発症したりする場合は、下大静脈フィルター挿入を検討してもよい。ただし適切なタイミングで留置フィルターは除去するほうが望ましい。下大静脈フィルターは PE のリスクを減らすが、DVT のリスクを上昇させる[2]。

資　料

表　抗凝固療法の選択

患者素因	推奨抗凝固薬
担癌状態	低分子ヘパリン（保険適用外）、DOAC □ 抗癌薬とワルファリンは相互作用が多い。
点滴治療を避けたい	イグザレルト®、エリキュース®
1 日 1 回経口投与を希望	イグザレルト®、リクシアナ®、ワルファリン
肝疾患、凝固能異常	低分子ヘパリン（保険適用外）
腎疾患、Ccr < 30 mL/分	ワルファリン、未分画ヘパリン
冠動脈疾患	ワルファリン、イグザレルト®、エリキュース®、リクシアナ®
ディスペプシア、消化管出血の既往	ワルファリン、エリキュース®
アドヒアランス不良	ワルファリン
血栓溶解療法中	未分画ヘパリン
拮抗薬が必要	ワルファリン、未分画ヘパリン、プラザキサ®（保険適用外）
妊娠あるいは妊娠の可能性	低分子ヘパリン（保険適用外）

（Kearon C, et al. Antithrombotic Therapy for VTE Disease: CHEST Guideline and Expert Panel Report. Chest. 2016 Feb;149（2）:315-52. より引用改変）

TOPIC

第 Xa 因子阻害薬中和剤

エリキュース®、イグザレルト®、リクシアナ® 投与中に大出血を起こした患者に対する中和剤としてアンデキサネットアルファ（オンデキサ®）が 2022 年 5 月に発売された。

References

1）Wells PS, et al. Derivation of a simple clinical model to categorize patients probability of pulmonary embolism: increasing the models utility with the SimpliRED D-dimer. Thromb Haemost. 2000 Mar;83（3）:416-20.
2）Bikdeli B, et al. Inferior Vena Cava Filters to Prevent Pulmonary Embolism: Systematic Review and Meta-Analysis. J Am Coll Cardiol. 2017 Sep 26;70（13）:1587-97.

12 資料

1 高額療養費制度

- 高額療養費制度は、1ヶ月の医療費の窓口負担が一定額（自己負担限度額）を超えた場合、加入している医療保険で手続きをし、医療費の負担を軽減できる制度である。ただし、いったん全額を支払った後、自己負担限度額を超えた部分が払い戻されることになる（償還払い）。
- 加入している医療保険で事前に手続きをし、「限度額適用認定証」（住民税非課税世帯の者は「限度額適用・標準負担額減額認定証」）の交付を受けることで、医療機関の窓口での支払いを自己負担の上限以内にすることができる。
- 健康保険組合によっては付加給付金制度が使用でき、自己負担の上限が月額2万5000円程度になるので、まずそれを確認する（協会けんぽや国民健康保険には付加給付金制度なし）。
- 指定難病における難病医療費助成制度と併用できる。

表　高額療養費制度における毎月の医療費の自己負担額上限額概算（70歳未満）

	1～3ヶ月目	4ヶ月目以降（多数回該当）
（区分オ）住民税非課税者の場合	約3.5万円	約2.5万円
（区分エ）年収約370万円以下 健保：標準報酬月額26万円以下 国保：年間所得210万円以下	約5.8万円	約4.4万円
（区分ウ）年収約370万円～約770万円 健保：標準報酬月額28～50万円 国保：年間所得210万～600万円	約8万円～ （高くても*10万円程度）	約4.4万円
（区分イ）年収約770万円～約1,160万円 健保：標準報酬月額53万～79万円 国保：年間所得600万～901万円	約16.7万円～ （高くても*19万円程度）	9.3万円
（区分ア）年収約1,160万円～ 健保：標準報酬月額83万円以上 国保：年間所得901万円超	約25.3万円～ （高くても*28万円程度）	約14万円

※「高くても」とはICUに入室するなどのきわめて高額の治療を適用される場合を想定した状況であり、現実的にこれ以上の値段になることは考えにくいという意味である。

表　高額療養費制度における毎月の医療費の自己負担額上限額概算（70歳以上）

（低所得Ⅰ、Ⅱ）住民税非課税世帯の場合	（入院）	約1.5万～2.5万円	
	（外来）	8,000円	
（一般）年収156万～約370万円 健保：標準報酬月額26万円以下 国保・後期高齢者医療制度： 　課税所得145万円未満等	（入院）	1～3ヶ月目 約5.8万円	4ヶ月目以降（多数回該当） 約4.4万円
	（外来）	1.8万円 （年上限14.4万円なので月1.2万円換算）	
（現役並みⅠ～Ⅲ）年収370万円以上	70歳未満の(3)～(5)と同じ		

表　呼吸器科における入院例

	入院日数	医療費
気管支鏡検査（肺生検）	2日	20万円
胸腔鏡下肺悪性腫瘍手術（1肺葉を超えるもの）	14日	190万円
胸腔鏡下肺切除手術（気胸手術）	7日	90万円

・自己負担概算＝医療費1％＋ベース上限額＋食事代（1週間1万円）
・例：年収500万円の50歳男性が気胸で胸腔鏡下肺切除手術を受け7日間入院した。自己負担概算＝（90万円×1％）＋8万円＋食事代1万円＝9.9万円

13 薬品名一覧

商品名	一般名
アクテムラ……	トシリズマブ
アザクタム……	アズトレオナム
アザルフィジン	サラゾスルファピリジン
アシテア………	ヤケヒョウダニエキス/コナヒョウダニエキス
アスピリン……	アスピリン
アズネックス …	モメタゾンフランカルボン酸エステル
アテキュラ……	モメタゾンフランカルボン酸エステル/インダカテロール酢酸塩
アデムパス……	リオシグアト
アドエア………	サルメテロールキシナホ酸塩/フルチカゾンプロピオン酸エステル配合
アドコルチン…	ハルシノニド
アドシルカ……	タダラフィル
アドナ…………	カルバゾクロムスルホン酸ナトリウム水和物
アトロベント…	イプラトロピウム臭化物水和物
アニュイティ…	フルチカゾンフランカルボン酸エステル
アネメトロ……	メトロニダゾール
アネレム………	レミマゾラム
アノーロ………	ウメクリジニウム臭化物/ビランテロールトリフェニル酢酸塩
アバスチン……	ベバシズマブ
アビガン………	ファビピラビル
アービタックス…	セツキシマブ
アフィニトール …	エベロリムス
アブリスボ……	組換え RS ウイルスワクチン
アプレゾリン…	ヒドララジン塩酸塩
アムビゾーム…	アムホテリシン B
アラバ…………	レフルノミド
アラミスト……	フルチカゾンフランカルボン酸エステル
アリクストラ …	フォンダパリヌクスナトリウム
アルメタ………	アルクロメタゾンプロピオン酸エステル
アルンブリグ …	ブリグチニブ
アレグラ………	フェキソフェナジン塩酸塩

商品名	一般名
アレセンサ……	アレクチニブ塩酸塩
アレックスビー…	組換え RS ウイルスワクチン
アレビアチン…	フェニトイン
アレベール……	チロキサポール
アンカロン……	アミオダロン塩酸塩
アンギナール…	ジピリダモール
アンコチル……	フルシトシン
アンテベート…	ベタメタゾン酪酸エステルプロピオン酸エステル
アンプラーグ…	サルポグレラート塩酸塩
イグザレルト…	リバーロキサバン
イーケプラ……	レベチラセタム
イジュド………	トレメリムマブ
イスコチン……	イソニアジド
イソバイド……	イソソルビド
イトリゾール…	イトラコナゾール
イナビル………	ラニナミビルオクタン酸エステル水和物
イフェクサー…	ベンラファキシン
イミフィンジ…	デュルバルマブ
イルミア………	チルドラキズマブ
イレッサ………	ゲフィチニブ
インタール……	クロモグリク酸ナトリウム
ヴァイトラックビ…	ラロトレクチニブ
ヴィキラックス …	オムビタスビル水和物/パリタプレビル水和物/リトナビル
ヴォリブリス…	アンブリセンタン
ウプトラビ……	セレキシパグ
ウルティブロ…	グリコピロニウム臭化物/インダカテロールマイレン酸塩配合
エカード………	カンデサルタンシレキセチル/ヒドロクロロチアジド配合
エクラー………	デプロドンプロピオン酸エステル
エクリラ………	アクリジニウム臭化物
エドルミズ……	アナモレリン塩酸塩
エナジア………	グリコピロニウム臭化物/インダカテロール酢酸塩/モメタゾンフランカルボン酸エステル
エバシェルド…	チキサゲビマブ/シルガビマブ

商品名	一般名
エパデール……	イコサペント酸エチル（EPA）
エフィエント…	プラスグレル塩酸塩
エプクルーサ…	ソホスブビル/ベルパタスビル
エブトール……	エタンブトール塩酸塩
エボザック……	セビメリン塩酸塩水和物
エリキュース…	アピキサバン
エリスロシン…	エリスロマイシン
エレルサ………	エルバスビル
エンクラッセ…	ウメクリジニウム臭化物
エンスプリング…	サトラリズマブ
エンタイビオ…	ベドリズマブ
エンドキサン…	シクロホスファミド水和物
エンハーツ……	トラスツズマブ デルクステカン
エンブレル……	エタネルセプト
オイラックスH …	クロタミトン/ヒドロコルチゾン配合
オーキシス……	ホルモテロールフマル酸塩水和物
オーグメンチン…	アモキシシリン水和物/クラブラン酸カリウム配合
オスポロット…	スルチアム
オパルモン……	リマプロストアルファデクス
オプジーボ……	ニボルマブ
オプスミット…	マシテンタン
オルドレブ……	コリスチンメタンスルホン酸ナトリウム
オルベスコ……	シクレソニド
オルミエント…	バリシチニブ
オレンシア……	アバタセプト
オンデキサ……	アンデキサネット アルファ
オンブレス……	インダカテロールマレイン酸塩
オンボー………	ミリキズマブ
カプトリル……	カプトプリル
カレトラ………	ロピナビル・リトナビル配合剤
カロナール……	アセトアミノフェン
カンサイダス…	カスポファンギン酢酸塩
キイトルーダ…	ペムブロリズマブ
キシロカイン…	リドカイン塩酸塩
キャブピリン…	アスピリン/ボノプラザンフマル酸塩
キュバール……	ベクロメタゾンプロピオン酸エステル
キュビシン……	ダプトマイシン

商品名	一般名
キンダベート…	クロベタゾン酪酸エステル
グラジナ………	グラゾプレビル水和物
クラビット……	レボフロキサシン水和物
クラリス………	クラリスロマイシン
クラリチン……	ロラタジン
グラン…………	フィルグラスチム
クリアナール…	フドステイン
グリセオール…	濃グリセリン
グリベック……	イマチニブメシル酸塩
クリンダマイシン…	クリンダマイシンリン酸エステル
クレセンバ……	イサブコナゾニウム
ケタス…………	イブジラスト
ゲンタシン……	ゲンタマイシン硫酸塩
ケンブラン……	メサコリン
コメリアン……	ジラゼプ塩酸塩水和物
コルテス………	酢酸ヒドロコルチゾン
コンプラビン…	クロピドグレル硫酸塩/アスピリン配合
サアミオン……	ニセルゴリン
サイバインコ…	アブロシチニブ
ザイボックス…	リネゾリド
サイラムザ……	ラムシルマブ
ザイリック……	アロプリノール
ザーコリ………	クリゾチニブ
ザバクサ………	セフトロザン/タゾバクタム
サフネロー……	アニフロルマブ（遺伝子組換え）製剤
サムチレール…	アトバコン
サラジェン……	ピロカルピン塩酸塩
サラゾピリン…	サラゾスルファピリジン（SASP）
サリパラ………	桜皮エキス
サリベート……	Nacl·Kcl·CaCl₂ 等配合
サルタノール…	サルブタモール硫酸塩
サワシリン……	アモキシシリン水和物
ジェムザール…	ゲムシタビン塩酸塩
シオゾール……	金チオリンゴ酸ナトリウム
ジオトリフ……	アファチニブマレイン酸塩
ジカディア……	セリチニブ
ジスロマック…	アジスロマイシン水和物
ジセレカ………	フィルゴチニブマレイン酸
ジフラール……	ジフロラゾン酢酸エステル
シーブリ………	グリコピロニウム臭化物
ジフルカン……	フルコナゾール

商品名	一般名	商品名	一般名
シプロキサン…	シプロフロキサシン	タグリッソ…	オシメルチニブ
シムジア………	セルトリズマブペゴル	ダクルインザ…	ダクラタスビル塩酸塩
シムビコート…	ブデソニド/ホルモテロールフマル酸塩水和物配合	タケルダ………	アスピリン/ランソプラゾール配合
ジメンシー……	ダクラタスビル塩酸塩/アスナプレビル/ベクラブビル塩酸塩	タゾピペ………	タゾバクタムナトリウム・ピペラシリンナトリウム静注用
ジャカビ………	ルキソリチニブ	タフィンラー…	ダブラフェニブメシル酸塩
シングレア……	モンテルカストナトリウム	タブネオス……	アバコパン
シンポニー……	ゴリムマブ	タブレクタ……	カプマチニブ塩酸塩
スキリージ……	リサンキズマブ	タミフル………	オセルタミビルリン酸塩
スピオルト……	チオトロピウム臭化物水和物/オロダテロール塩酸塩製剤配合	ダラシン………	クリンダマイシン
		タリージェ……	ミロガバリンベシル酸塩
スピリーバ……	チオトロピウム臭化物水和物	タルセバ………	エルロチニブ塩酸塩
スプリセル……	ダサチニブ水和物	チエナム………	イミペネム/シラスタチンナトリウム配合
スベピゴ………	スベソリマブ	チスタニン……	L-エチルシステイン塩酸塩
スペリア………	フドステイン		
スルペラゾン…	セフォペラゾンナトリウム/スルバクタムナトリウム配合	デカダーム……	デキサメタゾン
		デカドロン……	デキサメタゾン
スンベプラ……	アスナプレビル	テクスメテン…	ジフルコルトロン吉草酸エステル
ゼビュディ……	ソトロビマブ	テグレトール…	カルバマゼピン
セフアメジン…	セファゾリンナトリウム	テゼスパイア…	テゼペルマブ
セフメタゾン…	セフメタゾールナトリウム	テセントリク…	アテゾリズマブ
		デノシン………	ガンシクロビル
ゼルヤンツ……	トファシチニブクエン酸塩	デノタス………	沈降炭酸カルシウム・コレカルシフェロール・炭酸マグネシウム錠
セレベント……	サルメテロールキシナホ酸塩		
		デパケン………	バルプロ酸ナトリウム
セロクラール…	イフェンプロジル酒石酸塩	テプミトコ……	テポチニブ塩酸塩
		デュピクセント …	デュピルマブ
ゾコーバ………	エンシトレルビル	テリルジー……	ウメクリジニウム臭化物/ビランテロールトリフェニル酢酸塩/フルチカゾンフランカルボン酸エステル
ゾシン…………	タゾバクタムナトリウム/ピペラシリンナトリウム配合		
ソバルディ……	ソホスブビル		
ソフトサンティア…	人工涙液マイティア	デルモベート…	クロベタゾールプロピオン酸エステル
ソブリアード…	シメプレビル		
ゾフルーザ……	バロキサビルマルボキシル	トプシム………	フルオシノニド
		トブラシン……	トブラマイシン
ゾメタ…………	ゾレドロン酸水和物	トフラニール…	イミプラミン塩酸塩
ソリリス………	エクリズマブ	トラクリア……	ボセンタン水和物
ゾレア…………	オマリズマブ	トランサミン…	トラネキサム酸
ダイアコート…	ジフロラゾン酢酸エステル	トーリセル……	テムシロリムス
ダイアモックス …	アセタゾラミド	トリプタノール …	アミトリプチリン塩酸塩
タイサブリ……	ナタリズマブ	ドルナー………	ベラプロストナトリウム
タキソテール…	ドセタキセル水和物	トレプロスト…	トレプロスチニル
		トレムフィア…	グセルクマブ
タキソール……	パクリタキセル	ナイキサン……	ナプロキセン

商品名	一般名
ナノゾラ………	オゾラリズマブ
ナベルビン……	ビノレルビン酒石酸塩
ニュートライド…	ヒドロクロロチアジド
ニューモバックス NP	肺炎球菌ワクチン
ヌーカラ………	メポリズマブ
ネオフィリン…	アミノフィリン
ネリゾナ………	ジフルコルトロン吉草酸エステル
ノクサフィル…	ポサコナゾール
バイアスピリン …	アスピリン
パキロビッド…	ニルマトレルビル / リトナビル
バクタ…………	スルファメトキサゾール/トリメトプリム合剤
バクニュバンス…	沈降 15 価肺炎球菌結合型ワクチン（無毒性変異ジフテリア毒素結合体）
パナルジン……	チクロピジン塩酸塩
バニヘップ……	バニプレビル
バファリン……	アスピリン/ダイアールミネート配合
ハーボニー……	レジパスビル/ソホスブビル
バリキサ………	バルガンシクロビル塩酸塩
パルミコート…	ブデソニド
パンデル………	酪酸プロピオン酸ヒドロコルチゾン
ビクシリン……	アンピシリン水和物
ピシバニール…	抗悪性腫瘍溶連菌製剤（OK-432）
ビジンプロ……	ダコミチニブ
ビスダーム……	アムシノニド
ビソルボン……	ブロムヘキシン塩酸塩
ビブラマイシン …	ドキシサイクリン塩酸塩水和物
ビベスピ………	グリコピロニウム臭化物/ホルモテロールフマル酸塩水和物
ビムパット……	ラコサミド
ヒュミラ………	アダリムマブ
ビラノア………	ビラスチン
ピラマイド……	ピラジナミド
ヒルドイド……	ヘパリン類似物質
ビレーズトリ…	ブデソニド/グリコピロニウム臭化物/ホルモテロールフマル酸塩水和物配合
ビンゼレックス…	ビメキズマブ
ファセンラ……	ベンラリズマブ

商品名	一般名
ファロム………	ファロペネムナトリウム水和物
ファンガード…	ミカファンギンナトリウム
ファンギゾン…	アムホテリシン B
ブイフェンド…	ボリコナゾール
フィンセラ……	ペンラリズマブ
フェトロージャ…	セフィデロコルトシル酸塩硫酸塩
ブデホル………	ブデソニド/ホルモテロールフマル酸塩水和物配合
プラザキサ……	ダビガトランエテキシラートメタンスルホン酸塩
プラビックス…	クロピドグレル硫酸塩
ブリリンタ……	チカグレロル
フルコート……	フルオシノロンアセトニド
フルタイド……	フルチカゾンプロピオン酸エステル
フルティフォーム…	フルチカゾンプロピオン酸エステル/ホルモテロールフマル酸塩水和物配合
フルメタ………	モメタゾンフランカルボン酸エステル
ブレオ…………	ブレオマイシン
プレタール……	シロスタゾール
プレドニゾロン …	プレドニゾロン
プレベナー 13…	沈降 13 価肺炎球菌結合型ワクチン
プレミネント…	ロサルタンカリウム/ヒドロクロロチアジド配合
プロサイリン…	ベラプロストナトリウム
プロジフ………	ホスフルコナゾール
プロパジール…	プロピルチオウラシル
プロパデルム…	ベクロメタゾンプロピオン酸エステル
プロボコリン…	メサコリン
フローラン……	エポプロステノールナトリウム
プロレナール…	リマプロストアルファデクス
ベクタイト……	L-メチルシステイン塩酸塩
ベクティビックス…	パニツムマブ
ベクラシン……	ベクロメタゾンプロピオン酸エステル製剤
ベクルリー……	レムデシビル
ベトネベート…	ベタメタゾン吉草酸エステル

商品名	一般名
ベナンバックス …	ペンタミジンイセチオン酸塩
ペニシリンG…	ベンジルペニシリンカリウム
ベネトリン……	サルブタモール硫酸塩
ベノサイド……	トレチノイン
ベラサス………	ベラプロストナトリウム
ペルサンチン…	ジピリダモール徐放剤
ベルソムラ……	スボレキサント
ベロテック……	フェノテロール臭化水素酸塩
ペンタサ………	メサラジン
ベンテイビス…	イロプロスト
ボアラ…………	デキサメタゾン吉草酸エステル
ホスカビル……	ホスカルネットナトリウム水和物
ポートラーザ…	ネシツムマブ
ボルタレン……	ジクロフェナクナトリウム
マイザー………	ジフルプレドナート
マイスリー……	ゾルピデム酒石酸塩
マイトマイシン …	マイトマイシンC
マヴィレット…	グレカプレビル水和物/ピブレンタスビル配合
マキシピーム…	セフェピム塩酸塩水和物
マグネゾール…	硫酸マグネシウム・ブドウ糖配合
ミコンビ………	テルミサルタン/ヒドロクロロチアジド配合
ミティキュア…	コナヒョウダニエキス/ヤケヒョウダニエキス
ミノマイシン…	ミノサイクリン塩酸塩
ムコサール……	アンブロキソール塩酸塩
ムコソルバン…	アンブロキソール塩酸塩
ムコダイン……	カルボシステイン
ムコフィリン…	アセチルシステイン
メキニスト……	トラメチニブ ジメチルスルホキシド付加物
メサデルム……	デキサメタゾンプロピオン酸エステル
メタルカプターゼ …	ペニシラミン
メドロール……	メチルプレドニゾロン
メプチン………	プロカテロール塩酸塩水和物
メロペン………	メロペネム水和物
モダシン………	セフタジジム水和物
ヤーボイ………	イピリムマブ
ユナシンS……	アンピシリン/スルバクタム
ユニタルク……	滅菌調整タルク

商品名	一般名
ユリス…………	ドチヌラド
ユリノーム……	ベンズブロマロン
ラスビック……	ラスクフロキサシン
ラパリムス……	シロリムス
ラピアクタ……	ペラミビル水和物
ラゲブリオ……	モルヌピラビル
ランプレン……	クロファジミン
ランマーク……	デノスマブ
リクシアナ……	エドキサバントシル酸塩水和物
リツキサン……	リツキシマブ
リットフーロ…	リトレシチニブ
リドメックス…	プレドニゾロン吉草酸エステル酢酸エステル
リドーラ………	オーラノフィン
リノコート……	ベクロメタゾンプロピオン酸エステル
リフヌア………	ゲーファピキサントクエン酸塩
リポバス………	シンバスタチン
リマチル………	ブシラミン
リレンザ………	ザナミビル水和物
リンスパッド…	乾燥濃縮人 α_1 -プロテイナーゼインヒビター
リンデロン……	ベタメタゾン
ルマケラス……	ソトラシブ
レカルブリオ…	レレバクタム水和物/イミペネム水和物/シラスタチンナトリウム
レットヴィモ…	セルペルカチニブ
レバチオ………	シルデナフィルクエン酸塩
レミケード……	インフリキシマブ
レルベア………	フルチカゾンフランカルボン酸エステル/ビランテロールトリフェニル酢酸塩配合
レンビマ………	レンバチニブメシル酸塩
ロキソニン……	ロキソプロフェンナトリウム水和物
ロコイド………	ヒドロコルチゾン酪酸エステル
ロコルテン……	フルメタゾンピバル酸エステル
ロコルナール…	トラピジル
ロズリートレク …	エヌトレクチニブ
ロゼレム………	ラメルテオン
ロトリガ………	オメガ-3脂肪酸エチル
ロナプリーブ…	カシリビマブ（遺伝子組換え）/イムデビマブ（遺伝子組換え）

商品名	一般名
ローブレナ……	ロルラチニブ
ロペミン………	ロペラミド塩酸塩
ロレアス………	クロピドグレル硫酸塩/アスピリン

商品名	一般名
ワーファリン…	ワルファリンカリウム

14 略語一覧

AAV	ANCA associated vasculitis（ANCA 関連血管炎）
ABPA	allergic bronchopulmonary aspergillosis（アレルギー性気管支肺アスペルギルス症）
ABPM	allergic bronchopulmonary mycosis（アレルギー性気管支肺真菌症）
A／C	assist／control（補助／調整呼吸）
ACCP	American College of Chest Physicians（アメリカ胸部疾患学会）
ACO	asthma and COPD overlap
ACP	advance care planning
ACT	Asthma Control Test（喘息コントロールテスト）
ACR	American College of Rheumatology
AEP	acute eosinophilic pneumonia（特発性急性好酸球性肺炎）
AERD	aspirin-exacerbated respiratory disease（アスピリン喘息）
AFOP	acute fibrinous and organizing pneumonia
AHI	apnea hypopnea index（無呼吸低呼吸指数）
AIDS	acquired immunodeficiency syndrome（後天性免疫不全症候群）
AIP	acute interstitial pneumonia（急性間質性肺炎）
AJCC	American Joint Committee on Cancer（アメリカ癌合同委員会）
ALAT	Latin American Thoracic Association（ラテンアメリカ胸部学会）
ALIS	Amikacin Liposome Inhalation Suspension（アミカシンリポソーム吸入用懸濁液）
AML	angiomyolipoma（腎血管筋脂肪腫）
ANCA	anti neutrophil cytoplasmic antibody（抗好中球細胞質抗体）
ARDS	acute respiratory distress syndrome（急性呼吸窮迫症候群）
ATLL	adult T-cell leukemia／lymphoma（成人 T 細胞白血病リンパ腫）
ATS	American Thoracic Society（アメリカ胸部疾患学会）
AUC	area under the curve
BAE	bronchial artery embolization（気管支動脈塞栓術）
BAL	bronchoalveolar lavage（気管支肺胞洗浄）
BALF	bronchoalveolar lavage fluid（気管支肺胞洗浄液）
BHL	bilateral hilar lymphadenopathy（両側肺門リンパ節腫脹）
BLNAI	β-lactamase-nonproducing ABPC-intermediate-resistant *H. influenzae*（β-lactamase 非産生 ABPC 中等度耐性株）
BLNAR	β-lactamase-nonproducing ABPC-resistant *H. influenzae*（β-lactamase 非産生 ABPC 耐性株）
BMS	bare metal stent（ベアメタルステント）
BNP	brain natriuretic peptide（脳性ナトリウム利尿ペプチド）
BOOP	bronchiolitis obliterans organizing pneumonia（器質化肺炎を伴う閉塞性細気管支炎）
BTS	British Thoracic Society（イギリス胸部学会）
CADM	clinically amyopathic dermatomyositis
CAP	community-acquired pneumonia（市中肺炎）
CAT	COPD assessment test
CCPA	chronic cavitary pulmonary aspergillosis（慢性空洞性肺アスペルギルス症）
CEP	chronic eosinophilic pneumonia（慢性好酸球性肺炎）
CF	complement fixation test（補体結合反応）
CFPA	chronic fibrosing pulmonary aspergillosis（慢性線維性肺アスペルギルス症）

319

CHP ················chronic hypersensitivity pneumonitis（慢性過敏性肺炎）
CHS ················cough hypersensitivity syndrome（咳嗽過敏性症候群）
CLSI ················Clinical Laboratory Standard Institute（アメリカ臨床検査標準委員会）
CMC ················carpometacarpal joint（手根中手関節）
CNPA ················chronic necrotizing pulmonary aspergillosis（慢性壊死性肺アスペルギルス症）
CO ················cardiac output（心拍出量）
COP ················cryptogenic organizing pneumonia（特発性器質化肺炎）
COPD ················chronic obstructive pulmonary disease（慢性閉塞性肺疾患）
CPA ················chronic pulmonary aspergillosis（慢性肺アスペルギルス症）
CPAP ················continuous positive airway pressure（持続陽圧呼吸療法）
CPFE ················combined pulmonary fibrosis and emphysema（気腫合併肺線維症）
CPPA ················chronic progressive pulmonary aspergillosis（慢性進行性肺アスペルギルス症）
CTD ················connective tissue disease
CTEPH ················chronic thromboembolic pulmonary hypertension（慢性血栓塞栓性肺高血圧症）
CTLA-4 ················cytotoxic T-lymphocyte（associated）antigen 4（細胞傷害性Tリンパ球抗原-4）
DAB ················diffuse aspiration bronchiolitis（びまん性嚥下性細気管支炎）
DAD ················diffuse alveolar damage（びまん性肺胞傷害）
DCB ················drug-coated balloon（薬剤コーティングバルーン）
DES ················drug eluting stent（薬物溶出性ステント）
DIP ················desquamative interstitial pneumonia（剥離性間質性肺炎）
DIP ················distal interphalangeal joint（遠位指節間関節）
DLBCL ················diffuse large B-cell lymphoma（びまん性大細胞型B細胞性リンパ腫）
DLST ················drug-induced lymphocyte stimulation test（薬剤によるリンパ球刺激試験）
DM ················dermatomyositis（皮膚筋炎）
DOAC ················direct oral anticoagulant（直接経口抗凝固薬）
DPB ················diffuse panbronchiolitis（びまん性汎細気管支炎）
DPC ················Diagnosis Procedure Combination（診断群分類包括評価）
DPI ················dry powder inhaler（ドライパウダー吸入器）
DTP ················3種混合ワクチン
DTP-IPV ················4種混合ワクチン
DVT ················deep vein thrombosis（深部静脈血栓症）
EBUS-GS ················endobronchial ultrasonography with a guide sheath（ガイドシース併用気管支腔内超音波断層法）
EBUS-TBNA ················endobronchial ultrasound-guided transbronchial needle aspiration（超音波気管支鏡ガイド下針生検）
ECOG ················Eastern Cooperative Oncology Group
ED-SCLC ················extensive disease small-cell lung cancer（進展型小細胞肺癌）
EGFR ················epidermal growth factor receptor（上皮成長因子受容体）
EGPA ················eosinophilic granulomatosis with polyangiitis（好酸球性多発血管炎性肉芽腫症）
EORTC ················European Organization for Research and Treatment of Cancer
EP ················eosinophilic pneumonia（好酸球性肺炎）
EPAP ················expiratory positive airway pressure（呼気気道陽圧）
EPP ················extrapleural pneumonectomy（胸膜肺全摘術）
ERS ················European Respiratory Society（ヨーロッパ呼吸器学会）
ERV ················expiratory reserve volume（予備呼気量）
ESS ················Epworth Sleepiness Scale（エプワース眠気尺度）
EVAR ················endovascular aortic repair（ステントグラフト内挿術）

EWS	Endobronchial Watanabe Spigot
FB	follicular bronchitis/bronchiolitis（濾胞性気管支・細気管支炎）
FDA	Food and Drug Administration（アメリカ食品医薬品局）
FEV_1	forced expiratory volume in 1 second（1秒量）
FiO_2	fraction of inspiratory oxygen（吸入酸素濃度）
FN	febrile neutropenia（発熱性好中球減少症）
FSSG	Frequency Scale for the Symptom of GERD（Fスケール質問票）
FVC	forced vital capacity（努力性肺活量）
GERD	gastroesophageal reflux disease（胃食道逆流症）
GGN	ground-glass nodules（すりガラス状結節）
GGO	ground-glass opacity（すりガラス陰影）
GINA	Global Initiative for Asthma（喘息管理の国際指針）
GIP	giant cell interstitial pneumonia（巨細胞性間質性肺炎）
GM‒CSF	granulocyte-macrophage colony-stimulating factor（顆粒球‒マクロファージコロニー刺激因子）
G‒MIS	Gathering Medical Information System on COVID-19（新型コロナウイルス感染症医療機関等情報支援システム）
GOLD	Global Initiative for Chronic Obstructive Lung Disease
GPA	granulomatosis with polyangiitis（多発血管炎性肉芽腫症）
HAP	hospital-acquired pneumonia（院内肺炎）
HCAP	healthcare-associated pneumonia（医療ケア関連肺炎）
HFmrEF	heart failure with mid-range ejection fraction（左室駆出率の軽度低下した心不全）
HFpEF	heart failure with preserved ejection fraction（左室駆出率が保たれた心不全）
HFrEF	heart failure with reduced ejection fraction（左室駆出率が低下した心不全）
HOA	hypertrophic osteoarthropathy（肥大性骨関節症）
HOT	home oxygen therapy（在宅酸素療法）
HP	hypersensitivity pneumonitis（過敏性肺炎）
HRCT	high-resolution computed tomography（高分解能CT）
IASLC	International Association for the Study of Lung Cancer（国際肺癌学会）
ICS	inhaled corticosteroid（吸入ステロイド薬）
ICSD	International Classification of Sleep Disorders（睡眠障害国際分類）
ICT	Infection Control Team（インフェクションコントロールチーム）
IDSA	Infectious Diseases. Society of America（アメリカ感染症学会）
IGRA	interferon-gamma release assay（インターフェロンγ遊離試験）
IIM	idiopathic inflammatory myopathy（特発性炎症性筋疾患）
IIPs	idiopathic interstitial pneumonias（特発性間質性肺炎）
ILD	interstitial lung disease（間質性肺疾患）
ILSA	International Lung Sounds Association（国際肺音学会）
IMIG	International Mesothelioma Interest Group
IP	interphalangeal joint（指節間関節）
IPAF	interstitial pneumonia with autoimmune features
IPAP	inspiratory positive airway pressure（吸気気道陽圧）
IPF	idiopathic pulmonary fibrosis（特発性肺線維症）
IPPV	invasive positive pressure ventilation（侵襲的な陽圧換気療法）
IRV	inspiratory reserve volume（予備吸気量）
ISHAM	the Interna tional Society for Human Animal Mycology（国際真菌学会）
IVCY	intravenous cyclophosphamide（シクロホスファミド静注療法）
IVIG	intravenous immunoglobulin（静注用免疫グロブリン製剤）
IVLBCL	intravascular large B-cell lymphoma（血管内大細胞性B細胞性リンパ腫）

JESREC Study	Japanese Epidemiological Survey of Refractory Eosinophilic Chronic Rhinosinusitis Study
JRS	Japanese Respiratory Society (日本呼吸器学会)
LABA	long-acting β_2-agonist (長時間作用性 β_2 刺激薬)
LAM	lymphangioleiomyomatosis (リンパ脈管筋腫症)
LAMA	long-acting muscarinic antagonist (長時間作用性抗コリン薬)
LD-SCLC	limited disease small-cell lung cancer (限局型小細胞肺癌)
LIP	lymphocytic interstitial pneumonia (リンパ球性間質性肺炎)
LTBI	latent tuberculosis infection (潜在性結核感染症)
LTRA	leukotriene receptor antagonist (ロイコトリエン受容体拮抗薬)
LYG	lymphomatoid granulomatosis (リンパ腫様肉芽腫症)
MAC	*Mycobacterium avium* complex
MALDI-TOF MS	matrix-assisted laser desorption/ionization- time of flight mass spectrometry (マトリックス支援レーザー脱離イオン化飛行時間型質量分析法)
MALT	mucosa-associated lymphoid tissue
MASCC	Multinational Association of Supportive Care in Cancer (国際癌サポーティブケア学会)
MCP	metacarpophalangeal joint (中手指節間関節)
MCTD	mixed connective tissue disease (混合性結合組織病)
MDD	multi-disciplinary discussion
MERS	Middle East respiratory syndrome (中東呼吸器症候群)
MGIT	Mycobacteria growth indicator tube
MIC	minimum inhibitory concentration (最小発育阻止濃度)
mMRC	modified British Medical Research Council (questionnaire) (修正 MRC [質問票])
MP	metacarpal phalangeal joint (中手指節間関節)
MPA	microscopic polyantigis (顕微鏡的多発血管炎)
mTOR	mamalian target of rapamycin
MTP	metatarsophalangeal joint (中足趾節関節)
NAEB	nonasthmatic eosinophilic bronchitis (非喘息性好酸球性気管支炎)
N-ERD	NSAID-exacerbated respiratory disease (喘息や鼻炎を伴う非ステロイド性抗炎症薬誘発性呼吸困難)
NGS	next generation sequencing (次世代シークエンシング)
NHCAP	nursing and healthcare-associated pneumonia (医療・介護関連肺炎)
NLH	nodular lymphoid hyperplasia (結節性リンパ組織過形成)
NOAC	novel oral anticoagulants (新規経口抗凝固薬)
NPPV	noninvasive positive pressure ventilation (非侵襲的陽圧換気療法)
NSAIDs	non-steroidal anti-inflammatory drugs (非ステロイド性抗炎症薬)
NSIP	nonspecific interstitial pneumonia (非特異性間質性肺炎)
NTM	nontuberculous mycobacteriosis (非結核性抗酸菌症)
NT-ProBNP	N terminal-pro BNP (脳性ナトリウム利尿ペプチド前駆体 N 端フラグメント)
NYHA	New York Heart Association (ニューヨーク心臓協会)
OA	oral appliance
OCST	out-of-center sleep testing
OP	organizing pneumonia (器質化肺炎)
OS	overall survival (全生存期間)
OSAS	obstructive sleep apnea syndrome (閉塞型睡眠時無呼吸症候群)
OTC	over the counter
PAH	pulmonary arterial hypertension (肺動脈性肺高血圧症)
PaO₂	arterial oxygen tension (動脈血酸素分圧)
PAP	pulmonary alveolar proteinosis (肺胞蛋白症)

PAP	…………	pulmonary artery pressure（肺動脈圧）
PAWP	…………	pulmonary capillary wedge pressure（肺動脈楔入圧）
PCH	…………	pulmonary capillary hemangiomatosis（肺毛細血管腫症）
PCP	…………	pneumocystis pneumonia（ニューモシスチス肺炎）
PCV	…………	pneumococcal conjugate vaccine（肺炎球菌結合型ワクチン）
PCV	…………	pressure control ventilation（プレッシャーコントロール換気）
P／D	…………	pleurectomy／decortication（胸膜切除／肺剝皮術）
PD-1	…………	programmed cell death 1（プログラム細胞死 1）
PD-L1	…………	programmed cell death ligand 1（プログラム細胞死リガンド 1）
PEF	…………	peak expiratory flow（ピークフロー）
PESI	…………	Pulmonary Embolism Severity Index（肺塞栓症重症度指数）
PFS	…………	progression free survival（無増悪生存期間）
PH	…………	pulmonary hypertension（肺高血圧症）
PIP	…………	proximal interphalangeal joint（近位指節間関節）
PLCH	…………	pulmonary Langerhans cell histiocytosis（肺ランゲルハンス細胞組織球症）
PM	…………	polymyositis（多発筋炎）
pMDI	…………	pressurized metered-dose inhaler（加圧式定量噴霧式吸入器）
PMX-DHP	…………	polymyxin B immobilized fiber column direct hemoperfusion（ポリミキシン B 固定化線維カラムを用いた直接血液灌流法）
POBA	…………	percutaneous old balloon angioplasty（冠動脈バルーン形成術）
PPE	…………	personal protective equipment（個人防護具）
PPF	…………	progressive pulmonary fibrosis（進行性肺線維症）
PPFE	…………	pleuroparenchymal fibroelastosis
PPHN	…………	persistent pulmonary hypertension of the newborn（新生児遷延性肺高血圧症）
PPI	…………	proton pump inhibitor（プロトンポンプ阻害薬）
PPSV	…………	pneumococcal polysaccharide vaccine（肺炎球菌莢膜ポリサッカライドワクチン）
PR	…………	profusion rate（小陰影の分布密度）
PS	…………	Pressure Support
PSG	…………	polysomnography（ポリソムノグラフィ）
PTA	…………	percutaneous transluminal angioplasty（経皮的血管形成術）
PTTM	…………	pulmonary tumor thrombotic microangiopathy（肺腫瘍塞栓性微小血管症）
PVOD	…………	pulmonary veno-occlusive disease（肺静脈閉塞症）
PVR	…………	pulmonary vascular resistance（肺血管抵抗）
QFT	…………	QuantiFERON（クオンティフェロン）
RA	…………	rheumatoid arthritis（関節リウマチ）
RA-ILD	…………	rheumatoid arthritis-associated interstitial lung disease（関節リウマチに伴う間質性肺疾患）
RAST	…………	radioallergosorbent test
RB	…………	respiratory bronchiolitis（呼吸細気管支炎）
RB-ILD	…………	respiratory bronchiolitis-associated interstitial lung disease（呼吸細気管支炎を伴う間質性肺疾患）
REI	…………	respiratory event index（呼吸イベント指数）
RERA	…………	respiratory effortrelated arousal（呼吸努力関連覚醒反応）
RGM	…………	rapidly growing mycobacteria（迅速発育抗酸菌）
RPGN	…………	rapidly progressive glomerulonephritis（急速進行性糸球体腎炎）
RTOG	…………	Radiation Therapy Oncology Group
RV	…………	residual volume（残気量）
RVEF	…………	right ventricular ejection fraction（右室駆出分画）
RVESVI	…………	right ventricular end-systolic volume index（右室収縮末期容積係数）

SABA	short-acting β_2-agonist（短時間作用性 β_2 刺激薬）	
SAIA	subacute invasive pulmonary aspergillosis（亜急性侵襲性肺アスペルギルス症）	
SAMA	short-acting muscarinic antagonist（短時間作用性抗コリン薬）	
SARS	severe acute respiratory syndrome（重症急性呼吸器症候群）	
SBP	systolic blood pressure（収縮期血圧）	
SBS	sinobronchial syndrome（副鼻腔気管支症候群）	
SBT	spontaneous breathing trial（自発呼吸トライアル）	
SjS	Sjögren's syndrome（シェーグレン症候群）	
SLE	systemic lupus erythematosus（全身性エリテマトーデス）	
SMRP	soluble mesothelin-related peptides（可溶性メソテリン関連ペプチド）	
SPA	simple pulmonary aspergilloma（単純性肺アスペルギローマ）	
SPAP	systolic pulmonary artery pressure（収縮期肺動脈圧）	
SSc	systemic sclerosis, scleroderma（全身性強皮症）	
S/T	spontaneous/timed	
SVI	stroke volume index（一回拍出量係数）	
SvO_2	mixed venous oxygen saturation（混合静脈血酸素飽和度）	
TAPSE	tricuspid annular plane systolic excursion（三尖弁輪収縮期移動距離）	
TAT	turn around time（検査に要する時間）	
TBLB	transbronchial lung biopsy（経気管支肺生検）	
TBLC	transbronchial lung cryobiopsy（経気管支クライオ肺生検）	
TEVAR	thoracic endovascular aortic repair（ステントグラフト内挿術）	
TKI	tyrosine kinase inhibitor（チロシンキナーゼ阻害薬）	
TLC	total lung capacity（全肺気量）	
TMB	tumor mutational burden（腫瘍遺伝子変異量）	
TNF	tumor necrosis factor（腫瘍壊死因子）	
TPS	tumor proportion score	
TRPG	transtricuspid pressure gradient（三尖弁圧較差）	
TSC	tuberous sclerosis complex（結節性硬化症）	
TSLP	thymic stromal lymphopoietin（胸腺間質性リンパ球新生因子）	
TTF-1	thyroid transcription factor-1	
TV	tidal volume（一回換気量）	
UACS	upper airway cough syndrome（上気道咳症候群）	
UIP	usual interstitial pneumonia（通常型間質性肺炎）	
VAC	vacuum-assisted closure（陰圧吸引閉鎖）	
VAP	ventilator-associated pneumonia（人工呼吸器関連肺炎）	
VAS	visual analogue scale	
VC	vital capacity（肺活量）	
VCO_2	carbon dioxide production（二酸化炭素排出量）	
VCV	volume-controlled ventilation（ボリュームコントロール換気）	
VE	videoendoscopic evaluation of swallowing（嚥下内視鏡検査）	
$\dot{V}E$	minute ventilation（分時換気量）	
VEGF	vascular endothelial growth factor（血管内皮細胞増殖因子）	
$\dot{V}E$-$\dot{V}CO_2$ slope	分時換気量（VE）を横軸，二酸化炭素排出量（VCO_2）を縦軸とした回帰直線の傾き	
VEXAS	vacuoles, E1 enzyme, X-linked, autoinflammatory, somatic	
VTE	venous thromboembolism（静脈血栓塞栓症）	
$\dot{V}O_2$	oxygen up take（酸素摂取量）	

著者紹介　**倉原　優**　Kurahara Yu

国立病院機構近畿中央呼吸器センター臨床研究センター感染予防研究室長。滋賀医科大学医学部卒。洛和会音羽病院臨床研修医を経て 2008 年より現職。日本呼吸器学会 呼吸器専門医・指導医・代議員、日本感染症学会 感染症専門医・評議員、日本内科学会 総合内科専門医・指導医、日本結核・非結核性抗酸菌症学会 結核・抗酸菌症認定医・指導医・代議員、インフェクションコントロールドクター。

ブログ「呼吸器内科医」: http://pulmonary.exblog.jp/

ポケット呼吸器診療 2024

発行 2024 年 5 月 30 日 第 1 版第 1 刷 ©

著　者	倉原　優
装　画	宿輪貴子
装　幀	長谷川周平
編集協力	岡部順子
本文内イラスト	寺平京子（スタートライン）
発行所	有限会社シーニュ
	〒 156-0041 東京都世田谷区大原 2-21-3
	TEL / FAX:03-5300-2081
発行者	藤本浩喜
印刷・製本	（株）双文社印刷／壮光舎印刷（株）

ISBN978-4-910440-07-1

『ポケット呼吸器診療 2024』をご購入いただいた方へ 特別付録 電子書籍版（PDF 版）のお知らせ

　特別付録として、『ポケット呼吸器診療 2024』の電子書籍版（PDF 版）を無料でダウンロードすることができます。

【手順】

①ダウンロードサイトにアクセスしてください（巻末の袋綴じ内にサイト URL ［QR コード］を示しています）。

②袋綴じ内にある 16 桁のシリアルコードと、ご自身のメールアドレスを入力してください。

③入力したメールアドレス宛に「認証コード」が届きます。また、画面に「認証コード」の入力ボックスが現れます。

④「認証コード」を入力して「送信」ボタンを押すと、電子書籍 PDF のダウンロードができる URL が表示されます（入力したメールアドレス宛にも同じ URL 情報が届きます）。

⑤URL をクリックして電子書籍版（PDF 版）をダウンロードしてください（一定期間後、ダウンロードできなくなります）。

【注意点】

①電子書籍 PDF はご購入いただいたご本人のみに提供するものです。

②**電子書籍 PDF には、不正利用を防ぐ目的で全ページに利用者情報（登録者のシリアルコードとメールアドレス）が組み込まれています。** これらは見えないようになっていますが、表紙ページのみ、利用者のシリアルコードが表示されています。

③電子書籍 PDF は個人利用であれば自由にお使いいただけます。ただし、他人へのコピー、譲渡、共有（共有 PC やクラウド上にデータを置いて複数名で読むことなど）、販売はすべて禁止となります。

④1 冊につき 1 ライセンスです。ライセンス使用済みの中古書では利用できません。

⑤サイトからのダウンロードを保証する期間は 2024 年 3 月 31 日から 2025 年 3 月 30 日までとなります。

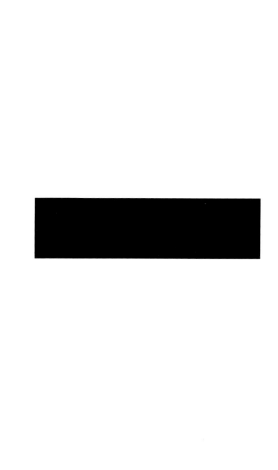

『ポケット呼吸器診療2024』電子書籍版（PDF版）

ダウンロードサイトURL & シリアルナンバー

（1冊につき1ライセンスです）